卫生部“十一五”规划教材
全国高等医药教材建设研究会规划教材

全国高等学校教材
供美容医学类专业用

第2版

美容外科学

主　审　王志军　陈言汤
主　编　刘林嶓
副主编　咼连胜　李　东
编　委　（按姓氏笔画排序）

牛扶幼（郑州大学第一附属医院）
刘林嶓（郑州大学第一附属医院）
孙家明（华中科技大学协和医院）
李　东（北京大学第三医院）
张　晨（大连大学新华医院）
张海钟（解放军301医院）
杨东运（第三军医大学西南医院）
咼连胜（遵义医学院附属医院）
林晓曦（上海交通大学第九人民医院）
封兴华（第四军医大学口腔医学院）
顾劲松（大连医科大学美容学院）
殷国前（广西医科大学第一附属医院）
蔡景龙（中国医学科学院整形外科医院）

编写秘书：
李广帅（郑州大学第一附属医院）

人民卫生出版社

图书在版编目（CIP）数据

美容外科学/刘林嶓主编. —2 版. —北京：人民卫生出版社，2011. 2

ISBN 978-7-117-13883-3

Ⅰ. ①美… Ⅱ. ①刘… Ⅲ. ①美容术-医学院校-教材 Ⅳ. ①R622

中国版本图书馆 CIP 数据核字(2010)第 245135 号

美 容 外 科 学
第 2 版

主　　编：刘林嶓
出版发行：人民卫生出版社（中继线 010-59780011）
地　　址：北京市朝阳区潘家园南里 19 号
邮　　编：100021
E - mail：pmph @ pmph. com
购书热线：010-59787592 010-59787584 010-65264830
印　　刷：北京九州迅驰传媒文化有限公司
经　　销：新华书店
开　　本：787 × 1092 1/16 印张：26
字　　数：659 千字
版　　次：2002 年 7 月第 1 版 2024 年 8 月第 2 版第 23 次印刷
标准书号：ISBN 978-7-117-13883-3
定　　价：39. 00 元
打击盗版举报电话：010-59787491 E-mail：WQ @ pmph. com
（凡属印装质量问题请与本社市场营销中心联系退换）

全国高等学校教材美容医学专业

第二轮规划教材修订说明

全国高等医药院校医学美容专业卫生部规划教材是我国第一套供美容医学专业本科使用的教材，第一轮教材使用至今已整整8年，为我国美容医学人才的培养发挥了巨大作用。8年来，美容医学事业在中国得到了长足的发展，新理念、新器材、新技术层出不穷，尤其是中国传统医学美容思想、方法与西方美容医学的相互渗透与融合，正逐渐产生出带有东方文化气质的新的美容医学，这给第二轮教材的修订工作提供了巨大的动力和挑战。中华医学会医学美学与美容学分会参与了第一轮教材的编写和出版工作，并一直关心本套教材的使用情况。第二轮教材修订工作依然得到了他们的大力支持，并汇集了全国一大批教学、科研和医疗第一线的医学专家共同参与，在总结第一轮教材编写的不足的前提下，进行了大规模的修订，使本套教材内容分类更加科学系统，知识结构更加合理，临床实践更加实用。经过第二轮的修订过后，本套教材将力求更加成熟、完美和新颖。

本次修订工作由2009年3月开始启动，其修订和编写特点如下：

1. 在全国广泛、深入的调研情况下，总结了第一轮教材编写的经验与不足，对第二轮教材评审委员会进行了改选，使评审委员会充分保持学术权威性的基础上，更加考虑评审委员会的教学指导水平。

2. 经全国高等学校美容医学专业第二届教材评审委员会审议决定，本套教材将上一轮教材书名中的名词“医学美容”更改为“美容医学”。

3. 对上一轮教材编写中美容医学与其他学科（整形外科、皮肤科、中医科、口腔科）交叉、含混不清的部分重新做了界定与说明，对难以界定的内容，编写时也采取有取有舍的态度。

4. 本套教材进一步明确了美容医学课程体系与具体骨干课程。

5. 教材编写依然坚持“三基、五性、三特定”的编写原则。

6. 内容上在坚持学科体系完整性的情况下，更加突出教材内容的实用性，力求文字精炼，压缩篇幅，以适合目前的美容医学专业的教学模式。

7. 在尽可能不增加学生负担的情况下，提高印刷装帧质量，根据学科需要，部分教材改为彩色印刷，以提升教材的质量和可读性。

第2轮教材共12种，分为三个部分美容医学理论基础课程、美容医学临床基础课程、美容医学临床课程，新增一种《美容营养学》。本套教材均为卫生部“十一五”规划教材。

全国高等学校美容医学专业

第二届教材评审委员会

第2轮教材目录

医学美学（第2版）	主编	韩英红
美容医学造型艺术（第2版）	主编	于　江
美容临床心理学（第2版）	主编	何　伦
美容化妆品学（第2版）	主编	李　利
美容药物学（第2版）	主编	王　建
医疗美容技术（第2版）	主编	张信江 边二堂
美容局部解剖学（第2版）	主编	王向义
美容营养学	主编	林俊华
美容中医学（第2版）	主编	刘　宁
美容皮肤科学（第2版）	主编	何　黎
美容外科学（第2版）	主编	刘林嶓
美容牙科学（第2版）	主编	王海林

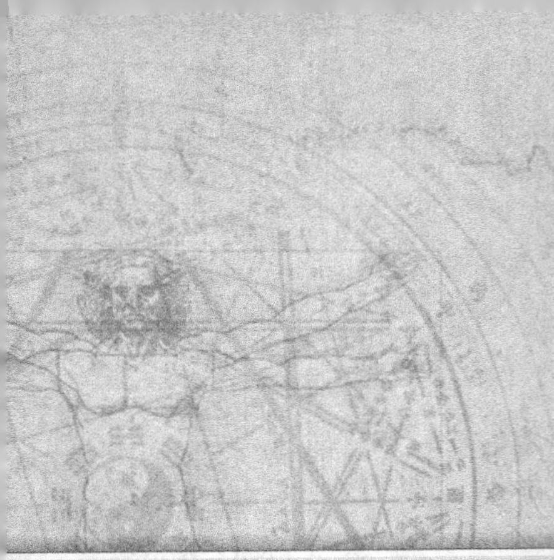

前　　言

《美容外科学》自2002年出版至今已近8年，在此期间多次重印，深受广大师生好评。为适应我国美容医学学科发展和美容医学教学工作需要，贯彻教育部对“十一五”期间教材建设的要求，按照高等学校美容医学专业卫生部规划教材（第二轮）的修订工作精神，我们于2009年9月至2010年9月完成了修订工作。

《美容外科学》第2版教材编写以《中国医学教育改革和发展概要》和《全国普通高等教育教材建设与改革意见》为指导，坚持“三基”（基础理论、基本知识和基本技能）、“五性”（思想性、科学性、先进性、启发性和适用性）和“三特定”（特定对象、特定要求和特定限制）原则，能反映美容医学学科的核心思想及教学的特点，并结合国外及国内学科发展实际情况，在注重科学性基础上，具有一定的创新性。全书由12个医学院校的14位整形外科与美容外科专家共同编写，教材共22章。本次修订在保持第1版教材基本构架基础上，为适应近年来国内外美容医学的新进展和诊疗技术的新进步，对各章节内容进行了必要的更新、调整和增删，诸如：删除了“恶性黑色素瘤”、“皮肤癌”等内容；增加了“微创美容外科”、“心理、伦理和法理相关知识内容”、“术后无痛”和“扩张术在耳鼻等器官再造的应用”等内容；调整“除皱术”，将其单列为一章“面部老化的美容外科”等。

第2版教材的修订是按照全国高等医药教材建设研究会、卫生部教材办公室和人民卫生出版社的相关要求进行的，由中华医学会医学美学与美容学分会筹备，历经组织编写人员、制订编写计划、初稿互审和定稿四个阶段，历时近一年时间。按集体修订计划，由各编写人完成修订初稿后，集体讨论审定书稿，最后由主编刘林嶓教授，副主编高连胜教授、李东教授进行全面审定，学术秘书李广帅副教授进行了全面的技术性整理工作。本书在编写过程中，得到了郑州大学第一附属医院的大力支持，医学美容界众多同道们亦给予了有力协助，并提出了很多建设性意见，在此特表示衷心感谢！

本教材第1版主编陈言汤教授高度重视本次修订工作，给予了大力支持与指导，本版全体编者对第1版教材主编和编委的辛勤劳动和付出表示衷心感谢。各编写单位部分教师参与了本教材相关章节的编写，在此一并表示感谢。

本书作为医学美容专业这一新兴学科的教科书，全体编者力求对第2版教材能有所改进，以适应高等医学院校医学美容专业本科教材的需要。但限于本版编者的水平和经验，恳请广大师生及同道在使用过程中指出本版教材在内容和文字上的缺陷和错误，并提出宝贵意见，以便再版时进一步修改、充实、提高和完善。

刘林嶓

2010-10-20

[illegible]

[illegible]

[illegible]

[illegible]

[illegible]

[illegible]

[illegible]

目　录

第一章 绪　论

第一节　美容外科学的概念

美容外科学（aesthetic surgery，cosmetic surgery），曾称为美容成形外科学、美容整形外科学、整形美容外科学（aesthetic plastic surgery）等。20 世纪 80 年代后期以来，我国惯称现用名，并于 2002 年经全国科学技术名词审定委员会审定而规范为现用名（见《医学名词 7》，科学出版社 2002 年出版）。

美容外科学是一门用外科手术方法，改善或增进人体容貌美与体形美的一门学科，它是以医学人体美学理论为基础，运用医学审美与外科技术相结合的手段，对人体生理解剖正常范围内的缺陷加以修复和塑造，或对一些损容性疾病施以美容手术治疗，在保持功能完好的基础上增进其形态之美感为目的的一门新兴医学学科。

美容外科学，既是整形外科学的重要分支，又是当代美容医学整体学科的重要组成部分。它是从整形外科学里分化出来的一支新兴学科。从学科发展趋向看，它是循着"外科学→整形外科学→美容外科学"的学科分化阶段而逐渐成长起来的一门新兴医学学科。在我国，随着当代医学美学理论的渗透和美容医学整体学科的形成，美容外科的实施范围不断扩展，不仅极大地丰富了整形外科学的实施范围，而且广泛地承袭和融合了整形外科、眼科、耳鼻咽喉科、口腔科、妇科、皮肤科等医学学科的相关内容。

当代美容外科学的特殊内涵是强调：以医学人体美学理论为基础，运用医学审美和外科技术相结合的手段，对人体属于正常解剖与生理限度内的缺陷加以修整和塑造，以增进人体形态之完美和功能之美感为目的。

第二节　美容外科学发展简史

"爱美之心，人皆有之，古而有之"。美容外科的起源可追溯到远古时代，最初远古时期原始人戴耳环、鼻环、文身图案等形体装饰是美的起源。最早有文字记载的整形美容术是公元前 6 世纪印度瓦匠用额部皮瓣进行鼻再造术。古罗马著名医学家塞鲁沙（Celsus）用滑行皮瓣施行尿道下裂的修复术。公元 3 世纪"晋书"记载有唇裂修补术的案例。明代的《疡医准绳》、清代的《疡医大全》等医书中有关唇裂修补的记载增多。

文艺复兴时期，意大利巴罗纳（Bologna）大学著名解剖学家、外科教授塔利亚奇（Gaspar Tagliacocci，1546-1599 年）用上臂单蒂皮瓣为缺鼻者再造了一个新鼻，这是首例上臂皮瓣鼻再造术。被西方医学家称之为"整形外科之父"。

17～18 世纪开展美容成形术较少。

进入 19 世纪以后，特别是中后期，由于人体解剖学的发展，麻醉和无菌术的发明，外科学迅速发展分化为医学中的一门独立学科，相应的整形外科技术也从鼻再造术向外扩展。著名外科医师卡皮欧（Carpul）用印度的方法再造一个新鼻。柏林大学外科教授狄芬巴赫（Dieffenbach，1792-1847 年）及其继承人、外科教授朗金柏克（Von Langenbeck，1810-1887 年）都不仅对鼻再造发生兴趣，还对眼睑、口唇和颊部的再造外科做出了很多有价值的贡献。当然，这些有才华的著名外科大师从事的工作仍然是对缺损器官的再造，还不是对正常器官进行的美容成形手术。

19 世纪发明皮肤移植术，Baronio（1804 年）报道运用羊进行皮肤移植的动物实验，Cooper（1817 年）首次用截指的皮肤覆盖断指残端，Bünger（1823 年）取大腿皮肤移植于鼻部，Reverdin（1869 年）用表皮移植覆盖肉芽创面。Ollier（1872 年）首次应用 4cm × 8cm 面积断层皮片，Wolfe（1876 年）和 Krause（1893 年）分别用全厚皮片移植矫正眼睑外翻，后人称全厚皮片移植为 Wolfe-Krause 植皮。这是很大的进步，为现代整形外科的学科形成奠定了良好的基础。

一般认为，现代整形外科始于第一次世界大战，大批颌面外伤伤员需要整形修复，普通外科、骨科、口腔科、耳鼻喉科等专业的医生纷纷开展整形外科手术，促进了整形外科技术的迅速发展，使之逐渐成为一门独立学科。其间造就了一批著名整形外科专家如英国的 Gillies、法国的 Morestin、德国的 Lexer 和 Ganzer、俄国的 Filatov、美国的 Davis 和 Blair 等。其中以 Davis 和 Blair 最负盛名。在他们的领导下形成了现代整形外科的基本概念和基本技术。Davis 于 1919 年出版了专著 *Plastic Surgery-Its Principle and Practice*，Gillies 于 1920 年出版了 *Plastic Surgery of Face*，Smith 于 1928 年出版了 *Reconstructive Surgery*。Blair 设计了徒手取皮刀，1939 年派杰特（Padgett）和胡德（Hood）发明了鼓式取皮机，这可谓是皮肤移植史上的重大技术革命。第二次世界大战爆发后，由于新式武器的应用，伤员战伤遍及全身，而且伤情复杂，整形外科治疗范围不断扩大，其间又由整形外科分化出手外科、烧伤外科和颌面外科等专业学科。第二次世界大战结束后，经济迅速发展，人们生活富裕，普遍希望提高生活质量，整形外科除治疗创伤、感染、烧伤、肿瘤切除等所致组织缺损和畸形以及各种先天性畸形外，美容整形外科的技术项目也随之萌芽和增加，并迅速发展，具有旺盛的活力。

我国现代整形外科起步较晚，自 20 世纪 40 年代开始，我国老一辈整形外科专家开创并发展了整形外科，为我国整形外科事业做出了巨大贡献。自 1978 年我国实行改革开放以来，整形外科空前发展，许多技术和手术效果达世界水平。1985 年中华医学会整形外科学会成立。并创办《中华整形烧伤外科》杂志。

美容外科是在整形外科不断发展的基础上逐渐形成的。1907 年，Miller 出版了第一部美容外科专著 *The Correction of Featural Imperfections*；1911 年，相继出版了 Koole 的专著 *Plastic and Cosmetic Surgery*。这些美容外科的先驱们根据临床经验撰写的专著为美容外科的形成奠定了深厚的基础。因为美容（Cosmetic）原义为面部化妆，故在医学界曾受到轻视和歧视。20 世纪 60 年代以后，随着社会经济的发展，生活水平的提高，人群审美观念的解放，要求美容者越来越多。从而，推动了美容外科大步前进和日益完善。

我国美容外科形成的历史较晚，发展很快。自 20 世纪 80 年代改革开放以来，美容外科从无到有，从小到大，得以迅速发展。1990 年中华医学会医学美学与美容学会正式成立。此后的 20 多年来，进行多次学术交流，专业培训和美容医学教育等，美容外科专业技术队伍不断壮大，医疗美容机构如雨后春笋般地遍布在全国各大中小城市，蓬勃发展，并逐步步入正轨，促进了美容医学整体学科体系的逐渐形成和发展，形势喜人。

1992年中华医学会医学美学与美容学会在厦门举办了第一次全国美容外科学术交流会，随后多次召开全国美容外科学术交流会，全国学者就美容外科的基础研究和临床经验进行了认真深入地研讨。先后有众多美容外科专著及刊物出版。从此，美容外科在我国已打下坚实的基础，并逐渐有序地发展与完善。我国学者还多次参加国际学术交流会。在我国西安、北京、上海等地也举办了多次国际学术交流会。

《中华医学美学美容杂志》、《中国美容整形外科杂志》和《中国美容医学杂志》三个专业期刊相继创办，也大大促进了美容外科学的学科建设和发展。

由于我国社会人群中接受重睑成形术者的地域最广，其受术者数量大大多于其他部位的美容受术者，故我国各地的美容外科手术往往从重睑成形术起步，隆鼻美容术居第二位，还有睑袋整形术、颜面部除皱术、皮肤磨削术、颌面部美容术、隆乳术、巨乳缩小成形术、腹壁美容成形术、脂肪抽吸术、颅颌面部的轮廓美容术等逐步广泛开展。

美容外科手术具有高精度、高标准、高满意度的特点，属于"锦上添花"的手术，务求万无一失。美容外科在我国开展20多年时间，还是一个较为年轻的学科。今后，还需要根据我国民族特点，在医学美学与美容医学理论的指导下，深入研究，用精湛的操作技巧和审美艺术修养，注意分析求美者心理精神状态，严格选择手术适应证，提高手术效果。随着医学模式的转变和组织工程学的发展，美容外科会突飞猛进。全国广大美容外科工作者应努力为美化人们生活，提高人们的生命活力和美感做出贡献。

第三节　美容外科的特点与诊疗范围

一　美容外科学的特点

当代我国的许多学者对美容外科学的学科特点做了系统分析，一般认为美容外科学的基本学科特点如下：

（一）美容外科学以医学人体美学理论为基础，实施外科医学审美

医学人体美学理论是医学美学的核心理论部分。医学人体美学理论认为，人体的自然形态之美，是人类在自然进化与生产劳动的历史进程中，而逐渐发展形成的一种美，它是一种"无与伦比之美"，是"大自然中最美的东西"，也是社会存在物中最高层次的"美的形态"。医学美学认为：人体美必须力求符合对称、匀称、均衡、和谐、主从、整体性、黄金律和多样统一等形式美法则，以达到"健与美"相统一的目标。美容外科学的临床实践是维护、修复和塑造人的形体美的一种医学实践，务必遵循"人体形式美法则"进行整体设计和实施外科技术于每一个美容受术者身上，力求达到医学审美的更高境界。

（二）美容外科学的研究和实施的对象是具有生命活力，符合正常生理解剖的或在其限度内有缺欠的人体美

众所周知，医学研究和实施对象是人，是对人的生老病死问题的研究，是如何做好救死扶伤治病救人的问题。美容外科学研究和实施的对象也是人，但不是笼统地指"人"，而应具体地认为是人的形体之美，即对人的形体美的研究，研究如何维护、塑造和美化人的形体。而在美容外科以外的整形外科技术项目则重点在于研究对各种先天性或后天性畸形及组织缺损等，创伤、肿瘤等损坏，通过修复与再造，将其病态的形体和功能转为正常态。整形外科和其他临床科室的特点是“雪中送炭”，而美容外科的特点则是在正常态基础的“锦上添花”，即将正常状态的人的形体升华为更美的状态。因此，美容外科比任何“传统”医学学科需要更精湛的技术，更严谨的作风，更准确精细的操作，更高的艺术创造及成功率，更需要高度的审美能力与技艺实践的紧密结合而融为一体。

（三）美容外科学是以医学美学理论为指导，以维护、修复和塑造人体美为目的，是运用医学审美技能与整形外科技术相结合的当代新兴医学学科之一

当代美容外科学要求其专业工作者受过医学美学系统训练，受过整形外科学系统专业训练的医护人员担任。要求精确设计、精巧细致、轻柔准确的技术操作，要尽量减轻术后反应和并发症的发生，使美容手术达到最佳效果。

二 美容外科的诊疗范围

在我国，当代学者普遍认识到，随着当代医学美学理论的兴起和美容医学整体学科的形成，美容外科的实施范围大大拓展了整形外科的实施范围，许多美容手术来源于颌面外科、眼科、耳鼻喉科和皮肤外科等临床学科，如重睑成形、睑袋成形、隆鼻、鼻部美容，面部、颌部美容等。总之，凡是以外科手段为主，增进人体外在美的内容均属美容外科的实施范围。

美容外科手术按其手术目的大概可分为两类，一类以美化人体形态为目的，另一类是以容貌年轻化为目的。美化人体形态的手术包括：重睑成形术、隆鼻术、鞍鼻整复术、酒窝成形术、穿耳术、面部轮廓美容术、隆乳术、乳房缩小成形术、乳房再造术、乳头凹陷矫正术、处女膜修补术等。容貌年轻化的手术包括眼袋成形术、瘢痕秃发整复术、除皱术、吸脂术、切脂术、皮肤磨削术、阴道缩紧术等。

三 与相关学科的关系

目前，随着美容医学整体学科的形成与发展，美容外科学是其重要分支学科和组成部分之一。它将既往分属于整形外科、口腔颌面外科、皮肤科、眼科、五官科、妇科等学科中的与美容相关的手术内容，加之近十几年来新创造的美容手术项目，如超声吸脂、电子吸脂、肿胀脂肪抽吸、微晶磨削、内镜除皱等重新组合而归属于美容外科的诊疗范围。从而，美容外科已成为美容医学整体学科中的一个重要组成部分。

美无处不在，临床医学各专科在治疗疾病的同时都在追求美，医学美容总结临床医学各科表现美学实践的共性，开创和发展了美容医学。我们有必要和有义务，将医学美容的理念普及推广至临床医学各专科。美容外科技术和显微外科技术、微创外科技术有异曲同工之处。在减少损伤、有利机体恢复的基础上，都有切口细小隐蔽、外形破坏轻微、维持既有体表形态容貌的美容效果。转变既往手术切口最近途径、充分暴露的观念，在保证手术效果前提下追求减小切口、隐蔽切口、迂回途径，达到减少损伤，减少对人体容貌美、外观美的破坏，维护既有的、天生的美丽外观的目的。

当代中国美容外科学发展的经验证明，我们有义务普及美容医学知识，推广美容外科技术，造福人民大众。使美容外科技术像显微外科技术、微创外科技术一样，泛化为一种“技术”

广泛应用于临床各科。让临床各专业由自觉不自觉地应用美容外科技术，转变为有意识的、自觉地努力应用美容外科技术。这将是未来医学科学及其事业发展的一种必然。

第四节 医学美学理论与美容外科实践

（一）20世纪80年代后期，我国出现了一门新兴的学科——医学美学（medical aesthetics）。医学美学研究认为，美容医学的学科对象是健康的人体美，即医学人体美，其核心是人的生命活力美及其美感。医学美学还认为，美容医学的学科目标是维护与塑造人体的形态美、功能美及其生命活力美感。经过我国广大理论医学工作者和应用医学工作者以及一部分现代美学家的共同努力，在医学美学理论方面取得重大进步。1988年，邱琳枝、彭庆星主编出版了中外第一部医学美学理论著作《医学美学》，该书具有医学美学理论与应用美容医学实践相结合的特色。它关于医学美学和医学美容学的定义、对象、任务和体系结构的研究，关于医学审美心理学和美容心理学的研究，关于医学美容和医务工作人员审美修养的研究等。为当代我国的医学美学与美容医学的整体学科研究打下了坚实的基础，使其逐步走上了系统化、规范化和科学化的轨道。并从不同角度指导医学美容的临床实践和医学审美实施。

医学美学丰富了美容医学的学科内容，完善了医学的学科体系。而维护人体健康美的相关学科中的分支学科——美容医学学科。长期以来都依附在相关的学科中，如美容外科源于整形外科，美容皮肤科源于皮肤科，美容牙科源于口腔科，中医美容源于中医药学，美容医疗技术源于理疗科等。后来这些美容分支学科有机地组合形成了具有中国特色的美容医学学科。而医学美学理论又促进了当代中国美容医学整体学科的形成和发展。

（二）医学美学在当代美容医学临床实践中得到应用，特别是指明了美容医学的临床目标是追求健康的人体美与生命活力美，要求实施各项美容技术时都必须遵循的基本美学原则。许多美容外科医师自觉地应用于临床实践中，美容外科具有独特美学原则，它与传统的外科相比，显著的区别在于它不是采用外科手段最大限度地切除病灶，而是采用创伤最小化的原则，应用手术创造人体形态、功能、活力美。美容外科应尽可能减少创伤，切口小而隐蔽以获取最佳美容效果，即使同一类美容手术，在效果相同的情况下尽量选择创伤最小的术式，切不可追求美容外科手术做大、做深、做广，切记巨大的创伤将可能对人体健康带来长久的损害，造成组织的加速衰老。美容外科医生因此而设计了各种简单有效的手术方法，如各种小切口美容术、内镜美容术及注射填充法美容术等。

（三）医学美学理论研究者与美容外科实践者在实施美容手术过程中证明了美容就医者不仅是医学审美的客体，重要的是他们又是医学审美的主体。要知道美容就医者不仅仅是身体形态上的异常或不协调、不完善，更重要的是精神上的苦恼和心理上不健康，美容就医者的态度与心理状态与美容手术成功与否关系密切。美容受术者对美容手术效果的接受程度，受他们对施术者的信任度的影响，还有受术者对施术者的心理定势的影响，如果受术者对施术者的心理定势是否定的，即使医师手术效果客观上良好，而受术者对手术效果可能是否定或不完全肯定。不少美容就医者对美容手术存在一种幻想，似乎美容手术无所不能，能将一切丑陋转化为美丽。因此，要求美容医师应特别注意科学与真实地宣传美容外科的实际效果，纠正美容就医者不切合实际的幻想。有些美容就医者对美容医师过分信任，受术者可能对手术并发症以及一些其他意外缺乏足够的认识和心理准备，一旦出现手术效果不理想，反过来对曾信任的医师万分抱怨，有时甚至于纠缠不休。因此，美容医师在接诊时，必须充分沟通，对手术有关情况进行说明，术前受术者须办理同意手术方案协议书签字，术前照相，并理解手术可能发生的并发症，方能手术。

（四）由于当代医学美学与美容医学研究的深入发展，在我国美容医学教育和美容临床专科建设已初具规模，尤其是美容外科专业队伍有了很大的发展，美容外科的基础研究和外科技艺已达国际先进水平。自20世纪90年代起，美容外科的现状已为全世界接受和重视，具有现代标准的美容外科已在我们社会中赢得显著的地位，不少整形外科医师熟练而富有艺术性地实践了美容外科，培养了一支年轻的美容外科专业队伍，他们既有整形外科一般医师的基础知识和基本技能，又有人体造型方面的艺术和雕塑知识，努力探索美容外科与艺术的重要关系。美容外科是一门交叉性新兴学科，美容手术范围较广泛，每一种手术的变化又是多样化的。美容外科实践是以医学美学理论为指导的更高层次的临床实践，要求正确设计、轻柔细致、精雕细琢的技术操作，要尽量减少组织损伤，减轻术后反应和并发症的发生，使美容手术达到最佳效果，真正做到“锦上添花”。美容手术者必须树立科学的态度，掌握扎实的医学基础知识和基本理论，还要深入学习美容医学理论，用理论指导实践，提高基本技能。做每一种美容手术都要有一定的医学美学理论根据，手术者必须有一定的医学美学审美能力和有熟练的临床操作技术，这样才能保证塑造出健美的人体形态，给人带来生命活力和美感。

第五节　美容就医者的心理特点

俗话说，人有“七情六欲”。人们常说的欲望有食欲、物欲、权欲、性欲、情欲。实际人们还存在有美欲，美欲是求美者的心理学的核心。美欲即“爱美之心，人皆有之”，这是人人皆知的，人们所爱之美，一是客观世界之美，二是人类自身之美。从美容心理学角度上说，人的爱美之心，主要是指人对自身容貌美化的心理需求，是人最基本的精神需要，是求美行为的原动力。人一旦得到美的需要，就获得了美的享受，它表现为满足感、快乐感、自豪感，增强了自信感。

求美动机产生的原因是以人的需要为基础，同时又受到人的理想、信念、世界观、人格特征等因素的影响。求美动机还要受到外界的环境的影响。经济的快速发展，人们生活水平的提高，人们对美的追求，对美的需要越来越强烈。研究人们对美容手术的需求及美容就医者的心理特点与表现极为重要。

（一）社会活动的需要

随着社会的进步，市场经济的发展，每一个人都要进行广泛的社交活动，在社交活动中，自身形体美已成为自身价值的一部分。

（二）恋爱、婚姻的需要

恋爱、寻找配偶的时候，青年人因容貌不美而无异性求爱，将会竭力求助于美容外科手术改观容貌。中老年人往往借助美容手术使自己容貌尽可能显得年轻一些，以利于维护婚姻或者重新寻找配偶。

（三）寻找工作，职业及适应环境的需要

某些服务行业，首先就是通过自身的美而给更多的人带来一种愉快的心情。礼仪小姐职业对容貌有一定的要求；部分电影、戏剧等文艺工作者为了永葆艺术青春，也需要寻找美容手术，都希望借助于美容外科手术使自己装扮得更美、更年轻。

（四）心理需要

随着医学模式的转变，人们越来越重视心理因素对健康的影响，而一个人的容貌与体形，

对其本人的心理情绪时刻会产生着若隐若现的影响，尤其是女人，更容易受容貌和外形的影响，有时因此产生自卑心理，影响事业的发展。中国人的寿命已从过去的平均30岁，延长到现在的70岁余，许多老年人为了减少容颜的衰老带来的精神压力，希望得到美容外科的服务，从而更幸福、更愉快地度过晚年。

（五）精神治疗的需要

要求美容手术的人们，其心理极其复杂，有许多问题还需要社会学、伦理学及心理学共同来回答。每个人的内心都有着对自己身体的影响。在心理学上叫做“身像”它对人的个性的行为极为重要。一旦人们由于形体上的缺陷对自己的身像产生偏离，他们的精神、情绪、生活就会陷于困境，从而使身像失去平衡，甚至形成精神抑郁症。表现为孤僻、悲观、甚至绝望。一旦施行美容外科手术将其缺陷修复，多数人精神异常随之消失，表现为积极、乐观、上进，与手术前判若两人。美容手术最终目的不是治疗疾病，而是改善其心理状态，增加自信心。

由于人们的审美心理十分复杂，美容手术涉及非常复杂的心理问题。研究美容受术者的心理状态，美容外科医师很好地与美容就医者（受术者）沟通，可事半功倍地提高医疗效果。

（六）美容受术者心理状态的类型如下

1. **单纯美容型** 这类人自身条件较好，无明显缺陷。

2. **顺应环境型** 这类人虽自身条件不十分好，但无明显缺陷，无发自内心的美容要求，而是在从众的心理支配下走进医疗美容机构。

3. **缺陷障碍型** 这类人有缺陷存在，影响社交和工作及生活。

4. **心理障碍型** 这类人夸大自身缺陷，体格检查结果与其主诉不符。

5. **期望过高型** 这类人虽存在一定缺陷，但对美容手术期望值过高。期望通过美容手术在容貌上超过他人。

6. **恋爱婚姻型** 这类人在恋爱、婚姻上可能曾因容貌方面的因素，有过挫折。或自我感觉改善容貌后能得到异性的青睐，获得更好的爱情。

7. **迷信心理型** 受占卜、算命等封建迷信因素影响而要求接受美容手术，以期改善自己的命运。

8. **精神病态型** 受病态的精神因素影响要求接受美容手术。

总而言之，研究美容就医者的心理状态，是为了通过美容外科手术而改善其心理状态。增加自信，增加其生命活力。

第六节 美容外科医师的基本素质与要求

美容外科学有其外科的属性，又有其美学的属性，美容外科医师应该具有相关学科方面的知识和素养。

（一）美容外科医师应该具备广阔的外科基本知识和扎实的整形外科基础和基本技术

在美国等发达国家实行的是专科医师制，从事美容外科的医生必须在医学院校毕业之后，先学习三到五年的普通（基本）外科和三年的整形外科，并在美容外科进修一至二年，最后通过全国性专业考试，方可获得美容外科行医执照。我国目前缺乏这方面的规章制度，专科医师制度尚处于试点阶段。卫生部于2002年以19号部长令的形式发布《医疗美容服务管理办法》。在我国医疗美容行业实行主诊医师制度，可以说它是专科医师的前身，是正式实行专科医师制度前的一个过渡阶段,目前已在多个省(市、区)施行,取得了较好效果。美容外科医师要有广阔临床学科基本知识,与之相关联的学科如普通外科、整形外科、骨科、泌尿外科、颅面外科、五官科、眼科、妇产科等有关解剖、生理知识及医疗技术常规。要有高超精湛的外科技术和高尚的职业道德。还需要从事人体绘画、摄影、雕塑、文学、音乐、舞蹈及建筑的美的内涵中学习与思考,以美学的基础理论指导美容外科的实践,实施人体美的雕塑及塑造,以达美化人体的目的。

(二)美容外科必须有严格无菌观念

美容手术与普通手术一样,必须在严格的无菌手术室进行。国家对手术室有严格的规定,严格无菌操作的目的是防止伤口感染和疾病传播,像乙型肝炎和艾滋病(AIDS)等微量血液传播疾病,如果医疗器械消毒不彻底很容易造成交叉感染。

(三)要有高尚的道德情操

创造美的美容外科医师从外表到内心都应该是美的。美容外科工作者,面对不同心态的美容就医者,应该设身处地地为他们解除心理上的压抑和烦恼,塑造一个美的体形或容貌。

美容外科工作者自身应该具有外在的仪态美,服饰整洁、面容亲切自然、大方可敬,树立一个从事高尚职业者的形象,给美容就医者以信心与安全感。要用平等、关切、同情的语言询问美容就医者,了解其求美动机,解除其疑虑,对于手术效果的估计和预测要实事求是,要权衡预期的效果和美容就医者的期望值。要与其达到很好沟通,不要夸大其词。对一些不适宜作某些美容手术的人也应直言相告。我们要强调美容外科的科学性和严谨性。

(四)具备美容外科心理学知识

现代医学模式(生物-心理-社会)已强调了社会心理因素在治疗中的作用。要更重视美容就医者的心理状态,并贯彻于美容外科术前、术中、术后康复等整个治疗过程中。人们的社会地位、文化素质、周围环境决定了其心理状态,要对每个美容就医者进行临床心理分析。在所有美容外科美容就医者中,60%的人求美动机都存在着不同程度的异常。

美国著名的美容外科专家芮斯(Raes)曾将美容就医者进行分类,提出10种不正常心理并拒绝为其手术:①要求做成与画报图片中人物一样的形态。在千差万别的个体中要求达到同一形态是难以做到的;②着装不整,头不梳理,仪表不佳,没有美的基本素养;③亲友迫使求术者求术;④对同一问题反复追问,表现出对医师不信任者;⑤对医师满口伪善的夸奖和过高的奉承者;⑥过分挑剔,对轻微的瘢痕都显出极端苛求的态度者;⑦对就诊护士粗暴无理,缺乏教养者;⑧对医师的治疗方案表示不一致者;⑨拒绝术前照相者;⑩多次不按约定时间就诊或手术,对手术犹豫不决者。

在我国有着自己的民族特点和自身的传统意识,对美容就医者更要慎重对待,在临床实践中,会遇到以下类型的美容就医者,如:①顺应他人型:本人无明显要求,依其亲友的建议就诊;②偶像崇拜型:要求把自己的某个器官(眼、鼻)做成和某明星一样;③动机模糊型:没有提出具体的美容部位,让医生决定美容部位,反正好看就行;④情绪受挫型:因为恋爱婚姻、社会交往或工作事业受挫而就医。这些求美动机是不正确的,一旦实施手术,其效果往往达不到预定的要求。应根据美容就医者不正确的心理状态,进行心理治疗,不能贸然进行手术。

美容外科医师具有一定的心理学知识,并对美容就医者有心理异常者进行相应的心理学治疗,是一个美容外科医师所必须具备的。通过充分沟通,达到:①美容就医者与美容外科医师在术前取得一致意见,并对手术前后效果的全面评价取得理解;②美容就医者心理准备充分,医师有足够信心;③美容就医者对其手术医师十分信赖。方可进行手术治疗。

(五)熟悉伦理、法理相关内容

由于美容外科工作本身的特殊性,美容外科工作中必须遵循一定的医学伦理学原则:①整体上的不伤害原则:任何医疗美容技术操作都不能伤害美容就医者的整体健康,更不能危及其生命安全。②局部微创原则:在实施医疗美容技术操作的过程中应尽量达到创伤最小、美学效果最佳的目的。③知情同意原则:美容就医者对所实施的医疗美容技术操作方法的优缺点、局限性、并发症等有知情权。美容外科医生与美容就医者应就此达成共识,并双方签订知情同意书。④尊重和保密原则:医疗美容技术操作者应尊重美容就医者的隐私权和肖像权。要把美容外科的安全性作为首要原则。

美容外科医师对相关法律法规如《中华人民共和国医师法》、《医疗美容服务管理办法》、《美容医疗机构、医疗美容科(室)基本标准(试行)》、《临床技术操作规范·美容医学分册》等都应熟悉并严格遵照执行。

第七节 美容外科病历资料及管理

一 病历书写的基本规则

病历是医生对病人的疾病的发生、发展、病情演变、诊治经过和治疗效果的真实记录,也是科研、教学的实践资料。完整的病历(医案)是评价医疗质量、考核医生技术水平和收集医疗统计原始资料的根据。也是提供医疗业务查询、医疗纠纷调解、法律争议鉴定的证据。因此,要求医务人员必须以认真负责的精神和实事求是的科学态度书写好病历。

基本规则和注意事项如下:

1. 临床医生和护理人员都要遵照病历书写规则按时进行书写。

2. 书写时注意记录的真实性、完整性、及时性。字体工整,不能自创字,无错别字。页面整洁、语言通顺、运用术语正确,绘图标记正确。

3. 病历描述准确可靠、层次分明、重点突出、系统概括、内容详尽。

4. 疾病诊断和手术名称,要依据"国际疾病分类"第九次修订版(ICD-9)分类名称书写。未列出的须使用通用的疾病名称。

5. 对美容外科就医者的缺欠或畸形,尤其要求作美容手术者,除对其局部功能、外观的检查,一般病史了解之外,更要掌握其治疗心理状态,以及职业、社会活动和家庭情况,并要认真记录及照相。

6. 对某器官的缺陷或畸形,应询问其发生的原因、发展的经过、诊治过程、手术情况以及并发症等。了解其发生、发展的全过程,将会为选择治疗方案或指施提供可靠的根据。

7. 对先天性畸形,应仔细询问家族史,包括父系、母系的家族。了解其母亲在妊娠是否患过特殊疾病、病毒性感冒病史、放射治疗史及特殊用药史等。

8. 对要求作美容手术者,都应了解其全身各系统的功能状态及疾病史、药物过敏史等。避免只看局部,忽视整体的错误而带来的不良后果。

二 病历

病历包括门诊病历和住院病历，必须严格按照卫生行政部门颁布的现行标准要求，认真逐项书写。

门诊病历和住院病历都有统一规定的格式和要求。一般项目如科别、姓名、性别、年龄、籍贯、家庭住址、工作单位等多是印制好的。需认真询问，仔细填写，不可漏项。还有下述内容如住院病史、体格检查、实验室及其他特殊检查、诊断、处理及诊疗计划、病程记录、各种诊疗小结及其他记录等。

（一）住院病史

1. 主诉 就医者就诊时的主要症状（美容外科是要求医生解决主要缺欠）或者是发现的体征包括持续时间，要求文字精练，重点突出。

2. 现病史 包括发病情况，主要症状的特点、伴随症状、病情发展和演变、诊疗经过、思想状态、饮食、睡眠以及与现病史有关的病史。

3. 既往史 过去健康状况及疾病的回顾；预防接种及传染病史；药源性疾病及药物、食物过敏史；手术及外伤史。

4. 个人史 包括出生地、居住地及传染病流行区或地方病地区，生活情况及习惯，有无嗜好及其程度的年限，职业性质和劳动条件，有无工业毒物、粉尘、放射性物质接触史。

另外，3 岁以内婴儿个人史应包括：出生史、胎次、产次、孕期、生产方式、出生时情况、母亲孕期健康状况、喂养史、生长发育史、预防接种史。

5. 婚姻史、月经史、生育史。

6. 家族史。

（二）体格检查

美容外科的体格检查分两大部分：全身系统检查和专科局部检查。

全身系统检查包括：心血管系统、呼吸系统、泌尿生殖系统、消化系统、神经系统、血液系统、内分泌系统、运动系统等功能状态或疾病情况。这对手术的影响、耐受情况、麻醉选择、术后处理等提供有力的参考。因此应按体检要求，逐一进行，不能遗漏。此外，还要了解全身皮肤情况，是否有瘢痕体质，慢性病变如皮肤溃疡、色素沉着、炎性病灶，有无瘢痕。供皮区是否正常，范围是否充足等。

专科检查：首先确定疾病、缺欠、畸形的确切诊断，如先天性畸形，要注意畸形的程度、功能状态、邻近部位发育情况等。如瘢痕挛缩畸形，应注意其病变部位、范围、形态、程度、性质（增生性或萎缩性等），与邻近器官或肢体有无粘连，功能障碍程度等。

三 美容医学摄影

摄影是记录受术者局部畸形或缺欠的照片，能表达文字所不能表达的情况，医学摄影能形象地反映出术前的畸形与缺欠、异常的部位、形态、范围和程度，力求准确、逼真反映全貌。医学照相在美容外科非常重要，可以用来协助拟订手术计划、手术设计及术后效果对比，说明手术效果，是医疗、教学、科研的珍贵资料。有条件的还可以选择录像，以保存动态的影像资料。

（一）医学摄影的重要意义

1. 手术前的照片是珍贵的原始形象资料 临床工作中对于局部的畸形或缺欠往往很难用文字或绘图表达出真实的形象，即照片能形象准确客观地反映出来，作为原始资料是补充文字及图示的不足。对于罕见的个案更有价值。此外，术前照片可反复观测，协助拟订手术计划和设计手术方案。

2. 医学照片是评价手术效果的依据 美容手术效果的优劣评价，形态外观的改善程度的指标，手术前后的照片能直接客观地反映出来，一目了然。因此是观察和评价手术效果的可靠依据。

3. 医学照片作为科研、教学和学术交流的资料 医学照片可作为总结科研临床经验的宝贵资料，以便总结成功经验和失败原因、提高医疗质量。还可制成幻灯片为教学提供直观的教材，有利于学员加深理解，提高教学质量。为学术交流、撰写论文及专著提供信服的论证。

4. 医学照片是病历记录的组成部分，可作为法律资料长期保存，一旦出现医疗纠纷，可作为法律判断的重要依据。

（二）医学摄影的要求

1. 真实性 医学摄影属于纪实性摄影，要求真实准确地反映出手术前后的形态。不允许采用艺术夸张手法及弄虚作假。

2. 重点突出 取景范围以缺欠、畸形部位为中心，对其做近似特写拍照，并要从几个角度或体位进行拍摄。

3. 鲜明对比 术前拍照去除饰物，皮肤、毛发干净，背景适宜，术前、术后的对比和自身对比，明确显示手术效果。

4. 照片标准一致 照片尺寸、横、竖幅选择，术前术后的曝光量、体位、拍摄角度，解剖标志等都应该一致。否则，照片的科学性差，说服力减弱。

（三）摄影器材

1. 照相机 可调焦的手动单镜头反光照相机，可更换更多镜头及近摄装置。

2. 镜头 用标准镜头及小范围可变焦镜头，摄影真实变形小，构图容易。

3. 光源 用碘钨灯作为主要光源，色温高、亮度强，易获层次丰富、立体感强的照片。白炽灯作为辅助光源。闪光灯作为应急光源。

4. 胶卷 彩色胶卷有日光型和灯光型两种型号。电子相机使用存储卡保存数字影像资料，无需使用胶卷。

5. 三脚架 应用三脚架拍照，以防照相机晃动，确保影像清晰。

6. 滤光镜 备用器材，最好少用滤光镜，以免歪曲真实影像。

7. 背景 多选用浅灰色或淡蓝色为背景，对比鲜明，无阴影，效果佳。

（四）摄影技术的要求

1. 距离对照片的影响 指被摄者与照相机镜头中心的距离，是物距，而像距是镜头中心到成像的距离，应大于焦距或小于焦距的 2 倍，每次拍照距离的改变会影响相片的一致性。距离过近，成像偏大，甚至出现变形，像差。应该使相机与被摄者距离要几次拍摄时都恒定不变。

2. 光源的选择和投照角度对照片的影响 常用光源有自然光及电子闪光灯，自然光源投照均匀，电子闪光灯与自然光相近，使用方便，光强度恒定，选择性强，是临床常用的光源。碘钨灯也是室内常用光源，色泽高，亮度强。使用单光灯操作简便、灵活双灯法是主光灯及辅光灯结合使用。光源的投照角度是影响美容外科照片的标准和一致性的因素。以头部侧位像为例，若采用顶侧光就会使眼袋明显突出，若采用侧光或底光则会使眼袋变浅或消失。

3. 曝光量对照片的影响 曝光量是由镜头的光圈大小和快门速度组合来调节的。相同曝光量光圈若小，影像大，清晰度高些。曝光量过多会使之显得平滑，失去层次感。此现象为“摄影除皱”。若发生术前，则降低术后效果，若发生术后则夸大了手术效果。曝光量太少也会导致影像清晰度下降。

4. 底片的选择 底片的感光度是基本因素，感光度高的感光片，对光线敏感度高，而感光度低的感光片则相反，需受较大的曝光量才能取得同样的亮度效果。在相同条件下，用感光度高的底片，曝光量就应小些，用感光度低的底片，曝光量就要大些。感光片负片分为：灯光型、日光型或灯、日光通用型。各种彩色片只有在相应色温的光源下拍摄，才能准确反映被摄物的色彩。简言之，用灯光型片在正午日光下拍摄，也就是光源色温高于彩色片的色温平衡性时，色彩还原后偏蓝，且色温越高越蓝。用日光型片在碘钨灯下拍摄，也就是光源色温低于彩色片的色温平衡性，色彩还原偏红，且色温越低越红。一般来说色温误差在±1000K（开尔文）左右所产生偏色，在印放时能较容易地予以校正。而在色温差较大时，就应使用色温滤镜。

（五）医学摄影体位要求

目前，我国对不同种类手术必须摄取哪几种体位照片尚未有统一规定。临床常采用多种体位，如面部照相可取正位、正侧位、3/4 前侧位或仰视位等，以突出某一部位为中心，完全显示其主要局部形态、缺陷或畸形。并要求每次照相的体位相同，其他条件也相同，以便手术前后对比时有可比性。因此，须要有一个比较通用的标准体位进行拍摄。

1. 头面部正位像 画面应包括头部全部边缘及胸锁关节，两眼平视镜头，上衣不能覆盖颈前区域。镜头摄轴应维持在眼睛部位，镜头光心应有眼鼻之间的部位。

2. 头面部正侧位像 以面部正中线为一侧轮廓线，余原则同正位像。女性要注意将头发向后梳理，使面部、耳廓完全暴露。

3. 头面部 3/4 侧位像，4/5 侧位像 将头部略偏转，显露对侧全部眉毛为 3/4 侧位，将头部侧偏转，至鼻尖与面颊部轮廓线重叠，为 4/5 侧位。

4. 鼻底像 面对镜头，颏部抬起至鼻尖与两眉上缘连线相吻，使鼻底完全暴露，画面包括上、下唇在内。

5. 鼻部正侧位像 画面包括眉部及上、下唇，镜头应对准被摄区中心，以避免边缘部分变形。

6. 眼部正位像 画面包括前额中部、鼻尖及颞区。

7. 口唇部像 画面包括鼻尖、颏部、颊部边缘。

8. 耳部像 正侧位像应包括周围发际，头发不能掩盖耳之任何部分。

常见手术需拍术前、术后对比照片，必要时尚需拍摄术中照片。常见美容整形手术照片选择建议体位如表 1-1。

（六）医学摄影的背景要求

作为人物照片的背景，应选择单一色调的背景，背景的光照度也应暗淡，能突出主体效果。背景杂乱对主体、对观者的视觉造成干扰。背景过亮又会喧宾夺主，且由于反光而使曝光过度，通常选择淡蓝或灰蓝色为背景。可在背景墙上涂该种颜料或悬挂该色调的布帘或纸帘。

术中拍片时，要先清理手术台，然后铺置暗色或绿色手术巾为衬托，使摄影局部能清楚地衬托出来。

表 1-1　常见美容整形手术照片体位选择

手术类型	照片种类
重睑术	正位、侧位、睁眼及闭眼像
上下睑成形术	正位、侧位、睁闭眼及微笑像
鼻成形术	正位、侧位鼻像，必要时加拍鼻底像
耳成形术	头面正侧位及后位像
唇成形术	正位、侧位、开嘴、闭嘴像
隆颌术	正位、侧位像
酒窝成形术	正位、侧位、静态及微笑像
面部联合成形术	正位、侧位、3/4 侧位微笑像
除皱术	正位、侧位微笑像
乳房成形术	正位、侧位、3/4 侧位像（站立）
腹部成形术	正位、侧位（站立）
四肢成形术（以手为例）	掌面、背面像、桡前侧位、尺前侧位及各种功能位像（根据不同部位病变增减）
体表肿瘤切除术	肿瘤正面像、切线位像

四　医用代用品相关资料

为了满足美容手术目的，达到充填、固定等目的，美容外科手术中可能会使用较多的医用代用品植入人体，如乳房假体、鼻假体、各种固定钉板等。根据相关规定要求医疗机构建立健全植入性医疗器械临床使用事先告知制度。在使用植入性医疗器械之前应当将受术者的具体情况、医疗措施、医疗风险、可供选择的植入性医疗器械的种类、收费标准等如实告知受术者或家属，切实尊重其根据自身状况的自主选择权，并让受术者或家属签署使用植入性医疗器械知情同意书。要从受术者的利益出发，合理、正确使用植入性医疗器械。医疗机构在临床使用植入性医疗器械过程中，要认真验明产品的包装、标识、说明书与实物以及与医疗器械注册证、医疗器械注册登记表记载内容的一致性，并做好使用记录，保证产品质量信息跟踪。使用记录包括受术者姓名、性别、年龄、单位或住址、联系电话、病案号、手术名称、手术日期、手术者，产品名称、规格型号、数量、生产商、供应商、产品注册证号、产品编号或生产批号、有效期、产品包装、单一产品序列号等基本信息。对相关信息、资料妥善保存，以备查验。

五　资料管理

病历、临床照片（影像）、植入物的相关资料日积月累，如不及时整理，妥善保管，时间一长必然会混乱而无从查找，为使用带来不便。因此，管理好相关资料是非常必要的，须有一套完整的管理体系及工作人员，耐心细致的工作，才能将资料管理有序，便于临床总结经验、科研及教学使用。

（一）资料收集及时完整

资料的收集及保管从开始就必须高度重视，作为美容外科的常规工作。首先，应固定专人负责，熟练掌握摄影技术，有一定的美容外科专业知识，工作认真细致，这是做好临床医学摄影工作的根本保证。其次，建立医学摄影登记簿，包括住院号、姓名、性别、年龄、照相部位及要求等。临床医生对每个受术者进行手术前后或治疗前、中、后照相施行登记。必要时请摄影师拍摄，如有疑问，摄影前应与主管医生联系及时解决。否则，如出现差错将造成无法挽回的损失。

照片资料的收集要及时完整，一般常规照相，及时冲印，及时分类、登记、底片与照片编号归于同一照片卡中，卡片按编号存放于专门的卡片柜中存档。检查是否有漏拍或拍坏，以及没有及时归档的情况，如发现上述情况应立即补拍。同时，注意其完整性，对每一例手术应有术前、术后或治疗前、中、后的照片及底片，对于每个手术部位，如一个体位不能说明问题，应根据情况从不同角度多拍几张以充分说明。另外，手术或治疗的前后照片在拍摄范围、角度、体位、用光量等方面应保持一致，以加强对比性，有充分说服力。一个理想的摄影记录应是手术或治疗前、中、后能说明问题的一张或几张照片及底片都必须完整，而且质量高。值得注意的是术后出院前伤口未完全愈合而没有拍术后照片者，一定在出院前完成拍照。尽管术后效果不能说明问题。以后可拍复诊照片及远期随诊术后照片。

（二）资料的管理方法

1. 照片放入病历的保存 此方法将照片放入受术者病历中，病历完整由病案室统一保存，安全可靠。复查时，非主管医生，可以了解全部情况，及时给予处理。

2. 卡片保存法 这种方法较常用，是用特制的照片底片夹（袋）保存照片和底片。按手术部位、手术种类、住院号等进行分类建立相应的卡片。就如同图书馆存放书籍一样。优点是分类清晰，查找方便，井井有条。

3. 多媒体医疗信息管理系统 随着计算机的迅速发展和信息时代的到来，应用计算机管理图片资料势在必行。当前已经研究开发了一种美容外科图像管理系统软件，以管理手术前后照片及病历资料，可进行医学原始资料的统计分析、手术效果评定、法律文书、论文发表、电化教学、远程会诊等多方面应用。此方法用计算机将病历主要内容如住院号、姓名、性别、诊断、手术部位、手术种类、手术名称、出入院日期、照片等存储于计算机数据库中备用。

（刘林嶓 陈言汤）

第二章 人体美学测量

第一节 概　　述

人体测量学是一门用测量方法来研究人的体质特征的科学，是通过人体测量和局部测量来探讨人体的特征、类型、变异和发展规律。是人类学家、人体解剖学家、医学美容解剖学家和美容整形外科医师必备的基础理论和基本技能。通过对容貌和形体进行科学的测量和观察：①探索不同人种、不同社会、不同时期、不同性别和不同年龄人体美的标准；②便于在术前对就诊者的容貌做一个初步认识和评价，确定是否需要进行美容整形，或为需要美容者提出确实可行的指导性设计方案；③便于对术后的结果做出尽可能现实的预测，并告知就医者，求得其理解和合作；④有利于在术后总结经验和教训，提出进一步改进的方法；使解剖学和美容外科学的研究和实践不断向更高和更深的领域发展。

一　人体美学测量的工具、方法及平面

1. 测量的工具　常用的测量工具有直脚规、弯脚规、三角平行规、附着式量角器、人体测高仪、坐高椅、体重计、卷尺及计算机及其相应软件。

2. 测量的方法　国际上广泛采用的方法是 Rudolf Martin 法，即在事先规定的若干测量点的基础上，对人体的不同部位进行直线（长、宽和高）、弧线、角度、弧度、面积和重量等方面的测量。

3. 测量的标准平面　经过垂直轴和矢状面的平面为矢状面。通过人体正中线的矢状面为正中矢状面。它把人体分为左、右对称的两部分。经过垂直轴和横轴的平面称为冠状面。这些平面把人体分为前、后两部分。与上述两个平面相垂直的称为水平面，借助水平面可以把人体分为上下两部分。

二　测量的注意事项

1. 准确选择测量点。

2. 测量时的体位。

（1）国际公认的头部定位之标准平面是：左右耳屏点和眶下点所成的平面，即眼耳平面（eye-ear plane），也可称耳眼平面（ear-eye plane），此平面是 1884 年在德国法兰克福举行的测量方法协定会议上确认的，故又称之为法兰克福平面（Frankfort horizontal plane）（图 2-1）。

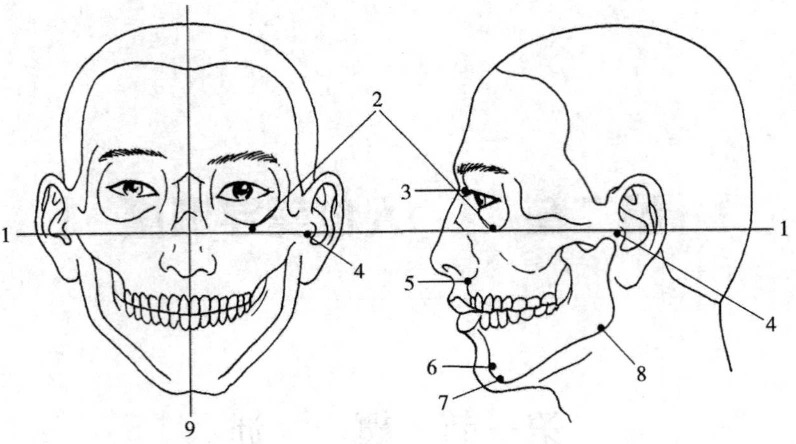

图 2-1　法兰克福平面

1. 法兰克福平面；2. 眶下点；3. 鼻根点；4. 耳屏点；5. 鼻下点；6. 颏上点；7. 颏前点；8. 下颌角点；9. 正中矢状面

(2)1912 年第 14 届国际史前人类学与考古学会议对人体测量和人体观察的姿势作了如下规定：

1)活体测量：3 岁以下的幼儿采用卧姿(仰卧于测量板上)，其余的一律采用直立姿势。但在坐高测量和头部测量时应在坐位进行。

2)两侧的测量，除了调查目的是比较左右是否对称以外，一般采用左侧为宜。

3)体部高度的测量，除特殊情况采用直接法外，一般采用间接法，即两种垂距相减法。如：臂长 = 左肩峰高 - 左桡骨头高。

4)撰写论文时，应将测量方法和所采用的测量仪器附加说明。

3. 测量时的环境，应为一个温暖、清洁、明亮、安静的理想场所，应避免无关人员干扰。

4. 同一个人测量，以同一个测量者为宜，以减少误差。做记录时，如有必要，还应绘图或照相。全部资料应收入病案保存。

5. 测量时间应以早晨为宜(因站久了身长会缩短)。若在中午或下午测量，应让被测者先休息 20 ~ 30 分钟。

6. 围度测量时，卷尺应与被测部位的中轴线相垂直，切不可按压尺身。

7. 长度测量时，一般误差不应超过 2 ~ 3mm，应尽量减小误差。身高和其他测量值较大的项目，误差允许至 4 ~ 5mm。

第二节　头面部测量

一　头面部的测量点

头面部测量的平面以眼耳平面为准。

1. **头顶点**(vertex，V)　头顶部矢状面的最高点。

2. **发缘点**(trichion，Tr)　前额发缘与正中矢状面的交点。

3. **额中点**(metopion,M)　左右侧额结节最高点的连线与正中矢状面的交点。

4. **眉间点**(glabella,G)　左右眉弓之间在正中矢状面上最向前突的点。

5. **眉间上点**(ophryon,On)　左右眉弓上缘的切线与正中矢状面的交点,约距眉间点上方数毫米。

6. **鼻根点**(nasion,N)　为额鼻缝(额骨与鼻骨相交之处)与正中矢状面的交点,位于鼻根最凹处的稍上方,用指尖仔细触摸时,骨缝处的上下方骨稍突出。

7. **鼻梁点**(sellion,S)　为鼻梁在正中矢状面上最凹点,约在鼻根下方0.5~0.8cm处。

8. **鼻尖点**(pronasale,Prn)　为鼻梁下端最向前突出的一点。

9. **鼻下点**(subnasale,Sn)　鼻中隔下缘后端与人中上端的交点。

10. **鼻翼点**(alare,Al)　鼻翼外侧最突出的一点。

11. **龈点**(prosthion,Pr)　上颌两中切牙间前面的牙龈在正中矢状面上最向下突出的点。

12. **上唇中点**(labrale superius,LS)　左右上红唇上缘切线与正中矢状面的交点。

13. **口裂点**(stomion,Sto)　上下唇自然闭合时,口裂的正中点。

14. **下唇中点**(labrale inferius,Ll)　左右下红唇下缘切线与正中矢状面的交点。

15. **口角点**(cheilion,Ch)　上下唇自然闭合时,上下唇红缘相交之点。

16. **颏上点**(supramentale,Sm)　颏唇沟(下唇与颏部之间为向上凸的沟)最深处与正中矢状面的交点。

17. **颏下点**(gnathion,Gn)　颏部在正中矢状面上的最低点。

18. **前囟点**(bregma,B)　冠状缝与矢状缝的交点,只适用于婴幼儿。

19. **头后点**(opisthocranion,Op)　头部在正中矢状面上向后最突出的一点。由眉间点至头后点之间的直线距离。

20. **枕外隆凸点**(inion,I)　在枕外隆凸的尖端。

21. **额颞点**(frontotemporale,Ft)　额部两侧颞嵴弧最向前突的一点,位置在外眼角外上方约与眉相平处的骨嵴凹处。

22. **眼外角点**(ectocanthion,Ec)　上下睑缘外侧端汇合之处。

23. **眼内角点**(entocanthion,En)　上下睑缘内侧端汇合之处。

24. **眶上缘间中点**(supraorbitale,So)　两侧眶上缘最高点的连线与正中矢状面的交点。

25. **眶下点**(orbitale,Or)　眶下缘最低的一点,常在眶下缘外侧1/3段上,是决定眼耳平面的基点之一。

26. **颧点**(zygion,Zy)　颧弓上最向外侧突出的一点。

27. **耳上点**(superaurale,Sa)　耳轮上缘最高的一点。

28. **耳上基点**(otobasion superius,Obs)　耳廓附着于头侧皮肤的最上端一点。

29. **耳结节点**(tuberculare,Tu)　在达尔文结节的尖端。

30. **耳屏点**(tagion,T)　耳屏软骨上缘根部。

31. **耳前切迹点**　耳屏上后方与耳轮脚之间凹陷处的最深点。

32. **耳后点**(postaurale,Pa)　耳轮后缘最向后突出的一点。

33. **耳下点**(subaurale,Sba)　耳垂最向下的一点。

34. **耳下基点**(otobasion inferius,Obi)　耳垂附着于面部皮肤最下端的一点。

35. **耳前点**(praeaurale,Pra)　在耳上下基点的连线上,与耳后点等高的一点(图2-2)。

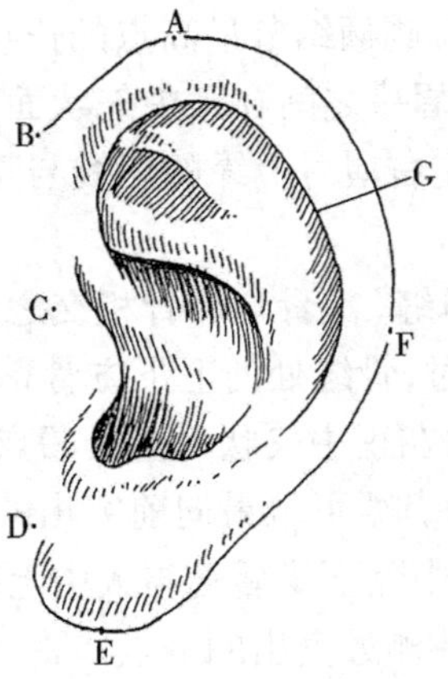

图 2-2　耳部测量点

A. 耳上点；B. 耳上基点；C. 耳前点；D. 耳下基点；
E. 耳下点；F. 耳后点；G. 耳结节点

36. 下颌角点(gonion，Go)　下颌角最向外下和后突出的一点。

37. 乳突点(mastoideale，Ms)　乳突尖最向下的一点。

38. 头侧点(euryon，Eu)　头两侧最向外突出的一点(图 2-3)。

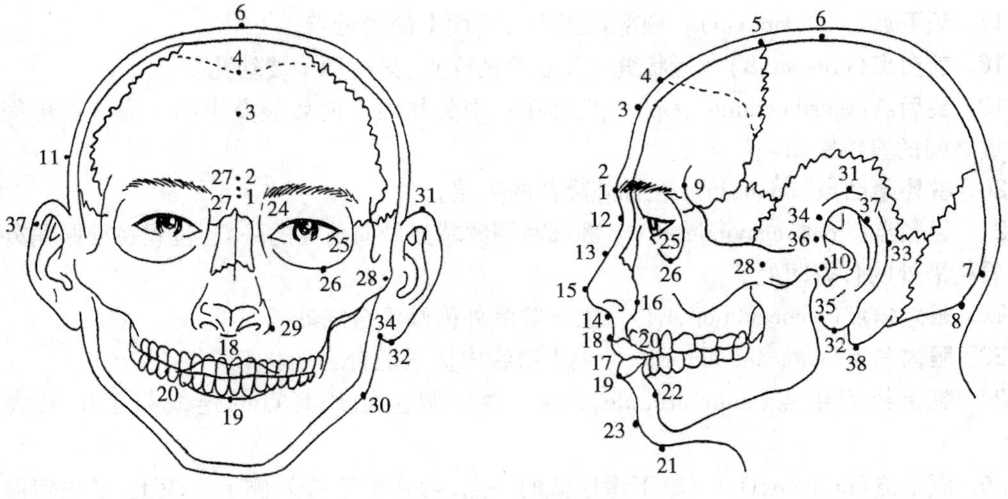

图 2-3　头面部测量点

1. 眉间点；2. 眉间上点；3. 额中点；4. 发缘点；5. 前囟点；6. 头顶点；7. 头后点；8. 枕外隆突点；9. 额颞点；10. 耳屏点；11. 头侧点；12. 鼻根点；13. 鼻梁点；14. 鼻下点；15. 鼻尖点；16. 鼬点；17. 口裂点；18. 上唇中点；19. 下唇中点；20. 口角点；21. 颏下点；22. 颏上点；23. 颏前点；24. 眼内角点；25. 眼外角点；26. 眶下点；27. 眶上缘间中点；28. 颧点；29. 鼻翼点；30. 下颌角点；31. 耳上点；32. 耳下点；33. 耳后点；34. 耳上基点；35. 耳下基点；36. 耳前点；37. 耳结节点；38. 乳突点

二　头面部的测量

1. 头最大长(maximum head length)　眉间点至头后点之间的直线距离(图 2-4)。中国人男性头最大长平均为 187.76 ±0.24mm，女性为 180.12 ±0.28mm。

2. 头最大宽(maximum head breadth)　左右头侧点之间的距离(图 2-5)。中国男性头最大宽平均为154.83±0.85mm，女性为146.82±0.01mm。

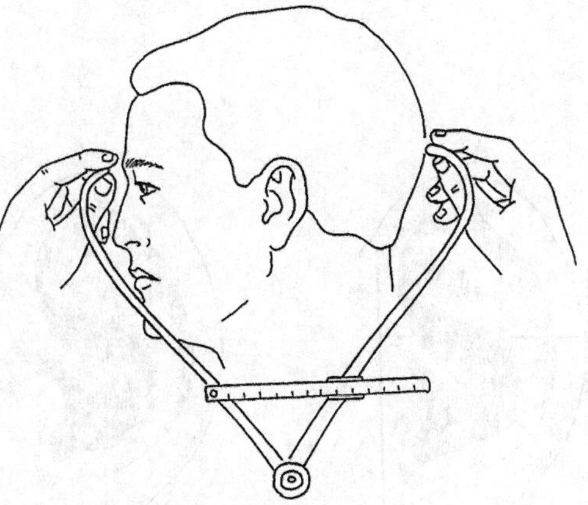

图2-4 头最大长

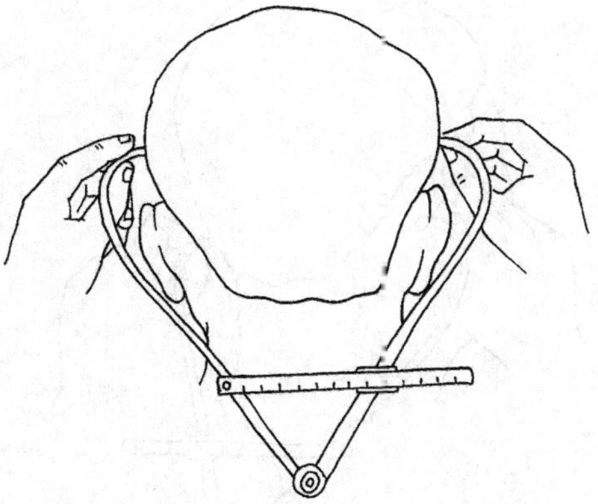

图2-5 头最大宽

3. **额最小宽**（minimum frontal breadth） 左右侧额颞点之间的直线距离（图2-6）。中国男性额最小宽平均为104.94±0.20mm，女性为99.13±0.26mm。

4. **两耳屏间宽**（bitragion breadth） 左右侧耳屏之间的直线距离（图2-7）。

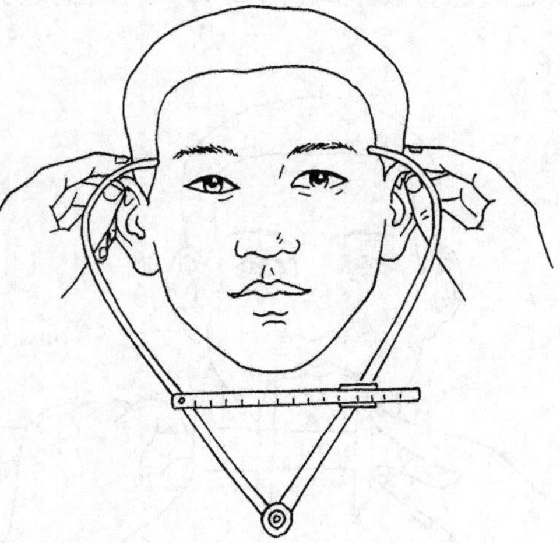

图2-6 额最小宽

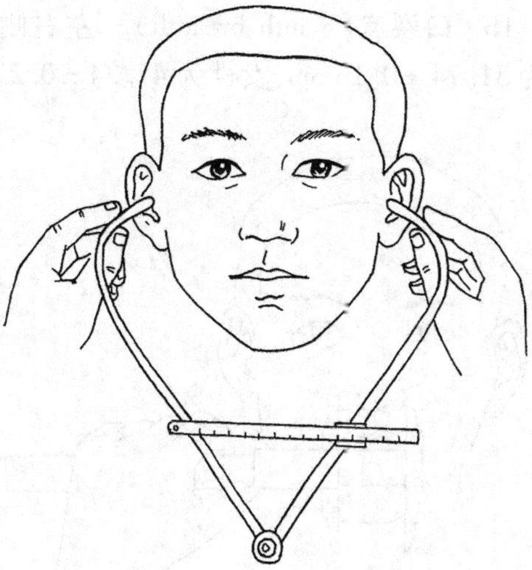

图2-7 两耳屏间宽

5. **两乳突间宽**（bimastoidal breadth） 左右侧乳突点之间的直线距离（图2-8）。

6. **面宽**（bizygomatic breadth） 左右侧颧点之间的直线距离。中国人男性平均面宽为142.71±0.22mm，女性为136.39±0.22mm。

7. **两下颌角间宽**（bigonial breadth） 左右侧下颌角点之间的直线距离。

8. **两眼内眦宽**（inter-canthic diameter） 左右侧眼内眦点之间的直线距离。

9. **两眼外眦宽**（extra-canthic diameter） 左右侧眼外眦点之间的直线距离。

10. **瞳孔间距**（interpupillary distance） 两眼正视时，左右瞳孔中心之间的距离。

11. **睑裂宽**（eyelid breadth） 同一眼的眼外角点至眼内角点之间的直线距离。

12. **容貌耳宽**（physiognomic ear breadth） 耳前点至耳后点之间的直线距离（图2-9）。

13. **形态耳宽**(morphological ear breadth)　耳上基点至耳下基点的直线距离(图2-10)。

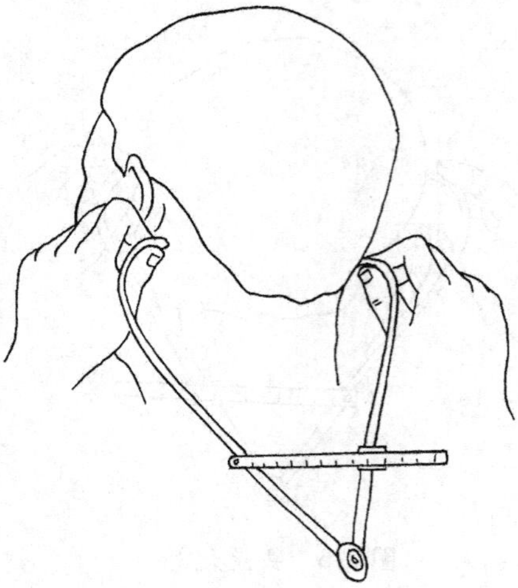

图2-8　两乳突间宽

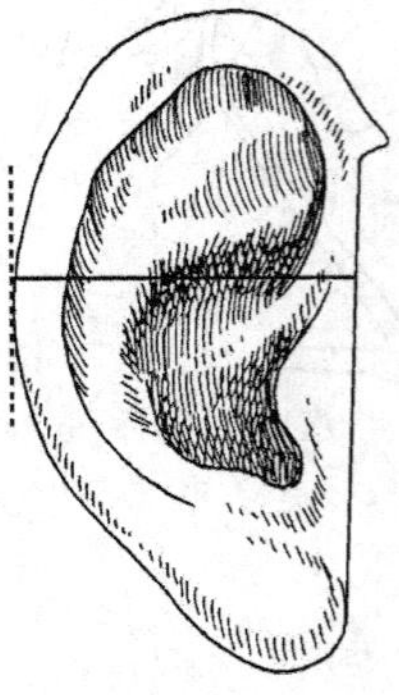

图2-9　容貌耳宽

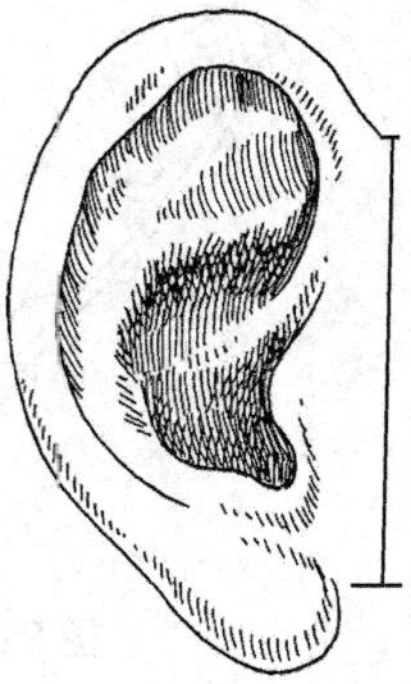

图2-10　形态耳宽

14. **鼻宽**(nasal breadth)　左右侧鼻翼点之间的直线距离(图2-11)。中国人男性平均为37.90±0.11mm,女性为34.84±0.13mm。

15. **口裂宽**(mouth breadth)　左右侧口角点之间的直线距离(图2-12)。中国人男性平均为51.74±0.16mm,女性为47.34±0.22mm。

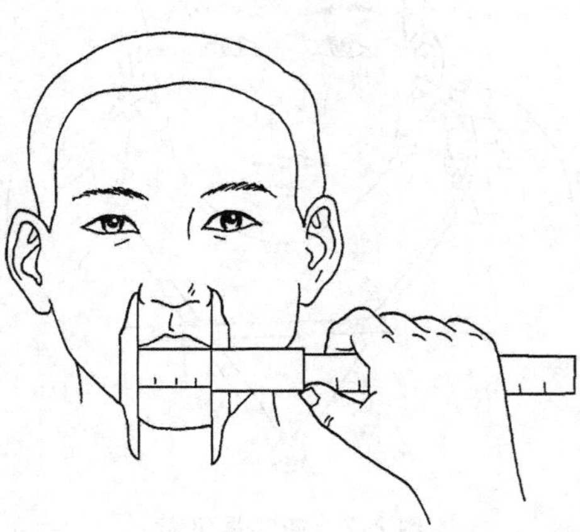

图2-11　鼻宽

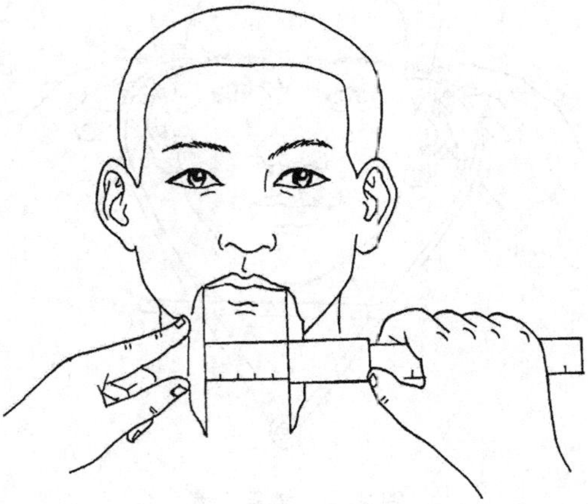

图2-12　口裂宽

16. **头耳高**(auricular height)　头部固定于眼耳平面时,自头顶点至耳屏点之间的投影距离(图2-13)。

17. **全头高**(total head height)　头部固定于眼耳平面时,自颏下点至头顶点之间的投影距离。

18. **容貌面高**(physiognomic facial height)　发缘点至颏下点之间的直线距离。

19. **容貌额高**(physiognomic frontal height)　发缘点至鼻根点之间的投影距离。

20. **形态面高**(morphological facial height)　鼻根点至颏下点之间的直线距离(图2-14)。中国人男性平均为122.16±0.40mm,女性为114.64±0.43mm。

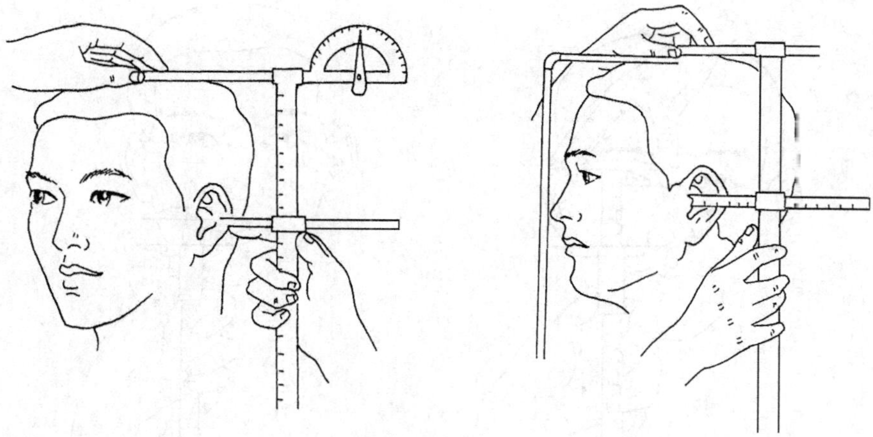

A　　B

图 2-13　头耳高

A. 正面测量；B. 侧面测量

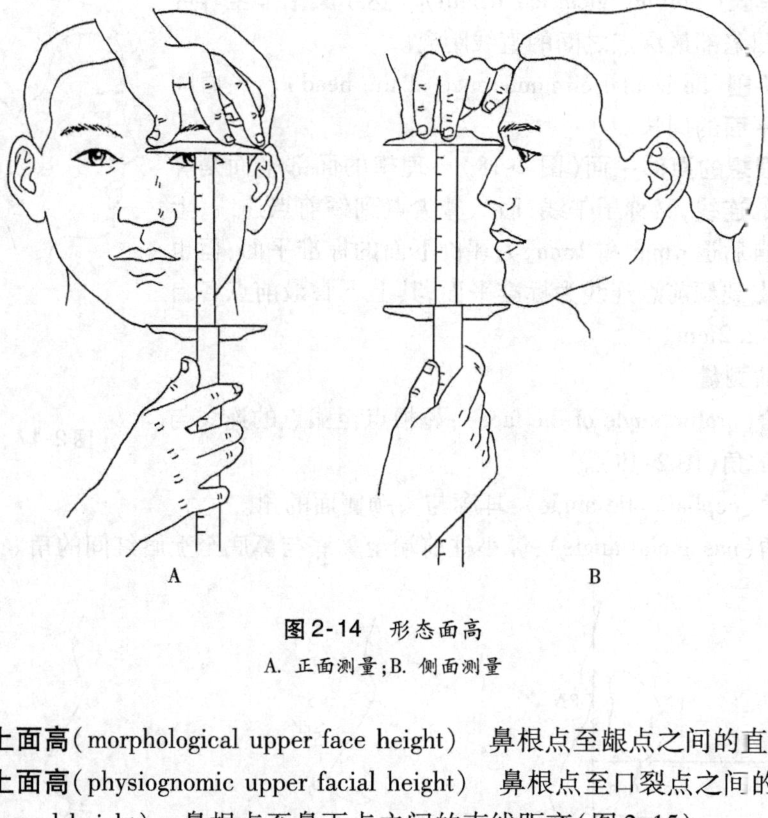

A　　B

图 2-14　形态面高

A. 正面测量；B. 侧面测量

21. **形态上面高**(morphological upper face height)　鼻根点至龈点之间的直线距离。

22. **容貌上面高**(physiognomic upper facial height)　鼻根点至口裂点之间的直线距离。

23. **鼻高**(nasal height)　鼻根点至鼻下点之间的直线距离(图 2-15)。

24. **鼻长**(nasal length)　鼻根点至鼻尖点之间的直线距离。

25. **鼻深**(nasal depth)　鼻下点至鼻尖点之间的直线距离。

26. **唇高**(hohe der schleimhautlippen)　上唇中点至下唇中点之间的直线距离(图 2-16)。

27. **颏高**(hohe der undergesichts)　口裂点至颏下点之间的直线距离。

28. **容貌耳长**(physiognomic ear length)　耳上点至耳下点之间的直线距离(图 2-17)。

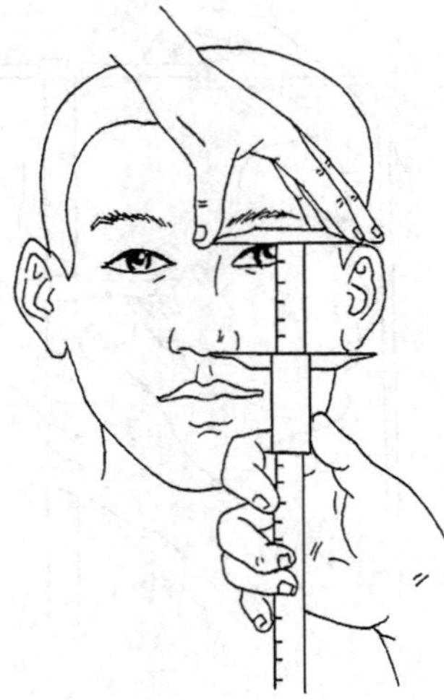

图 2-15　鼻高

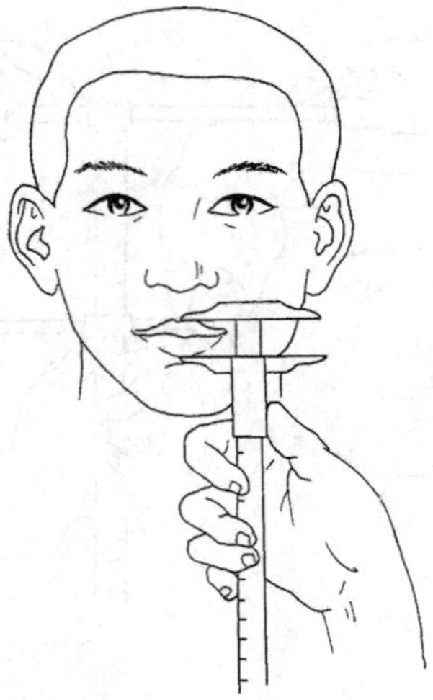

图 2-16　唇高

29. 形态耳长(morphological ear length)　达尔文结节至耳屏上方耳前切迹凹陷部最深点之间的直线距离。

30. 头水平围(horizontal circumference of the head)　经眉间点和头后点水平面的周长。

31. 各种理想的面部平面(图 2-18)　理想的面部平面是鼻根点和颏前点的连线,又称子午线;而从鼻尖点到颏前点连线,上下唇的前点各自后退 4mm 和 2mm,为评价下面的标准平面;但也有人主张鼻下点到颏前点连线为标准平面,其上下唇最前点各自前突 3.5mm 和 2.2mm。

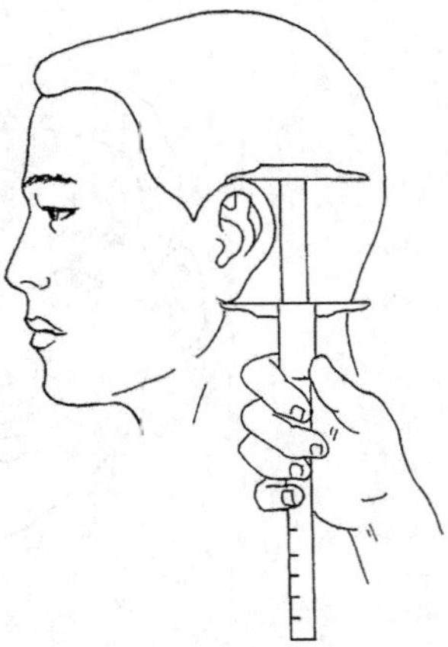

图 2-17　容貌耳长

32. 角度的测量

(1)侧面角(profile angle of the face):鼻根点至龈点的连线与眼耳平面相交的角(图 2-19)。

(2)颅耳角(cephalo otic angle):耳廓与头颅侧面的角。

(3)鼻唇角(nasolabial angle):鼻小柱前端至鼻底与鼻底至上唇红间的角。

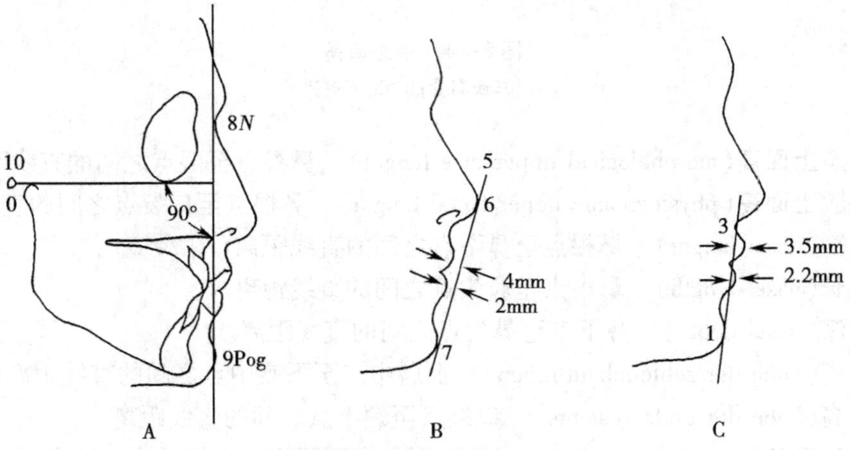

图 2-18　理想的面部平面

A. Gonzales-Ulloa 和 Stevent 平面;B. Ricketts 平面;C. Burstone 平面

(4)鼻额角(nasofrontal angle):鼻背与前额至鼻根间斜面交角(图2-19a)。

(5)鼻面角(nasofacial angle):鼻根垂线与鼻背线的夹角(图2-19b)。

(6)鼻尖角(nasorostral angle):鼻背线与鼻小柱线的夹角(图2-19c)。

(7)鼻基底角(nasal basement angle):头侧位于眼耳平面时,鼻小柱线与水平线的夹角(图2-19d)。

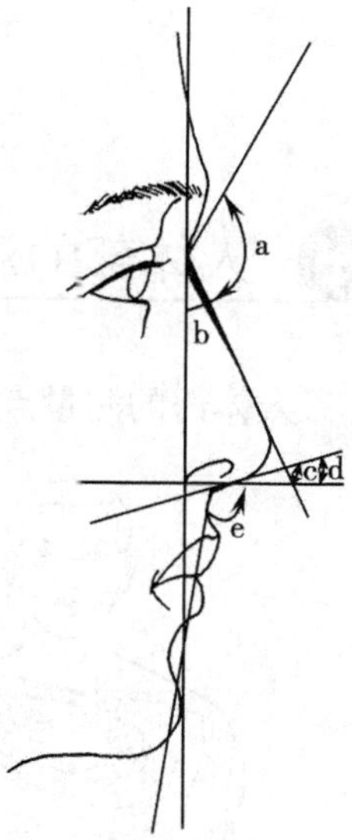

图2-19 角度测量

a. 鼻额角;b. 鼻面角;c. 鼻尖角;d. 鼻基底角;e. 鼻唇角

33. 头面部指数

(1)头长宽指数(length-breadth index of the head):头长宽指数=头最大宽/头最大长×100。

(2)头长高指数(length-height index of the head):头长高指数=头耳高/头最大长×100。

(3)头宽高指数(breadth-height index of the head):头宽高指数=头耳高/头最大宽×100。

(4)额顶宽度指数(transverse fronto-parietal index):额顶宽度指数=额最小宽/头最大宽×100。

(5)容貌面指数(physiognomic facial index):容貌面指数=容貌面高/面宽×100。

(6)形态面指数(morphological facial index):形态面指数=形态面高/面宽×100。

(7)容貌上面指数(physiognomic upper facial index):容貌上面指数=容貌上面高/面宽×100。

(8)形态上面指数(morphological upper facial index):形态上面指数=形态上面高/面宽×100。

(9)鼻指数(nasal index):鼻指数=鼻宽/鼻高×100。

(10)鼻宽深指数(nasal breadth-depth index):鼻宽深指数=鼻深/鼻宽×100。

(11)口指数(oral index):口指数=唇高/口宽×100。

(12)容貌耳指数(physiognomic ear index):容貌耳指数=容貌耳宽/容貌耳长×100。

(13)形态耳指数(morphological ear index):形态耳指数=形态耳宽/形态耳长×100。

(14)额面高度指数(frontal-facial index):额面高度指数=容貌额高/容貌面高×100。

(15)面上面高度指数(facial-upper facial index):面上面高度指数=容貌上面高/容貌面高×100。

(16)颧下颌宽度指数(zygomatic-mandibular index):颧下颌宽度指数=两下颌角间宽/面宽×100。

(17)颧额宽度指数(zygomatic-frontal index):颧额宽度指数=额最小宽/面宽×100。

(18)头面高度指数(vertical cephalo-facial index):头面高度指数=形态面高/头耳高×100。

(19)头面宽度指数(transverse cephalo-facial index):头面宽度指数=面宽/头最大宽×100。

第三节 体部测量

一 人体部的测量点

人体部的测量点见图 2-20。

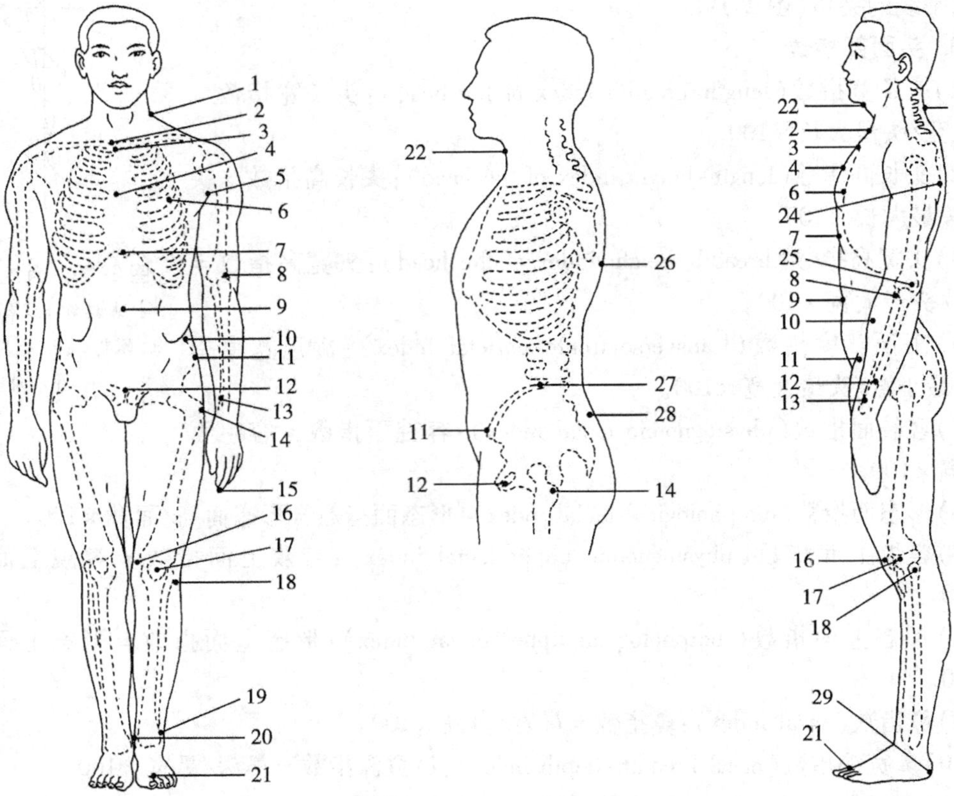

图 2-20 人体部的测量点

1. 颈根外侧点；2. 颈窝点；3. 胸上点；4. 胸中点；5. 腋窝前点；6. 乳头点；7. 胸下点；8. 桡骨点；9. 脐点；10. 髂嵴点；11. 髂前上棘点；12. 耻骨联合点；13. 桡骨茎突点；14. 大转子点；15. 指间点；16. 胫骨点；17. 髌骨中点；18. 腓骨头点；19. 外踝点；20. 内踝点；21. 趾间点；22. 喉结节点；23. 颈点；24. 腋窝后点；25. 肘间点；26. 肩胛骨下角点；27. 腰点；28. 髂后上棘点；29. 跟点

1. **喉结点**(larynx point, Lar) 在正中矢状面上，喉结最向前突出的一点。
2. **颈窝点**(fossa Jugularis point, FJ) 两侧的锁骨胸骨端上缘的连线与正矢状面的交点。
3. **胸上点**(suprasternale, Sst) 胸骨柄上缘的颈静脉切迹与正中矢状面的交点。
4. **胸中点**(masosternale, Mst) 两侧第四胸肋关节上缘连线与正中矢状面的交点。
5. **胸下点**(substernale, Sust) 剑胸结合与正中矢状面的交点。
6. **乳头点**(thelion, Th) 乳头的中心点。
7. **脐点**(omphalion, Om) 脐的中心点。
8. **耻骨联合点**(symphysion, Sy) 耻骨联合上缘与正中矢状面的交点。

9. **会阴点** 两侧坐骨结节最低点连线与正中矢状面的交点。

10. **颈点**(cervicale,C) 第七颈椎棘突尖的点。

11. **颈根外侧点**(lateral neck root point,Nr) 沿皮表连接颈窝点与颈点之曲线与斜方肌前缘的交点。

12. **腰点**(lumbale,Lu) 第五腰椎棘突尖的点。

13. **肩峰点**(acromion,A) 肩峰向外最突出的一点。

14. **腋窝前点**(anterior armpit point,AAP) 在腋窝前缘,胸大肌下缘与肱二头肌内侧缘之交点。

15. **腋窝后点**(posterior armpit point,PAP) 在腋窝后缘,大圆肌下缘与肱三头肌内侧缘相交之点。

16. **肩胛下角点**(angulus inferior scapulae point,AIS) 肩胛骨下角的最下点。

17. **桡骨点**(radialae,R) 桡骨小头上缘的最高点。

18. **肘尖点**(olecranon,Ole) 尺骨鹰嘴向背侧最突出的一点。

19. **桡骨茎突点** 桡骨茎突最向下突的一点。

20. **尺骨茎突点** 尺骨茎突的最下点。

21. **桡侧掌骨点** 第二掌骨头向桡侧最突出的一点。

22. **尺侧掌骨点** 第五掌骨头向尺侧最突出的一点。

23. **指点**(phalangion,Ph) 各指近节指骨底背面最向上突的一点。

24. **指尖点**(dactylion,Da) 各指尖最向下的一点。

25. **髂嵴点**(iliocristale,Ic) 髂嵴最向外突出的一点。

26. **髂前上棘点**(iliospinale anterius,Isa) 髂前上棘最向前下突出的一点。

27. **髂后上棘点**(iliospinale posterius,Isp) 髂后上棘最向后突的一点。

28. **大转子点**(trochanterion,Tro) 股骨大转子最高的一点。

29. **髌骨点**(patella center,PC) 髌骨底最高点与髌骨尖最低点连线的中点。

30. **腓骨头点**(caput fibulae point,CF) 腓骨头向外侧最突出的一点。

31. **胫骨点**(tibiale,Ti) 胫骨内侧髁上缘最内侧的一点。

32. **胫骨前下点** 胫骨下端下关节面前缘最向前的一点。

33. **内踝点**(sphyfion,Sph) 胫骨内踝最向下方的一点。

34. **外踝点**(malleolus fibulae point,MFP) 腓骨外踝最下端的一点。

35. **跟点**(pternion,Pte) 足跟最向后突出的一点。

36. **胫侧跖骨点** 第一跖骨头向内侧最突出的一点。

37. **腓侧跖骨点** 第五跖骨头向外侧最突出的一点。

38. **趾尖点**(acropodion,Ap) 足尖最向前突出的一点,常在第二趾或在踇趾上。

二 体部测量法

1. **体高的测量**(图 2-21)

(1)中指指尖上举高(middle finger tip height):上肢垂直上举时,中指指尖面的垂直距离。

(2)中指指点上举高(phalangion height over head):上肢垂直上举时,中指指点距地面的垂直距离。

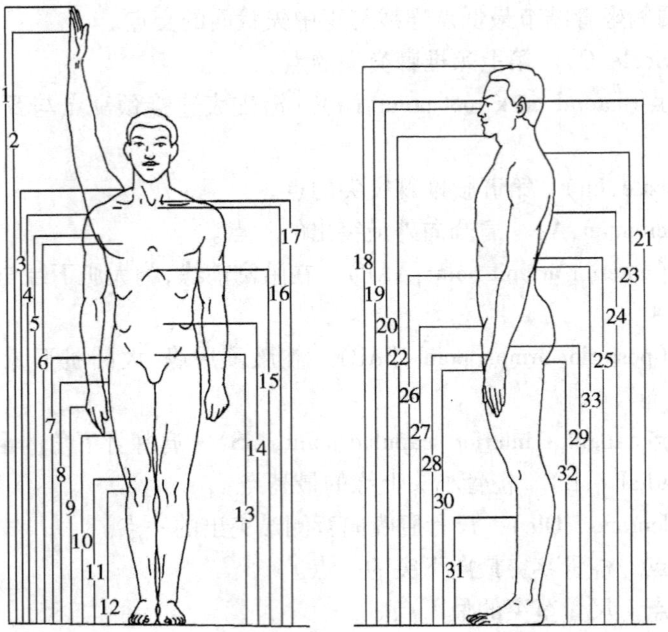

图 2-21 体高的测量

1. 中指指尖上举高；2. 中指指点上举高；3. 颈根高；4. 肩峰高；5. 腋窝前点高；6. 乳头高；7. 髂嵴高；8. 大转子高；9. 中指指点高；10. 中指指尖高；11. 膝高；12. 腓骨头高；13. 耻骨联合高；14. 脐高；15. 胸骨下缘高；16. 胸骨上缘高；17. 颈窝高；18. 身高；19. 鼻根点高；20. 眼高；21. 耳屏点高；22. 颏下点高；23. 颈点高；24. 肩胛骨下角高；25. 肘尖高；26. 桡骨头高；27. 髂前上棘高；28. 桡骨茎突高；29. 耻骨茎突高；30. 会阴高；31. 小腿肚高；32. 臀沟高；33. 最小腰围高

（3）身高（stature）：头顶点距地面的垂直距离。

（4）颏下点高（gnathion height）：颏下点距地面的垂直距离。

（5）乳头高（nipple height）：乳头距地面的垂直距离。

（6）脐高（omphalion height）：脐距地面的垂直距离。

（7）耻骨联合高（penal height）：耻骨联合距地面的垂直距离。

（8）颈点高（cervicale height）：颈点距地面的垂直距离。

（9）腰点高（lumbar height）：腰点距地面的垂直距离。

（10）腰围高（waist height）：最小腰围处距地面的垂直距离。

（11）髂嵴高（crista iliaca height）：髂嵴点距地面的垂直距离。

（12）髂后上棘高（iliospirnle posterior height）：髂后上棘距地面的垂直距离。

（13）大转子高（trochanterion height）：大转子距地面的垂直距离。

（14）膝高（knee height）：髌骨中点距地面的垂直距离。

2. 体宽的测量（图 2-22）

（1）最大体宽（maximum body breadth）：左右两上肘最向外侧突出部之间的横向水平线距离。

（2）颈宽（neck breadth）：经过喉结点颈部的横向水平线距离。

（3）最大肩宽（maximum shoulder breadth）：左右三角肌部位最向外侧突出部之间的横向水平线距离。

（4）胸宽（chest breadth）：乳头点的水平面上，胸廓两侧最向外侧突出部之间的横向水平

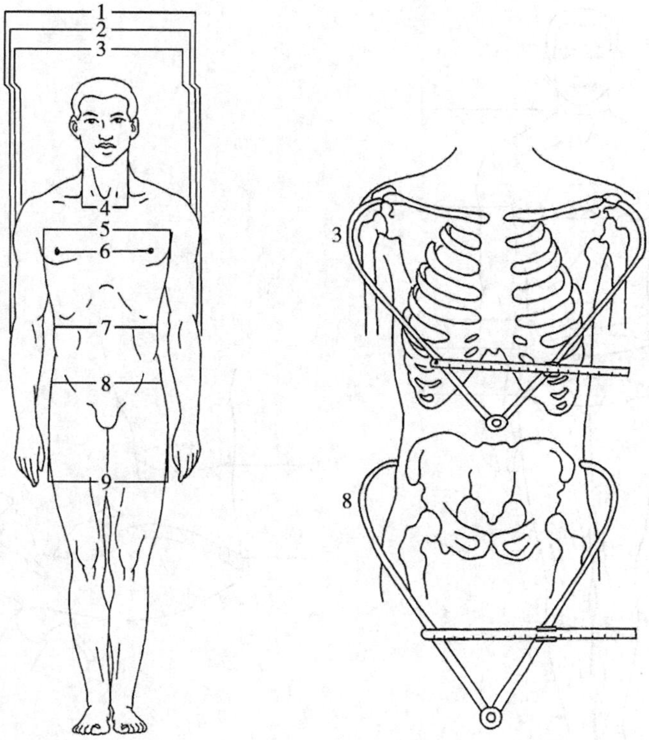

图 2-22　体宽的测量

1. 最大体宽;2. 最大肩宽;3. 肩宽;4. 颈宽;5. 胸宽;6. 乳头间宽;
7. 最小腰围宽;8. 骨盆宽;9. 髋最大宽

线距离。

(5)最小腰围宽(minimum waist breadth):腰部最向外侧突出部之间的横向水平线距离。

(6)大转子点间宽(bitrochanterion breadth):左右侧大转子最向外侧突出部之间的横向水平线距离。

(7)髋最大宽(maximum hip breadth):左右侧大腿部最向外侧突出部之间的横向水平线距离。

(8)肩宽(shoulder breadth):左右肩峰点之间的直线距离。

(9)乳头间宽(internipple breadth):左右乳头间的直线距离。

(10)骨盆宽(crista ilica breadth):左右髂嵴点之间的直线距离。

(11)肩胛骨下角间宽(inferior angulus scapulae breadth):左右肩胛骨下角点之间的直线距离。

3. 体围的测量(图 2-23)

(1)颈围Ⅰ(neck girth Ⅰ):喉结下方的颈部水平围长。

(2)颈围Ⅱ(neck girth Ⅱ):经喉结节点的颈部水平围长。

(3)胸围(chest circumference):平静呼吸时,经两侧肩胛骨下角下缘及乳头上缘至胸部中央胸部水平围长。

(4)最小腰围(minimum waist circumference):在肋弓和髂嵴之间,腰部最细处的水平围长。

(5)腰围(waist circumference):经脐部中心的水平围长。

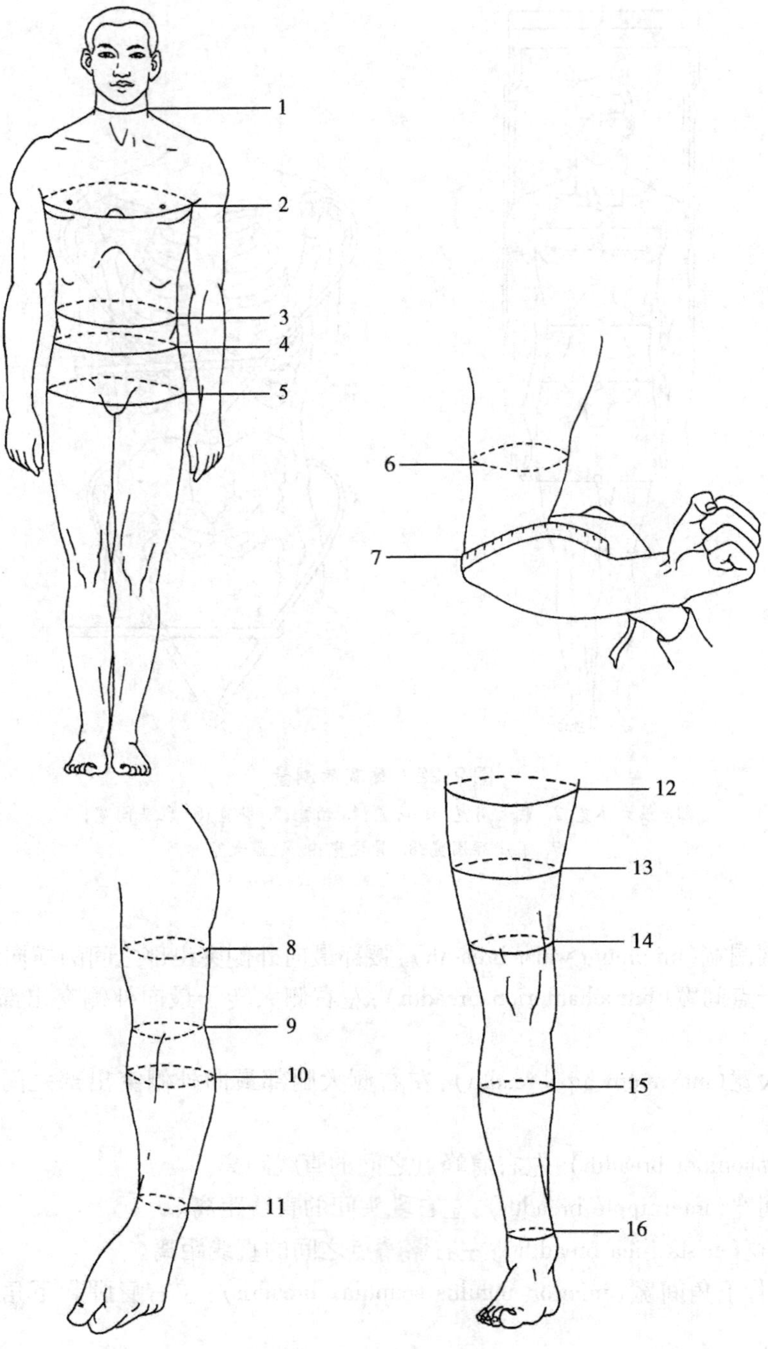

图2-23　体围的测量

1. 颈围;2. 胸围;3. 最小腰围;4. 腹围;5. 臀围;6. 上臂最大围;7. 肘最大围;
8. 上臂围;9. 肘围;10. 前臂最大围;11. 前臂最小围;12. 下肢根围;13. 大腿最大围;
14. 膝围;15. 小腿最大围;16. 小腿最小围

(6)腹围(abdominal circumference):经髂嵴点的腹部水平围长。

(7)臀围(hip circumference):臀部向后最突出部位的水平围长。

(8)上臂围(biceps circumference):上肢自然下垂,肌肉放松,在肱二头肌最突出部测得的上臂水平围长。

(9)上臂最大围(maximum biceps circumference):握拳,用力屈肘,使肱二头肌做最大收缩时,肱二头肌最膨隆处的围长。

(10)上臂最小围(minimum biceps circumference):上臂最细处的水平围长。

(11)肘最大围(elbow girth flexed):上臂水平向前伸展,前臂大致垂直上举,用力握拳,经过肘尖点和肘窝的围长。

(12)肘围(elbow circumference):上肢自然下垂时,经肱骨内上髁和尺骨鹰嘴的水平围长。

(13)前臂最大围(maximum forearm circumference):上肢自然下垂时,在肘关节稍下方,前臂最粗处的水平围长。

(14)前臂最小围(minimum forearm circumference):在桡骨茎突和尺骨茎突的近侧,前臂最细部位的水平围长。

(15)腕关节围(wrist circumference):经尺骨茎突点的前臂水平围长。

(16)大腿最大围(maximum thigh circumference):在臀沟下缘部位,大腿部肌肉向内侧最突出处的大腿水平围长。

(17)大腿中部围(middle thigh circumference):在会阴和膝关节之间的中央部位,大腿的水平围长。

(18)大腿最小围(minimum thigh circumference):膝关节上方,大腿最细处的水平围长。

(19)膝围(knee girth):令被测者坐于高椅上,膝部弯曲成90°,自髌骨中点开始,经腘窝,再返回起点的围长。

(20)小腿最大围(calf circumference):小腿最膨隆部位的小腿水平围长。

(21)小腿最小围(ankle circumference):在内踝上方,小腿最细处的水平围长。

4. 体部指数

(1)标准指数 a = 身体各部任何测量值/身高 ×100。

(2)标准指数 b = 身体各部任何测量值/躯干长 ×100。

(3)全肢肢段长度指数 = 肢段长/全肢长 ×100。

(4)上下肢长度指数 = 上肢全长/下肢全长 ×100。

(5)长度围度指数 = 肢体围度/肢体长度 ×100。

第四节　人体美学观察的标准

一　面部正面的美学特征

1. 肤色　人的肤色是由种族、遗传等先天因素决定的,与毛细血管的分布、色素的多少、皮下脂肪的薄厚密切相关。正常人的肤色应是红润而有光泽的,但环境因素改变时也会影响肤色,这大都是由于阳光的照射,紫外线促进了皮肤内黑色素的形成有关。同一个人不同部位的肤色也不相同,不同年龄、健康状况以及饮食不当也会影响肤色。

2. 头型和面型

(1)用形态观察方法可以把头型分为 7 个形,即球形、椭圆形、卵圆形、楔形、五角形、菱形、盾形。也可用头指数分型法,即根据头最大长和最大宽所构成的头指数进行数据的分型,将头型分为长头型、中头型、圆头型和超圆头型四种。

（2）根据波契（Poch）的分类法，可将面型分为 10 种：①椭圆形；②卵圆形；③倒卵圆形；④圆形；⑤方形；⑥长方形；⑦菱形；⑧梯形；⑨倒梯形；⑩五角形（图 2-24）。面型是由头面部的各器官的长短比例关系的不同而组成的，东方人，尤其是女性，以椭圆形面型为最美，具有比例协调、轮廓匀称、线条分明等自然美的特征。从测量上看，头部的高与面宽的比例为 1.618∶1（图 2-25A）。

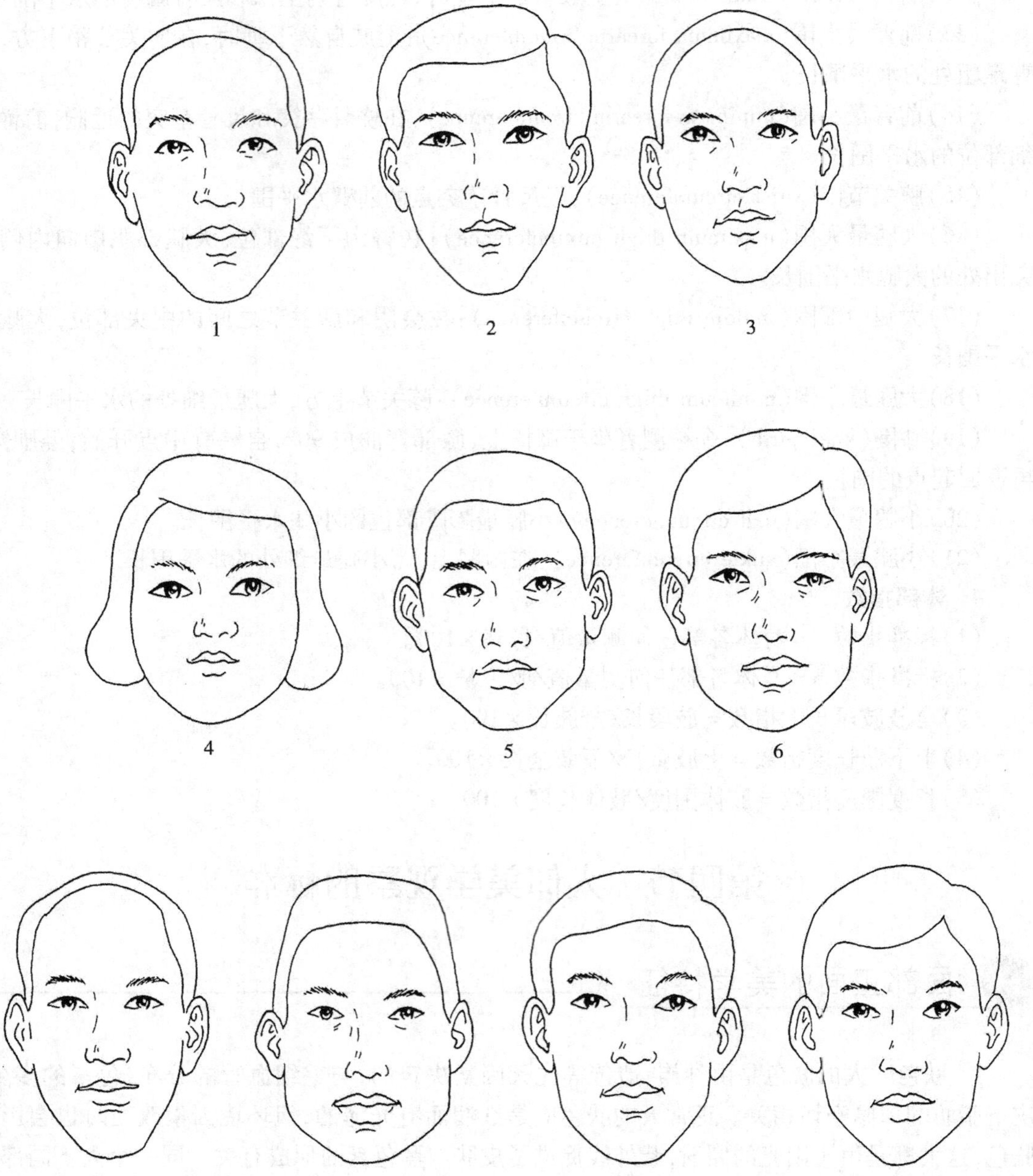

图2-24　波契面型类型

1. 椭圆形；2. 卵圆形；3. 倒卵圆形；4. 圆形；5. 方形；6. 长方形；7. 菱形；8. 梯形；9. 倒梯形；10. 五角形

3. 头面部分线

(1)经上睑缘的水平线,可将头部分为两等份(图 2-25B)。

(2)经发际、眉间、鼻小柱基底及颏下缘的水平线,可将面高分为三等份(图 2-25C)。

(3)下唇唇红与皮肤交界位于面部下 1/3 高度的中点,上唇高为面部下 1/3 的高度(图 2-25C)。

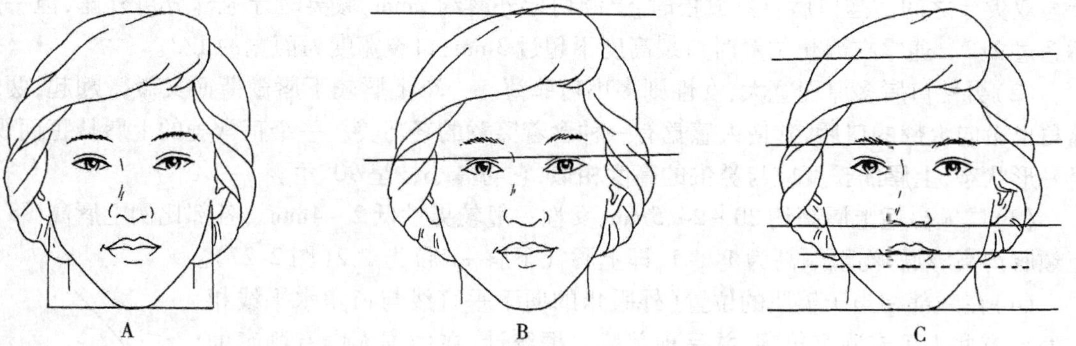

图 2-25 面部测量

A. 面高:面宽等于 1.618:1;B. 颅顶至下颏分成两等份;C. 发际至下颏分成三等分

4. 眼的美学测量

(1)睑裂略向上倾斜,外眦较内眦高 2~3mm,内外眦连线与水平线夹角约为 10°左右。内眦睑裂角约为 48°~55°,外眦睑裂角约 60°~70°。

(2)内眦角间距和左右睑裂宽度三者相等,一般眼的宽度即睑裂左右径为 30~34mm,两眼内眦间距为 30~36mm,睑裂上下径为 10~12.5mm,上睑缘与眉毛间距约 15~20mm,即上睑的高度。

(3)上睑最高处于上睑缘的中内 1/3 交界处,下睑最低处位于下睑缘中外 1/3 处。上睑睫毛较长且密,而向上弯曲,下睑睫毛短而稀疏,向下弯曲。上睑板最高处约为 8mm,下睑板为 5mm。

(4)角膜露出率约为 50%~80%。直视正前方时,上睑约覆盖角膜 2mm 下睑缘与角膜下缘相接触。角膜径 12~13.6mm,平均 11mm 左右。

(5)眉位于上睑与额之间的眶上缘上,自内向外呈弧形,男性近于眶上缘,女性则多位于眶上缘上方。眉的内下缘约位于鼻侧眶上缘,外缘约位于鼻翼外缘经外眦的连线上。男性较粗密,女性较细,内侧较密而圆,外侧较稀疏。男性的眉近于平直,女性的眉内、外缘应处于一个水平线上(图 2-26)。

5. 鼻的美学测量

(1)中国人颜面较纤细,额骨鼻突处较低平,鼻梁以小巧细窄为美;额骨鼻突至鼻尖男性近似直线,女性微具凹陷,鼻端较翘,较为柔和好看。鼻在面部的位置,成人以鼻根为中心,鼻根与外眦的距离为半径画圆,经过鼻柱、鼻翼缘;儿童此圆的弧经过口角。

(2)鼻的长度为额面长度的 1/3。正常人鼻长一般为 6~7.5cm。鼻宽略大于内眦间距,为面宽的 1/4,鼻长度的 70%。鼻尖高度理想值相当于鼻长 1/3,男性约 26mm,女性约 23mm。鼻尖正

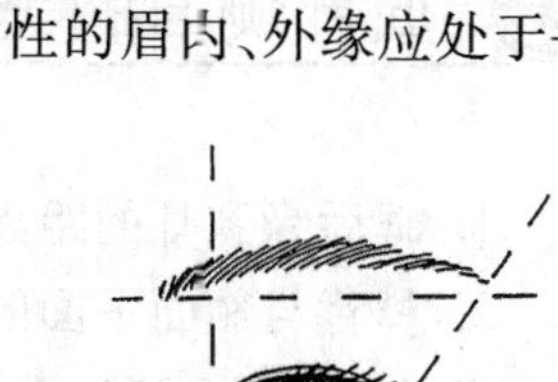

图 2-26 眉型及角度

常形态为半球形体，故又称为鼻球。鼻小柱高度男性约为19mm，女性约为17mm。

(3)鼻根部鼻梁的高度一般认为不能低于9mm，男性约12mm，女性约11mm。鼻背线一般与耳轮至下颌体连线平行。

6. 口唇颊部美学测量

(1)当直立位并向前凝视时，口角位置相当于瞳孔中点向下延伸的垂线上，在上颌第一尖牙与双尖牙之间。当口唇自然放松时，上颌切牙外露约2mm，微笑时牙冠部分可外露，但一般不超过2/3。通常在静止位置时口裂高度不超过3mm，口裂宽度为面宽的1/3。

(2)男性口唇多厚而宽大，女性则多小巧菲薄。一个上唇较下唇微薄而又微微翘起，两端嘴角也微向上翘的口唇，常使人感觉有一种含着笑意的轻巧美。一个正常美的上唇从正面观，呈弓形状态，上唇的长度应与鼻尖的高度相似，它与鼻小柱呈90°角。

(3)成人男性上唇高约20～24.5mm，女性一般较男性低2～4mm。各部比例上唇高:下唇至颏唇沟高:颏唇沟至颏高为1:1:1，即上唇:(下唇+颏)为1:2(图2-27)。

(4)在颊部相当于笑肌的位置(外眼角的向下垂直线与口角水平线相交处)，有些人可有酒窝出现，并呈现美感。据统计，在中国人中有酒窝的人占8%左右，女性多见。

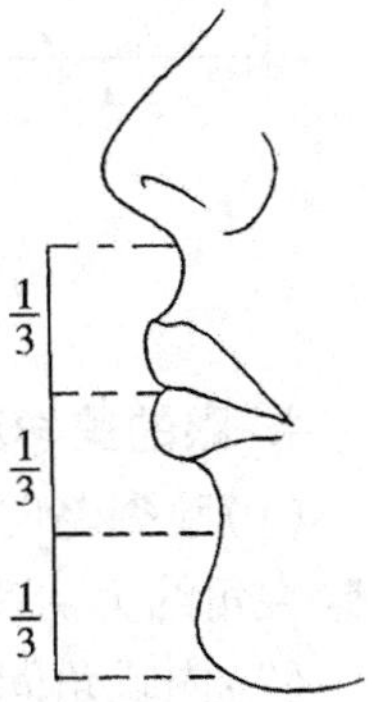

图2-27 唇部分割比例

7. 耳的美学测量 耳廓位于头颅两侧，长约6.5cm，宽约3.5cm，与头颅侧壁呈30°左右，外耳上缘在眉毛水平；耳廓的上端与眉毛连线、同耳廓的下端与鼻小柱基底连线基本是两条平行线。耳甲与耳舟、耳甲与颅侧壁均成90°。耳轮前端与额部相接处在外眦水平，耳轮附着点至外眦距离相当于耳廓长度，一般为62～65mm。耳垂与颞部相接处在鼻尖水平，耳垂下缘在鼻翼基部水平。

8. 中线结构和对称特征 人的面部是以中线为轴高度对称的结构。在中线的一些标志点包括鼻根点、鼻尖点、鼻下点、上唇点、下唇点、颏下点，组成了中线结构。鼻根点是颜面骨相交结合处在面部体现出来的标志点，相对比较稳定，一般不受面部畸形的影响，因此确定经过鼻根点作眼耳平面的垂线为标准中线。各个中线结构与标准中线的距离为中线结构的偏差。正常人群中线结构偏差平均小于2mm。其中以鼻下点的偏差最小，颏下点偏差最大。中线两侧结构基本对称，而存在偏差的，只要小于6%，也被视为正常。

二 面部侧面的美学特征

1. 眶后缘到耳的距离与耳等长，也是头高的1/3。

2. 鼻背与额面平面的夹角约为25°～30°，鼻背与鼻小柱夹角约为85°～90°，鼻下柱与上唇夹角约为90°～95°(图2-28)。

3. 下唇缘位于鼻尖与颏连线上，上唇前缘则略后缩于该线，或两者均略后缩。

4. 上唇的长度应与鼻尖的高度相似，它与鼻小柱呈90°角。上唇侧面观稍突出于下唇之前，较下唇略宽(图2-29)。侧面上唇约位于自鼻底至颏垂线前3.5mm，下唇约为2.2mm。前额、前鼻棘、颏三点应基本连成一直线。鼻尖与颏(下颌正中线最低点颏下点)的连线为美容线，又称美平面(图2-30)。

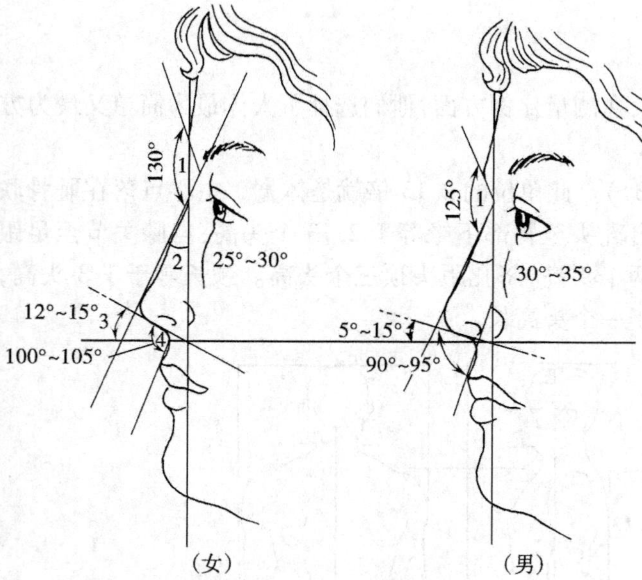

图 2-28 男女鼻的角度

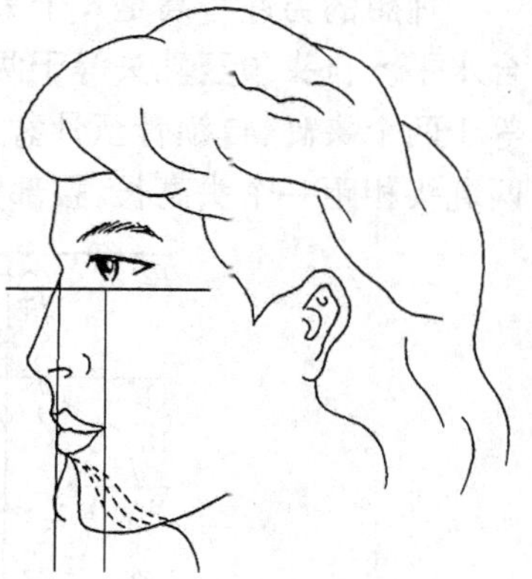

图 2-29 上下唇高度

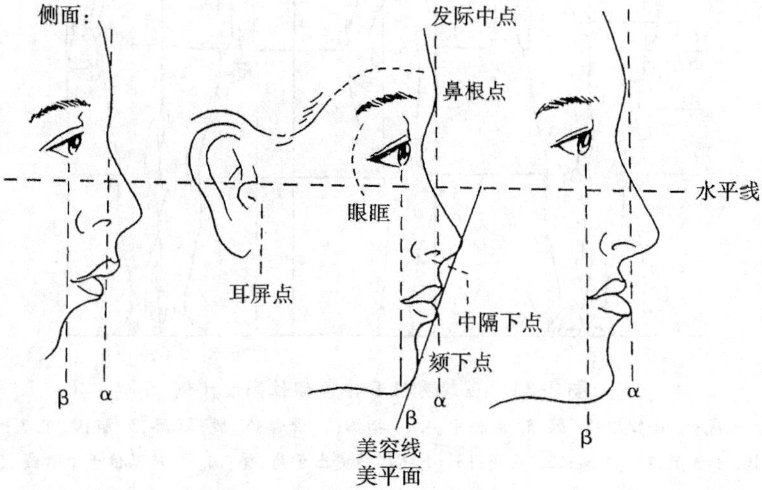

图 2-30 唇侧面观 美容线

上述面部美学的基本特征是面容美的基本特征，它们反映的是面部各器官之间应具备的比例关系，其前提是面部所有器官的生长发育也应基本符合各器官美学的基本要求。

三 体型美

体型不同于头部的形态特征，它不属于种族特征，在不同的人种中完全可以遇见相同的体型。研究体型最重要的依据是观察人体脂肪的蓄积程度和肌肉的发育程度，这是与遗传有关，但也受到环境、生物和社会的影响，尤其是社会条件的影响。因此体型也可发生变化。

自古以来，人类就对体型美进行了长期的调查研究。古希腊人提出人体各部位的黄金分割规律；文艺复兴时期，达·芬奇提出人体各部位的最佳比例，其中许多测量至今仍是美术写生的基础。

（一）美术方面的理想人体

美术家看重的是人物的线条与比例，在测量比例方面，他们选择了人体最为简单又最为方便的单位——头高。

理想的男性身高是8个头高（图2-31）。此单位的2.13倍就是体宽。中心点落在耻骨联合水平。自头顶至乳头等于两个头高，自乳头至臀部下缘等于2.13个头高，自膝关节至足跟等于两个头高，自锁骨至骨盆上缘等于两个头高，脐孔距头顶三个头高。颈长等于1/3头高，两乳头相距一个头高长，腰部宽度略大于一个头高长。

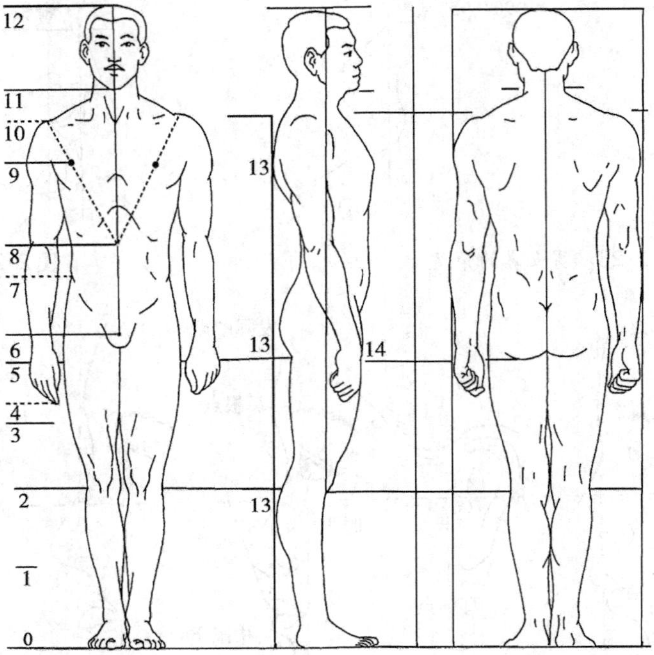

图2-31　理想男性身体各部位高度比例

0. 足底；1. 小腿中；2. 膝；3. 大腿中；4. 手指端；5. 臀部；6. 股；7. 腰；8. 脐；9. 乳头；10. 1/3肩；11. 下颏；12. 头顶；13. 小腿部稍突出于肩、臀；14. 生殖器位于中心线上

女性的比例与男性大致相同，但也有差别，尤其是在宽度方面（图2-32）。女性一般肩宽为1.34个头高。两乳头间距与腰宽相等，约为一个头高。臀部最宽处为1.58个头高。乳头的位置较男性略低，约在2.16个头高处。腰线在乳头下0.56个头高处，与直立位时肘部高度相同。

（二）黄金分割律与体型美

如图2-33所示。

很久以前，意大利科学家就发现一组有趣的数字，即从1和2开始，每一个是其前面两位之和的数，就是1、2、3、5、8、13、21等在这组数字中，从3开始每两个相邻数值之比都与0.618接近，后来有人用几何方法得到了同样比值，并称之为黄金比例或黄金分割，并将由这种比例关系做出的矩形和三角形称为黄金图形。

在人体上这种黄金分割同样得到了体现，比如经脐部所分得人体上下部之比；小腿与大腿长度之比；前臂与上臂之比；以及由双肩和生殖器所组成的三角形，都符合这种比例关系。

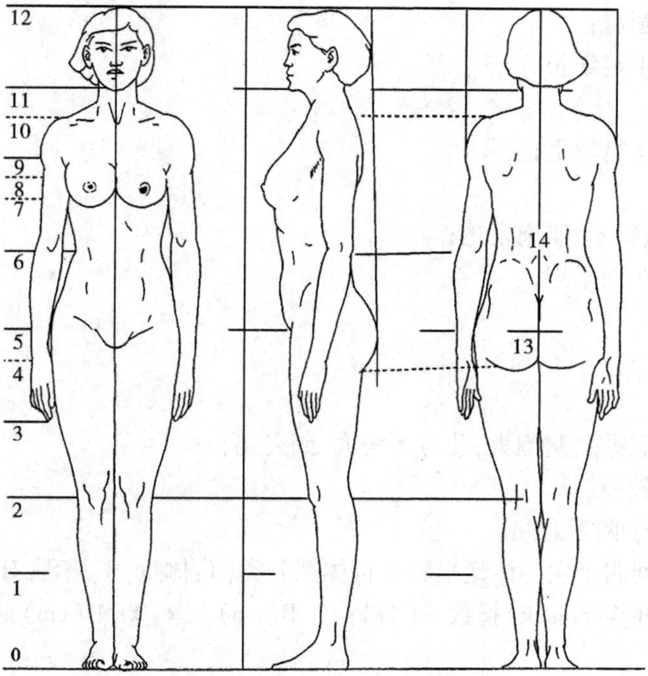

图 2-32　理想女性身体各部位高度比例

0. 足底;1. 小腿中;2. 膝;3. 手指端;4. 腕;5. 中心点;6. 肘、腰;7. 乳房下;8. 乳房中;9. 乳房上;10. 肩;11. 颏;12. 头顶;13. 臀宽等于 1.12 个头高;14. 腰宽等于头高

（三）匀称与体型美

体型匀称是人体体型美的基本特征。它是指站立时,头颈躯干和足的纵轴在同一垂线上;肩稍宽,腰椎、骨盆、长骨发育良好,头、躯干、四肢比例和头颈胸联结适度。

判断一个人体型是否匀称有许多方法,其中以身高与体重的比例关系及 4 种与体型相关的指数最为常用。匀称的体型意味着身高与体重之间存在一个理想的比例关系。这种比例关系以黄金比例表示:

①体重(kg) = 身高(cm) × (1 − 0.618);或②体重(kg) = [身高(cm) − 105] ± 10%。

体重超出标准体重 10 公斤即为肥胖;体重超出标准体重 10 ~ 20 公斤为轻度肥胖;超出 20 ~ 30 公斤为中度肥胖;超出 30 公斤以上为重度肥胖。

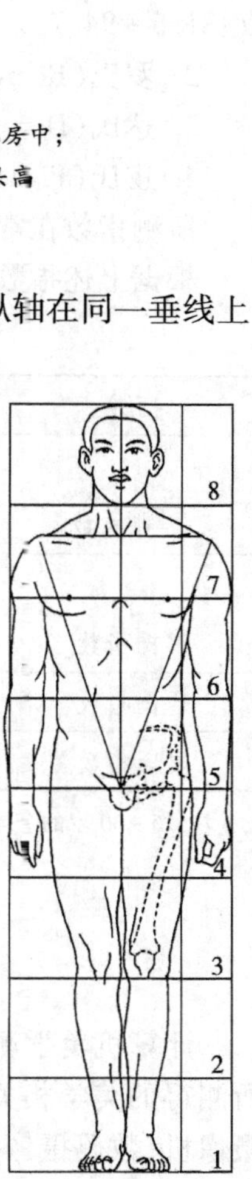

图 2-33　黄金分割示意图

按照体型的高矮胖瘦可分为三种类型:

1. 瘦长型

(1) 身体瘦长,体重较轻;

(2) 骨骼细长;

(3) 皮下脂肪组织少,肌肉不发达;

(4) 头部小;

(5) 面部瘦而窄,呈卵圆型;

(6) 鼻尖而细;

(7) 颈部细长;

(8)肩宽度小,圆肩;

(9)四肢细长,手足细长。

2. 矮胖型

(1)身体矮胖,体重较重;

(2)骨骼粗壮;

(3)皮下脂肪组织厚,肌肉发达;

(4)头部较大,头顶平坦;

(5)面部较阔;

(6)颈部粗短;

(7)肩宽度大;

(8)胸部短宽而深厚,胸围大,肋弓下角大,剑突宽;

(9)四肢粗壮,较短。

3. 中间型 介于两者之间。

另外也可用下列四个主要体型指数进行体型分类(T:体重,B:胸围,H:身高,C:常值)

1. 皮-弗(Pignet-Vervaeck)指数=[T(kg)+B(cm)]×100/H(cm);(C:男:82.0~92.4,女:81.5~94.7)。

2. 罗氏(Rohrer)指数=T(g)×100/H^2(cm);(C:男:1.29~1.49,女:1.30~1.50)。

3. 达氏(Davenport)指数=T(g)×10/H^2(cm);(C:21~25)。

4. 皮氏(Pignet)指数=H(cm)-B(cm)-T(kg);(C:51~55)。

所测指数在常值范围内为中间型体型,偏低为瘦长型,偏高为矮胖型。

根据上述指数进行体型分类如表2-1:

表2-1 体型分类表

指数	性别	瘦长型	中间型	矮胖型
皮-弗指数	男	~81.9	82.0~94.2	94.3~
	女	~81.4	81.5~94.7	94.8~
罗氏指数	男	~1.28	1.29~1.49	1.50~
	女	~1.29	1.30~1.50	1.51~
达氏指数	男/女	~26	25~21	20~
皮氏指数	男/女	~50	51~55	56~

注:15~60岁的个体均可按上述指数测定体型

第五节 计算机美学测量与设计

计算机美学测量就是将计算机技术与美学测量相结合的一门应用技术。应用计算机将所测得的美学相关数据进行处理,可以得出更有利于手术设计的相关资料;首先利用数码摄像机、数码摄像仪或者扫描仪将所需的照片、图片输入计算机,利用计算机图像处理技术,对照片进行重新定位、定点,再根据前面所属的测量方法进行测量;并对有关数据进行统计分析,得出相关结论。诸如"男子面部美学标准测量报告""青年女性面部美学标准测量”等。

尤为可喜的是,我国学者综合先进的电子计算机侧位、正位X线头影测量技术,及进行正位、双侧斜位、双侧侧位五个位置的头面云纹摄影仪技术,对容貌进行三维立本结构研究,使容貌美学研究在信息数量和综合能力上达到了新的水平。

此外,也有人将计算机图像处理技术设计成处理人体面部图像的新系统,用于面部结构测量分析,并在完成对1000例正常人面部形态测量的基础上,首次建立了国人面部形态图像库。同时把先进的计算机图像处理技术应用于临床咨询、手术设计、手术效果预测等环节,为容貌美学研究开拓了新的领域。

计算机辅助手术设计是将计算机内所储存的患者照片,通过特定的系统进行处理,在计算机显示屏上显示手术后的模拟照片,并可将手术中间的设计线进行标示,与患者本人协商,讨论是否行手术治疗、采用何种手术方法。如此,可减少术后的医疗纠纷,使患者对自己有一个更为清醒的认识。当然,手术效果与所预测的手术效果会有一定的差别,这与手术的损伤程度、手术的精细程度、患者的自身条件是分不开的,尚不能完全满足临床的需要。

计算机辅助测量技术,特别是计算机图像处理和图像测量技术的进步,使得通过计算机来对面部轮廓整形美容外科患者的图像资料进行测量和分析成为可能。具体表现为以下内容。

一 具体应用领域

1. 面积测量与结构分析 用计算机进行形态测量与分析,较传统的手工测绘与肉眼观察,除简便、迅速、可满足大样本多参数测量外,还可精确测算细微差别或不规则面积,并可结合黄金分割等进行美学分析。

2. 手术设计与模拟 计算机辅助外科,是一种全新的模拟仿真及术中导航系统,对于面部整形手术而言,有计算机化的手术设计与模拟系统。该系统用于术前设计、术中导航、假体的辅助设计与移植模拟。一般步骤是:①图像采样;②空间三维位置测量;③体数据的抽取与处理;④三维显示及交互处理等。显然,用计算机逼真地模拟手术过程对软、硬件的要求非常高,而且是以鼠标、键盘为工具,外科医生要能熟练操作才行,另外实际的手术器械及材料也无法在显示屏上应用,与实际手术操作情况差别较大,此目前临床应用更多的还是实体模型。

3. 辅助预制植入体 由正常组织轮廓及缺损边缘相减可得到植入体的数据,再用计算机辅助设计技术即可制出精确的植入体,这种植入体虽然成本高,但接合非常贴切,形态好,寿命长,还可在术前预制,缩短手术时间。

4. 软组织生物力学分析 结合有限元数学模型,对皮肤软组织生物力学分析,可解决皮肤拉伸、缩短、扭转中的非线性、时间依赖性和各向异性等以往方法难以解决的问题,方便地分析各种成形术中皮肤受力、缝线张力及其对皮肤软组织重排的效果。

5. 计算机整形专家系统 即基于专业知识数据库,存贮专家的知识与经验,及其手术设计中的各种选择并对结果进行预测的计算机应用系统,就像一本可用于培训或帮助分析决策的交互式教科书,可提供备选菜单,并根据使用者所做的选择给出最佳手术方案及相应结果。

6. 患者咨询 计算机模拟和预测可直观显示手术过程及效果,为医生提供了有说服力的手段,提高患者对手术的理解和对医生的信任程度,加强医患交流,减少纠纷。

7. 图像资料的管理 手术前、后照片对整形外科,特别是颜面部手术和美容外科非常重要,不但是患者咨询、学术交流的重要资料,还是医疗和法律文件。

二 亟须解决的问题

目前计算机图像技术已在小范围内应用于整形外科领域，从文献报道看都取得了良好效果，阻碍其推广的主要是经济因素和技术因素。由于尚处于起步阶段，经验少，往往需求助于计算机专业人员，图像处理速度与精度尚难满足临床实际需要，而且模拟出的图像、计算的结果也同手术实际情况存在一定的差距。

三 主要发展方向和展望

(1)虚拟现实技术与器官图像数据相结合，使操作者有身临其境的真实感，从而在虚拟患者身上进行手术模拟、医师培训。

(2)将空间不规则表面图像采集生成技术与有限元数学模型结合，应用于皮肤扩张术或颅面外科，可实现对皮肤软组织三维形态的精确计算、辅助设计模拟和预测。

(3)通过加强对细节因素的分析与识别，实现计算机对病变部位的自动检测识别、诊断甚至分型，这对于肉眼下不易辨别的疾病和组织深层畸形的诊治尤其有意义。

计算机辅助测量技术，特别是计算机图像技术已带来许多革命性的进步，正在整形外科领域显示出强大的生命力。可以预见，这一技术必将得到广泛的普及和应用，并进一步促进本学科的发展，有着广泛的应用前景。

（牛扶幼）

第三章　美容外科手术器械及其应用

“工欲善其事，必先利其器”，手术器械是外科医生的基本工具。美容外科是一门精细外科，其所使用的器械小巧而精密。随着美容手术范围的不断扩大及传统术式的改良和优化，各种不同类型和不同规格的美容外科器械也不断研制生产，美容外科医师除了应掌握各种常用的器械外，还必须不断地学习和掌握新型手术器械的原理及其使用方法，达到更完美地完成手术的目的。

第一节　美容外科手术器械的特点

美容外科是外科的一个分支，其所使用的手术器械，除了具备一般外科手术器械的特点外，还具有其自身的专科特征：

1. 小巧精密，操作难度较大　美容外科手术多以颜面部手术为主，尤其是眼、耳、鼻等器官体积小，操作空间窄，切口短小且隐蔽，要求所使用的器械也相应地小巧而精密，切开时最常用小巧的11号尖刀片和15号圆刀片。缝合时多采用无损伤的缝针，缝线则常用精细的单股尼龙线或5-0～7-0可吸收线。手术剪刀也多用小巧而锋利的眼科剪和整形剪。必要时还需借助显微外科手术器械。因为术区狭窄，器械小巧，所以手术操作的难度也相对加大，消耗的时间也常较一般外科手术为长。显微外科器械的使用还需要经过长期严格的训练方可胜任。

2. 功率适度，组织损伤较少　美容外科中常使用一些特殊的声、光、电仪器，如电凝器、高频电刀，激光刀等，使用前要将功率调节到合适的范围，防止功率过高而损伤周围正常的组织。使用电凝器时，强度不宜过大，否则烧灼面广，创伤大，不利于组织移植物的成活，在头面部则易引起外观的不满意。选择电凝器以双极电凝器较好，使用时夹持的组织量也应尽量少。使用高频电刀时还要注意切勿伤及切口边缘的正常皮肤。手术刀要锋利，避免反复拉锯式的切割。

3. 博采众长，涉及学科较广　美容外科手术范围涉及解剖范围较广，几乎包括所有较表浅的器官和组织，和其他专科间也有着广泛的交叉。在行某个部位的美容手术时，除了使用常规的器械外，还多借鉴其他相关专科的器械。甚至改良发明创造出全新的专用手术器械。如鼻部美容手术所使用的器械，包括鼻骨锯、鼻骨凿等多是经骨科器械改良而成，皮肤磨削机是从以借鉴牙科台式钻机发明的，颌面部美容手术常直接使用口腔科的一些器械。

4. 品种繁多，更新速度较快　美容外科不仅借鉴、改进、使用相关医学学科的常用器械，甚至还使用其他非医学专业的器械，如切口设计时使用的钢尺、两脚规和画笔等。本专科的专用器械也是多种多样，如移植皮片的切取器械有滚轴式取皮刀，鼓式取皮机和电动气动取皮机等。此外还有面部轮廓改形专用器械、乳房美容专用器械、皮肤磨削专用器械、脂肪抽吸专用器械等专用器械。种类非常多,而且这些器械随着科学技术的进步而不断地更新换代。皮肤磨削术在历史上曾用锉、刷子、砂纸,现不断改进使用多种磨头工具。脂肪抽吸术也经历了从针管吸脂到负压吸脂,以至于现在的超声吸脂和电子吸脂的演变,所使用的器械也作了相应的改进和提高。

第二节　美容手术器械的种类

美容外科器械的种类繁多,形状规格各异,按其功用可分为基本手术器械和专用手术器械两大类。

一　基本手术器械

基本手术器械是指通常手术中必需的器械,如手术刀、手术剪、手术钳、手术镊、持针器、医用缝针、牵开器械等。

(一) 手术刀

手术刀是手术中用来切开和解剖组织的工具。可根据手术部位和性质的不同,选用不同的类型,如普通刀、电刀和激光刀等:

1. 普通手术刀　由可装卸的刀片和刀柄组成(图3-1)。

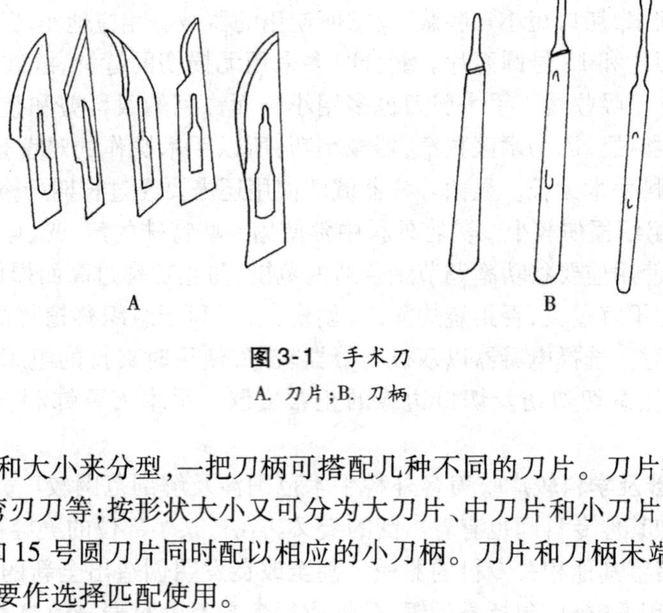

图3-1　手术刀

A. 刀片;B. 刀柄

刀柄根据长短和大小来分型,一把刀柄可搭配几种不同的刀片。刀片按刀刃形状可分为圆刃刀、尖刃刀和弯刃刀等;按形状大小又可分为大刀片、中刀片和小刀片等。美容外科常用的是11号尖刀片和15号圆刀片同时配以相应的小刀柄。刀片和刀柄末端均刻有号码,手术者可根据不同的需要作选择匹配使用。

2. 高频电刀　高频电刀是一种特制的电热装置,可用作切割、解剖、间接或直接的电凝,使用它可大大减少术中的出血量,但因操作过程中对组织的损伤较大,故不宜用于精细的美容外科手术中。

3. 激光刀　如国产的红宝石激光刀,具锐利、快速、可控性好、组织损伤少的特点,但在操作时一定要注意安全,切勿伤及眼睛等重要的器官。

（二）手术剪

手术剪是外科手术中用于剪切组织，剪断缝线、敷料及引流物等的器械（图 3-2），有弯剪、直剪、长剪、短剪及大小规格的区别。

按其头部的形状可为尖头剪、钝头剪、角形剪等；根据作用可分为普通组织剪、精细组织剪、眼科剪、整形剪和拆线剪等。美容外科中多用小巧锋利的眼科剪和整形剪进行精细的操作，而较大面积的皮肤剥离、较厚组织的剪切一般选用刀刃较厚的普通组织剪，在行小切口深部较疏松组织的剥离时，则选用柄长而刀刃较薄的扁桃腺剪或脑膜剪等为佳。

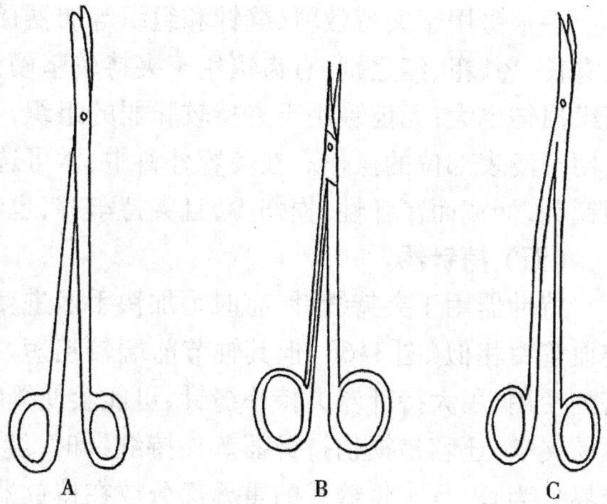

图 3-2　手术剪

A. 扁桃腺剪；B. 鼻剪；C. 精细组织剪

（三）血管钳和组织钳

血管钳是主要用于手术中止血的器械，所以也称之为止血钳（图 3-3），但因其前端细而平滑，易进入筋膜内而不易刺破血管，也常用于分离组织。临床上常有医生以钳代镊夹持较厚的组织。血管钳有直钳、弯钳两大类，各类中又有大、中、小不同的规格。尖端带齿者为有齿血管钳，型号最小头端似蚊喙状者为蚊式血管钳；另一类血管钳齿槽浅、齿低平，用于钳夹血管时对血管壁的损伤轻，称为无损伤性血管钳。夹持皮下及浅层血管用直血管钳。深部血管及组织则使用弯钳。做组织分离时用头较尖的半齿血管钳。夹持较大的血管及较厚的组织则需使用全齿血管钳。美容外科手术常需做比较微细的解剖或止血，故常用轻巧细密的蚊式血管钳。

组织钳又称为鼠齿钳，用于夹持组织或钳夹纱布垫，还用于皮下组织的固定，有时还用于牵开组织。结构与血管钳相似（图 3-4），两尖端各有一排互相交错嵌扣的细齿，对组织损伤较小，弹性也较好，有大小之分，可酌情选用。

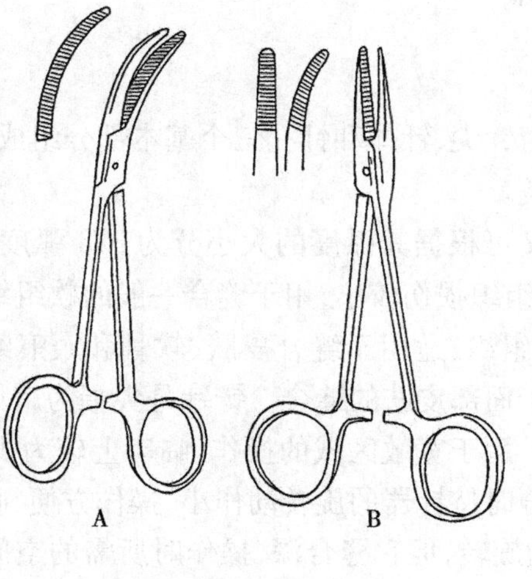

图 3-3　血管钳

A. 弯血管钳；B. 直血管钳

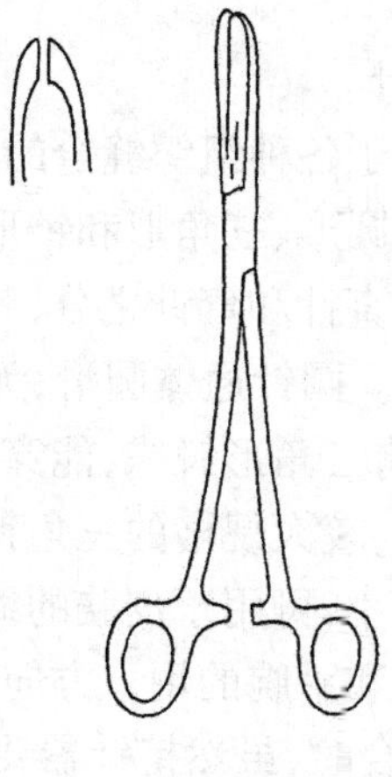

图 3-4　组织钳

（四）手术镊

手术镊用于夹持敷料、缝针和组织等的器械。手术镊可分为有齿镊、无齿镊等不同类别，又有长、短、粗、细之别，有齿镊用于夹持较坚硬的组织，如筋膜等，虽较为牢靠不易滑脱，但对组织损伤也大；无齿镊用于夹持较脆弱的组织，如黏膜等。长镊子用于深在部位操作，短镊子适用于浅表部位的操作。在美容外科中，常可选用眼科镊。整形外科专用的整形镊，因其齿小而锐利，柄宽而富弹性，损伤少，且夹持牢靠，也常为美容外科医师选用（图3-5）。

（五）持针器

持针器用于夹持缝针，有时为加快手术进度，也可借助持针器进行器械打结，其基本结构与血管钳相似（图3-6），但其轴节前端较粗短。可分为大、中、小三种规格。可与缝针的大小搭配使用，用大持针器夹持小缝针，可能会使缝针折断，反之用小持针器夹持较大的缝针，不仅不易夹牢，还容易损伤持针器。夹持缝针时，缝针应夹在靠近钳头端，以夹持缝针的中后1/3交界处为宜，且常将缝线的重叠部分放在持针器的钳嘴内，以免操作时将缝线拉脱。

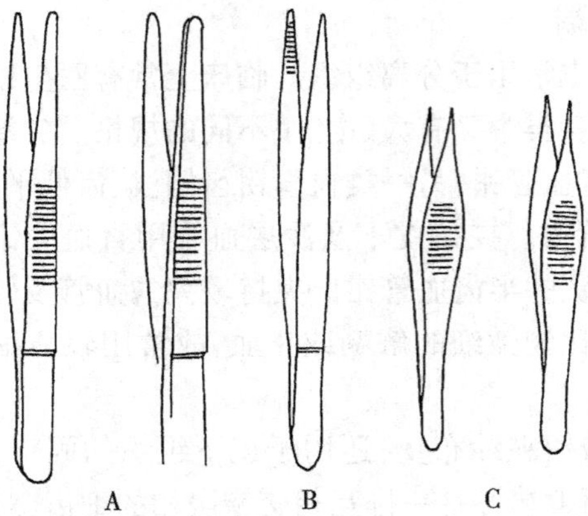

A　　B　　C

图3-5　手术镊

A. 组织镊；B. 外科镊；C. 整形镊

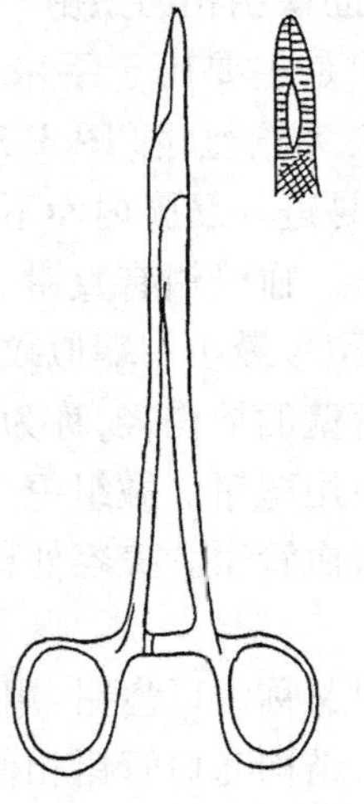

图3-6　持针器

（六）缝针

缝针是用于各种组织缝合的器械，它由针尖、针体和针孔三个基本部分组成。根据缝针前端的形状分为圆形、三角形和铲形等三大类。

缝针还有直针和弯针之分，其中弯针又可根据其弧度的大小分为3/8弧度针和1/2弧度针等（图3-7）。圆针通体圆滑，无锐缘，对组织损伤较小，用于缝合一般的软组织，如肌肉和血管等；三角针有三角形锐缘，能穿透坚韧的组织，适用于缝合皮肤、软骨和瘢痕组织等，但其对组织损伤也大，较大规格的三角针不适合于面部皮肤的缝合。铲针是尖端为扁刃的缝合针，锋利且组织损伤小，可用于皮肤的缝合。直针用于宽敞区域的操作，临床上较为少用。3/8缝合针的针体弧度和手腕的用力方向相符，缝合时持针器的旋转动作小，操作方便，临床也最常用。1/2弧度针缝合时，虽然持针器要做较大的旋转，但它缝合深，操作时所需的空间小，适用于小而深的部位的缝合，如鼻孔内口内切口的缝合。

（七）牵开器

主要用于手术野的暴露，也有各种不同的形状和大小不同的规格（图3-8），有头部为齿状

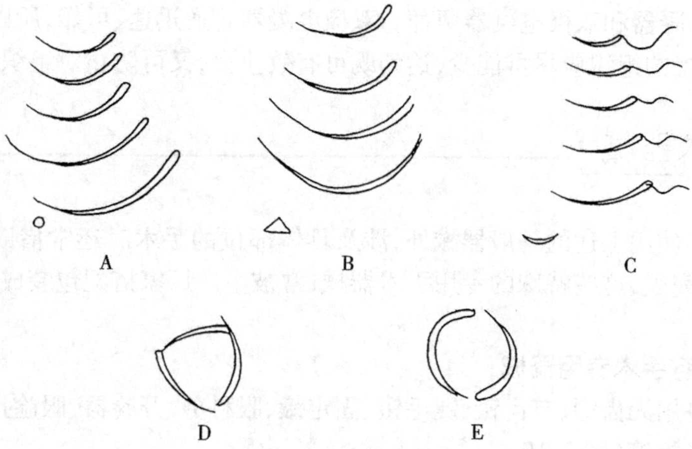

图 3-7　缝合针

A. 圆针；B. 三角针；C. 铲针；D. 3/8 弧形针；E. 1/2 弧形针

的皮肤拉钩，如单齿、双齿和多齿皮肤拉钩等；有头部为板片状的拉钩，如甲状腺拉钩、静脉拉钩，腹腔平头拉钩和 S 形拉钩等；还有一些特殊类型的拉钩，如自动拉钩等。有齿皮肤拉钩多用于头面部的手术，组织损伤少，操作方便，在美容外科中也最为常用。腹腔平头拉钩及 S 形拉钩则多用于腹腔手术。

（八）测量仪与画笔

美容外科的术前设计将直接影响到手术的效果。设计时常需做精确的测量和描记。常用的测量仪器有：不锈钢尺、两脚规、游标卡尺、眼睑测量仪等。画笔通常使用不易被消毒药液除去的油性的画线笔，或使用细的吸水笔，以亚甲蓝液和甲紫（龙胆紫）为颜料（如图 3-9）。

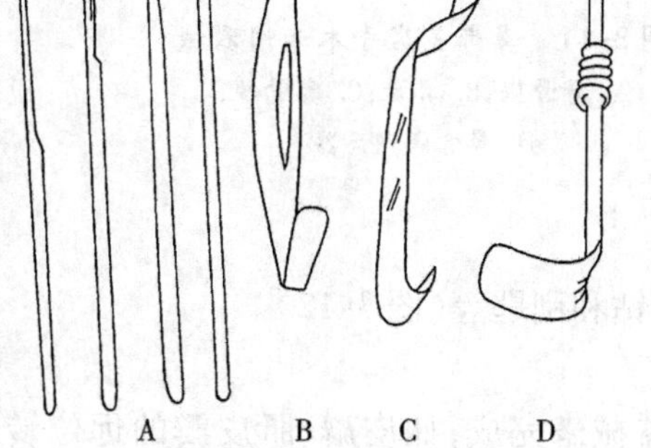

图 3-8　牵开器

A. 皮肤拉钩；B. 甲状腺拉钩；C. S 形拉钩；D. 腹腔平头拉钩

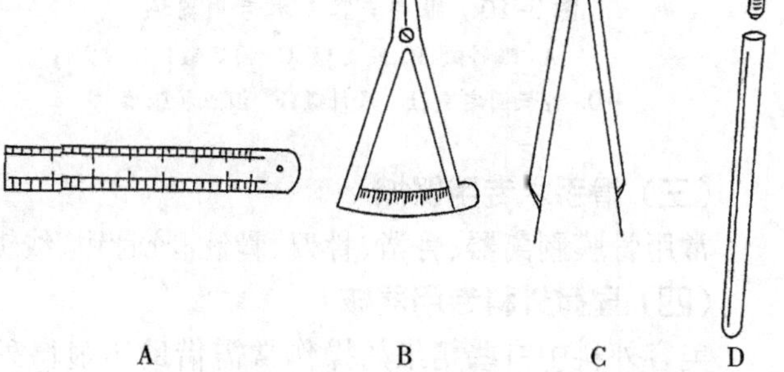

图 3-9　测量器

A. 钢尺；B. 睑测量器；C. 两脚规；D. 画笔

（九）负压吸引器

负压吸引器用于手术中积血或积液的吸除，保持手术野的清晰，便于止血和其他操作。还用于吸除电切、电凝后产生的有害气体，同时它也是脂肪抽吸术必备的器械之一。

（十）电凝器

电凝器是用于术中止血的特制电热装置。现在常用的一般多为集电凝、电切为一体的仪器。可分为单极电凝器和双极电凝器两种。双极电凝器止血迅速、可靠，所以备受美容外科医师的喜爱，术中夹持的组织应尽可能少，达到既可有效止血，又可防止对组织造成过多地损伤。

二 特殊手术器械

美容外科除了使用上述的一般器械外，涉及具体部位的手术时还常借助与一些特殊的器械，以达到效果更完美，这些特殊的专用手术器械，常被生产厂家搭配包装成专用器械箱、器械包、器械盒。

（一）眼部美容手术专用器械

常用的有眼科用无齿镊、有齿镊、睫毛镊、固定镊、眼科剪、开睑器、眼睑拉钩、睑板固定夹、角膜保护镜片或垫板等（图3-10）。

（二）鼻部美容专用器械

常见的器械有鼻骨锉、鼻中隔剥离子、鼻中隔回旋刀，全鼻整形用的剥离子，驼峰鼻美容时用的鼻骨凿、鼻骨锯等（图3-11）。

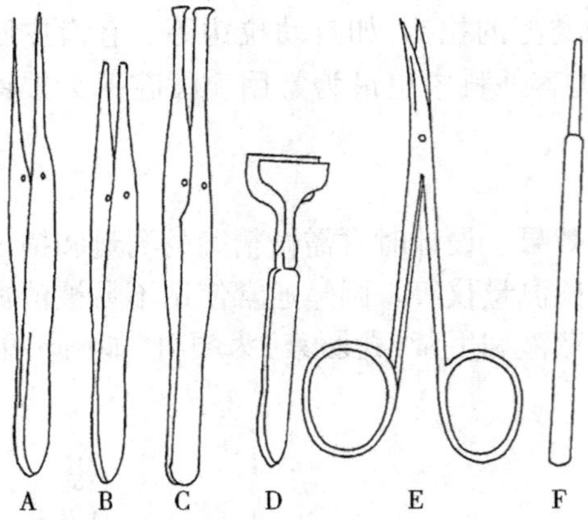

图3-10 眼部美容手术专用器械

A. 眼科镊；B. 睫毛镊；C. 固定镊；D. 睑板固定夹；E. 眼科镊；F. 泪点扩张器

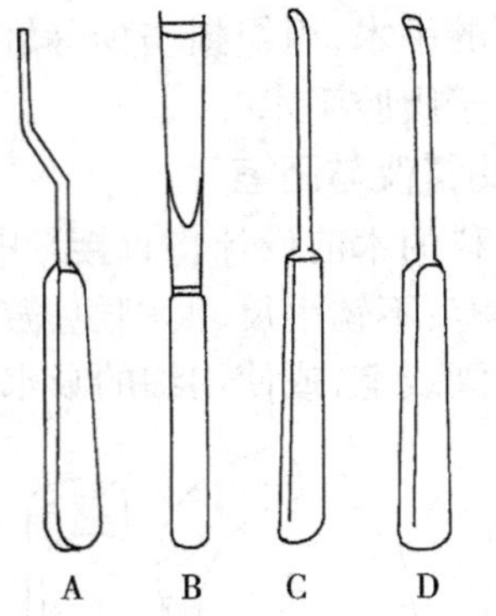

图3-11 鼻部美容手术专用器械

A. 鼻骨锯；B. 鼻凿；C. 鼻骨锉；D. 鼻骨膜剥离器

（三）骨手术专用器械

常用骨膜剥离器、骨凿、骨刀、骨锉、咬骨钳、线锯、骨钻和刮匙等（图3-12）。

（四）显微外科专用器械

美容外科中有些精细的操作常需借助于显微外科器械来完成，如皮瓣、肌皮瓣的远位转移，器官的再造时，都要对相应的血管和神经等行显微吻合，其常用的包括光学放大设备、手术器械和辅助设备等。

1. 光学放大设备 有手术显微镜和放大镜之分。手术显微镜是显微外科中最重要的精密光学仪器。临床上常见的是双人双目手术显微镜（图3-13），一般均有主、副两套双筒双目镜，而且可各自调节屈光度及瞳距，放大倍数在6～40倍之间，可随意改变倍数。用手或电动脚踏调节放大倍数、焦距和位置等。手术放大镜，可与手术显微镜配合使用，单人的有额带放大镜、眼镜式放大镜（图3-14）等。均是用镜片打磨而成安装在额带或眼镜上，可放大1～5倍。

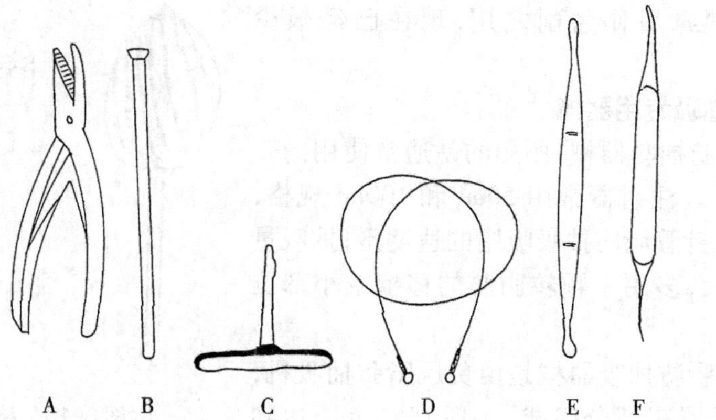

图 3-12　骨手术器械

A 咬骨钳;B. 平骨凿;C. 线锯柄;D. 线锯条;E. 刮匙;F. 骨膜剥离器

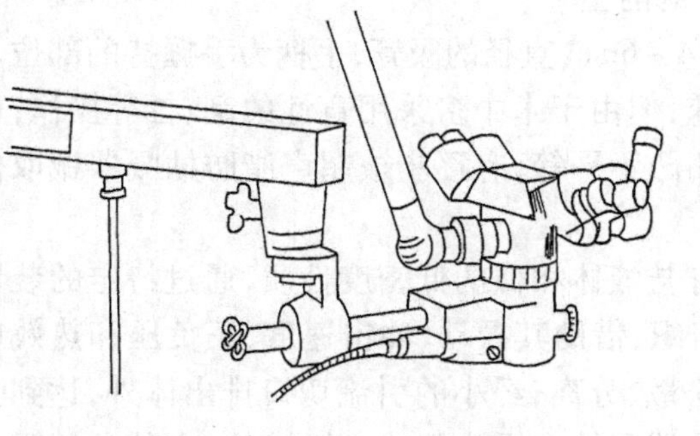

图 3-13　双人双目手术显微镜

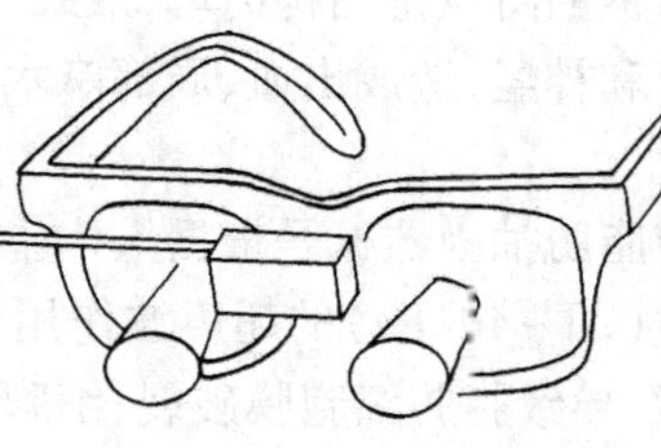

图 3-14　镜筒式手术放大镜

2. **手术器械**　有显微组织镊、手术剪、持针器、合拢器、对抗器、血管夹、扩张器或扩张镊子等(图 3-15)。这些器械的共同特点是小巧、尖细、不反光、无磁性,但也较易损坏,所以应单独存放在特制的盒子里,常用的器械要固定位置,以便于取用,防止损坏,同时要经常维修。显微外科使用的缝合针线多以带针的单股尼龙线为主,有 7-0 ~ 9-0 等不同规格。可根据缝合的不同组织灵活选用。

3. **辅助设备**　常用的有微型电凝器、小型低压吸引器、电子体温计及多普勒血流探测仪等。

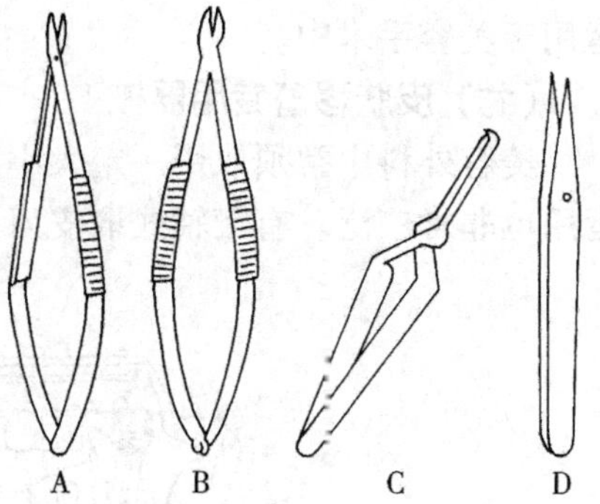

图 3-15　显微外科基本手术器械

A. 剪刀;B. 持针器;C. 血管夹;D. 镊子

(五)皮肤磨削美容专用器械

主要包括磨削机和磨头两部分,还有一些辅助器械。早期的磨削机多借用牙科电动机,但因其功率小,不能满足大面积磨削的需要,目前已有专用磨削机,其有效功率多在 100 ~ 300W,有效转速每分钟 1 ~ 1.5 万转,效果较好,多能满足需要。磨头根据其材料的不同有碳化硅磨头、金刚石磨头和不锈钢磨头等;根据不同的需要制成大小不同的圆锥形或圆柱形(图 3-16)。圆锥形磨头具有轻便灵活,便于消毒和经久耐用等优点,实际操作中较常用到。磨头根据大小可分为大、中、小三种不同的规格。

皮肤磨削术中还用到一些如挑刀、砂轮防护罩和眼睑保护勺等辅助材料,早期有些人采用市售的砂纸经消毒后作磨削之用，现在已经极少使用。

（六）脂肪抽吸专用器械

针管负压脂肪抽吸器械，所用的是通常使用的普通注射器和针头。注射器常用 50ml 和 100ml 规格，12～20 号针头。针管脂肪抽吸吸脂的速度慢，抽吸量少，且劳动强度大，多用于颗粒脂肪的移植或小部位的去脂塑形。

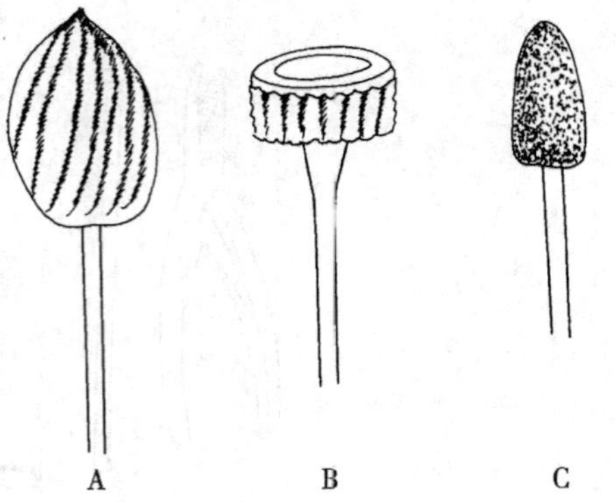

图 3-16　擦皮专用磨头

A. 圆锥体钢磨头；B. 圆柱体钢磨头；C. 圆锥体炭化硅磨头

机械负压吸脂肪抽吸器械是由负压脂肪抽吸机，导管及脂肪抽吸器三部分组成，一般真空负压达到 100kPa 的负压吸引器均可使用；导管多采用透明的硬质硅胶管或塑料管且须有一定的弹性；脂肪抽吸器由吸头、吸管和手柄组成，吸管为连接吸头与手柄的空心金属管或高强度硬塑管，目前通常使用的为 4～6mm 直径的吸管，手柄为手握持的部位。这种吸脂器械的特点是结构简单，效果可靠、迅速，但由于术中多采用盲性的刮、拉等操作，可能误伤血管和神经，造成出血、局部麻木及组织凹凸不平等，有逐步被超声脂肪抽吸器械取代的趋势。

超声脂肪抽吸器械是根据人体脂肪组织有与液体相似的低密度性质，通过特定的装置将一定强度（20～40kHz）的超声波作用于脂肪组织，借助其振动、冲击速度、正负压和热效应等破坏组织，导致脂肪细胞膜破裂，细胞间连接松散、分离，经小的引流切口排出体外，达到去脂的目的。主要由超声生发器、超声传感器、连接器和钛金属头组成，并辅以一定的负压吸引器等抽吸设备。超声吸脂器的选择性高，损伤少，脂肪去除均匀，操作省力等优点，越来越广泛地运用于美容手术中。

（七）皮肤移植专用器械

美容外科中常须取用一定大小和厚度的皮片来修复某些部位的皮肤，故皮肤移植器械的运用也非常广泛。有滚轴式取皮刀，鼓式取皮机和电动取皮机和气动取皮机等（图 3-17）。

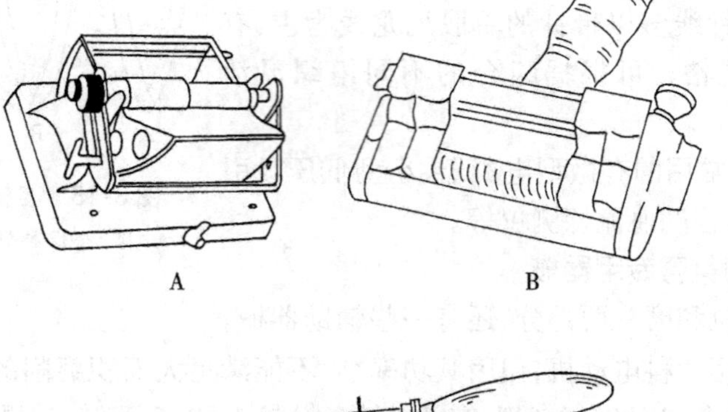

图 3-17　取皮专用器械

A. 鼓式取皮机；B. 电动取皮机；C. 滚轴式取皮刀

（八）其他专用器械

激光美容手术中常用CO_2激光、氩离子激光、He-Ne激光及Na-YAG激光器等；冷冻美容手术中液氮的存储及输出设备；文饰手术中使用的文眉机；用作皮肤软组织扩张用的扩张器；内镜美容术中使用的内镜及其辅助设备等。

第三节　美容整形手术器械的使用

便捷、先进的器械使得医师在手术过程中如虎添翼，得心应手，器械运用的好坏直接影响手术的效果。美容外科手术种类繁多，术式复杂，但基本操作方法是相同的.对于一名美容外科医师而言，手术技能的高低实际上是其基本功熟练和灵活程度的体现，而基本功的学习应首先从正确掌握和熟悉各种手术器械的使用方法入手。

一　手术刀的使用

手术刀的使用可分为刀刃的使用法和刀柄的使用法（图3-18）。刀柄使用法多用于组织的钝性剥离，刀刃使用法则多用于组织切割。常用的方法有以下四种：

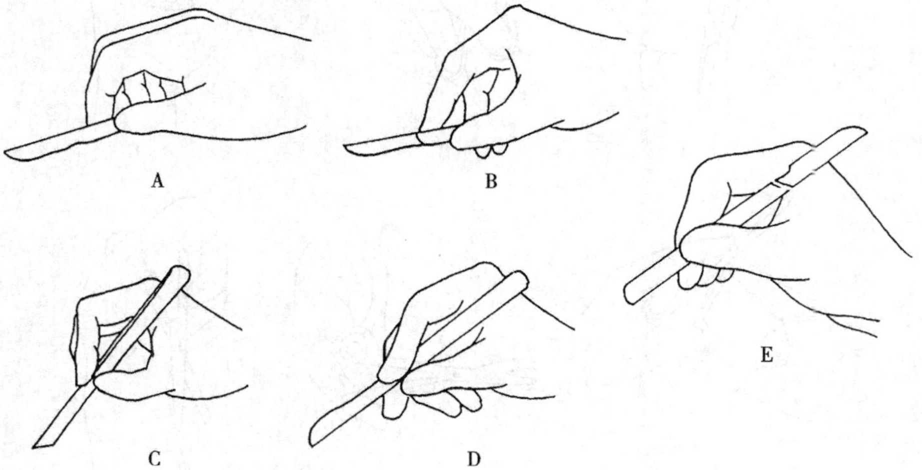

图3-18　手术刀的执法

A. 执弓法；B. 抓持法；C. 执笔法；D. 反挑法；E. 刀柄使用法

（一）执弓法

动作幅度大而灵活，多用于较大的皮肤切口的切开，特别适用于胸腹部和四肢等。

（二）抓持法

用力大，切割面广，常用于大块组织的切割，如截肢等。

（三）执笔法

动作轻巧细致，常用作血管、神经等的细微解剖，尚可用于短小皮肤切口的切开，如头面部皮肤的切开等。

（四）反挑法

用于切开管道器官，如鼻孔内切开，也可用于浅表脓肿的切开引流，可避免伤及深部组织，操作时刀尖端先插入组织,然后向上反挑。

运刀切割时,应遵循“先竖、中平、后竖”的原则,起刀及收刀均应垂直于切口平面,运刀时将刀转为45°左右,以刀腹切割组织。刀法应准确,切口要整齐,且应随切口部位、走向的变化而随时调整执刀法。切开皮肤时应一气呵成,避免来回拉锯式的切割。

二 手术剪的使用

手术剪的使用方法较多(图3-19),正确的执剪方法应具有三角稳定作用,一般以拇指和环指两指套进剪刀的柄环,示指扶住轴节部位,即为指套法。为了增加稳定性还可采用以另一手的手指扶住轴节的扶剪法。剪线时微张刀口,顺线尾向下滑至线结上缘,再将剪刀向上倾斜45°,然后剪断。为了便于操作,还可携剪同时行其他操作。

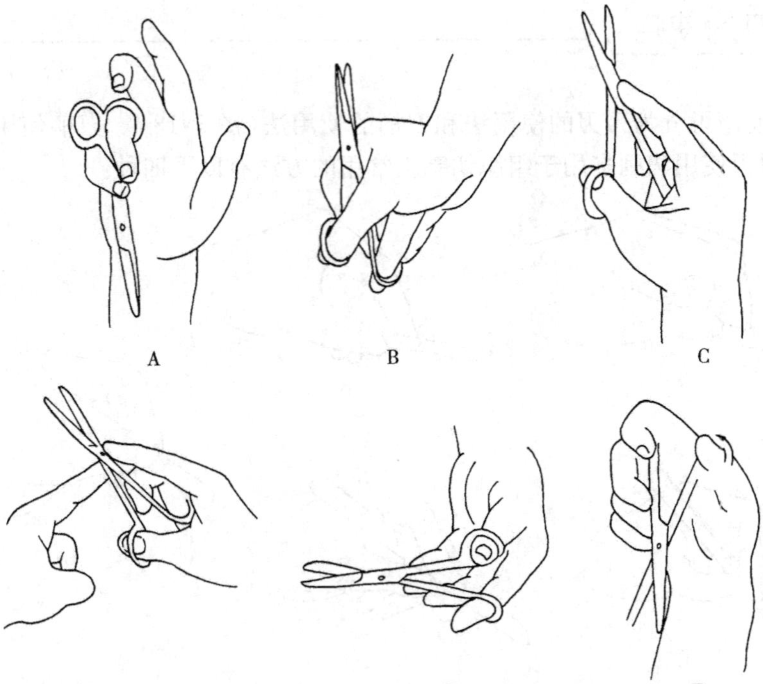

A　　B　　C

D　　E　　F

图3-19　手术剪的使用法

A. 携剪;B. 反剪;C. 正剪;D. 扶剪;E. 倒剪;F. 垂剪

三 止血钳的使用

止血钳的执钳方法与执剪基本相同,有时还可采用握持法和掌指法,甚至携钳进行其他操作(图3-20),以便于加快速度。弯血管钳用于一般止血时,其尖端要朝下,如用于缝扎或结扎止血时,应使尖端朝上,便于松钳结扎或缝扎。临床上常有医生以止血钳代替手术镊,用以夹持组织(图3-21)。松钳可有右手松钳和左手松钳两种,右手松时将套进柄环的两指相对捏紧挤压,继而错开;左手松钳时,拇指及示指捏持一柄环,第三、四指顶住另一柄环,相对挤压并向前推挤柄环,即可松开。组织钳的使用和血管钳相似。

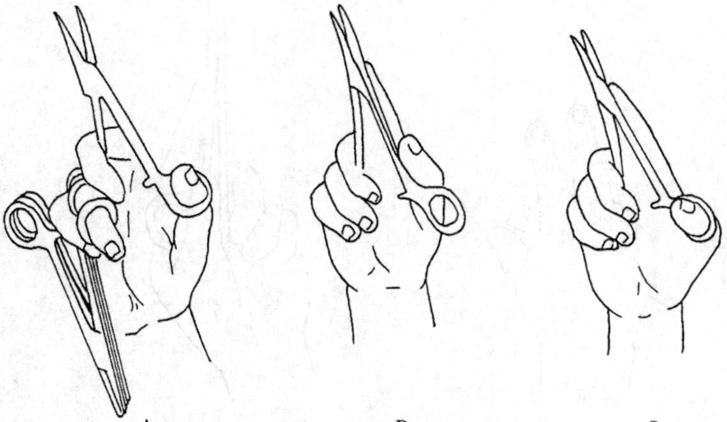

A　　B　　C

图 3-20　止血钳的使用法

A. 指套法,多把携剪;B. 掌握法;C. 掌指法

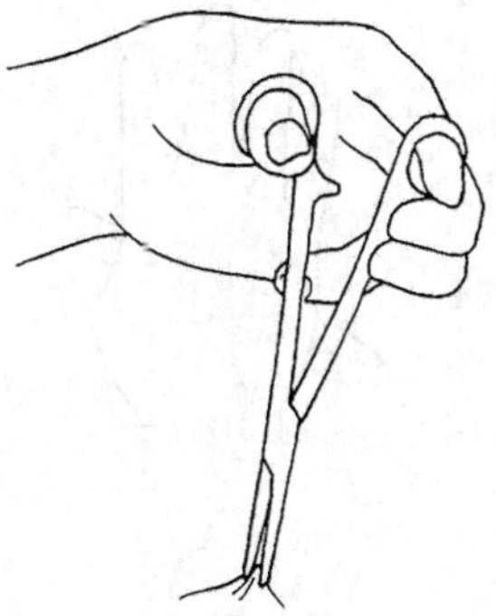

图 3-21　止血钳代镊子

四　手术镊的使用

一般以左手持镊,夹持、固定并提起组织,右手使用其他器械进行各项操作。镊子的使用有三指执镊法和两指执镊法(图 3-22),镊子的握持根据握持镊子的手指不同分为拇指握持法与无名指和小指握持法(图 3-23),美容外科特别强调组织的保护,故在使用镊子的时候最好不要直接夹持皮肤,而仅用其尖端夹持皮下组织或筋膜层。

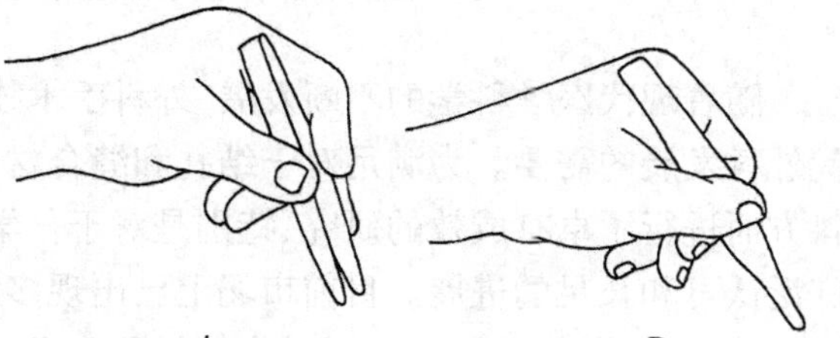

A　　B

图 3-22　镊子的使用法

A. 三指持镊法;B. 两指持镊法

五　持针器的使用

临床上常用的有指套法、掌握法和掌拇法三种执持针器的方法。前二者同止血钳的使用法,掌拇法(图 3-24)则是用示指压在持针器的前半部,拇指及其余三指压住一柄环固定于掌中,此法关闭、松钳较易而进针稳妥。用持针器打结可较徒手打结省时省力,减少穿针的劳作,可提高手术速度,打结时应注意线结的方向,避免滑结。

六　其他器械的使用

使用牵开器时,用力要适度,忌用暴力,用腹腔平头拉钩或 S 形拉钩时,拉钩与组织之间要垫以一定厚度的纱布,以减少组织的损伤。无菌容器的端拿要托底,不要触及容器的上缘。打开无菌容器时,须将盖的内面朝上,手不可触及内面,用后即盖,避免在空气中暴露过久。

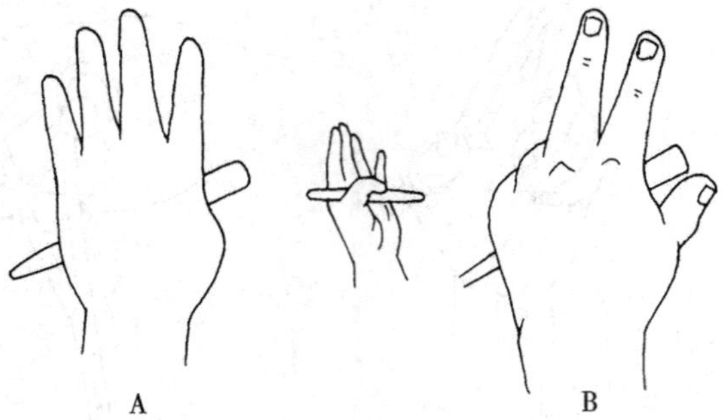

图 3-23 镊子的握持法
A. 拇指握持法；B. 无名指和小指握持法

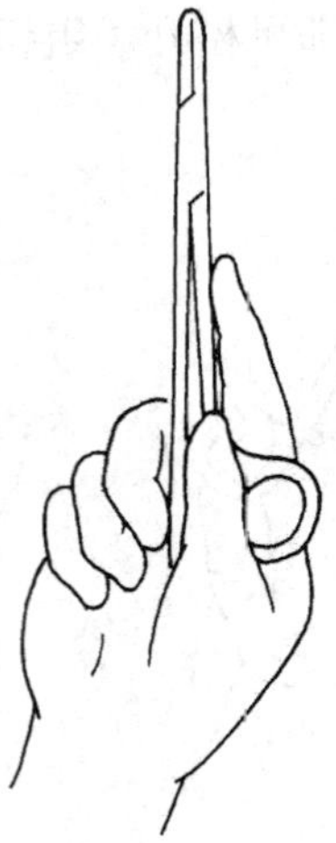

图 3-24 掌拇法持针器

第四节 美容外科缝合材料及使用

随着现代医学科学的不断发展，外科手术技术的日益提高，原有的缝合材料已不能满足现代外科发展的需要。为满足对于结扎和缝合材料越来越高的要求，国内外技术人员在新型材料方面进行了卓有成效的研究，特别是对于化学合成缝线的科研、生产及临床应用，并得到了广泛认可和长足的进展。目前市场上已出现多种天然或人工合成的新型材料。习惯上，按照缝线能否被分解、吸收分为可吸收材料和非吸收材料。

一 材料的生物学反应

缝合材料无论是可吸收的还是非吸收的，植入人体后，均被机体视为是异物，所以缝合后的前 1～3 天多有急性炎症反应发生：嗜中性白细胞在局部聚集，产生相应的酶或因子对缝线进行攻击，动物蛋白可吸收性材料被消化、降解，而最终排除体外；而化学合成的可吸收缝线则通过自身水解过程而降解，不需要依赖缝线周围的炎症反应和变态反应，最后在体内形成的最终产物是水和二氧化碳，因此组织反应较轻。非吸收性材料，则在急性期过后，由单核细胞、浆细胞及淋巴细胞取代嗜中性白细胞，新生血管长入该部位，成纤维细胞活化增生，纤维结缔组织包裹，甚至钙化。一般而言，多数缝线的异物反应都非常轻微，但是如果并发细菌感染，则可出现比较剧烈的反应。

二 选择缝线材料的原则

1. 根据组织的愈合速度选择缝合材料 缝合的目的是为了恢复生命组织的连续性，当伤口恢复尚未达到其最高强度时，需要借助缝合材料的张力来助其愈合。通常在愈合较快的组织，如黏膜，则可采用可吸收材料缝合，术后可省去拆线的麻烦。而对于皮肤、肌腱等愈合较慢的组织，一般采用非吸收性材料。近年来推出的可吸收合成线，其分解吸收期可长达 60～90 天，用于皮内缝合可达较好的缝合强度，并不在组织内留下永久的异物。

2. 根据组织的自然强度选择缝合材料 外科手术时缝线要有足够的抗张力强度，否则伤口易裂开，一般认为选用与组织的自然强度相当的最细缝线即可，若伤口处于可能出现张力骤升的部位，则须加用张力缝线加强之。例如在骨或软骨部位可用强度高的不锈钢丝来缝合。

3. 根据不同部位选择缝合材料 头面部是美容要求较高的部位，伤口必须有长时间的紧密结合，且避免受到刺激，才能取得最佳效果，故多使用纤细、异物反应小的单股缝合材料，如单股尼龙线。在晶体浓度很高的液体中，材料可能会形成沉淀或结石而影响功能，如在尿道下裂的修复时，应使用可快速吸收的缝线为好。

4. 根据局部状况选择缝合材料 在血供欠佳的部位，如耳软骨等，即使使用可吸收材料，也难以达到快速、完全吸收的目的；在有潜在性污染的部位，缝合应使用单股非吸收或可吸收缝线缝合。

三 缝合材料的分类

缝合材料的分类见表 3-1

表 3-1 缝合材料的分类

缝合材料	非吸收性材料	人工合成	酰胺类：尼龙线，尼龙单丝
			聚酯类：涤纶线
			聚烯类：聚丙烯丝，聚乙烯丝
			金属类：不锈钢丝
		天然	丝线，棉线，人发，马尾
	可吸收性材料	人工合成	聚羟基乙酸（PGA），聚乳酸
		天然	羊肠线，胶原纤维

四 特性及其应用

（一）可吸收材料

1. 羊肠线 是从羊肠的黏膜下和牛肠黏膜中提取的胶原制成的。有铬制的和普通羊肠线两种，普通羊肠线在 7 天左右吸收；铬制羊肠线一般 14～21 天起逐渐吸收，故多用于缝合深部组织。两种缝线约经两周至 8 个月完全吸收。肠线属于异物蛋白，在吸收过程中组织反应重，而且其张力强度较低，质地较硬，要浸湿变软后再使用。此外肠线柔韧性差，较滑，操作时较困难，打结应打三叠结，剪线时应留较长的线头，以免滑脱。现在已很少使用。

2. 合成纤维类 主要为聚酯化合物，常用的有聚羟基乙酸（PGA）和聚乳酸。这类缝线在体内经酶解而溶化。术后 15 天开始吸收，60～90 天后被完全分解为水和二氧化碳并排出体外。合成材料的强度较肠线、丝线为高，缝合后能提供伤口愈合期所需的有效维持张力；此外因为它几乎无抗原性，组织反应极低，解决了肠线组织反应过重的缺点；PGA 的分解产物已经被证明为有效的抑菌剂，可减少感染的机会。由于多采用中心编织工艺及涂层技术，使得线体光滑柔软，无毛细现象，操作更显得心应手，缝合后伤口愈合更为完美。美容外科中常用5-0、6-0可吸收缝线作真皮下缝合，可减少缝线留下的痕迹。

（二）非吸收材料

1. 天然纤维线 丝线是手术中最常用的缝线，其优点是组织反应小，质软不滑，便于打结，拉力好，易于灭菌，价廉易得。可分为涂蜡与不涂蜡两种，前者较光滑，毛细现象小，组织反应也小。丝线不易吸收，缝入体内后成为永久性异物，特别是已感染的伤口，不宜用丝线缝合。

棉线的组织反应较丝线轻，而且可以维持张力的时间较长，便于打结，与丝线相比价格较为便宜，但其拉力不如丝线，临床上已少用。人发和马尾在临床中亦偶尔选用。

2. 人工合成纤维 目前临床上常用的有：尼龙线、涤纶线、聚丁酯线、聚丙烯线及聚乙烯线等。这类产品多为单股缝线，表面光滑，通过组织顺畅，创伤少，张力强度高，组织反应极低，所以很适合美容外科的皮肤缝合。尼龙线适用于各种手术的结扎缝合，因为它拉伸后可保持一定的张力，亦适合于眼科及显微外科的缝合。但其缺点是打结较困难，易滑脱，须打5~6个结。

3. 金属类缝合材料 不锈钢丝为最常见的金属材料，它的组织反应轻微，拉力大，易于消毒。在骨骼的固定，软骨、筋膜、肌腱及皮肤的减张缝合时常用，但不易打结，并有折断和嵌入软组织的可能，取出时也较为麻烦。

（李广帅　刘林嶓　张一鸣）

第四章　美容外科操作原则与基本技术

美容外科手术种类繁杂，术式变化多端，手术范围涉及人体各个部位，但其基本操作技术是相同的。常用的外科基本操作包括切开、剥离、止血、结扎、缝合、包扎固定和拆线等。而且这些技术的操作还要遵循一定的原则，熟练掌握这些基本技术和原则是每位美容外科医师所必须做到的。在遵循基本原则的前提下，熟练掌握基本操作技术，为做好美容外科手术奠定坚实的基础，在此基础上领会贯通，灵活运用，同时进行一定的发明创新，手术效果方可日趋完美。

第一节　美容外科操作原则

美容外科手术对象的根本目的就是希望以手术的方法恢复或改善面容体貌，尽可能地使自己变得更为完美，进而自信地面对人生，融入社会。美容外科医师不仅要考虑到功能的恢复，更要考虑到术后的外观改善。虽然影响手术效果的因素甚多，但对手术本身而言与手术的操作有密切的关系。手术中操作不规范可能会造成创口的感染、血肿、坏死、裂开、愈合延迟，甚至因术后瘢痕的增生引发畸形而影响手术效果。在手术操作方面必须遵循以下原则。

一　无菌原则

无菌技术作为外科操作所要遵循的共同原则在美容外科中更显得重要。美容外科医生首先必须具备严格的无菌观念，从术前洗手、消毒、穿衣、戴手套，术中器械的使用和传递、术者位置转换，到术后换药和拆线等环节，均要严格无菌操作。美容外科手术因其操作复杂，往往手术时间较长，创面暴露范围较广等，增加了其感染的机会，一旦感染必将影响愈合，甚至可能导致术后瘢痕增生而影响形态及功能，这在某些血供欠佳的组织区域（如软骨），以及尚未建立血供的组织部位（如移植的组织）尤为重要。抗菌药物的使用虽然可在预防和控制感染方面起到一定的作用，但它并不能替代手术中无菌技术，整个手术过程中执行无菌操作技术是防止伤口感染的重要环节之一。

二　无创原则

绝对的无创手术是不可能的，无创原则是要求手术的每一步骤都要尽可能地减少不必要的损伤，要求做到每一个动作都具有一定的意义，同时还要爱护、保护组织，不轻易去除组织。

手术本身必然造成一定的组织损伤，因此美容外科手术的无创是相对的。手术过程中如因动作粗暴组织损伤过多，势必影响组织活力，轻则影响创口愈合，重则影响外观，甚至引起功能障碍。因此手术时要选用精细的器械，如小针、细线及锋利的刀剪；手法要轻柔、迅速、准确，尽量减少不必要的操作，减少重复操作，严禁对组织过度的牵拉、挤压及扭转。手术时间较长时，要防止创面长时间地暴露于空气中，避免用过热的生理盐水纱布覆盖创面，力争将对组织的损伤减少到最低的程度。

三 无出血原则

手术过程中完全不出血也是不可能的，无出血原则是要求从术前的准备到术后的处理的全过程都要做到尽可能地减少出血。术前要做相关机体凝血功能的检查，如出、凝血时间和血小板计数等；术中要止血仔细、彻底，切口闭合时要按正常的解剖层次正确对合，防止遗留死腔；术后要给予适当加压包扎，必要时还要放置引流物。如果术后有死腔存在或未予适当加压包扎容易形成血肿或血清肿，一旦形成，可导致感染或吸收后因机化而形成硬结，均将影响创口愈合的质量。特别是在皮肤移植手术后若皮片下存在血肿，可造成皮片坏死、感染，导致手术失败。

四 无张力原则

伤口应在无张力的状态下愈合。任何伤口在有张力的情况下缝合，都易产生不良的后果，如局部供血不足，组织坏死，创口愈合延迟，甚至裂开及愈合后瘢痕变宽或增生等。所以术前应做精密的切口设计，不能一次切除的病变组织可分次切除，当切口张力较大时要做局部松解或皮瓣转移，必要时需行皮肤移植以覆盖修复创面。尽量避免在有张力的情况下勉强缝合伤口。

五 无痛原则

美容外科受术者对其自身的缺陷往往有不同程度的心理负担，有的还曾接受过多次的手术，其心情紧张复杂，顾虑重重，期望值高，痛觉敏感，甚至存在心理异常，而且多数受术者是女性或儿童，对手术和麻醉的要求远较普通患者高，所以手术时应根据受术者的全身情况，手术操作的难易程度，施术者的技术水平和现有的设备条件综合考虑，选择安全有效、迅速可靠的麻醉方法。一般而言，受术者安静合作，手术较小，时间较短时，局部麻醉可作为首选；对于那些有解剖、机能和心理异常或经历过多次手术和麻醉，对手术期望较高者，局部麻醉往往难以满足需要，可考虑采用全身麻醉。此外，全身麻醉辅以局部麻醉也为越来越多的医师所采用。总之，在安全的前提下，施与适当的麻醉镇痛，将受术者的疼痛减少到最低程度，使受术者在安全舒适的条件下完成手术。

第二节 外科基本操作技术

美容外科手术是一门集外科学与美学艺术为一体的专门性学科，美容外科医师一方面要具备一定的美学艺术修养，另一方面要熟练掌握本专科手术的基本操作技术，重视各种基本操作的学习和训练，方可得心应手，应对自如。

一 切口

普通外科手术往往有成熟固定的术式，而美容外科手术因求美者的具体情况不同，对手术效果的期望各异，加上手术者个人的审美观点和术式选择习惯的差异，几乎没有固定的模式，手术时只能根据具体情况进行设计，也就是说术前的规划和设计对美容手术的成功与否及术后的效果起到决定性的作用。然而，美容手术的设计也不是随心所欲的，而应遵循一套共同的原则，美容外科医师在设计手术的时候一定要认真掌握这些原则，在临床工作中灵活运用。

（一）切口设计原则

1. 美学原则 这是美容外科手术根本目的的体现，也是受术者所追求的目标，所以在手术设计时要遵循面部五官比例的“三庭五眼”规律、“黄金分割”等定理，手术的设计要与年龄相适应，讲究整体性与和谐性，注意对称与均衡，同时还要考虑原有的基础条件，并应与民族、时代特色相结合考虑。

2. 整体性原则 每个人都是一个有机完整的个体，如果仅仅对某个部位手术而忽略了对其整体外貌进行观察和设计，往往会弄巧成拙，所以对于那些要求做局部手术的求美者，一定要从整体出发，统筹考虑确定该手术对其整体而言有无明显的改善，要做到什么程度才能给整体增添美色，如下颌后缩畸形合并鞍鼻者，若仅矫正其下颌后缩畸形，则鼻梁更显低矮，但是如果同时行隆鼻手术，整个面部曲线即可大为改观。对于整体有明显影响的几个缺陷同时存在时，条件许可时可同时综合进行多种不同的美容手术，若一次无法完成，可分次序列进行。

3. 安全性原则 任何手术都要首先考虑到受术者的安全问题。切口设计时要避开重要的神经和血管。

4. 留有余地原则 无创操作要求在手术过程中要爱护任何有活力的组织，身体上任何部位的组织或器官都有其固有的形态和功能，一旦用其他部位的组织或器官来替代，其效果均不如原有的好，所以在手术设计和组织调整时一定要留有余地，不能轻易去除，否则要想恢复已是不太可能的了。在去除组织时如无把握，宁可少去或不去，留以后再作调整。例如在睑袋整形术中若切除皮肤过多，则可出现下睑外翻的不良后果。

（二）切口选择原则

1. 尽可能选择在隐蔽处切口 为了达到美容的目的，除了尽量减少瘢痕量之外，将切口设计在隐蔽处也是一种行之有效的途径。隆乳术中一般有三种切口可供选择，但是就切口的隐蔽性而言，选择腋窝顶部切口，愈合后瘢痕最为隐蔽。同样面部除皱术时，选择发际内切口，则更不易为外人所觉察，也不影响以后的发型设计。此外，经口内切口颜面部充填术，鼻孔内切口行假体植入隆鼻术，耳后切口行耳畸形矫正术等都是美容外科所经常采用的隐蔽的手术切口。

2. 切口方向应与生理性皱纹、皮纹一致 Langer 皮纹（图 4-1）切口是最常用的皮肤切口，若切口顺着该皮纹走向，切开后创口裂开程度小，形成的瘢痕量也少。

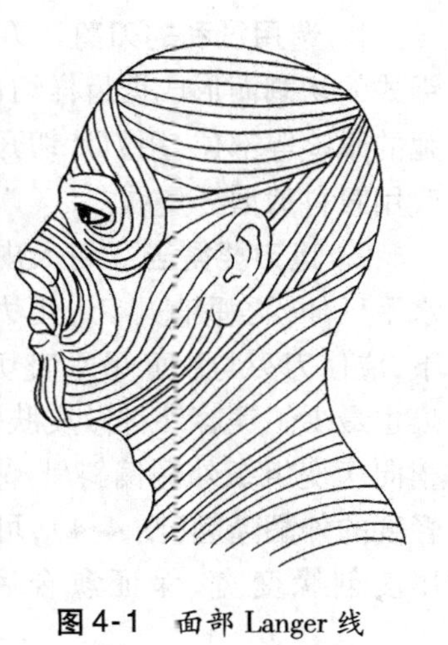

图 4-1 面部 Langer 线

当切口与之相垂直时，切口裂开程度大，缝合后张力也随之增大，愈合后的瘢痕宽且大（如图 4-2）。皮肤还有其自然屈曲线，即通常所说的皮肤皱纹（如图 4-3），沿此线做切口愈合后瘢痕与皮肤皱纹重叠而多不明显，如鱼尾纹切口等。美容外科中还有一种较隐蔽的切口线——轮廓线，常见的有：眉周、鼻唇沟、红唇缘、重睑线、发际线和乳房下皱襞线等。然而并不是所有的部位均可见上述的纹理线，在皮肤松软的部位有时难以判断最佳切口线，可采用推挤试验确定手术切口，用拇指、示指推挤皮肤，所显示的平行细小的纹理线即为较理想的切口线。

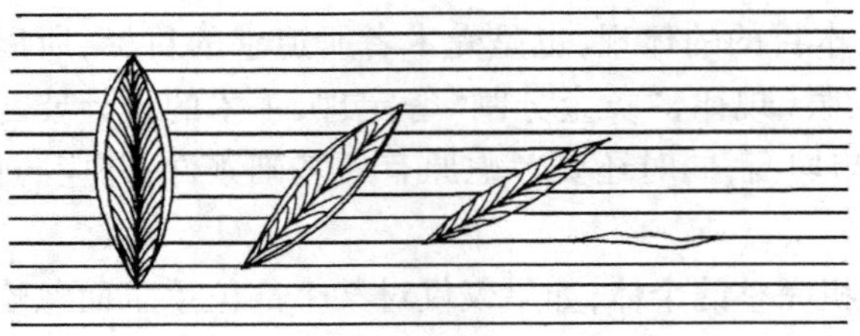

图 4-2　切口与皮纹的关系

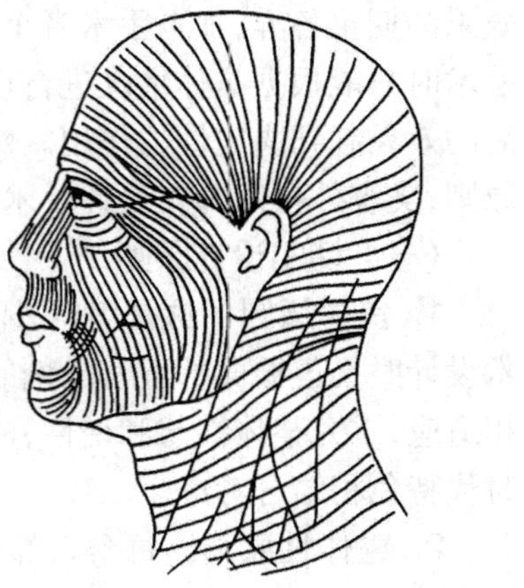

图 4-3　面部皮肤皱纹

3. 避免引起功能障碍　全身活动度大的关节部位，面部表情肌丰富部位的切口尽量不选或少选。在四肢关节附近做切口时，不得从垂直方向跨越关节平面，而应与关节平面平行，这样形成的水平瘢痕即使挛缩对关节的功能影响也不大。若不得不跨越关节平面时，应经关节正中线，采用弧形、S 形或 Z 形切口，以避免纵行的直线瘢痕挛缩而影响关节的运动。

4. 尽可能地远离重要的血管和神经　选择乳房下皱襞切口行隆乳术时切口多偏向外侧，以避开进入乳房的主要血管和神经。面部手术时剥离组织要注意面神经分支走行方向，以免造成面神经的损伤而导致面瘫。

（三）皮肤切开方法

美容手术在遵循一定的原则的前提下，选择好合适的切口后，在切开方法上也应有所讲究。

1. 选用锐利的刀剪　刃薄而锋利的刀片可以保证能够一次切开达真皮下，应避免来回拉锯式的切割而形成锯齿样切口，影响美观。在切开小面积的瘢痕时，宜选用尖刀片；在皮肤松弛的眼睑等部位，用刀片切开往往难以保证切口边缘的平整，此时可先用刀片做一小切口，再改用眼科剪剪开皮肤。

2. 运刀要得当　切入皮肤时，一般先垂直下刀，然后水平延伸，再垂直出刀，用力均匀，一气呵成。一般情况下，应使刀刃与皮面呈垂直切开，这样切口整齐，愈合后瘢痕也最少。美容外科做皮肤瘢痕或斑痣切除时，常将刀刃稍向病变组织外侧偏斜呈梯形切除组织，缝合后创缘可有轻度的外翻隆起（图 4-4），可预防日后因弹力纤维牵拉作用使创缘变宽，保证愈合后创面平、瘢痕少，而且更为

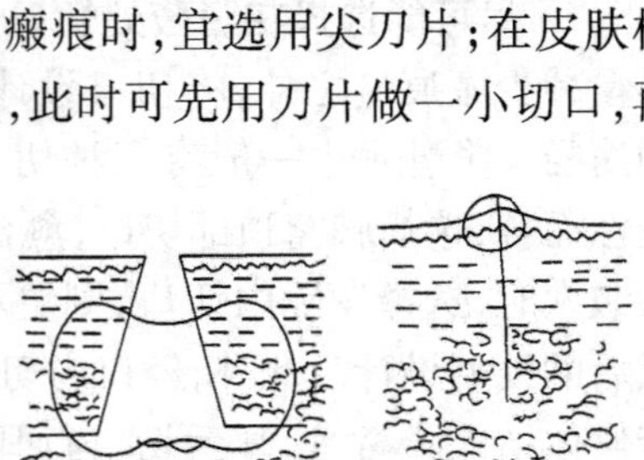

图 4-4　瘢痕两侧皮肤的切口
1. 切口设计；2. 缝合后创缘稍隆起

美观。

3. 防止损伤周围正常组织 小儿及体形偏瘦的受术者,皮肤较为菲薄,切开时避免用力过大,以防止切入过深而伤及深部的组织和器官,重要部位更要仔细切割,防止"滑刀"和"偏刀"。可考虑使用反挑式执刀法,刀刃向上运动则不会伤及周围的重要结构和器官。

4. 刀刃应与毛发生长方向平行 切开头皮或眉毛部的皮肤时应顺毛根方向切入,以减少对毛根和毛囊的损伤,防止术后脱发。在用头皮瓣转移修复耳颞部的毛发缺陷时,切口的设计应尽量保证转移后毛发的生长方向与原有的毛发方向一致,以免术后因毛发逆向生长而影响外观。

二 剥离

为了能充分地暴露或切除组织,有时要进行必要的剥离,使得剥离后皮肤的活动度增加,张力减少,有利于切除,而且缝合时对合良好,可减少术后瘢痕的形成。

1. 剥离方法 基本的剥离方法有两种:锐性剥离和钝性剥离

(1)锐性剥离:用手术刀或手术剪在直视下做准确而又细致的剪切而分离组织的方法。操作时刀片要与剥离面呈垂直并推剥分离(图4-5)。分离较为疏松的组织时,一般可用剪刀,将组织剪闭合后伸入组织间隙,然后张开,使组织分离,观察无重要的血管和神经后再剪开组织,并逐步轻轻向前推进。由于锐性剥离是在直视下进行的,层次清,出血少,较易分开或切断组织,组织损伤轻,术后的瘢痕也少。常用于分离瘢痕组织或较为致密的组织,如肌腱、韧带和鞘膜等。

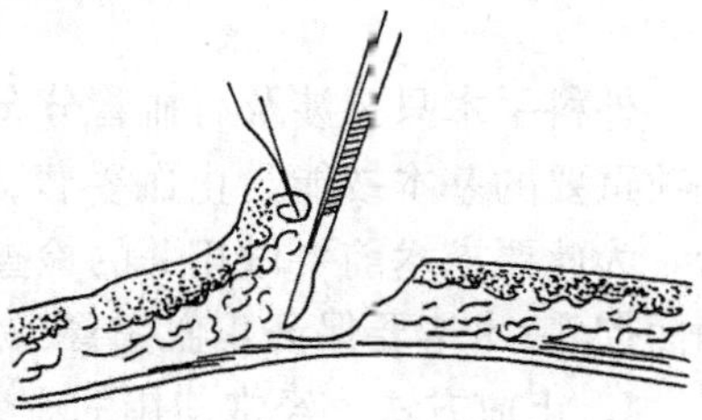

图4-5 推剥示意图

(2)钝性剥离:用手指、刀柄、剥离子或其他特殊用途的剥离器,如骨膜剥离器、脑膜剥离器,乳房剥离器等在非直视下分离组织的方法。用手指分离时,可借助其触觉的灵敏性,以边试探,边分离,边转向,边前进的方式直达满意的部位,不易分离处,切忌强行分离,以免造成意外。钝性剥离因其视野受限,且对皮下、肌肉、筋膜等组织的损伤较重,一般只用于分离正常的解剖间隙、疏松的粘连、有完整包膜的良性肿瘤和囊肿。美容外科中常用于隆乳术、除皱术、较大皮瓣的制作等的较大而深的剥离。

2. 操作技巧

(1)熟悉局部解剖,正确辨认组织:剥离过程中除了要了解正常的组织结构及其毗邻关系外,还要熟知组织的一些常用的间隙,操作时如果沿着这些外科间隙进行,则剥离后不仅出血少,速度快,可避免损伤周围的正常组织,而且分离后术野也清晰,易于辨认正常的结构,有利于手术的彻底和安全,重要的器官要在直视下操作,方可保证安全可靠。

(2)锐性剥离和钝性剥离相结合,以锐性剥离为主:美容手术涉及的位置往往比较表浅,面积一般不大,多可在直视下完成,所以多以锐性剥离为主,但是临床实践中常常把两者结合起来使用。经腋前皱襞切口的隆乳术中,可先在直视下锐性分离达胸大肌外侧缘,而后在胸大肌后间隙改用手指或乳房剥离子作钝性剥离形成腔隙供假体的植入。

(3)选择适当的剥离范围:剥离的范围要根据不同的手术而定,一般来说剥离范围的大小要根据所切除病变组织的面积、拉拢后皮肤的张力以及所需皮瓣大小及其血运来确定。若缝合后皮肤张力大，创缘发白，说明剥离的范围不足，须扩大剥离范围，如果经再次剥离后张力仍嫌过大，就不可勉强拉拢缝合，否则将造成愈合不良及缝线的切割性瘢痕，在眼角、口角和鼻孔等部位的剥离应注意保持缝合后器官的正常形态。

(4)确定正确的剥离深度：剥离的深度没有确定的标准，可根据不同的手术、剥离部位的解剖层次而定。除皱术时可在帽状腱膜下间隙进行，这是因为支配头皮的重要血管和神经都走行于帽状腱膜层中，在该间隙剥离极少引起头皮的坏死，同样因为颞浅动、静脉及面神经额支走行于颞浅筋膜层内，故在此层下进行的剥离，也被视为是较为安全的方法。颈部在颈阔肌前方的筋膜层中进行剥离，切忌剥离过深，否则可能损伤颈部的血管和神经。隆乳术时可根据假体拟植入的部位在乳腺下、深筋膜上间隙剥离或在胸大肌下间隙剥离。躯干和四肢一般在深筋膜上进行剥离。

(5)掌握剥离的一般规律：剥离时一般应遵循由简到繁，由易到难，由近及远，由浅入深，由周围到中央的原则。

三 止血

外科手术只要涉及有血管分布的部位都会有不同程度的出血，因此止血技术是外科医师一项重要的基本技能。止血妥善，可防止严重失血，保证手术安全进行及术后组织器官的存活。为此要求术前要做相关的检查。如出、凝血时间和血小板计数等；术中务求止血迅速、准确而彻底；术毕要保证止血完善，勿留死腔，防止血肿或血清肿的形成。

1. 止血方法 经常使用的有以下几种方法：

(1)局部药物止血：局部麻醉药中加入肾上腺素(1∶100 000)可使局部血管收缩，减少毛细血管的渗血。用一般的方法难以确切止血的创面，使用促凝物质，如吸收性明胶海绵、氧化纤维素等填塞可起到较好的效果。此外，局部喷洒凝血酶等生物活性物质也是一种行之有效的止血措施。

(2)压迫止血：对于手术过程中较为广泛的毛细血管渗血，一般采用纱布直接按压创面数分钟即可止血。渗血较多时可将纱布浸于50～60℃的温热生理盐水中，拧干后填塞压迫3～5分钟，可较快地控制出血。截骨术后，在骨面涂以骨蜡，也可压迫骨面而止血。

(3)钳夹止血：对于表浅部位的小血管的活动性出血，压迫止血一般无效，可用血管钳迅速、准确地钳夹出血部位，一般数分钟后可止血。操作时止血钳的尖端要朝下，夹持的周围正常组织要尽可能地少。

(4)电凝止血：毛细血管，小动脉和小静脉的出血除了上述的止血方法外，还可以用高频电流凝固止血。对于毛细血管的渗血可用单极电凝直接烧灼止血；对于小血管的出血，首先要用止血钳钳夹出血点，再通电止血。双极电凝因其损伤少、效果确切，几乎对机体无影响而备受美容外科医师的青睐。

(5)结扎止血：钳夹或电凝止血效果不佳的大血管的出血可用结扎的办法止血。单纯结扎止血时，先用止血钳尖端朝上钳夹出血点，用丝线绕过血管钳下的血管及少许组织，再结扎即可。较大的血管或重要部位的血管出血，为了防止因结扎线的滑脱而出现严重的后果，钳夹后，再用缝针穿过血管端和组织并结扎，可单纯缝扎，也可行“8”字缝扎。

(6)止血带止血：手、前臂或足部的手术有时要求阻断整个肢体的血流，以减少出血，保证手术野清晰，此时可考虑使用止血带止血。使用前先在适当的位置垫以柔软的棉布袖套或垫以纱布数层，然后在其上缠绕袖带，用驱血带从远端向近端驱除大部分血液后，充气加压到30～40kPa（下肢充气至50～80kPa），夹紧橡皮管，持续维持一定的压力，同时记录开始加压的时间，解除驱血带后即可开始手术。电动止血带则可以维持恒定的气压，无需钳夹袖带充气胶管。无充气止血带时，可在橡皮驱血带缠至适当位置后，将剩余的驱血橡皮带直接重叠于该部位，并用绷带扎紧，再从远心端起松解直至缠纱布处，记录时间后就可开始手术。

2. 注意点与技巧

（1）止血务求迅速、准确、完全而彻底，否则易引起血肿或血清肿的形成，影响皮片成活，严重时导致组织感染和坏死。

（2）温热生理盐水纱布压迫止血时，温度不能太高，以免烫伤组织。

（3）钳夹止血松钳后要注意观察是否存在活动性出血，不满意时要改用其他更确切的方法止血。

（4）电凝止血时切勿伤及周围正常的皮肤，双极电凝器夹持的组织量要尽可能地少。

（5）止血带止血时一定要记录开始充气的时间，每隔60～90分钟要排气数分钟，待循环恢复后，重新充气加压。

四 缝合

缝合是将已经切开或断裂的组织对合靠拢，再使用各种缝合材料贯穿结扎，以达到闭合伤口恢复组织连续性的目的，是外科手术操作之一。不同的器官，不同的部位，不同的组织，均有不同的缝合方式和方法。正确的缝合方式，理想的缝合器械和材料，加上良好的缝合技术，方可使得创口或组织顺利闭合，否则组织可能愈合不良，甚至导致手术失败。

（一）缝合方法

缝合方法分类多种多样，而且各种分类方法相互交叉。按缝线的走行与切口线之间的位置关系可分为水平褥式缝合和垂直褥式缝合；按缝合材料的连续与否可分为连续缝合和间断缝合；按缝合的形态可分为毯边缝合、“8”字缝合、荷包缝合与半荷包缝合等。还有一些特殊的缝合方法，如三角形创口缝合法，T形创口缝合法等。常见的有：

1. 间断缝合法 这是最常用的缝合方法，适用于各个解剖层次的缝合，操作时缝线从一侧组织进入，稍向外侧穿透组织全层，经对侧组织下方穿透对侧全层，在相应的对称部位穿出，打结，这样可缝合较多组织，皮缘对合良好（图4-6）。

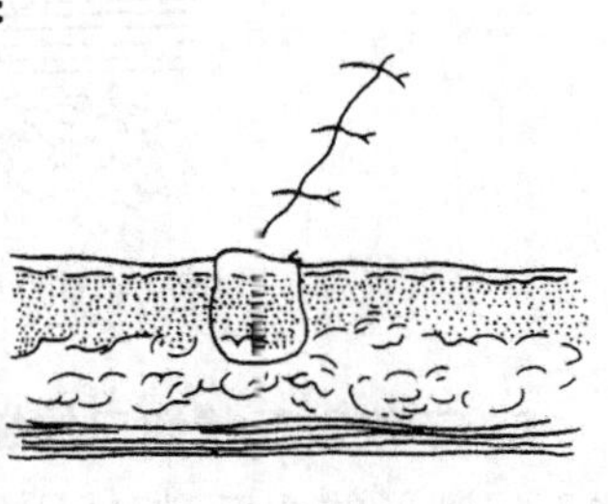

图4-6 间断缝合法

2. 连续缝合法 多用于皮肤的缝合，进针和出针与间断缝合相同，在打完第一个结后，不剪断缝线，继续进行缝合操作，若如此缝合直至缝合完毕打结，则为单纯连续缝合；如每缝合一针均锁扣一次，直至最后一针再打结，即为连续毯边缝合（图4-7）。此法可以节约时间，加速缝合速度，并可起到压迫止血的作用，在皮片移植时可采用，但其缺点是一旦有一针断裂则可能致伤口全部裂开。

3. 褥式缝合法 水平褥式缝合实际上是由两个间断缝合组成的，第一针按间断缝合法穿出后不打结，再于出针侧进针，经皮下组织，从对侧出针，打结（图4-8）。垂直褥式缝合是浅深两层缝线缝合在同一个垂直面上（图4-9），在一定范围内，浅层缝线越靠近皮缘，对合越好。

这两种方法均可使创口边缘轻度外翻，对合整齐，常用于皮肤创缘易内卷的部位，如阴囊、手部以及凹陷处的创口边缘的缝合，可与间断缝合相结合使用。褥式缝合还有减轻伤口缘张力的作用。

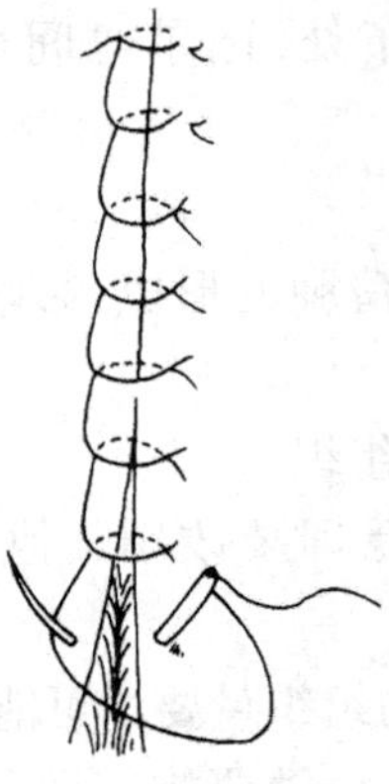

图 4-7　连续毡边缝合法

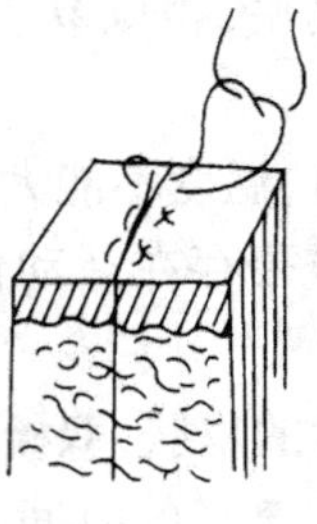

图 4-8　水平褥式缝合法

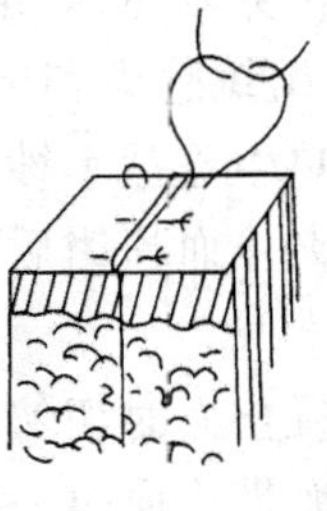

图 4-9　垂直褥式缝合法

4. 皮内缝合法　按缝合是否连续可分为间断皮内缝合法和连续皮内缝合法两种。间断皮内缝合法（图 4-10）可用于面、颈等皮肤较厚的部位，可减轻表面的皮肤的张力。操作时先从一侧真皮下进针，真皮上方出针，再从对侧真皮上方进针，下方出针，然后打结，这样打的线结就在缝线的下方稍深层组织内，以免由于线结反应，突出皮表而影响外观。连续皮内缝合法（图 4-11）是在创口一端进针，于创口内穿出后，横向地在真皮内穿过，随即再横向地穿过对侧真皮层，如此直至创口末端穿出皮肤，拉紧缝线，对合整齐。尼龙线光滑且易于抽除，合成可吸收缝线可被逐渐吸收而无须拆线，两者均为皮内连续缝合常用缝合材料。此法因无皮肤缝合痕迹，故多用于面部的美容缝合。

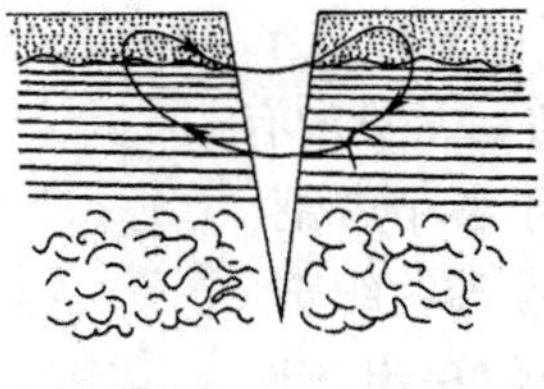

图 4-10　间断真皮缝合法

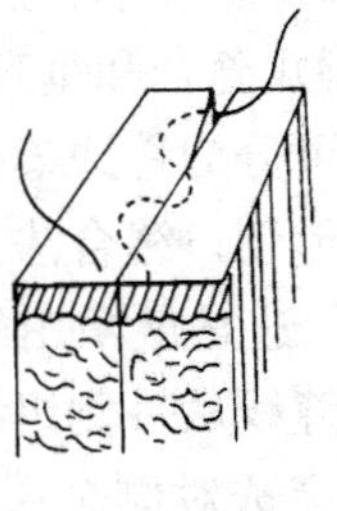

图 4-11　连续皮内缝合法

5. 不规则形状切口的缝合　美容外科常常会遇到一些不规则形的切口，如何正确缝合，保证缝合后创缘对合整齐，尖端不会因缺血而坏死，是美容医师应特别注意的问题。在缝合 L 形皮瓣尖端时，若按普通的方法缝合，尖端常因缝线压迫而导致血液循环障碍，较好的方法是将尖端下方两侧的皮缘做一般的皮肤缝合，而将缝合线同时穿过皮瓣尖端的真皮层，即可预防因受缝线压迫而发生坏死（图 4-12）。

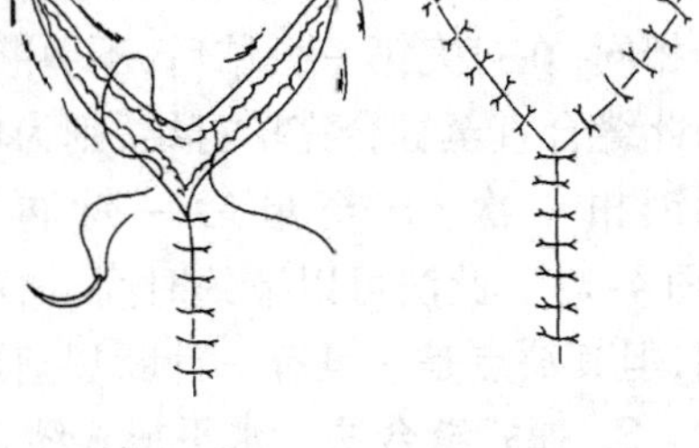

图 4-12　L 形切口缝合法

此外常用的还有，如 Y 形切口缝合法（图 4-13）、T 形切口缝合法（图 4-14）等。

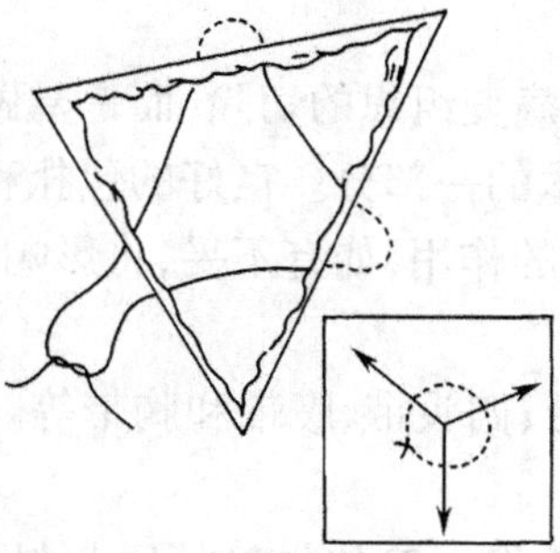

图 4-13　三角形切口缝合法

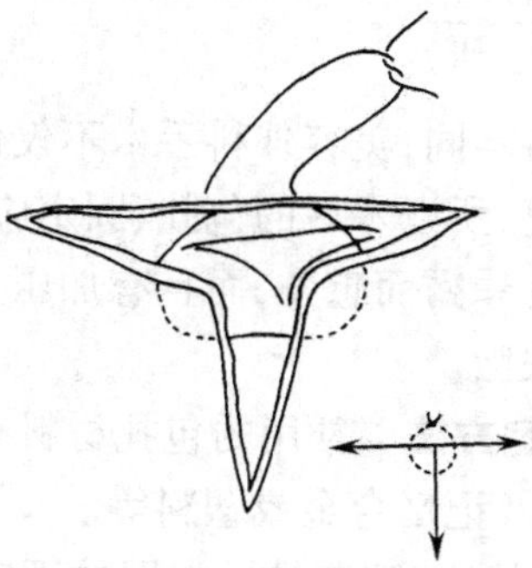

图 4-14　T 形切口缝合法

注意点与技巧：

（1）美容手术涉及的多为表浅部位的皮肤，故宜选用三角针缝合，眼部要选用细小的三角针，较小而深的瘢痕或组织的缝合，应选用短而略粗的三角针，以便易于穿透组织；面部一般选用较细的三角针缝合。进针时针要与被缝合组织呈直角方向，沿针体弧度推进使针体穿出组织。

（2）美容手术的皮下缝合与结扎通常使用 3-0 丝线；张力不大时面部手术选用 5-0 线为佳，过细则容易折断。面部皮肤缝合及埋线法重睑术可选用 6-0 或 7-0 尼龙线，因为它的组织反应较丝线小，但线结易于滑脱，故应打 3 ~ 4 个结。每条缝线不宜太长，以 30cm 左右为度，在缝合神经、血管及肌腱时每条缝线长度只要求能缝合一次即可。

（3）为防止产生普通外科缝合后形成的“蜈蚣”状瘢痕，美容外科的缝合针距应尽可能的短小，但也不能太密，否则会增加缝线瘢痕。对于面部的缝合，在无张力的条件下，针距一般为 3 ~ 5mm 为宜，边距以与针距相近为好。在不需要拆线的部位，如口腔黏膜，边距可适当减小，以利于丝线的自然脱落。

（4）进针的顺序应从不稳定侧向稳定侧穿过，在皮片移植时缝针先从皮片进入，再从受区皮缘出针并打结。

（5）对于较长的创口，可先定位缝合数针，再进行小距离的缝合，这样缝合后可保证两侧皮肤不会因缝合而出现长短不等的现象。连续缝合时可先做几针的间断缝合固定，以免创缘扭曲，连续缝合完成后再拆除固定线。

（6）伤口必须在无张力的情况下缝合，若张力过大必须采用减张缝合，或做附加切口进行适当的减张，不可勉强拉拢缝合，必要时可另外移植组织来修复。

五　引流

广泛的剥离创面，如乳房缩小成形术、切脂减肥手术等，创面较大，较大量的渗血渗液往往是难以避免的，为避免积血、积液影响伤口愈合，进而影响手术效果，适当的引流措施是必要的。可选择使用橡胶引流管或将输液器、输血器加以改造使用，并加装负压引流装置。较小的创面还可使用头皮针头加以改造，接注射器形成负压引流。术后 24 ~ 48 小时拔除引流，如引流量较多时，可延长至 3 ~ 4 天拔除引流。

六 包扎固定

与一般外科不同，美容外科手术不仅仅是单纯的病变组织的切除，而是要做进一步的器官再造或功能恢复，所以术后的包扎、固定应被视为手术的一部分。良好的包扎和固定不仅可防止伤口因过多的暴露而感染，而且有加压止血及塑形的作用，如有不妥，将影响手术效果，甚至造成整个手术失败。

1. 包扎固定方法 常用的包扎材料有胶布、绷带、四头带、腹带和胸带等。固定材料有钢丝夹板，石膏托及记忆合金或塑料等。

(1)胶布包扎法：胶布是最常用的固定材料，可用作一般的伤口外层敷料的固定，通常将胶布制成约一厘米宽的条带状，根据需要截取一定的长度将敷料固定于伤口之上即可。四肢包扎固定时，不应用胶布环绕肢体并相互连接，以免形成环形卡压，影响远端血液循环；关节部位应顺与肢体长轴垂直的方向粘贴；手指、足趾及阴茎粘贴胶布时也应呈螺旋状缠绕。

(2)绷带包扎固定法：在伤口外加用绷带包扎可加强敷料的固定，还可起到加压、止血的作用，不同部位采用的方法不同。胸部及背部可用绷带“8”字形包扎；四肢不同位置包扎固定方法也各异，小腿和前臂，采用螺旋状缠绕包扎固定方法；手背、踝部可用“8”字形缠绕包扎固定方法；手指和足趾末端则多用三角形纱布包裹。

(3)四头带包扎：包扎时将四头带的中间部分置于伤口敷料处，适当加压系紧即可。多用于头面部的包扎固定，注意尽量减少对面部五官功能的影响。

(4)腹带和胸带的包扎固定法：使用设计好的腹带和胸带进行相应的包扎固定。

(5)敷贴包扎：根据伤口大小，选择不同规格的自黏性敷贴包扎固定伤口，使用方便省事。值得注意的是这种敷贴的中央部分往往需要加填纱布等，以增加压力对伤口起到加压作用。

此外石膏托、铁丝、钢板及可塑形材料的包扎固定多在已用绷带或纱布等包扎固定的肢体部位加强制动效果，避免因肢体的活动引起伤口的愈合不良。美容外科中常用于肢体植皮手术后的固定，基本上与骨科外固定方法相似。

2. 注意点与技巧

(1)包扎固定范围应大于整个创面。一般的伤口包扎敷料边缘应在创口边缘周围 5～8cm，以防止敷料移位而致伤口污染。对于术中有剥离的创面，术毕包扎范围应大于剥离范围。植皮后在植皮区四周可留长线，填塞纱布条后相对结扎“自我”加压固定，称“缝线包压法”。然后在打好的包外加适当的敷料包扎，可减少感染的机会。

(2)包扎的敷料要有一定的厚度与弹性，并施以均匀的压力。进行加压包扎时，可使用松软的纱布块、棉垫等，外加弹力绷带，须使得包扎后应有 3～5cm 厚度，压力一般以 30mmHg 左右为妥，适当的压力不但能消灭死腔，防止渗液与出血，同时又能减少水肿，利于静脉回流，从而促进创面愈合。但是，在肢体近端包扎时，为防止其远端发生肿胀，应从远端向近端包扎，并且要暴露指(趾)端，以备检查肢体的循环状况。

(3)包扎固定应有良好的制动作用。软组织在愈合过程中也同样需要制动，尤其是软组织转移过程中尚须防止移动和牵拉，以免影响移植组织血运的重建。美容外科涉及器官再造和塑形的手术，如鼻再造，全耳再造等，术后都要依靠包扎固定来保持器官的位置和形状。在关节附近的植皮术中可用石膏托同时固定该关节及其上下两相应的关节；隆乳术时则须用弹力绷带包扎固定，以防止假体的移位。

(4)美容手术并不都需要包扎固定。在假体植入法隆鼻术中一般不主张包扎,这样可便于观察其效果,对于轻微的假体偏斜可及时发现并纠正;切开重睑术术后为更好地形成重睑线需要上睑提肌的活动,故术后一般不予包扎,即使包扎,最多也只需包扎 24 小时,次日便应去除外包扎物并嘱患者做正常的睁眼运动。黏膜部分的手术也不便包扎。

(5)正确掌握包扎固定时机。较大的美容手术,特别是涉及器官成形的手术,如植皮术、耳发育畸形矫正术等,包扎完整的情况下,若受术者未诉特殊不适,一般无须更换敷料,可等到拆线时再进行第一次换药,但如果出现包扎的敷料有渗血、渗液,局部有疼痛及伤口附近可闻及异味时应及时打开,并做适当处理。

七 拆线

美容外科手术最后一道工序就是拆线。拆线前要先用 1% 活力碘或 75% 乙醇消毒伤口,若伤口表面结痂而使得线头粘贴于皮肤上时,应先用生理盐水等浸湿后再用镊子夹住线头,轻轻牵起,以剪刀的一叶尖端伸入缝线之下,稍下压皮肤,在靠近皮面处剪断缝线,以免皮肤上方过多的缝线经过组织内部而造成污染。在抽除缝线时应将线头向剪断侧牵出,如此则不易将伤口拉裂。在两侧组织稳定性不一的伤口,如植皮区的拆线时,应在不稳定皮片侧剪断缝线,缝线抽除时应将线头朝不稳定的皮片侧牵出,以防止拉脱皮片。

拆线时机的把握可直接影响手术的效果,过早时伤口尚未愈合,有可能裂开。过晚则易形成缝线瘢痕。普通的伤口可在 7 天左右拆线,面颈部的伤口,若无张力,可在术后 3 ~ 5 天拆线;有张力伤口应在术后 10 天左右拆线。游离移植的全厚皮片一般于术后 2 周拆线,若受区位于活动度较大的部位可作适当延长。同一手术不同部位,甚至同一部位,可在不同时间拆线。此外医生要随时观察伤口情况,如出现因缝合过紧而影响血运或伤口内有积液、积脓时,应及时拆除部分或全部缝线,并做相应处理。还要根据受术者的年龄及营养等全身情况进行适当的调整。

第三节　美容外科基本技术

一 切除与缝合

美容外科往往涉及瘢痕的手术治疗,对于面积较小(宽度 1cm 以下)的扁平瘢痕或萎缩性瘢痕,局部性增生性瘢痕以及形状规则的线状、近似圆形或椭圆形的病变或瘢痕组织可一次全部切除,边缘松解后直接缝合,然而对于瘢痕疙瘩,单纯的切除缝合常被视为是手术禁忌证。对于切口的设计与选择前文已有详述,现将常用的几种切除缝合方法介绍如下:

(一) 梭形切除缝合

圆形或近似圆形的病变可顺皮纹或皮肤皱折线方向做梭形切除后,将两侧创缘皮下稍加剥离后直接缝合。这样缝合后的瘢痕为线状而不明显。若切口设计时长轴线过短,两创缘弧度过大,缝合后切口两端易突起形成“狗耳朵”(图 4-15),且中央部下陷,外观欠佳。

(二) S形切除缝合

为消除梭形切除缝合后两端形成的“狗耳朵”突起及中央凹陷，可向两端沿不同的方向延伸，两端各切除一块三角形的皮肤，则整个切口变为S形，设计时应使S形与皮肤皱褶接近，使得术后形成的瘢痕最小。

(三) 圆形切除缝合

圆形或类似圆形的病变切除后，可在其一侧设计一局部旋转皮瓣，稍加分离旋转后即可修复该病灶。继发性创面可皮下松解后直接拉拢缝合。若无法直接缝合时可考虑另取皮片移植或作双叶皮瓣法闭合创面(图4-16)。

(四) 楔形切除缝合

眼睑、耳部、鼻翼及口唇等边缘的全层病变，切除后难以直接拉拢缝合或无法缝合平整时，应以其边缘为底做楔形切除，分层缝合。要求缝合后边缘对合整齐，不可留有凹陷。有时也可设计锯齿状而非直线缝合。

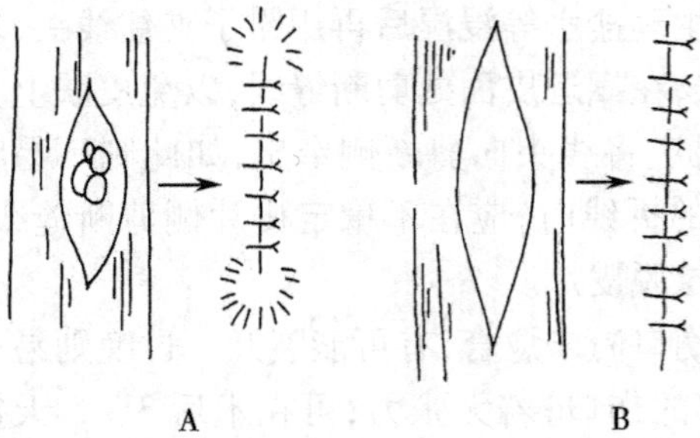

图4-15　小面积病变的梭形切除和缝合
A. 切口过短，缝合后两端出现“狗耳朵”；
B. 切口适宜，缝合后平整

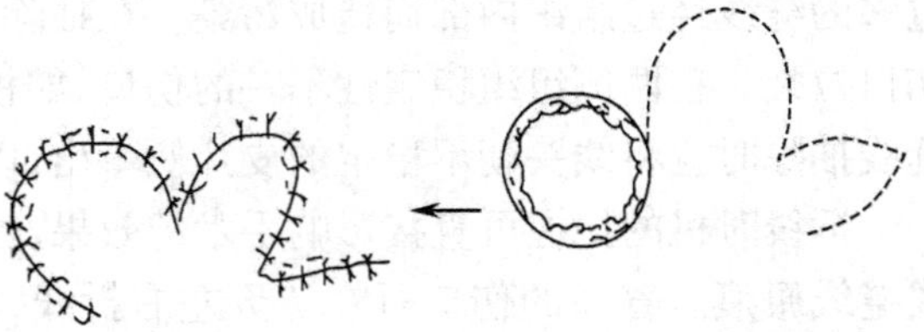

图4-16　双叶皮瓣法修复创面

二　分次切除与缝合

分次切除是利用皮肤被牵拉后可因其本身的弹性而逐渐松弛的特点，将体表面积较大、不能一次全部切除，或勉强切除后缝合有明显张力的色素痣或瘢痕采用分两次或多次将病变全部切除方法。这种方法处理的病变组织虽然原来面积较大，但是经过几次的手术后可完全切除而仅留一条线状瘢痕。具体的方法是：在病变组织内顺皮纹方向做梭形切除，切除面积的大小应以创面经适当松解后可以直接拉拢缝合为宜，病变组织过宽时，常分两次或多次切除。第一次手术后3～6月，待皮肤恢复原有的松弛度后，再行切除剩余病变组织。这种方法因为要多次手术，部分受术者难以接受。近年来由于皮肤扩张器的广泛使用，此法已较前有所减少。

三　Z成形术

Z成形术又称对偶三角形皮瓣成形术或对偶三角形皮瓣易位术，在美容整形外科中是一种应用最广的基本操作方法，也是美容医生必须熟练掌握的基本技能之一。

Z成形术(图4-17)是利用皮肤组织的松弛性，在轴的两侧分别向相反方向设计两个三角形切口,形成两对偶三角形皮瓣,将两个皮瓣交换位置后缝合,以改变组织的牵拉方向,增加轴线上两点间的距离,从而解除瘢痕挛缩,减少组织张力或使得错位的组织器官复位的手术。

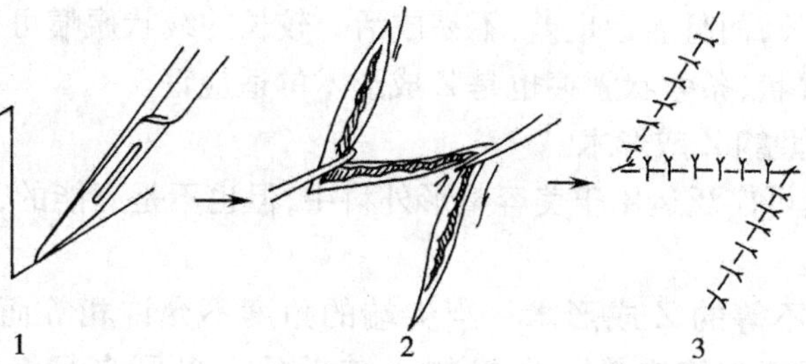

图4-17 Z成形术

1. 切口设计;2. 皮瓣交换;3. 缝合后

(一)适应证

Z成形术广泛应用于美容手术,先天性及后天性的体表病变或畸形的矫正。

1. 美容手术 内眦赘皮矫正术、眉异位矫正术及乳头内陷的矫正等。

2. 先天性疾病或畸形 先天性唇裂、先天性肢体环形挛缩、巨口症的修复等。

3. 后天性疾病或畸形 由于外伤、手术、烧伤等原因造成的畸形,正确选用Z成形术可产生很好的效果。

(1)条索状、蹼状瘢痕挛缩畸形的矫正,面部线状、小条状瘢痕的修复。

(2)体表软组织缺损或错位的修复;各种外伤或体表病变,如外伤后口角唇红错位的矫正。

(3)肢体或管状器官的环行瘢痕,Z成形术可防止或解除环行挛缩。

(二)操作方法

以瘢痕挛缩张力线或需延长的组织轴线为中轴,用测量仪测出适宜的长度和角度,再用画笔画出Z形切口,沿设计线切开,剥离形成两个三角形皮瓣,交换位置后缝合即可。

(三)使用技巧

1. Z的中轴应设计在挛缩张力线或需延长的轴线上,且长度要与两端的辅助性切口相近或相等。

2. Z中轴两端的两个辅助性切口线即“臂”在缝合后要尽量与皮肤的自然皱纹平行,这样既可延长纵轴长度,又可减少瘢痕的形成。

3. Z的臂与中轴的角度在30°~60°之间为宜,但以60°~70°最为常用,在这范围内,皮瓣易于交换位置,且交换后血运也较好,张力适宜,很少出现缝合后皮肤局部凸起即所谓的“狗耳朵”。角度大于70°时不易旋转,小于30°时则皮瓣尖端血运往往不足,容易坏死;交换后瘢痕也得不到充分的松解,此时可将皮瓣尖端修成钝圆形,可避免坏死。

4. Z成形术后所获得的理论延长长度可由经中轴中点的垂线与两臂交点间的长度减去中轴的长度而得。在中轴长度一定的情况下,延长的长度与夹角大小成正比;同样角度相同时,纵轴越长,所获得的理论延长长度也越大,具体运用时要根据实际设计合适的长度及角度,以获得满意的延长长度。

5. 手术时，切缘要整齐，剥离面要一致，皮瓣尖端在分离及转移过程中要保持良好的血供，严禁用血管钳、组织钳夹持，最好用单钩牵拉或缝线牵引。缝合时要求无张力，边距要小，尖端的缝合可采用前述的 L 形切口的缝合方法，以免坏死。

6. 皮瓣下不可留有瘢痕，否则影响皮瓣成活，瘢痕皮肤区不宜行 Z 成形术，因为缺乏松动性，难以旋转和延长，而且血运也差，不易成活。较长的线状瘢痕可采用多个连续 Z 成形术，以分散皮肤张力。蹼状、条索状瘢痕也是 Z 成形术的适应证。

(四) 其他类型的 Z 成形术

Z 成形术虽然可广泛运用于美容整形外科中，但也不是万能的，所以应在掌握基本原则的前提下，灵活运用。

1. 两端角度不等的 Z 成形术 当尖端的角度不允许相等而又必须做延长时，两端的角度可以不同，至于皮瓣交换后形成的小皱折日后多可自行恢复，大的皱折可以做二期修复。

2. 不等长的 Z 成形术 当一侧的皮肤正常，另一侧为挛缩的瘢痕组织时，瘢痕组织的松动性差，所以该侧的辅助性切口可适当延长一些，这样形成皮瓣后易于旋转。至于皮瓣旋转后形成的皱折，可酌情另做切除修复。

3. 连续的多个 Z 成形术 较长的线状或蹼状挛缩瘢痕如采用单个大的 Z 成形术，缝合后张力大而集中，易导致瘢痕增加，同时切口太长，术后瘢痕明显，影响美观。此时可做多个连续的 Z 成形术，这样既可切除瘢痕，又可使新的切口痕迹不太明显(图 4-18)。

4. 四瓣 Z 成形术 一般在需要延长长度较大的部位，如虎口、腋窝及指蹼等，可先设计一个夹角为 90°~120°的 Z 形皮瓣，再将两个夹角一分为二，成为四个三角形皮瓣，再分别交换位置缝合。这种成形术实际上是一种较大的 Z 成形术，总的 Z 角大，成形后延长长度较大，效果也可靠(图 4-19)。

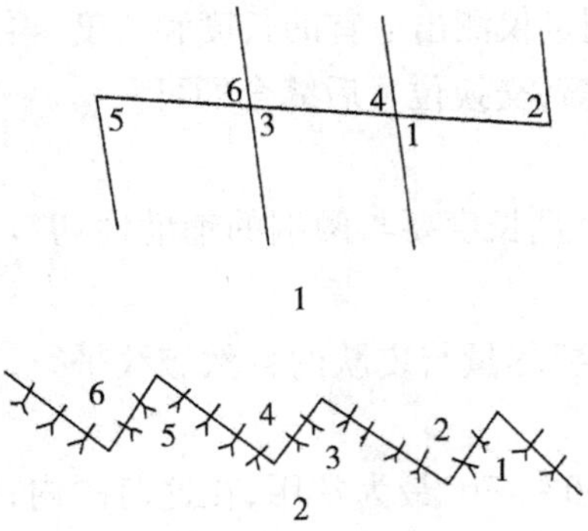

图 4-18 多个连续 Z 成形术

1. 切口设计；2. 缝合后

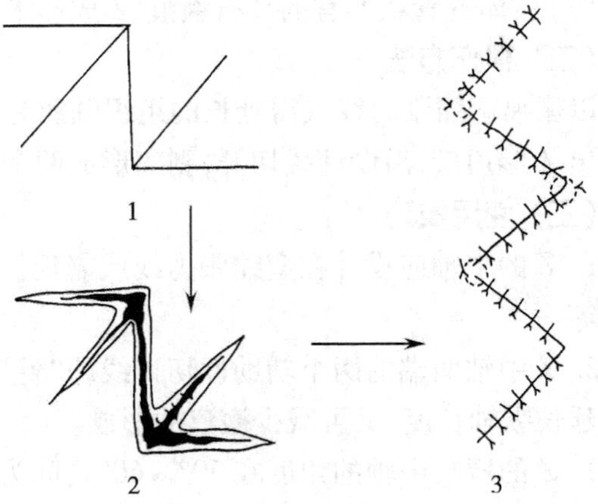

图 4-19 四瓣法 Z 成形术

1. 切口设计；2. 切开后皮瓣形成；3. 皮瓣交换位置缝合后

5. 五瓣 Z 成形术 Mustarde 法矫正内眦赘皮采用的就是这种方法。在设计时其长轴要做在瘢痕或赘皮的长轴上，松解时要有一个大皮瓣设计在正常的皮肤上，这样可改变瘢痕中胶原纤维的排列方向，延长的长度也长，手术也不复杂(图 4-20)。

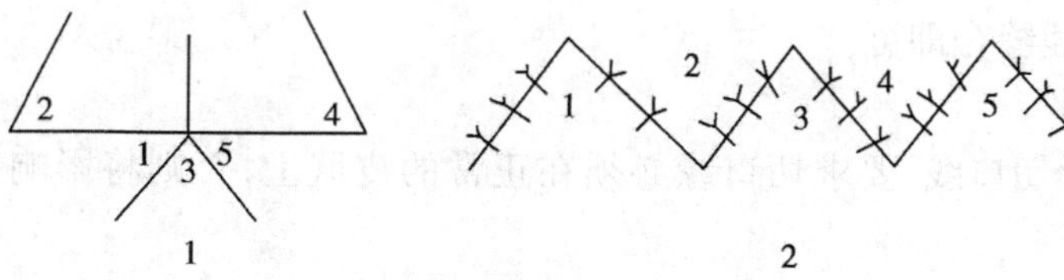

图 4-20　五瓣 Z 成形术

1. 切口设计线;2. 缝合后

四 V-Y 成形术和 Y-V 成形术

这种方法是利用组织的松弛性,在拟延长的部位做 V 形切口,形成三角形皮瓣,稍加剥离后,将皮瓣纵向推进到预期的位置缝合,使得缝合后的痕迹呈 Y 形而得名(图 4-21)。常用于口唇、眼睑、颈部及鼻小柱等部位的组织延长或瘢痕的松解。同理也可做 Y-V 成形术(图 4-22),在相应的部位做 Y 形切口,皮瓣推行缝合后成 V 形,以增加该部位的宽度,修复创面。

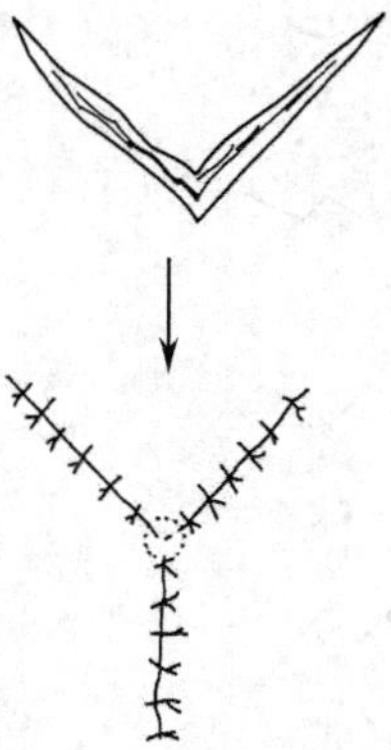

图 4-21　V-Y 成形法

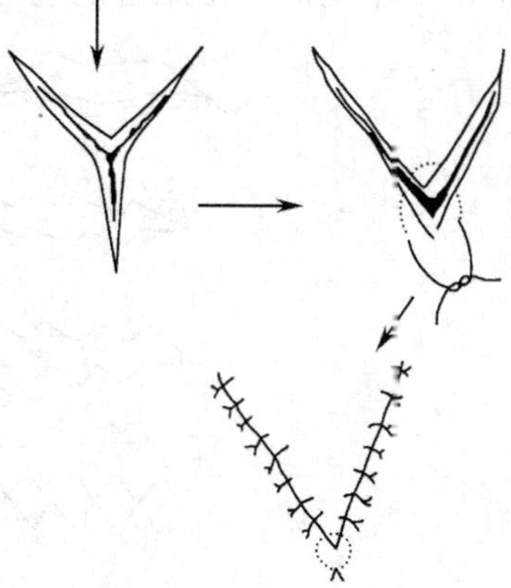

图 4-22　Y-V 成形法

五 W 成形术

W 成形术实际上是由 Z 成形术演化而来的,它可视为多个 Z 成形术的连续操作,常用于头面部处理外伤性条索状瘢痕,可避免因单纯切除缝合后形成的较为明显的直线瘢痕,美容效果更佳。

其原理是将长而直的瘢痕分解为小而曲折的瘢痕,使得与皮纹交叉的大瘢痕转变为部分顺皮纹方向的小瘢痕,利用光线反差的错觉使瘢痕变得不明显。

(一) 适应证

适用于颜面部狭长的局限性、凹陷性或条索性线性瘢痕的修复。

(二) 操作方法

根据病变组织的长度和宽度,用画笔沿其纵轴方向,在病变的两侧绘出连续 W 形的切口设计线,将两侧切口线间的病变组织连同正常组织一起切除,充分松解,形成皮瓣,再将创缘的三角形皮瓣互相嵌插缝合即可。

（三）使用技巧

1. 设计的 W 形切口线，要求切口缘必须在正常的皮肤上，否则将影响伤口的愈合，即使愈合外观也不平整。

2. 切口设计时，应充分考虑皮肤的纹路问题，使尽可能多的斜形切口线与皮纹走向一致，方可达到化整为零，瘢痕不明显的目的。

3. 三角形皮瓣的长臂一般为 5～8mm，皮瓣的夹角以 60°～90°为佳，实际运用时可根据具体情况调整，当皮瓣两臂长度相等时，易于操作，否则要求两侧皮瓣的形状要相互对应，以免难以准确嵌插对合，创缘形成的小三角形之间的间距以 5mm 最好，过小时皮瓣尖端不易存活，过大则达不到美容的目的。

4. 皮瓣在形成时须充分松解，使之在无张力的情况下对合。

（四）常用的 W 成形术及其应用

W 成形术大致可分为：山形、叠瓦形、波浪形、菱形和混合型等（图 4-23）。山形和叠瓦形最为常用，在额部及面颊部的纵形瘢痕的修复中经常采用；波浪形适用于前额的水平状瘢痕；菱形多用于手术后合并有缝线瘢痕的条索状瘢痕的修复；对于穿过皮肤自然皱襞的瘢痕，可采用两端的 W 形与中间的 Z 形结合的混合型。

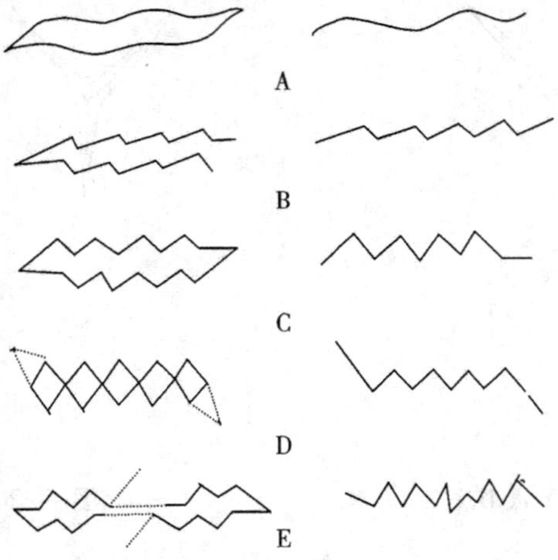

图 4-23　各种 W 成形术

A. 波浪型；B. 叠压型；C. 山型；D. 菱型；E. 混合型

W 成形术时不可避免地要切除两侧切口间的部分正常组织。小三角瓣越多，切除的正常组织也就越多，这在一些组织松动性较小的部位难以采用，此外虽然可通过小三角皮瓣使得切口与皮纹尽可能一致，但实际上与皮纹相交角度较大者仍占有一半，美容效果仍嫌不足，这些都限制了它在实际临床工作中的运用。美容外科医生要根据具体情况灵活地选择使用。

（李广帅　刘林嶓　张一鸣）

第五章　美容外科手术的麻醉及无痛管理

安全、完善的麻醉是完成各项外科手术操作的基础,美容外科手术也不例外。随着临床麻醉学的快速发展,已经为美容外科手术提供了多种安全、方便、可靠的麻醉方法。美容外科医师必须对有关的麻醉方法有所了解,对局部麻醉方法完全掌握,因为大多数美容外科手术是在局部麻醉下完成的,局部麻醉操作则由美容医师本人完成。另外,手术后的无痛管理,对保证手术效果也是非常重要的。

第一节　美容外科手术麻醉特点

较之其他外科专业的手术麻醉,美容外科手术的麻醉有以下特点:

一、一般特点

1. **年龄特点**　美容外科受术者年龄分布范围大,但以中青年为多。多数对麻醉药有较好的耐受能力。

2. **性别特点**　美容外科受术者男女均有,但以女性较多,多数女性对疼痛的耐受程度较高,一般美容手术局部麻醉即可完成。

3. **体质特点**　美容外科受术者体质健康者多、体弱者少,对麻醉药物有较好的耐受能力,麻醉药物用量相对较大。

4. **心理特点**　部分美容外科受术者,可能有不同程度的心理问题、甚至心理障碍,故麻醉及手术前要做好充分的解释工作,医患双方达成心理沟通,取得受术者的信任与合作。必要时还需受术者的亲友、家属等参与沟通。

5. **手术特点**　美容外科手术多为体表中小手术,深部手术较少,仅要求完善的镇痛即可,无需肌松等特殊要求,故麻醉相对比较简单、安全。以局部麻醉最为常用,门诊手术较多。

6. 局部麻醉多为手术医生自己进行操作,因此,美容外科医师不仅要完成手术,还要熟练掌握局部麻醉技术和局麻药物的特性、剂量等,要对麻醉效果及受术者的安全负责。

7. 美容外科手术涉及范围较广,某些部位如头面颈部血运丰富,局部麻醉药物吸收较快,易出现局部麻醉药毒性反应,因此,如在这些部位实施麻醉,局部麻醉药物应酌情减量或使用毒性较低的局部麻醉药物。

8. 小儿、特异体质、高度紧张型美容受术者,以及需做复杂的大型美容外科手术者,应收治入院,在麻醉专科医师的配合下完成手术,以提高麻醉安全性,保证麻醉效果。

9. 美容外科手术的包扎和固定过程，是手术的重要步骤，必须有良好的麻醉配合，因此麻醉医师不可过早地终止麻醉，且苏醒期要求平稳，无恶心、呕吐或躁动，以免影响包扎和固定过程，造成缝线扯开、伤口出血、皮片移位、皮瓣撕脱及其他植入代用品脱出破坏等而影响美容手术效果。

10. 美容外科手术操作细致，部分手术时间冗长，虽不需要深麻醉和肌肉松弛，但维持长时间的麻醉要求浅而平稳。循环血液、液体出入量的平衡和体温的控制等均应严密细致。

11. 较之其他外科专业手术，美容外科手术多为“锦上添花”的手术，必须保证美容受术者的绝对安全，容不得半点差错。因此，对麻醉的要求也必须是安全、完善、舒适、可靠。麻醉医师必须具有高度的责任心，对美容受术者必须高度负责，严肃认真，一丝不苟，精益求精地完成麻醉操作和手术中各项管理工作。

二 眼、耳、鼻部美容手术的麻醉特点

1. 眼部美容手术除小儿受术者外大部分可在局部麻醉下完成。眼部手术时应注意预防迷走神经反射。迷走神经反射是因手术中过度牵拉眼肌尤其是内直肌时引起的神经反射。可引起眼胃反射，发生恶心、呕吐等情况。也可引起眼心反射，导致心率减慢，甚至心搏骤停。术中还应避免压迫眼球等导致眼内压增高的操作。

2. 耳部美容手术也多可在局部麻醉下完成，小儿及较大手术如全耳再造术则应在全身麻醉下施术。

3. 鼻部美容手术可在局部麻醉下完成。但小儿以及较大的手术如全鼻再造术等则应在全身麻醉下施术。因鼻部与呼吸道相通，为避免术中出血被误吸进入呼吸道，可在气管插管全身麻醉下施术。

三 口腔、颌面部美容手术的麻醉特点

1. 口腔、颌面部美容手术的麻醉 为了不影响手术医师的手术操作，受术者的头位因手术需要而异，不一定是适合通气的最佳位置，麻醉医师也往往必须远离美容受术者的头部。尽管有时会影响对受术者术中情况的良好观察和处理，但麻醉医师应严密观察美容受术者的血压、脉搏和胸部或腹部的呼吸运动状况。有条件的可借助监护仪器进行监测，以判断美容受术者的术中情况。除局部麻醉外，全麻均应气管插管，也可使用有套囊的加强型气管导管或用纱条填塞封闭咽腔，使口咽腔与呼吸道分隔，确保呼吸道通畅并辅助或控制呼吸，保证通气良好。手术中麻醉医师必须保持高度警惕，随时处理可能出现的各种意外情况。

2. 部分口腔、颌面部受术者，张口困难、颈部运动受限，甚至伴有气管移位现象。此类受术者麻醉操作较为困难，应引起足够重视，如经口腔气管插管困难时，可考虑经鼻腔气管插管，还可在纤维支气管镜的引导下气管插管。事先应充分考虑，做好必要的思想和物质准备。

3. 口腔、颌面部神经血管分布丰富。较大的手术，不仅手术刺激强烈，而且术中失血也较

多，且不易控制，要注意及时补充失血，必要时采用降压术减少失血，预防和治疗可能发生的休克等情况。

四 躯干、四肢美容手术的麻醉特点

躯干、四肢的美容手术多为位置表浅的体表手术。可选择在局部麻醉或椎管内麻醉下进行，必要时也可选择全身麻醉。小儿受术者则需在全身麻醉下施术。

第二节 美容外科手术麻醉前准备

保证美容外科受术者手术中无痛、安全是麻醉医师的职责，要达到这一目的，麻醉医师必须在麻醉前对受术者的身体状况有详细的了解，并做好充分的评估及完善的术前准备。

一 麻醉前访问

麻醉医师必须在麻醉前访问美容受术者，阅读病历、询问病史和进行必要的体格检查，以对美容受术者的身体状况等有一个全面系统的了解，针对性地进行术前准备和选择适当的麻醉方法，并简要地向美容受术者介绍麻醉的有关问题，充分沟通，消除其思想顾虑，取得其理解、信任和配合。

1. 询问病史 询问病史应重点放在与麻醉相关的问题上。了解美容受术者能否胜任较重的体力劳动或剧烈的运动；有无烟、酒等特殊嗜好；有无药物依赖或成瘾；既往所患急慢性疾病及药物等治疗情况；既往有无麻醉史、手术史、药物过敏史等。

2. 体格检查 重点放在有关对麻醉有影响的部位和器官的检查上。注意美容受术者的发育和营养状况；注意其胸部有无畸形，呼吸是否正常，并听诊肺部情况；检查心脏大小，听诊心音，并检查脉搏和血压等；检查肝脾有无肿大，腹部有无异常；拟行全身麻醉者应检查口、鼻、咽喉、牙齿和扁桃体等；拟行椎管内麻醉者必须检查脊柱有无畸形，穿刺部位有无感染等；拟行神经阻滞麻醉者应检查解剖标志是否清楚，穿刺点附近有无感染等；需静脉穿刺者应检查四肢静脉情况，估计穿刺是否困难。

3. 辅助检查 查看美容受术者已进行的各项辅助检查，了解有无异常，并结合病史和体格检查情况决定是否进行必要的补充检查，如有需要应及时向管床医师提出建议。一般手术均应做血常规、出血时间、凝血时间、胸部 X 线透视、心电图等常规检查。较大手术或需输血的手术还应做肝肾功能等检查。HBsAg、HIV、HCV 等特殊检查也是必需的。

二 受术者情况评估

根据病史、体格检查和各项辅助检查结果，综合分析美容受术者的情况，对其身体状况进行评估，估计美容受术者对麻醉的耐受性。美国麻醉医师协会(ASA)将病情分为 5 级，对病情的判断有重要价值：

Ⅰ级：体格健康，发育营养良好，各器官功能正常；

Ⅱ级：除外科疾病外，有轻度并存疾病，但功能代偿健全；

Ⅲ级：并存疾病较严重，体力活动受限，但尚能应付日常工作；

Ⅳ级：并存疾病严重，丧失日常工作能力，经常面对生命威胁的患者。

Ⅴ级：无论手术与否，生命难以维持24小时的濒死患者。

美容外科一般只接收病情Ⅰ～Ⅱ级的美容受术者，以及部分病情Ⅲ级的美容受术者。病情Ⅳ级以上的患者，则禁止进行任何美容外科手术。

三 麻醉前准备

美容外科受术者身体一般均较为健康，麻醉前无需过多复杂的准备。但也应做好必要的准备，以保持和恢复受术者主要器官功能状态，使其处于良好状态，以便能较好地耐受手术和麻醉。

1. 一般准备 全身情况良好，各系统器官功能正常者，手术前仅需一般准备即可施术。成人术前禁食12小时，禁饮4小时；小儿术前禁食4～8小时，禁饮2～3小时。术前排空大小便，较大手术应留置导尿管。进入手术室前应取下义齿、发夹、眼镜、手表、首饰等佩戴物。

2. 特殊准备 部分美容受术者需进行特殊准备。营养状况不良者应补充营养，应使血红蛋白达80g/L以上；合并高血压者应将血压降至收缩压低于180mmHg，舒张压低于100mmHg；合并糖尿病者应将空腹血糖控制在8.3mmol/L以下，尿糖低于（++），尿酮体阴性方可慎重施术。急性呼吸道感染应完全恢复后施术，慢性呼吸道感染应在缓解期施术。较严重全身疾患应避免实施美容外科手术。

四 麻醉前用药

为了减少患者的精神紧张，增强麻醉效果，减少麻醉药物的不良反应，在麻醉前使用一些必要的药物，为麻醉前用药。

1. 用药目的 麻醉前用药的目的是：①消除受术者紧张、焦虑和恐惧心情，使其情绪安定，充分合作。同时可增强全身麻醉药的效果，减少全麻药的用量及其不良反应。对一些不良刺激可产生遗忘作用。②提高受术者的痛阈，使其在麻醉操作过程中能充分合作。③抑制呼吸道腺体分泌功能，减少唾液分泌，保持口腔内干燥，防止术中发生误吸。④消除因手术或麻醉引起的不良反射，特别是迷走神经反射，抑制因激动或疼痛引起的交感神经兴奋，维持血流动力学稳定。

2. 常用药物

（1）安定镇静药：具有镇静、催眠、抗焦虑和抗惊厥作用，对局部麻醉药的毒性反应也有一定的防治作用。常用药为地西泮（安定，diazepam），成人口服剂量为2.5～5mg，静脉或肌内注射剂量为5～10mg。

（2）催眠药：具有镇静、催眠和抗惊厥作用，一般认为对预防局部麻醉药毒性反应有一定效果。主要为巴比妥类药，常用药为苯巴比妥（鲁米那，phenobarbital），成人口服剂量为30～60mg，肌内注射剂量为0.1～0.2g。

（3）镇痛药：具有镇痛和镇静作用，与全麻药有协同作用，可减少麻醉药用量。椎管内麻醉时作为辅助用药,可减轻内脏牵拉反应。常用吗啡(morphine),成人剂量为5~10mg,皮下注射。

(4)抗胆碱药:具有阻断M胆碱能受体,抑制腺体分泌的功能,进而减少呼吸道黏膜和口腔唾液的分泌。并能解除平滑肌痉挛和迷走神经兴奋对心脏的抑制等作用。常用的药物有:阿托品(atropine),成人剂量为0.5mg,肌内注射;东莨菪碱(scopolamine),成人剂量为0.3mg,肌内注射。

3. 药物选择 麻醉前用药应根据麻醉方法和受术者的情况来选择。一般情况下,全身麻醉以镇静药和抗胆碱药为主;腰麻以镇静药为主;硬膜外麻醉还有必要给予镇痛药;局部麻醉可应用安定镇静药物。麻醉前用药一般在麻醉前30~60分钟肌内注射。精神紧张者,可在手术前晚口服催眠药或安定镇静药,以消除其紧张情绪。

第三节 常用麻醉方法和选择

一 常用麻醉方法

美容外科手术常用的麻醉方法有局部麻醉、椎管内麻醉和全身麻醉。局部麻醉因对生理功能干扰小,易于管理而最为常用。

(一)局部麻醉

常用的局部麻醉方法有表面麻醉、局部浸润麻醉、区域阻滞麻醉及神经阻滞麻醉四种。

1. 表面麻醉 用穿透力强的局部麻醉药施用于黏膜表面,使其透过黏膜阻滞黏膜下的神经末梢,产生黏膜麻醉,为表面麻醉。

(1)结膜囊表面麻醉:用0.5%丁卡因液或1%利多卡因液,以滴入法给药,每次1~2滴,每隔2~5分钟滴一次,共2~5次。

(2)男性尿道黏膜表面麻醉:采用灌注法给药,注射器头上接一小段合适的导尿胶管,注入0.5%丁卡因液或1%利多卡因液2~3ml,给药后提起阴茎头3~5分钟即可。

(3)皮肤表面麻醉:较为浅表的皮肤表面手术,应用复方利多卡因乳膏等术区表面涂布,等待30分钟后施术。

2. 局部浸润麻醉 局部浸润麻醉是将麻醉药物注入局部组织内,以麻醉神经末梢,使局部神经末梢失去传导痛觉的功能,从而产生局部麻醉效果。局部浸润麻醉在美容外科手术中很常用,适用于皮肤组织松软部位的小手术。基本操作方法是快速进针,刺入皮肤或黏膜下,均匀缓慢推注麻醉药物。常用方法有:

(1)一针式浸润:做皮肤1.0cm以内的微小良性病变切除时,将针头从病灶旁边进针,直接刺入病灶中央下方真皮下层,注入药物使局部皮肤隆起,稍超过病灶边缘,退针后轻轻按摩局部,使麻醉药物扩散,产生麻醉效果后即可施术。

(2)线形浸润:注射皮丘后沿切口线缓慢进针,均匀推注麻醉药物形成条形皮丘,另在条形皮丘末端进针,重复以上操作,完成整条切口线麻醉药注射。如前进时注药不均匀,可在退针时做适当补充注射。

(3)深部浸润:做深部组织手术时,皮下浸润并切开皮肤后,深部组织逐层浸润逐层切开。

(4)肿胀浸润麻醉:肿胀浸润麻醉(tumescent technique)简称肿胀麻醉。术中向皮下组织内注入大量复方局麻药物，使局部组织变得水肿、坚硬，以利于脂肪抽吸等手术操作。肿胀麻醉中的局麻药物的用量较常规用量大，但由于其浓度低，且大量堆积在局部组织内，并在手术操作过程中大量丢失，加之肾上腺素的作用，大量临床应用表明并不会出现局麻药中毒现象。由于麻醉药液注射量大，术中可利用加压注射装置或连续注射器进行快速广泛的肿胀注射。肿胀麻醉方法简便、并发症少、利于手术、出血量少、麻醉时间长。常用的肿胀麻醉液配置方法如下：

1）脂肪抽吸术肿胀麻醉液的配制：2% 利多卡因液 50ml，肾上腺素 1mg，5% 碳酸氢钠 12.5ml，生理盐水 1000ml。利多卡因终浓度为 0.1%，肾上腺素终浓度为 1∶1000 000。

2）低渗肿胀麻醉液的配制：2% 利多卡因液 30ml，肾上腺素 1mg，生理盐水 500ml，注射用水 500ml，利多卡因终浓度为 0.06%，肾上腺素终浓度为 1∶1000 000。适用于超声吸脂手术。

3）普通肿胀麻醉液的配制：2% 利多卡因液 10ml，0.75% 布比卡因液 10ml，肾上腺素 0.125～0.5mg，生理盐水 80ml，终容量 100ml，适用于一般美容手术。头颈部手术时可加大肾上腺素量。

3. 区域阻滞

（1）环形浸润：操作时用多个条形皮丘构成一个环形麻醉阻滞区，常用的有三角形浸润、四边形浸润和圆环形浸润等。

（2）间接式浸润：操作时先做皮下环形浸润麻醉，然后在已做好的条形皮丘上进针，向深部注射麻醉药，形成立体麻醉墙，立体包围阻滞病变区域。

4. 神经阻滞麻醉

（1）眶上神经和滑车上神经阻滞

1）标志点：眶上神经从眶缘中内 1/3 交界处的眶上切迹（或眶上孔）穿出，距中线约 2.5cm。滑车上神经在眼眶上鼻角处出眶，距中线约 1.7cm。两条神经均位于骨膜浅面。

2）麻醉方法：左拇指保护眶缘，左示指扪及眶上孔处，垂直进针至骨面，有异感或针进入眶上孔时注药 1～1.5ml 阻滞眶上神经，退针至皮下，沿眶缘向内侧进针至眼眶上鼻角处，注药 1ml 阻滞滑车上神经，或在眶缘上鼻角处穿刺注药阻滞滑车上神经。

（2）泪腺神经阻滞

1）标志点：泪腺及泪腺神经在外眶正上方，眶壁与眼球之间。

2）麻醉方法：在外眦上方的眶上缘处进针至骨面，再将针尖贴骨面向眶壁深部约 0.5cm，注药 0.5～1ml。

（3）颧颞神经阻滞

1）标志点：颧颞神经从颧颞孔穿出后进入颞窝，在颞肌前缘距颧弓上方 2.0cm 处穿出至颞浅筋膜层浅面。

2）麻醉方法：在颧颞神经穿出点垂直进针约 0.5cm 深，注药 1ml。

（4）眶下神经阻滞

1）标志点：眶下管由外上向内下走行，其开口眶下孔在眶下缘下部 0.6～0.8cm 处。

2）麻醉方法：左手示指扪及眶下孔，在鼻翼外侧 0.5～1cm 处进针，与皮肤成 45°角，刺向眶下孔方向，针刺入眶下孔 0.5cm，注药 1ml，阻滞眶下神经。

（5）鼻旁神经和滑车下神经阻滞

1)标志点:鼻旁神经在鼻骨下缘近中线的凹陷部与鼻上软骨交界处穿出至皮下层。滑车下神经在内眦部偏上的眶缘处出眼眶至皮下层。

2)麻醉方法:左手示指扪及鼻骨下缘凹陷处,在鼻侧面鼻翼上方进针,针在皮下上行至鼻旁神经穿出点,注药0.5ml阻滞鼻旁神经,稍退针后继续上行至内眦部偏上的眶缘处注药0.5ml阻滞滑车下神经。

(6)耳颞神经阻滞

1)标志点:耳颞神经主干在耳屏以上2~3cm范围内颞浅筋膜下层与颞浅动脉伴行。

2)麻醉方法:左手示指扪及颞浅动脉搏动,在动脉后侧进针,刺入0.5cm至深筋膜浅面,注药1ml,对耳屏为低位阻滞,耳上极为高位阻滞。

(7)颏神经阻滞

1)标志点:颏神经从下颌骨颏孔管穿出,颏孔管从后上向前下走行,其开口在下颌第1、2前磨牙下方,牙面至下颌缘中点处。

2)麻醉方法:左示指触摸颏孔,在颏孔后上方向前下穿刺,进入颏孔后注药1ml,或在相当于颏孔处的骨面上注药2ml。

(8)肋间神经阻滞麻醉

1)麻醉方法:患者仰卧、双手抱头,胸部稍垫高,以腋中线与各肋骨下缘交点为穿刺点,左手示指端压住肋间隙,垂直进针至肋骨下缘的骨面,左手示指将皮肤下移的同时右手轻轻提针使针尖能滑过肋骨下缘,再进针0.3~0.5cm,回抽无血,即可注药3ml。

2)注意事项:操作时不可穿透胸膜;隆乳术麻醉时,作双侧3~6肋间神经阻滞,应注意防止用药过量。

(二)椎管内麻醉

椎管内麻醉指将局部麻醉药物注入椎管内的不同腔隙,使脊神经所支配的相应区域产生麻醉作用,包括蛛网膜下腔阻滞麻醉和硬脊膜外腔阻滞麻醉,后者还包括骶管麻醉。椎管内麻醉均是通过阻滞脊神经,从而阻止交感、感觉和运动神经纤维。椎管内麻醉下,受术者神志清醒,镇痛完善,对生理扰乱轻,麻醉时间不受限制。

椎管内麻醉操作常由麻醉专科医师实施,目前在我国应用颇为广泛。

(三)全身麻醉

全身麻醉系麻醉药物从不同途径进入中枢神经系统,产生抑制,使受术者神志和全身痛觉消失,其抑制的深浅与血液中的药物浓度相关,可控性强。在麻醉药物排出体外或在体内破坏后,受术者神志逐渐恢复,不留任何后遗症。全身麻醉的给药途径包括静脉注射、肌内注射、经呼吸道吸入及直肠内灌注等。

全身麻醉的操作应由麻醉专科医师实施。

1. 静脉注射 静脉注射给药是最肯定的途径,具有对呼吸道无刺激性,诱导迅速,受术者苏醒较快,舒适,不燃烧,不爆炸和操作比较简单等优点。但静脉麻醉药多数镇痛不强,且药物需在体内分解,可控性不如吸入麻醉。静脉注射的给药方式有单次注入法、分次注入法和连续滴注法三种。目前常用的静脉麻醉药物有氯胺酮、乙托咪酯和丙泊酚等。

2. 肌内注射 麻醉药物肌内注射与静脉注射相比,起效缓慢,效果较不肯定。氯胺酮肌内注射是目前小儿手术最常用的麻醉方法。

3. 吸入麻醉 药物经呼吸道吸收非常迅速,在体内代谢少,分解少,大多数以原形经呼吸道排出,麻醉深浅易于控制,临床应用较为安全,因此被广泛采用。小儿肺泡吸入全麻药物浓度增高比成人快，年龄越小，其摄取麻醉药进入肺泡越快，故小儿采用吸入麻醉时应注意到这一特点。目前，临床常用的吸入全麻药有安氟醚、异氟醚、七氟醚等。

4. 直肠内灌注 直肠内灌注也不失为麻醉给药的又一途径，尤以小儿手术应用较多。4岁以下的小儿应用肛门栓或直肠内灌注药物，如戊巴比妥，通常能很好吸收。但应用局限，很多药物的吸收较难肯定。

二 麻醉方法的选择

1. 受术者年龄 小儿及少年美容手术者多选择全身麻醉。对于少数较大年龄的少年，如果其性情勇敢，能承受一定的痛苦，善于合作，如手术时间不长也可采用局部麻醉。成人体表中、小手术多选择局部麻醉。局部麻醉下完成大手术可合并使用清醒镇静麻醉。少数操作复杂、时间长的大手术适用全身麻醉或椎管内麻醉。

2. 受术者的精神状态及意愿 对于心理安慰无效的紧张个体，局部麻醉下可完成的手术可配合使用镇静药物。对过分恐惧疼痛，不愿觉察手术过程的美容受术者，可根据受术者的要求选择全身麻醉。

3. 手术操作的要求 部分手术中需受术者配合，宜做局部麻醉。有的手术要求术区不能因为局部注射药物而变形，以便于观察手术的即时效果，应尽可能选择神经小分支的阻滞麻醉。

4. 减少麻醉并发症的需要 为了减少麻醉并发症，提倡在可靠的局部麻醉下施术。

5. 术区情况 局麻手术中，如术区有病变、感染灶等。组织成活力差或恶性皮肤病变切除，则禁忌局部浸润麻醉，应选择神经阻滞麻醉，区域阻滞麻醉等。

6. 医院条件 在无经验丰富的麻醉专科医师时，手术医师只要有可靠的局麻技术，对某些大手术，应用局麻施术，仍不影响精细的手术操作。

第四节 麻醉的监测和管理

一 麻醉期间的监测和管理

在手术麻醉期间，由于手术创伤和失血，麻醉方法和药物的影响，以及体位的改变等因素，都可对受术者的生理和心理带来不同程度的影响。因此，麻醉期间麻醉医师应主动采取措施预防严重生理变化的发生，密切观察受术者各种生理功能的变化，力求尽早发现和及时纠正，以免发生严重并发症。

（一）呼吸的监测和管理

1. 呼吸观察项目 主要观察受术者呼吸运动的频率、幅度、节律、方式（胸式呼吸或腹式呼吸）及呼吸道畅通度等。也可借助听诊器监听呼吸音的音量、音质变化。监听呼吸道有无分泌物潴留，监听咽喉及支气管痉挛时出现的异常呼吸音等。全身麻醉时可间接监听麻醉机螺纹管的呼吸音。同时在光线明亮的条件下观察口唇黏膜、指甲、耳垂、颜面及手术野内出血的颜色等。对较大而复杂的手术还应监测呼吸呼气末 CO_2 及吸入氧浓度、脉搏血氧饱和度、血气变化、每分钟通气量变化等，以避免缺氧、CO_2 蓄积和酸碱平衡失调。

2. 呼吸异常的处理 常见的呼吸异常有：①屏气：多是由麻醉浅而手术刺激较强引起。应暂停手术刺激并适当加深麻醉。②呼吸过速：呼吸频率可超过每分钟40次，幅度可深，常见于缺氧和二氧化碳蓄积时，尤以二氧化碳蓄积时为甚，应检查麻醉机活瓣是否失灵，钠石灰是否失效及气管插管深度是否合适或是否因浅麻醉下手术刺激过强所致。③呼吸抑制：包括呼吸减弱或呼吸停止，但无呼吸道梗阻，多为镇痛药逾量或麻醉过深及肌松药物应用等所致。应调整麻醉药物用量。④梗阻性呼吸：主要由于呼吸道梗阻所出现的呼吸变化。表现为胸部和腹部呼吸运动反常，即膈肌下降时胸部不扩张。甚至有胸骨上窝下陷及肋间肌内陷。如发生完全性梗阻，受术者可出现强烈的呼吸动作而无通气发生。如不解除，可很快出现呼吸衰竭。应及时发现原因，迅速解除。⑤喉痉挛和支气管痉挛：喉痉挛可发生于麻醉的任何时期，是一种严重的并发症。轻度喉痉挛仅在吸气时出现喉鸣，解除局部刺激可缓解。中度喉痉挛在呼气和吸气时均出现喉鸣，除立即解除原因外应加压吸氧。严重喉痉挛时受术者呼吸道完全梗阻，无法进行正压呼吸，必须立即给肌松药并行气管内插管人工呼吸。支气管痉挛的临床表现为呼吸困难、喘鸣、广泛笛音等。

3. 术中应严密观察有无导管扭曲、折叠、滑脱及接口异常等情况，及时发现，及时处理。

（二）循环的监测和管理

1. 循环观察项目 对历时较长的手术，麻醉期间对循环功能的检测尤为重要。非创伤性的检测简便易行，并发症少，主要包括心电图、脉搏、无创动脉压、动脉血氧饱和度、周围灌注、失血量等。对局部麻醉下历时较短的手术，可借助触摸桡动脉、颞浅动脉、足背动脉观察脉搏频率、节律。对脉律不齐者应作心电图监测，以确定其心律失常的性质。动脉血压的监测目前仍以臂袖法常用。

2. 循环异常的处理 麻醉期间循环系统变化形式是多样的。主要是血压降低、血压升高、心律失常、心动过速、心动过缓、心力衰竭、休克及心搏骤停等。应根据不同情况采取快速补液，控制输液，调整麻醉深度，应用血管活性药物、急救复苏等措施。

（三）中枢神经系统的监测和管理

麻醉期间应注意受术者的神志变化。术中缺氧者常昏迷不醒或苏醒延迟。局麻药中毒者早期有神志淡漠，中期可出现面部小肌肉震颤、抽搐，严重者全身惊厥，神志不清，甚至呼吸、心跳停止。小儿体温调节中枢发育不完善，麻醉期间易受外界环境温度影响，因此要注意其体温变化并保持手术室温度恒定。

二 麻醉恢复期的监测和管理

手术和麻醉过程虽然结束，但手术和麻醉对受术者的生理和心理影响并未完全消除。在麻醉恢复期，受术者的呼吸和循环功能仍处于不稳定状态，各种保护性反射仍未完全恢复，其潜在的危险性不亚于麻醉诱导期，因此，必要的监测和管理是十分重要的。

1. 常规监测 在麻醉恢复期应常规监测心电图、血压、脉搏和呼吸频率，每5～15分钟一次，并加以记录，直至受术者完全恢复正常。较大手术应常规吸氧。全身麻醉者应注意其神志恢复情况和速度。椎管内麻醉则应注意其阻滞部位的感觉和运动的恢复情况。

2. 全麻后清醒延迟的处理 常见原因主要是全麻药的残余作用，包括吸入和静脉全麻药物及麻醉性镇痛药等。可通过改善通气和高流量吸氧等将药物迅速排出体外。对术后长时间不醒者，应进一步查找原因，针对性地进行治疗。

3. 维持呼吸道通畅 引起呼吸道梗阻的常见原因是舌后坠和分泌物过多，处理方法是托起下颌，放置口咽通气道或鼻咽通气道，及时将分泌物吸出等。颈部手术也可因血肿形成压迫气管导致呼吸道梗阻，应面罩加压吸氧，并立即通知手术医师处理，紧急情况下可在床边将伤口开放，以解除对气管的压迫。

4. 维持循环系统的稳定 在麻醉恢复期，血压容易发生波动，体位等的变化也对循环有一定影响。术后发生低血压的常见原因有低血容量、静脉回流障碍、血管张力降低等，应针对原因加以处理。术后发生高血压的常见原因是：①术后疼痛，尿潴留，躁动等；②低氧血症和(或)高碳酸血症；③颅内压增高；④高血压者术前停用降压药物。也应针对不同原因进行处理。

5. 恶心呕吐的处理 麻醉恢复期发生恶心、呕吐者较多，对保持呼吸道通畅十分不利，如发生误吸则更加危险。可应用氟哌利多和昂丹司琼(枢复宁)等药物，能明显减少或减轻恶心、呕吐的发生。

第五节 美容外科手术术后无痛管理

术后疼痛是人体受到手术伤害刺激后的一种反应。长期以来，人们认为手术后疼痛是自然现象，是不可避免的，对手术后的疼痛只能默默地忍受，随着医学技术的发展，现已知道手术后疼痛影响机体多个系统的功能，如使心率加快、呼吸急促、血压上升。烦躁不安，继之可影响到体力的恢复、内分泌的改变，甚至会影响到手术的效果。随着社会经济条件的好转，人们的无痛要求在不断提高，手术后镇痛已势在必行。美容外科手术无论大小都会引起受术者的不同程度的疼痛，其手术后的无痛管理也应引起重视。

一、影响手术后疼痛的因素

手术后疼痛的程度常因人而异，而且影响的因素很多，诸如个人的年龄、性别、精神状态、文化修养以及社会因素等。

1. 年龄 众所周知，老年人对疼痛反应较为迟钝，幼儿亦如此。其他人群则较敏感。

2. 性别 女性对疼痛反应较男性为敏感。

3. 受术者对手术后疼痛的认识及个体差异 对疼痛认识不同对手术后疼痛的反应也不同，手术前有思想准备和无思想准备对手术后疼痛的反应亦可以完全不一样，疼痛的阈值差异也很大，有些人对轻微疼痛不敏感，另一些人则反应剧烈。

4. 医务人员的影响 医生和护士的一举一动、一言一行对受术者可产生深刻的影响，手术前和受术者的互动交流和心理护理直接影响着受术者对手术后疼痛的反应。

5. 手术切口的大小及部位 较小的手术切口手术后疼痛轻微，较大的手术切口则手术后疼痛较为明显。上腹部、胸部和四肢部位的手术其手术后疼痛较为明显，其他部位相对较轻。

6. 手术后有无并发症 手术后的血肿、肿胀、血液循环障碍、或肢体包扎过紧均会加重手术后的疼痛。手术后三天仍有疼痛或疼痛加剧，要考虑是否有伤口感染的存在。

二 手术后疼痛的危害

手术后疼痛本身是机体的一个保护机制，以制约受术者的活动以免遭受许多可以避免的不良后果。然而从另一方面来看，由于疼痛可使其他一些自卫功能受限，也可导致另外的不良预后。有相当一部分的手术后并发症与手术后疼痛关联，不能不引起关注。由于手术后疼痛常可导致受术者不愿早期下床活动、做深呼吸、咳嗽或不愿改变体位，进而出现手术后的一些并发症，如肺部感染、肺不张、尿潴留、尿路感染或静脉栓塞等。

三 手术后镇痛药物及方法

1. 常用手术后镇痛药物 手术后镇痛药物分为两种：麻醉性镇痛药及非麻醉性镇痛药。前者属强效镇痛药，后者属中效或低效镇痛药。其作用部位也有所不同，麻醉性镇痛药主要作用于中枢神经系统与受体；部分非麻醉性镇痛药作用于中枢神经系统，部分作用于外周神经系统，常有抗痉挛性能与退热作用，但镇痛效果稍差。常用的麻醉性镇痛药有吗啡、哌替啶、阿法罗定（安侬痛）、芬太尼、丁丙诺啡、美沙酮、喷他佐辛（镇痛新）和曲马朵等。非麻醉性镇痛药有安替比林、安乃近、吲哚美辛、对乙酰氨基酚（扑热息痛）、地西泮（安定）和咪哒唑仑（咪唑安定）等。

2. 常用手术后镇痛方法 由于手术后疼痛的治疗只能是针对症状的治疗，因此，镇痛的主要方法是阻断伤害性刺激的传导径路，提高机体的痛阈，减少其他加重伤害性刺激的因素。目前对手术后镇痛的方法很多，但不能用单一方法来解决所有的手术后疼痛。严格来说，尚不能达到“完全无痛”的要求。采用的方法既要根据手术部位来选择，又要注意到个体差异和特异性，用综合或联合的方法来解决。同时还要注意到心理治疗方面的一些问题，不可偏废。常用手术后镇痛方法有局部镇痛、椎管内镇痛（硬膜外腔注药镇痛泵）、神经阻滞镇痛法、针刺镇痛及神经电刺激、联合用药镇痛法（静脉镇痛泵）等。

四 美容外科手术后无痛管理

美容外科手术均不同程度的引起受术者的手术后疼痛，正确处理手术后疼痛可以减轻求美者的痛苦，减少术后并发症，让求美者不必付出“忍痛”的代价而变得更美丽，使美容外科手术整个围术期达到无痛。为达到这个目标，可从以下几方面着手进行。

1. 手术前了解求美者是否接受过其他外科手术，以及求美者对疼痛的耐受性，向其介绍美容外科手术的简单情况，局部麻醉和全身麻醉的区别，手术中可以达到无痛，手术后可能会出现轻微的疼痛和不适。让其准备充分，取得求美者的积极配合，对预防和控制手术后疼痛非常有利。

2. 对接受较小的美容外科手术者，如重睑术、隆鼻术以及其他小的美容手术者，手术后疼痛一般比较轻微，手术后可适当给予地西泮类或其他镇静类药物（口服即可），如疼痛比较剧烈，要考虑是否有手术后并发症，应仔细检查发现，并对症处理。

3. 接受较大美容外科手术者，如接受大面积的除皱手术、颅颌面整形手术、大面积脂肪抽吸术、腹壁整形手术、乳房整形手术（隆乳术、乳房缩小术），手术创伤较大，手术后疼痛可能较明显，手术后一般可给予麻醉性镇痛药（口服或肌内注射），如手术中采用硬膜外麻醉，手术后可利用硬膜外腔注药镇痛泵，若采取的是全麻则可选用静脉镇痛泵。三天后可去除镇痛泵。一般此后不会再出现疼痛，否则要考虑是否有手术后并发症，检查手术部位是否有出血或血肿、包扎是否过紧、手术部位有无血液循环障碍等。

4. 手术后密切观察受术者，了解手术后的情况，发现问题及时处理。

（牛扶幼　韩雪萍）

第六章 常用医用生物材料及组织代用品

第一节 概 述

医用生物材料(biomedical materials)是修复或替代人体组织或器官功能的非药理性物质。由于不存在供区损伤,数量充足,节约手术时间,外科医生一直梦想着理想的生物材料的诞生。因此医用生物材料的开发始终伴随着医学的发展而发展。但古代、近代落后的科学技术却制约了生物材料科学的发展。20 世纪 60 年代,医用硅胶成功的开发与临床应用,标志着生物材料领域的快速发展。此后一大批医用生物材料相继问世,为临床应用奠定了广泛的基础,也大大地推动了临床医学的发展。目前生物材料已成为美容外科医生不可或缺的有力武器。

美容外科临床应用的生物材料种类繁多,按其来源可分为天然和人工生物材料,后者又进一步分为高分子材料、金属和无机非金属材料。天然的生物材料来源于生物体,比如注射用胶原、透明质酸等,天然生物材料在适应各种功能需要和环境过程中形成了错综复杂的内部结构和整体多样性。同时也表现为相同组织器官功能的相似性和不同个体之间组织结构的差异性。这就决定了天然生物材料良好的组织相容性,但也存在过敏,排斥反应等问题。随着这些问题的解决,该类产品有望成为未来生物材料的主流产品;高分子聚合物结构稳定,具有生物惰性,易于成形,是目前应用较为广泛的一类材料;金属材料机械强度大,耐腐蚀性强,植入体内生物相容性好、稳定、不变形;无机非金属材料可以耐受各种消毒灭菌处理,具有良好的生物相容性,对人体无毒性作用,不产生排斥反应。部分陶瓷还具有促使人体硬组织再生和修复的能力。

医用生物材料按照使用方式还分为外用性生物材料和内用性生物材料,前者又称为赝复体,后者还称为植入性材料。前者多用于修复再造外科领域,以改善那些还不具备手术条件的患者掩饰体表器官的缺损畸形。美容外科所涉及的生物材料多为后者,即植入性的生物材料,本章也以植入性生物材料为重点。下述内容所阐述的生物材料,也是指的植入性生物材料。

生物材料长期植入人体替代组织和器官,应该终生保证材料的安全性和有效性。因此,生物材料进入临床广泛应用之前,必须进行严格的安全性评价。即对生物材料进行长期、永久的安全性和有效性评价,也就是对其终生评价。决定医用生物材料的安全因素十分复杂。一方面材料本身的化学成分、化学组成、理化特征和表面性质是决定因素;另一方面与植入部位的条件和环境因素等也有密切关系。但目前的科学技术水平还达不到在一定的时限内完成终生评价的目的,而只是相对的安全性及有效性的评价。因此必须通过临床实践长期观察才能证明一种材料永久或终生的安全性和有效性。对此,临床医师必须保持清醒的认识。

我国的生物材料安全评价内容包括:①细胞毒性试验;②急性全身毒性试验;③溶血试验;④过敏试验;⑤刺激试验;⑥植入试验;⑦热原试验;⑧血液相容试验;⑨皮内反应试验;⑩生物降解试验;⑪遗传毒性试验;⑫致癌试验;⑬生殖与发育毒性试验;⑭亚慢性毒性试验;⑮慢性毒性试验;⑯药物动力学试验。

由此可见,一种材料经过安全性评价和监测后,获国家食品药品监督管理局相关部门批准后投入临床应用,只是其理化特征、动物试验(最长 2 年或动物生命期 1/4 的时间)验证和临床短期试用符合目前的安全评价标准。这只是医用生物材料安全性评价的第一步。在材料投入临床使用以后,临床医师除了正确使用这些生物材料外,还要密切关注其可能存在但还没有发现的威胁人体健康的不良事件。

在我国,植入性生物材料属第三类医疗器械。2000 年国家食品药品监督管理局颁布的《医疗器械管理条例》明确指出:获准上市的、合格的医疗器械在正常使用情况下,发生或可能发生的任何与医疗器械预期使用效果无关的有害事件称为医疗器械的不良事件。临床医师在使用生物材料时,要特别注意其是否存在下列 4 种严重损害:①导致威胁生命的疾病或伤害;②对机体功能的永久性损伤;③对机体结构的永久性破坏;④需要药物或手术介入,避免上述永久性损伤和永久性破坏等。一旦发现上述情况,应通过医院相关部门逐级报告给食品药品监督管理部门。

医用生物材料在美容外科领域的应用使许多美容外科手术变得有效、安全、简便、快捷。但是,目前我们尚未找到理想的医用生物材料。理想的生物材料应该具备下列条件:

(1)生物稳定性好,长期处在组织内不老化。

(2)物理性能适宜,不仅强度、弹性、拉力、脆性都符合要求,而且体积稳定,不易变形和不被吸收。

(3)材料易得,价格适当,便于消毒灭菌且易于加工塑型。

(4)植入人体后必须具有和人体长期的相容性。不引起炎症反应、异物反应和过敏反应。对人体无毒性、无致癌性,不会被排斥等。

由于生物材料与机体存在着一定的差异,因此生物材料有其使用的适应证和禁忌证。美容外科相关的生物材料同样具有其适应证和禁忌证。适应证包括:①体表软组织凹陷的充填,如用于泪沟、鼻唇沟等部位的充填;②体表轮廓整形的硬组织充填,如用于隆额术、颧骨增高术、隆颏术等;③体表器官的增大或再造,如用于隆鼻术、隆乳术等;④用于离断组织的固定或连接;如钢板、缝线等。禁忌证包括:①受区局部有感染病灶;②受区局部曾多次接受放射治疗;③受区局部有严重的瘢痕组织;④全身状况差,有严重的心、肺、肝疾病或糖尿病。

理想的医用生物材料为临床医生展现了美好的应用前景。但目前的医用生物材料仍然存在着各种各样的不足。临床医生在使用生物材料之前应该掌握常用生物材料的化学组成、生物相容性及生物特性,以最大限度地利用生物材料的优点,规避其不足可能给受术者带来的伤害。在按照产品说明正确地使用生物材料的同时,还要不断地观察和研究求美者在使用这些生物材料后所出现的并发症和不良事件。并向产品的研发人员不断反馈产品的各种信息,提出产品设计和使用上的改进意见,使生物材料能够更好地为广大求美者服务。现有的生物材料虽然还有不尽如人意的地方,但目前临床使用的生物材料如硅胶等材料使广大求美者实现了美丽的梦想是不争的事实。相信随着科学技术的不断进步,人类将会开发出更加理想的生物材料。

第二节 天然生物材料

天然的生物材料来源于生物体,它们历经了长期的进化,其微结构和与之相对应的各种性能趋于最优化,所表现出的材料的功能适应性,是传统人工合成材料无法比拟的。不同生物相同组织器官微结构与功能的相似性为天然生物材料的使用提供了想象的空间,而现代先进的科学技术则使人们对生物材料的梦想越来越接近现实。目前,临床上最常用的天然生物材料包括胶原和透明质酸。

(一) 可注射性胶原

胶原是具有三螺旋结构的蛋白质,占机体组成蛋白质的25%。哺乳类动物的同型胶原在氨基酸的种类、数目和排列顺序上基本相同。人皮肤主要由Ⅰ型胶原组成。Ⅰ型胶原的免疫原性比其他型胶原都要低得多,这也是Ⅰ型胶原应用最广的原因之一。胶原的主要免疫原性位点位于胶原分子的C、N末端区域,这两个区域由短的、非螺旋氨基酸序列所组成,又叫"端肽";它可在提取胶原时,被选择性的水解或去除而失活;仅在胶原分子三股螺旋内保留微弱的免疫原性。因此,在制备可溶性胶原医用产品时除去胶原的端肽,会使其抗原性减至最低。1977年,注射性胶原首次应用于充填矫治面部细小皱纹和轮廓畸形。目前用于临床的可注射胶原主要为高纯度的人胶原蛋白或来源于牛的胶原蛋白。注射用胶原蛋白主要含Ⅰ型胶原。

注射胶原的浓度直接决定其注射的深度。如胶原含量为35mg/ml时,主要用于眶周、口周等较薄皮肤的浅层充填。而当胶原含量为65mg/ml时,主要用于较厚皮肤的凹陷充填,如眉间皱纹、鼻唇沟、痤疮瘢痕等。由于注射胶原中盐水含量较多,注射时的实际用量为需要量的1.5~2倍。注射后可有一过性隆起。注射胶原后可维持6个月至2年,此后随着胶原降解,需要重复注射。

优点:操作方便,术后即可显现手术效果。

缺点:注射深度过浅会在皮肤表面留有划痕样印记,时间可长达数月甚至数年。注射胶原之前应做皮试,有1%~4%的人会出现过敏反应。不足0.2%的人注射后出现全身症状,如发热、头痛、恶心、瘙痒、皮疹、一过性视觉障碍、全身关节痛。严重时出现免疫性疾病。

(二) 透明质酸

透明质酸是近年出现的软组织充填物。它是广泛存在于生物体内的一种酸性黏多糖,在不同的物种和组织中其分子结构相同,无物种和组织间的差异。透明质酸具有超强的吸水能力,可以吸取自身体积1000倍的水分,形成一种有弹性的黏性基质填充在组织的空隙内。透明质酸主要存在于皮肤、关节腔、玻璃体、血管和脐带内,成年动物体内透明质酸的含量约为200mg/kg,成人体内含12~15g。人体内大约一半的透明质酸存在于皮肤中,真皮内的透明质酸为胶原和弹性蛋白纤维提供了布局空间,共同形成一个皮肤的支架是维持皮肤组织稳定、融合和弹性的重要细胞外基质。

目前临床应用的透明质酸主要为链球菌发酵物或公鸡鸡冠中提取所得。透明质酸在体内很快就会代谢成水和CO_2,不同组织中的透明质酸其半衰期不同,从几分钟到3周不等,在皮肤中不到1天。作为皮肤填充剂使用时,一般采用交联的方法以延缓其降解速度。透明质酸还具有等容降解的特性,当某些透明质酸分子降解时,剩下的分子可以吸收更多的水分以维持总体积的不变,直至所有的分子完全降解。透明质酸注射充填面部皱纹的作用可维持6~12

个月。透明质酸可以被透明质酸酶降解。如果透明质酸注射过多,可以使用透明质酸酶进行调整,注射后30分钟透明质酸酶即可发生作用。透明质酸主要用于面部皱纹、皱褶的充填和唇增厚手术。

优点:其结构在不同物种内无区别,无免疫原性;注射后在组织内的持续时间较胶原类持续的时间长。目前,透明质酸类皮肤填充剂已经取代了胶原类产品,成为一种最常用的皮肤填充材料。

缺点:注射后材料会降解吸收,因此需要重复注射。对于术前是否要做皮试还有争论。目前在欧美及澳洲等多个国家所应用透明质酸,存在的主要问题是注射局部的高敏反应,发生率为1/5000,这种反应与产品含有包括细菌产物等杂质有关。有0.42%的患者在注射透明质酸凝胶后8周可发生迟发性皮肤变态反应。这种反应可发生在首次注射,也可在重复注射时发生。

第三节 高分子材料

高分子材料为人工合成的聚合物。一般情况下,用于人体的高分子材料在植入体内后表现出很强的生物惰性和耐受性。只有在暴露于过热和紫外线照射等物理因素环境下,聚合物才会发生降解,而这种情况是不会出现在人体环境内的。水解是聚合物在生理环境下可能发生降解的最主要的原因。亲水聚合物比疏水聚合物更易降解。本节主要介绍目前应用于整形美容外科的高分子聚合物类生物材料,包括硅橡胶,聚四氟乙烯,聚甲基丙烯酸甲酯等。

一 硅橡胶

硅橡胶的化学名是聚硅氧乙烷,是美容外科最常用的高分子生物材料。它是以Si-O重复出现形成的长链为骨架合成的聚合物。由于链的长度和交联的程度不同,它可呈现出液态和固态等不同状态。与骨架相连的有机基团多为甲基,也可用其他基团替代,从而改善和提高硅酮的某些性能。该长链呈固态如橡皮状,聚合越多,黏度越高,材料硬度越大,因而也称硅橡胶。通常在-60~260℃内不仅能保持一定的柔软性和表面硬度,而且其机械性能无明显变化,又能抵抗长时间的热老化,它的电绝缘性、耐臭氧和通气性也是其他材料无法比拟的。

硅橡胶主要有下列一些理化性质:①无毒无味,无腐蚀性;②热稳定性和抗氧化性;③高度的化学惰性;④抗摩擦性;⑤疏水性;⑥低表面张力;⑦结构多样性;⑧无孔。硅橡胶在临床应用广泛,在我国常用的有鼻假体,颏假体,乳房假体,皮肤软组织扩张器和硅橡胶块。下面按其存在状态分别介绍。

1. 高温硫化型硅橡胶 高温硫化型硅橡胶是硅橡胶中最常用的一种,生产中使用高黏度的硅液加入纯的极细硅粉,以过氧化物为催化剂,在加热炉中经高温硫化形成固态的聚合物,成为具有一定弹性和硬度的产品。手术中雕刻成形使用,可用于矫正面部凹陷畸形或隆鼻、隆颏、隆颧等手术。

优点:手术简单,效果逼真,并发症少。一旦发生问题可将植入物整体取出,不会残留体内。

缺点:多需术中对假体进行雕刻塑形。塑形不当,将会对手术效果产生不良后果。另外,如植入部位浅表且张力较大,假体会从组织薄弱处穿出。

2. 室温硫化型硅橡胶　也称注射型硅橡胶，是硅液单体在室温下，通过催化剂的作用进行硫化，10～30 分钟后形成半透明的柔软弹性体。在尚未硬化之前，用注射器注射到所需部位，达到填充目的。

缺点：注射型硅橡胶引起的并发症较多，且难以处理。如注射区皮肤发红、疼痛，全身周期性不适或低热、头痛等。注射型硅胶在固化前已弥散到邻近组织间隙内，与周围界限不清，一旦发生硅胶肉芽肿或经皮肤破溃后，硅橡胶外漏，且很难彻底清除，造成毁容的后果，因而目前绝大多数临床专家认为应禁用这种材料。

3. 带乙烯基的硅凝胶　液体硅胶与铂催化剂及交联剂混合，经加热或室温下硫化，形成透明的凝冻状物质，称硅凝胶。将高温硫化型硅橡胶囊内充满硅凝胶，制成乳房假体，可用于隆乳术。1963 年起，美国开始将其用于临床。

优点：由于假体柔软，弹性手感好，形态逼真，植入手术操作较简单，因而被求美者广泛接受。

缺点：假体的形态依赖高温硫化型硅橡胶囊。一旦外囊破裂，则假体的形态很难维持。既往人们曾担心植入的硅胶假体会引发自体免疫性疾病及恶性肿瘤。但最近美国多家医学中心的整形外科联合调查显示隆胸后受术者自体免疫性疾病及恶性肿瘤的发病与植入假体没有因果关系。

二　膨体聚四氟乙烯

膨体聚四氟乙烯（expanded polyteuafluoroethylene，ePTFE）是一个碳和四个氟结合而成的化合物，具有良好的化学稳定性、非黏附性和耐摩擦性。又因为人体不含有能使碳-氟键分解的酶，所以在体内不降解。ePTFE 不致癌，无免疫活性。

片状膨体聚四氟乙烯，是将高纯度的 Teflon 微纤维连接在一起组成。微纤维长 22μm，直径 5～10μm，紧密交叉排列，使其具有可以想象的强度和耐久性。其拉伸度据测定为 5300N，当其膨胀时，聚合物内的孔隙扩展到 10～30μm，使组织可向其内生长。ePTFE 移植物可用于软组织充填，面部深皱纹的矫正，隆鼻、隆额、隆颞以及面瘫的悬吊手术等。

优点：无过敏性和免疫活性，异物反应很小，炎症发生率低，因此除了做缝线材料，还用于替代血管和软组织充填。现在市场上出售的 ePTFE 多已消毒，这样便于在术中塑形，以更准确的修复缺损。由于其质软且易弯曲，故植入后触之自然，是当今最适合植入人体的生物材料。

缺点：临床观察发现，如 ePTFE 植入过浅，一旦其表面的皮肤发生毛囊炎，将会波及植入的 ePTFE 引起慢性感染。而这种感染最终以取出假体才能得到控制。这种情况应在术前向求美者告知，以免引起不必要的纠纷。

三　甲基丙烯酸甲酯

甲基丙烯酸甲酯是由甲基丙烯酸酯的两种类型组成的丙烯酸聚合物，是一种自我加工型的丙烯酸树脂。主要用于骨科关节与骨的固定，因此也称为骨水泥；脑外科将其作为颅面骨替代材料；美容外科主要用于硬组织的替代。

优点:价格便宜,术中易于塑型,密度近似于骨,X 线穿透性及良好而长期的组织耐受性。它以两种形式存在:一种是热固化型,为预制成形的坚硬移植物;另一种是冷固化型,可以在手术时塑型。机体对甲基丙烯酸甲酯的反应很小,表现为典型的异物反应和纤维组织包囊。

缺点:冷固化型甲基丙烯酸甲酯聚合过程中放热,可使周围组织达 70℃,故有烫伤组织的危险。为了避免组织损伤,在聚合作用时,应用冷生理盐水不断冲洗移植物。另外,有报道称甲基丙烯酸甲酯在聚合的过程中,可以出现心搏骤停及心律失常,这是该代用品用于骨科关节置换和骨折修补中最常见的并发症。植入晚期可并发感染、露出及骨与聚合物之间摩擦致其断裂。使植入体与切口之间保持 1cm 以上的距离以及避免植入植皮区和瘢痕下面可以减少感染和露出的可能性。

四 高密度聚乙烯

高密度聚乙烯,呈白色,表面粗涩、多孔。具有一定的柔顺性和相对不可压缩性,可用刀雕塑成形。它有 1.5 ~10mm 不同厚度的板块状,也有按颌骨、颧骨等不同需要而制成的假体。临床上可用于颊部、眶弓、眶底、上下颌骨、颧骨、颞部、耳部的修复。但由于其机械性能欠佳,不适合用于负重部位。高密度聚乙烯多用环氧乙烷消毒。

优点:具有良好的生物相容性,植入后,纤维或骨组织可长入小孔内,同时有血管长入,异物反应极轻。骨内植入尚有一定的骨传导性。

缺点:临床应用中的最大问题是感染,故术前材料的灭菌要严格,使用前还要放在含抗生素的盐水中,以便使溶在小孔中的抗生素术后徐徐扩散,减少感染发生的机会。要充分注意无菌原则,尤其在采用口腔内切口时,因材料易被细菌污染,患者必须在术前全身使用抗生素,术中尽量避免口腔内切口。另外,因机械强度不够,高密度聚乙烯不能用于应力集中部位,否则会因磨耗产生颗粒,引起组织慢性炎症。

五 聚酰胺

聚酰胺是一种尼龙类材料,主要用于制造缝线。20 世纪 30 年代开始应用于临床。

优点:强度好,硬度高,耐磨损,难于溶解,可经受高压蒸汽消毒。作为缝线,由于其化学结构中胺族的水解,使其强度减低,2 年后强度减少 25%。但其分解产物是有效的抗菌剂,因此表面光滑的尼龙缝线引起的组织反应小,感染率低,并可被机体慢慢地吸收。

缺点:由于材料硬度高,作为真皮内缝合时会在后期出现线头外露现象。

六 医用聚丙烯酰胺水凝胶

医用聚丙烯酰胺水凝胶是一种丙烯酰胺的聚合物,具有良好的组织相容性。但其单体有使神经肌肉功能失调的毒性,并对皮肤有刺激性,因此医用聚丙烯酰胺水凝胶中丙烯酰胺单体的含量不得超过 0.05%。材料为无色、透明、均匀的胶冻样物质。主要用于软组织充填,如隆胸、隆颞等。

优点:手术操作相对简单。术后效果即可显现。

缺点:植入层次不正确会引起植入物移位,如充填颞区的植入物移位至颊脂垫,隆乳的移植物移位至腹股沟区等;临床观察发现植入物尚可引起邻近组织变性,呈“窝样”改变。目前我国食品药品监督管理局已经停止了这种材料的临床使用。

七 聚乳酸和聚羟基乙酸

聚乳酸和聚羟基乙酸均属于脂肪族聚酯生物降解材料,聚羟基乙酸又叫聚脂肪酸或聚乙二醇酸。聚乳酸和聚羟基乙酸在体内均能逐步分解成小分子,并通过体内代谢排出。聚乳酸类材料,在体内水解脱脂后生成L-乳酸,经乳酸脱氢酶作用氧化成丙酮酸,而丙酮酸可合成葡萄糖参加机体新陈代谢,最终生成 CO_2 和 H_2O,经皮肤、肾、肺排出。聚羟基乙酸在体内降解后生成羟基乙酸,也可参加体内代谢并排出。

合成的聚乳酸和聚羟基乙酸经拉丝编织,或经一定的温度、压力,通过模具及其他处理方法,可制成外科可吸收缝线、骨固定板、螺钉等。作为缝线,置入组织两周后拉伸强度降低为原来的60% ~75% ,1个月后张力全部丧失,3个月后全部吸收。这种缝线多用于真皮内缝合。

优点:材料可降解吸收,作为固定材料,免去了再次手术的痛苦。

缺点:作为缝线材料,在降解的过程中释放的酸性物质在切口周围引起炎症反应。这种反应会进一步导致切口部位的瘢痕增生。

第四节 金属材料及无机非金属材料

金属类材料在诸多生物材料中,由于具有较高的机械强度,可作为承受应力部位的人工骨、人工关节等材料。但应用于人体的金属类材料必须具有良好的生物相容性,金属类材料的生物相容性很大程度上取决于其向邻近组织释放离子和微粒的倾向性。目前临床上所应用的金属类生物材料,以钛及其合金、不锈钢、金、钴-铬合金的生物相容性最好。无机非金属生物材料主要为羟基磷灰石。其多用于硬组织的充填。

一 纯钛及钛合金

纯钛的外表与钢相似,不生锈,呈银灰色。比重只有铁的一半稍多,能满足医学上“轻量化”的要求。钛的导热性差,可以避免钛植入体下面组织的冷热刺激。磁化率低,与磁性金属配合使用时不会被磁化,不形成磁场,对周围组织无不良影响。钛能耐高低温,高压消毒后不影响钛的机械性能。在所有金属材料中,钛的弹性模量最接近人体的骨组织和牙釉质,这样可以避免因弹性模量相差悬殊、界面产生应力集中所导致的骨细胞坏死。钛与氧有极强的亲和性,故在含氧环境中极易形成一层薄而坚固的氧化物薄膜。这种薄膜厚约50~100A,稳定而致密,表层为 TiO_2,下面依次为 Ti_2O_3 和 TiO。氧化层几乎不被组织吸收,损伤后会很快自行修复。这层氧化膜与机体组织、体液、唾液等直接接触,能耐氧化溶液、氰化物溶液以及其他多种化学介质的侵蚀,具有优良的耐腐蚀性能。因此这层氧化层良好的组织相容性对植入体与组织界面之间的相互作用非常重要。

钛的强度是骨的10倍，因此可以承受一般如颅骨、颌骨、肋骨等的负荷，美容外科将其作为固定螺钉及钛板的材料，它可用于颅颌面骨组织的固定。纯钛的强度已足以建立起稳定的骨支架。钛对CT和MRI的反射较低，无明显散射现象。到目前为止，还没有与钛有关的过敏、毒性、肿瘤原性的报道。

钛与人体骨组织可产生骨整合。所谓骨整合，是指植入体、骨、软组织最佳的共存形式。当将植入体固定到骨组织上时，植入体、骨和软组织之间的界面上不存在任何反应。植入体的设计和植入时的操作影响其骨整合性。如粗面植入体与光滑面植入体相比更易在早期形成稳定的界面。同时粗面植入体也更易于分散其所承受的张力。而固定时钻孔产生的热量同样影响骨整合性，所以要求用骨钻钻孔的速度应低于1500转/分，同时用冷却的生理盐水降温，以尽量减少温度对骨组织的损伤。

钛合金由90%的钛、6%的铝和4%的钒组成。钛合金的比强度（即强度与密度之比）是不锈钢的3.5倍，是负重部位骨缺损（如关节）的常用材料。

缺点：价格较高，增加了手术成本。

二 不锈钢

不锈钢如铬不锈钢、铬镍不锈钢等是一种不生锈的金属，比重较大，约为人体骨比重的2倍。不锈钢板、螺丝和钢丝在医学实践中应用多年，且一直作为手术器具材料广泛使用。不锈钢的压缩强度和拉伸强度的大小取决于是否完全退火和冷处理。在颅颌面外科，不锈钢板用于固定下颌骨，而迷你钢板用于固定上中面部骨折。

优点：价格便宜。

缺点：迷你钢板的耐人体组织液腐蚀性能差，天长日久后会出现腐蚀和断裂，从而成为妨碍与骨组织结合的原因。机体对腐蚀金属的反应是疼痛和植入体周围组织变硬，偶有红肿和窦道形成。

三 钴-铬合金

钴-铬合金是1936年开发出的一种合金，其目的是增加金属的抗腐蚀性。在耐蚀性、耐疲劳性及耐磨耗性等方面优于不锈钢。其强度与不锈钢近似，大小取决于退火和冷处理的程度。钴-铬合金迷你钢板的拉伸强度是钛板的2～3倍。与钛相同，钴-铬合金对CT和MRI的反射较低，无明显散射现象。

四 黄金

黄金最早用于固定下颌骨。黄金的最大优点是耐腐蚀。但因机械性能及生物相容性不够理想，且价格昂贵，逐渐被其他较好的人工骨材料替代。美容外科将金线编织植入下颌下区，作为治疗下颌下区皮肤松弛的辅助手段。目前我国食品药品监督管理局已经停止了这种材料的临床使用。

五 无机非金属生物材料

用于美容外科的无机非金属生物材料主要为羟基磷灰石。

羟基磷灰石[$Ca_{10}(PO_4)_6(OH)_2$,hydroxyapatite,HA]是骨组织中的主要的无机成分。HA来源分为两大类:①由化学原料合成;②由天然材料加工而来的HA,如珊瑚形成碳酸钙的平均孔径为200μm,与人体骨的组成类似,材料学家将碳酸钙转化成磷酸钙从而合成羟基磷灰石,形成的物质是一种多孔的骨组织结构,具有极好的生物相容性。

临床上使用的HA可为块状或颗粒状,HA的临床应用主要包括下列几个方面:①用于充填骨窝洞类缺损。②作为人工骨应用,因生物相容性极好,块状HA目前仍是不负重部位骨缺损的常用材料,临床多用于上下颌骨、颧骨、眶弓、眶底的修复,也可用于隆颏、隆颅或隆鼻等的治疗。③作为复合材料应用HA与不同的材料复合,在保持其优点时,会同时兼备其他一种或两种以上材料的特性,使其能适合临床的不同需要,发挥更大的实际应用价值。HA复合材料大致有以下几种:①HA与天然生物材料如骨形成蛋白(bone morphogenetic protein,BMP)、胶原、纤维蛋白黏合剂等的复合。②HA与有机生物材料的复合。③HA与无机生物材料的复合。④HA与生物自身材料的复合。⑤HA与多种材料的复合。

优点:羟基磷灰石具有优良的生物相容性,无毒、无刺激性、无排斥反应、不老化、不致敏、不致癌。极易与邻近的骨组织结合。能够较好的维持所需的形态和体积。羟基磷灰石极少引起异物及炎症反应。

缺点:块状HA很硬,难以雕刻成形,且无纤维、骨组织长入;颗粒状HA在被纤维、骨组织包绕之前,因缺乏结构的完整性和力学稳定性,材料难以保持在所需要的部位,于几周或数月内有移位的可能。一旦出现并发症,很难将这种材料完整取出。

(张 晨)

第七章 皮肤移植

皮肤既是上皮组织，保证机体组织细胞与外界隔绝，又是一个有着多种功能的器官。各种原因导致的皮肤缺损，不仅使机体表面丧失完整性，也使皮肤的器官功能丧失。当皮肤缺损时，为了恢复机体的体表完整性、美观性及功能性，美容外科常常要用到皮肤移植。把人体或动物的皮肤从其原来生长的部位移植到另一部位或另一机体，称为皮肤移植(skin graft)，或简称“植皮”。被移植的皮肤称为“移植体”；供给皮肤组织的机体称为“供体”，切取皮肤组织的部位称为“供区”；接受移植的机体称为“受体”，接受皮肤移植的部位称为“受区”。

第一节 皮肤的解剖生理

成人皮肤面积为1.2～2.0m^2，重量约为人体重量的16%。不同部位皮肤厚薄不一，不包括皮下组织在内，一般为0.5～4mm，成年男性皮肤厚度平均为1.15mm。四肢及躯干皮肤伸侧比屈侧厚，外侧比内侧厚，后面比前面厚。掌跖部最厚，眼睑、外阴、乳房等部位皮肤较薄，眼睑部皮肤最薄，仅0.5～0.6mm。成年男性皮肤厚度较女性及儿童为厚，老年人皮肤弹力纤维减少失去弹性可变得菲薄。

一 皮肤的结构

皮肤由表皮、真皮、皮下组织构成(图7-1)。

(一) 表皮

表皮是皮肤的最外层，厚度为0.2～1.4mm。不同部位表皮的厚度不等，如手掌、足底的表皮厚度约为1.5mm，适应承重、劳动的需要。而眼睑的表皮最薄，厚度小于0.1mm。

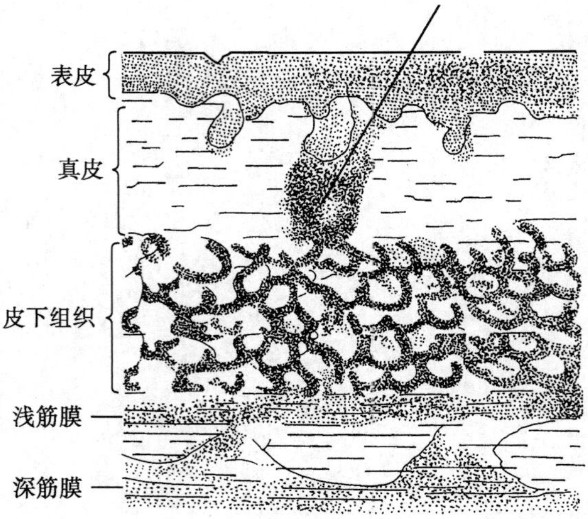

图7-1 皮肤结构

表皮由浅到深又可分为角质层、透明层、颗粒层、棘层和基底层，基底层也称生发层。生发层细胞不断分裂、增殖，使表皮层不断更新换代。棘层在接近基底层的细胞也有分裂、增殖能力，参与表皮的更新换代。因此，在表皮层中，只有基底层和棘状层细胞有增殖分化能力，由它们增殖分化产生的新的表皮细胞不断向表层移动，历经颗粒层、透明层变成角质层，失去生命活力，最终干涸成为皮屑脱落。各种原因所致皮肤创伤，如未伤及基底层，或基底层完好无损，则受伤皮肤可望彻底愈合而不留瘢痕。否则创口将瘢痕愈合。

（二）真皮

表皮的基底层深面是真皮，分为乳头层和网状层。表皮与基底层呈犬牙交错连接，部分真皮向上突起呈乳头状伸入表皮内，称为真皮乳头，乳头中有丰富的毛细血管和感受器。部分表皮又下陷到真皮乳头之间，相互紧密相连。表皮与真皮之间有一层基底膜连接，基底膜有很强的通透性，是表皮获得营养和神经末梢的主要来源。

网状层由胶原纤维、网织纤维和弹力纤维组成。这些纤维主要由成纤维细胞合成，互相交织成网，使皮肤保持一定的弹性和承受一定的张力。

真皮层内含有毛发、毛囊、皮脂腺、汗腺等皮肤附属器。

（三）皮下组织

皮下组织为疏松结缔组织和脂肪组织。脂肪组织形成很多脂肪柱，真皮纤维又伸入脂肪柱之间，而呈交错连接。皮下组织的纤维束中含有丰富的血管、淋巴管、神经末梢。

二 皮肤的血液供应

皮肤的血液供应来自深层的直接皮动脉、肌皮动脉等。这些动脉在皮下脂肪与真皮交界处形成皮下血管网，由真皮下血管网向浅层分支，形成真皮内血管网，再由浅出的动脉进入乳头下，形成乳头下血管网。由乳头下血管网发出分支至乳头，形成毛细血管弓。静脉回流则由乳头层回流到真皮内静脉网，沿着与动脉供血相反的方向回流。

真皮乳头下层有毛细淋巴管，收集淋巴液，在真皮和皮下组织间汇集成淋巴管网，形成较大的淋巴管，与相应的静脉伴行。

表皮层没有血液供应，其营养来源于真皮乳头层的毛细血管，通过基底膜进行物质交换。

第二节　皮肤移植的分类

皮肤移植是修复体表缺损最常用的手术，早在19世纪中期就已用于临床。随着科学技术的进步和显微外科技术的发展，皮肤移植技术也迅速发展，临床应用范围更广，修复缺损、重建功能、改善外观的效果也越来越好，已成为修复重建外科和美容外科最重要的治疗手段之一。

一 根据移植皮肤来源分类

1. 自体皮肤移植　供移植的皮肤来自受术者本人，即从其健康部位切取皮肤移植到缺损部位。自体组织移植无抗原性，切取方便，修复缺损效果好。但供区组织量有限，切取组织增加了创伤，也增加了并发症发生的可能性，是一种“拆东墙，补西墙”的手术，部分受术者不能接受。

2. 同种异体皮肤移植　供移植的皮肤来源于他人，如因外伤后肢体不能保留，截肢后获得的皮肤；自愿捐献的尸体皮肤；由亲属提供的活体皮肤等。这些同种异体皮肤，可经适当方法处理后保存备用，如皮库保存的同种异体皮；也可立即移植于受体。由于移植体组织细胞膜上有不同型别的组织抗原，故可引起受体的免疫排斥反应。经过保存或亲属提供的皮肤在一定程度上降低了抗原性，但却不能完全消除之，这是同种异体移植最主要的缺点。另外，需对供体预先进行是否存在某些疾病的检查，才能避免皮肤移植后传播疾病。供体来源不足也是影响同种异体移植的重要因素。

3. 异种皮肤移植 供移植的组织来源于动物，如用处理过的猪皮暂时覆盖大面积皮肤缺损。异种皮移植来源广泛，取材方便，但由于亲缘血统上的巨大差异，存在更加强烈的免疫排斥反应，存活时间更短。同时有传播人畜共患疾病的可能。

二 根据移植皮肤有无血供分类

1. 无血供皮肤移植 将皮肤完全游离，中断血流供应，直接移植到受区，依靠受区组织或血管提供营养使移植皮肤存活，并发挥生理功能。可用于自体、同种异体、异种间的皮肤移植，但主要还是用于自体皮肤移植。如游离皮片移植、游离皮瓣移植、游离肌皮瓣移植等。优点是手术可一次完成，转移位置和距离不受限制。缺点是移植皮肤组织量有限，若作为需吻合血管的大块游离皮瓣移植，必须有可靠的可供吻合用的血管网，而且需要有良好的显微外科设备和技术。

2. 有血供皮肤移植 在自体皮肤移植过程中，保存了移植皮肤的血液供应，使移植皮肤保存活力尽早发挥生理功能。根据保存血供的方法不同，可分为：

（1）带皮肤或组织蒂的皮瓣移位：即在切取供区皮瓣时，保留一定的皮蒂、皮下组织蒂，使切取的皮肤组织块按一定长、宽比例形成皮瓣，进行局部移位，修复组织缺损，重建功能，取代瘢痕，改善外形。移位皮瓣的血液供应由保留的蒂部组织提供。常见的有局部旋转皮瓣、局部推进皮瓣、交错皮瓣、邻位皮瓣等不含知名血管的随意皮瓣。

（2）带血管蒂皮瓣移位：在切取供区皮瓣时，保留营养血管蒂，使移位组织保存了良好的营养条件，移位修复组织缺损。如临床常用的颞动脉皮瓣、足背动脉皮瓣、桡动脉皮瓣等含有知名动脉的轴型皮瓣。

三 根据移植皮肤所含组织成分分类

1. 单一皮肤组织移植 由表皮加上不同厚度真皮或加上全层真皮甚至皮下组织构成。主要用于不同深度的皮肤组织缺损修复，取代瘢痕并矫正畸形，恢复功能和外观，大多数临床效果满意。

2. 复合皮肤组织瓣移植 是由皮肤全层加上部分肌肉或骨骼或肌肉、肌腱、神经等两种或两种以上组织构成的复合皮肤组织瓣移植。如肌皮瓣、肌骨皮瓣等，用于修复复合组织缺损、器官再造及功能重建，使形态和功能更趋完善。

四 根据移植皮肤的方法分类

根据移植方法的不同，可将皮肤移植分为游离皮片移植和皮瓣移植两大类。游离皮片移植是将含有表皮和部分真皮或全层真皮，或表皮、真皮加薄层皮下脂肪的皮肤组织片完全与机体供区脱离移植到机体其他部位。皮瓣移植又分为带蒂皮瓣移植和吻合血管的游离皮瓣移植两类。带蒂皮瓣移植是将带有一定皮肤组织蒂或血管蒂的皮瓣通过旋转、推进或转位等方法移植到相邻部位或远处修复皮肤缺损或进行器官再造。吻合血管的游离皮瓣移植是将含有可供吻合血管网的单一皮瓣或复合皮肤组织瓣切取后，应用显微外科设备和技术将移植体血管与受区血管吻合而完成移植，以修复深部皮肤组织缺损或进行器官再造。

五 根据皮肤移植部位分类

根据移植部位不同可将皮肤移植分为正位移植和异位移植两类。正位移植，即将一种组织移植到这种组织的相应部位，如将角膜移植到角膜部位。异位移植，即将一种组织移植到其他组织所在部位，如鼻黏膜、阴道黏膜缺损时可用皮片移植进行修复。

第三节 游离皮片移植

皮片是指由表皮加上部分真皮或全层真皮，或表皮、真皮加薄层皮下脂肪构成，自身无血液供应的皮肤组织片。由身体某一部位取皮片移植到另一部位，称为游离皮片移植(free skingraft)。

一 分类及特点

临床常用的皮片按切取厚度分为刃厚皮片（表层皮片）、中厚皮片、全厚皮片及带真皮下血管网皮片四类(图7-2)。

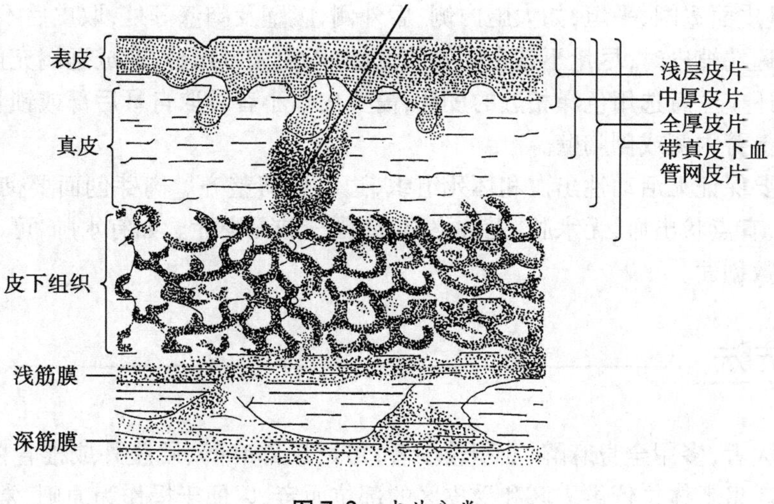

图7-2 皮片分类

1. **刃厚皮片**(thin thickness skin) 刃厚皮片包括表皮层和极少的真皮乳头层，是最薄的皮片，厚度一般为0.2～0.25mm。它的主要优点是生命力强，能依靠血浆渗透维持生存，故在血运不良的创面或有轻度感染的肉芽创面上容易成活，切取容易，供皮区不受限制，且在同一供皮区可以反复切取，供皮区愈合迅速，不遗留瘢痕，以头皮最为理想。但其缺点是质地脆弱，缺乏弹性，不耐磨压。后期常皱缩，色泽深暗，外形不佳。

2. **中厚皮片**（split-thickness skin） 中厚皮片包括表皮和部分真皮，平均厚度为0.3～0.6mm。据包含真皮多少不同又分为厚中厚、薄中厚两种，前者约含1/3真皮，后者约含3/4真皮。中厚皮片的厚度介于全厚和刃厚皮片之间，兼有两者的优点，易于成活，功能较好，应用范围广泛。缺点是供皮区常遗留增厚性瘢痕。

3. **全厚皮片**（full thickness skin） 全厚皮片为最厚的皮片，包括表皮和真皮全层。全厚皮片富有真皮层内的弹力纤维、腺体和毛细血管等组织结构，其优点为成活后收缩少，色泽好，坚固柔韧，能耐磨压和负重。但其血供差，抗感染能力弱，成活条件要求较高，不易在肉芽创面上生长。

4. **带真皮下血管网皮片**（free skin with subdermal vascular network） 这种皮片较全厚皮片稍厚，带有一层薄薄的脂肪组织，保留了完整的真皮内层和真皮下血管网。移植成活后质地柔软，弹性好，无收缩和皱纹，临床效果满意。

二 适应证

皮片移植主要用于修复皮肤软组织的浅层缺损，如闭合三度烧伤创面、切取全厚皮片或因各种创伤所致的皮肤缺损创面等。也可用于闭合血运极差以及细菌感染的皮肤缺损创面。全厚皮片通常用于颜面、颈部、手掌、足跖及关节等受磨压和负重多的部位。中厚皮片广泛运用在各类新鲜创面和肉芽创面，根据受皮区的部位决定中厚皮片的厚薄。

三 术前准备

如患者有贫血、血浆蛋白过低、脱水等情况，须先行治疗。供区应尽量选择在不易受污染、隐蔽的区域，且皮面宽阔、平坦，如大腿内侧、后外侧、腹壁及胸壁等处，取皮后不影响日后局部的功能。肢体远端植皮时，尽量不选在同侧的近端，以免绷带压迫，造成远端充血，影响皮片成活。颜面植皮还应注意选用色泽相近的皮片，需要皮片小者可取自耳后部或锁骨上窝，需要皮片大者可取自上臂内侧或侧胸壁。

新鲜创面要保证无活动性出血和坏死组织，边缘修剪整齐。肉芽创面要彻底清创至肉芽色泽新鲜红润，有点状出血，无水肿，无分泌物，周围皮肤无炎症。如有水肿，可于术前2～3天用高渗盐水湿敷创面。

四 手术方法

植皮面积大者，多用全身麻醉；面积较小者，可用局部麻醉、硬膜外或椎管内麻醉，或其他神经阻滞麻醉。患者体位依供皮区和受皮区的部位而定，以便于操作为原则，常取仰卧位。手术人员分为两组，一组负责皮片切取，另一组负责受皮区创面准备，两组同时进行，力争皮片切取后立即进行移植。

（一）皮片切取

既可徒手切取，即用直钳夹持剃须刀片切取，也可用器械取皮，即用鼓式取皮机、辊轴式取皮刀或电动取皮机切取。供皮区的创面可直接缝合或植皮覆盖。手法切取适合于小块中厚皮片或全厚皮片；器械取皮适合于大块表层及中厚皮片切取。

1. 徒手取皮 用持针器或直血管钳夹持剃须刀片取皮，取皮时，刀片与皮面呈20°～30°角做拉锯式切削即可完成取皮。切取全厚皮片时切入深度以不进入皮下脂肪为度。由一端做一针或数针牵引线，拉起切口边缘后，于真皮层和脂肪层之间做锐性切割，取下皮片，适当剪除皮下脂肪。供皮区的创面可直接缝合。

2. 器械取皮 临床常用鼓式取皮机、辊轴式取皮刀或电动取皮机取皮。

(1)辊轴式取皮刀(humby knife)取皮：辊轴式取皮刀由刀架和刀片两部分构成，刀架上有调节旋钮，可调节刀片与滚轴间距以控制取皮厚度。准备两块木板(长约20cm，宽约6cm，厚约2cm)。取皮时助手站在患者的一侧，一手持一木板距取皮区一端3～5cm紧压供区皮肤使其绷紧。术者在患者的另一侧，左手持另一木板固定取皮区另一端，将皮肤绷紧，右手持滚轴式取皮刀，刀面与皮肤间呈约30°角，拉锯式向近端切取皮片(图7-3)。助手应将供区固定好，保持平整亦有一定张力，取皮时不使肢体(或躯干)皮肤随着拉锯动作而左右转动。

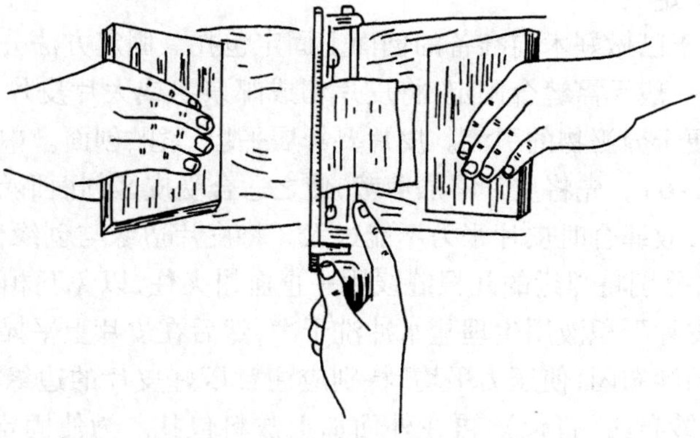

图7-3 辊轴式取皮刀取皮

此法取皮片宽度可达8～10cm，适用于切取中厚皮片或刃厚皮片。用辊轴式取皮刀取皮时皮片厚度与刀的角度和压力有直接关系。所以在切取时，应根据厚度适当地调整压力和角度，或重新调整取皮刀刻度。

(2)鼓式取皮机(Padgett-Hood，drum dermatome)取皮：鼓式取皮机由半圆形的鼓、可左右滑动的刀柄、调整刀片与鼓面距离的旋钮和机架所组成。根据需要先调节鼓式取皮机的刀片与鼓面的距离，即取皮厚度。用双面取皮胶纸平整地粘贴在鼓面上，术者左手屈腕握持机柄，右手扶持刀把，将鼓面前缘紧压取皮区，将鼓面轻轻翻翘，见皮肤被鼓面粘起，即可落刀取皮，随着左腕逐渐背伸，鼓面向上翻转，右手拉锯式顺鼓面切取皮肤至所需长度时，将鼓面提起稍加旋转，右手继续切割，即可离断(图7-4)。用盐水纱布覆盖皮片，将皮片从鼓面上卷下备用。此法可切取10cm×20cm的皮片，优点是皮片边缘整齐，厚薄均匀。

(3)电动取皮机(electrical or air driven dermatome)取皮：根据需要调整刻度以确定切取皮片的厚度。取皮宽度可达8cm，长度不限。切取时只需在供区和切皮机上涂一层消毒液状石蜡，将取皮机按压在皮面上，推进切取即可(图7-5)。此法方便、简捷，厚薄均匀，取皮质量好。取下皮片用含平衡液的湿纱布包裹备用。

无论是徒手取皮还是器械取皮，取皮后供区创面往往有不同程度点状出血，除可借助止血带止血外，可用含肾上腺素或血凝酶(立止血)的生理盐水湿纱布贴敷创面帮助止血。

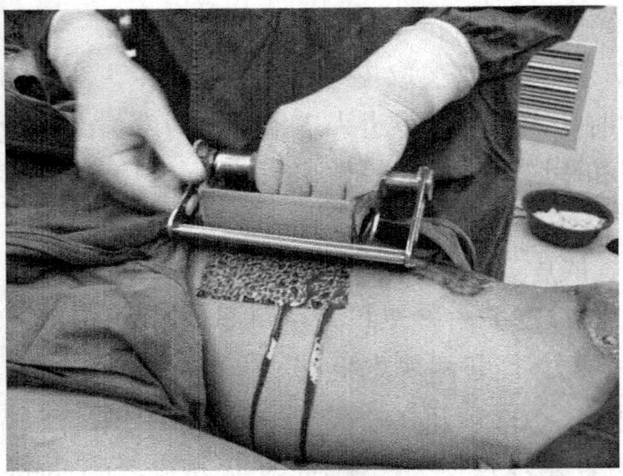

图7-4　鼓式取皮机取皮

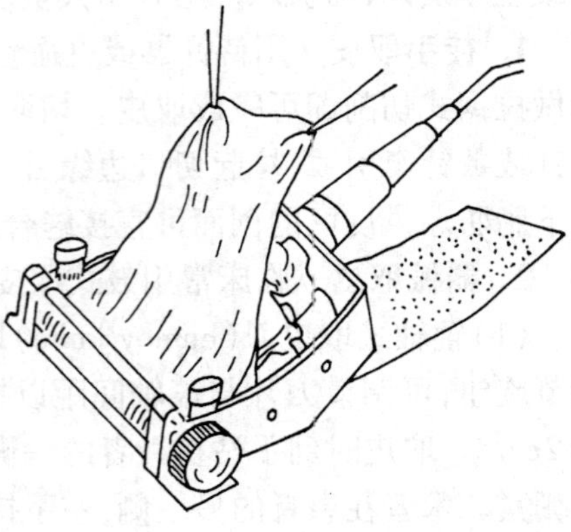

图7-5　电动取皮机取皮

（二）皮片移植固定

将切取的皮片植于已做好术前准备的创面上固定包扎。固定方法分为缝合固定和非缝合固定两种。刃厚皮片一般无需缝合固定，将皮片切成邮票状或大片皮片，直接贴在创面上，皮片间保持一定间距，便于分泌物的引流。皮片要舒展平坦，紧贴创面。中厚及全厚皮片常常需要打包缝合固定（图7-6）。先将皮片略加剪裁，使之适合受皮区创面形状，将其紧贴创面。因愈合后皮片常有皱缩，故缝合时皮片张力不能过大。将皮片边缘与创缘做间断缝合，每隔1～3针保留一根长线头，分别将邻近的几根缝线用一止血钳夹住，以免互相缠结和打结时拉力不均。缝合后，注意将皮片下积液用生理盐水冲洗干净，然后在皮片上平摊含抗生素的生理盐水纱布，均匀盖上松散的纱布团，使压力平均，特别应注意压好皮片的边缘，使皮片与创面贴紧。用保留的长线头扎紧纱布团（打包），再在外面加上敷料包扎。为使固定牢靠，可加胶布数条扎紧。

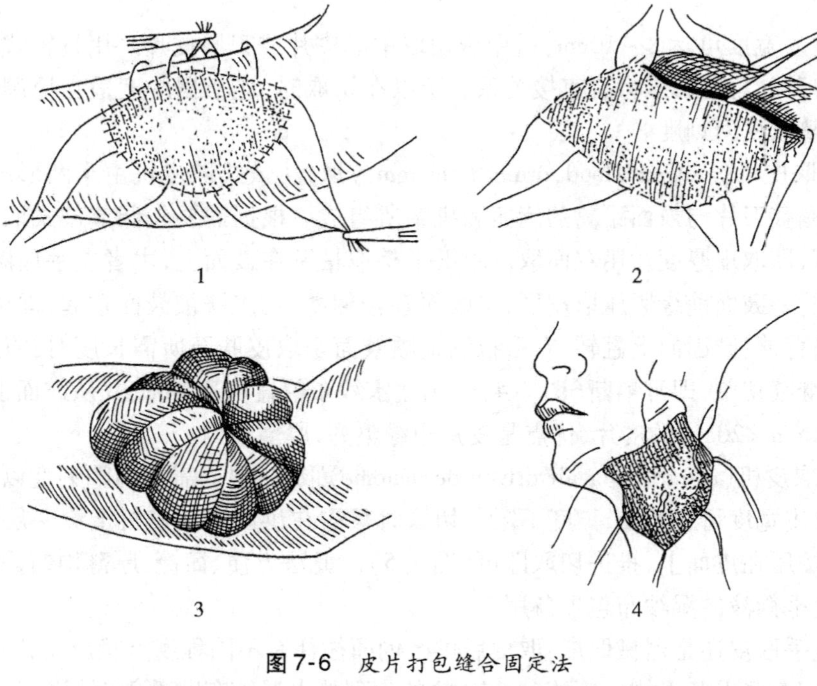

图7-6　皮片打包缝合固定法

1. 缝合皮片边缘，预置打包线；2. 压平皮片边缘；3. 打包；4. 小纱布卷压迫缝扎

（三）术后处理

与一般手术相同，适当给予抗生素和止痛剂及营养支持。抬高植皮区，保持静脉回流通畅，防止水肿。无菌创面植皮后，一般 8～10 天首次更换敷料，观察皮片生长情况，皮片成活者颜色红润。如有血肿、水疱等，应拆除缝线予以引流，再持续加压包扎 10～14 天。肉芽创面植皮应于术后 3 天更换敷料，如脓液不多，可不动接触创面的一层纱布，使皮片不至移动或脱落，待 1 周后皮片生长稳定，方可除去底层纱布。如有脓液，应在泡湿底层纱布后小心轻轻去除，重新更换。供区切取刃厚皮片者，7～10 天后（中厚皮片者 2 周后）可见上皮重新覆盖创面。一般可在 2 周后更换敷料，观察愈合情况。如无感染征象，不宜过早更换敷料。更换敷料后仍应继续加压包扎，弹力绷带包扎持续半年或更长时间可有效防止瘢痕增生。对于带真皮下血管网的游离皮片移植后，术后 3 周拆除“打包”，同时拆除缝线。

第四节 皮瓣移植

皮瓣（skin flap）是由皮肤全层或皮肤全层加上部分筋膜或肌肉、骨骼等组织构成并借一端或两端与供体相连或虽游离但带有可供吻合血管网的皮肤组织块。皮瓣可根据其血供方式分为带蒂皮瓣与游离皮瓣两类（图 7-7）。带蒂皮瓣，即皮瓣基底虽与供体分离，但其借自身一端或两端的皮肤组织蒂或血管蒂与供体相连，用于相邻部位皮肤缺损修复，或分期转移修复远处皮肤缺损。游离皮瓣是带有可供吻合血管网、与供体完全分离的皮瓣，可立即离断从一个部位转移到远处另一个部位修复皮肤缺损或进行器官再造。

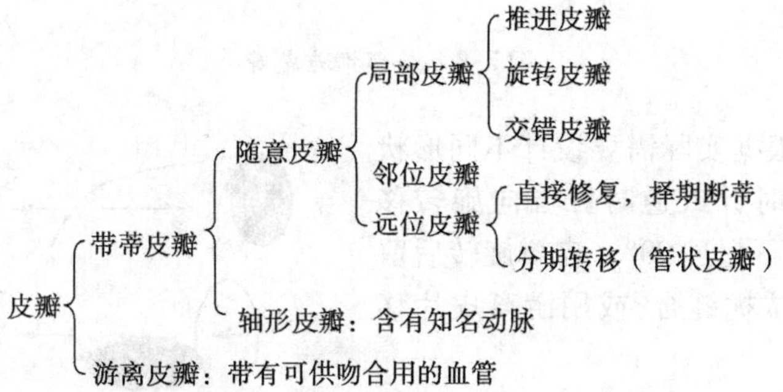

图 7-7　按血供方式的皮瓣分类

一　皮瓣移植适应证

带蒂皮瓣移植主要用于修复骨、关节、肌腱、神经外露，创基营养极差的皮肤组织缺损。也用于松解挛缩瘢痕，或是取代瘢痕、改善外形和功能或用作器官再造。皮瓣选用的一般原则是能用简单游离皮片移植修复且能收到同等效果的则不用皮瓣移植；能用邻近皮瓣修复的缺损就不用远处皮瓣修复。但虽可用皮瓣移植却又不能带蒂转移者，特别是修复远处皮肤组织缺损或行器官再造时，如受术者全身情况好，供、受区均有可靠的可供吻合血管，医院设备条件和医生技术条件都具备，就要考虑用吻合血管的游离皮瓣移植。

外耳、鼻、舌等器官的再造常用带蒂皮瓣；生殖器官的再造，既可采用带蒂皮瓣，也可应用吻合血管的游离皮瓣，视具体情况而定。

二 带蒂皮瓣移植

切取皮瓣时在其一端或两端保留蒂部，移位修复皮肤组织缺损，以改善外形、功能重建。移位组织的血液供应由保留的蒂部组织提供。

（一）随意皮瓣

随意皮瓣没有直接皮动脉供血，由肌皮动脉穿支或邻近皮肤的交通血管供血。由于无直接皮动脉供血，为避免皮瓣缺血，一般以1.5∶1的长宽比例设计带蒂皮瓣。

1. 局部皮瓣 顾名思义，即在邻接皮肤缺损区周围正常皮肤上形成的皮瓣，皮瓣与缺损区往往有一共同侧缘。

（1）推进皮瓣：可在邻接皮肤缺损区周围正常皮肤上根据需要设计不同形状的推进皮瓣，如矩形、三角形、V或Y形等皮瓣（图7-8）。

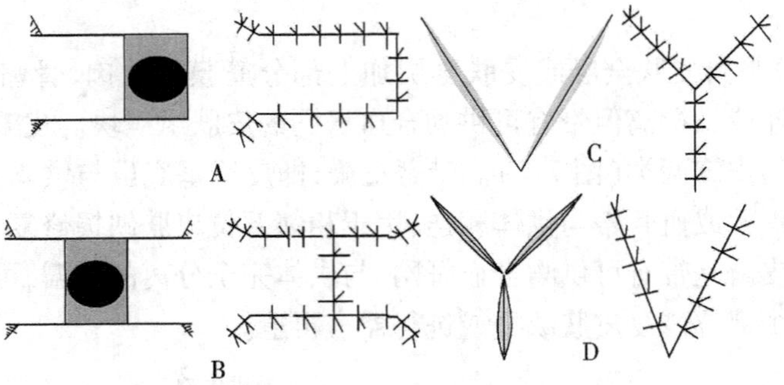

图7-8 局部推进皮瓣

（2）旋转皮瓣：根据实际需要设计不同形状皮瓣并将皮瓣做顺时针或逆时针方向旋转移位，但旋转幅度一般不超过90°。皮瓣旋转后留下的缺损区可直接拉拢缝合，或用游离皮片移植覆盖（图7-9）。

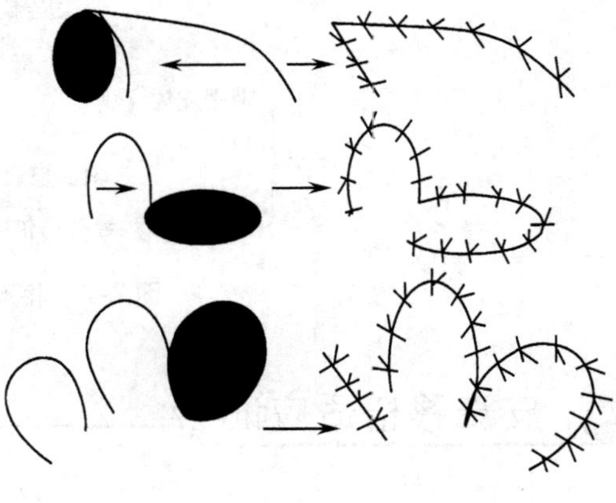

图7-9 局部旋转皮瓣

（3）交错皮瓣：又称对偶三角瓣或称Z成形术。常通过相对三角形皮瓣易位的方法，用以松解挛缩性瘢痕。手术时切除条索状瘢痕组织，形成一狭长的创面，以此狭长创面为轴在其两侧各形成一个或多个大小、形状相同的三角形皮瓣，然后将各三角瓣交错互换位置后缝合。松解的长度与皮瓣顶角大小成正比，一般以60°左右为宜（详见本教材第四章第三节“美容外科基本技术”）（图7-10）。

各种皮瓣的应用应根据临床具体情况进行选择，较为松弛、张力较小的部位可选择局部推进皮瓣；反之可选择局部旋转皮瓣进行修复。

2. 邻位皮瓣 邻位皮瓣不同于局部皮瓣，形成的皮瓣与缺损区没有共同的侧缘，中间有正常皮肤间隔。常距缺损区一定距离设计皮瓣，带一个较长的皮下组织蒂部，经隧道移位修复缺损（图7-11），特别适用于缺损区周围条件较差的病例。

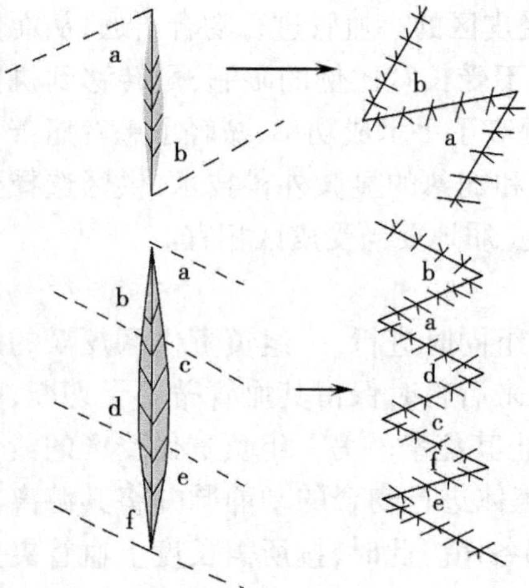

图7-10　Z成形术

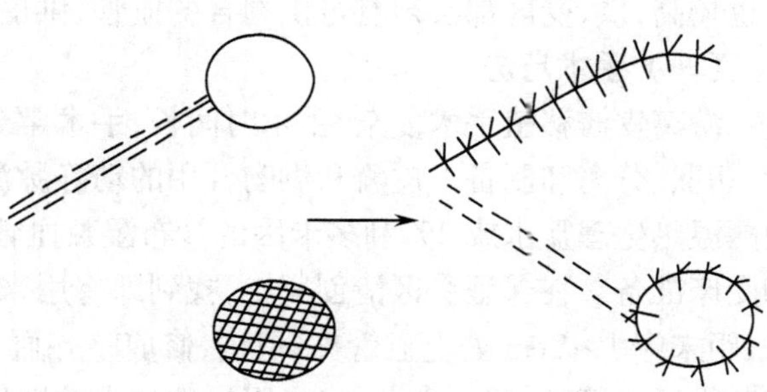
图7-11　邻位皮瓣

3. 远位皮瓣　如果患者情况不允许设计局部或邻位皮瓣，可在腹部、肩胸部设计带蒂皮瓣修复手、前臂、头颈部皮肤缺损。皮瓣转移有两种方式：

（1）直接移位：可在腹部、肩胸部等部位设计皮瓣，受皮区创面清创后，将供区皮瓣与受皮区创面直接缝合，暂时固定于一定体位，约于2～3周后，待供区皮瓣与受皮区建立良好血运后，切断蒂部，解除肢体固定。断蒂后皮瓣可作适当修整。

（2）过渡移位：为了修复头颈部或上肢皮肤缺损或行器官再造，常以前臂或手作为中间站，将胸腹部远位皮瓣过渡转移至头、颈、面部。此时，需要转移的皮瓣往往制作成管形皮瓣，即在供皮区设计一定宽度的皮瓣，将皮下层向内卷曲缝制成管状（图7-12），留下的供区缺损直接拉拢缝合，然后进行带蒂移位。

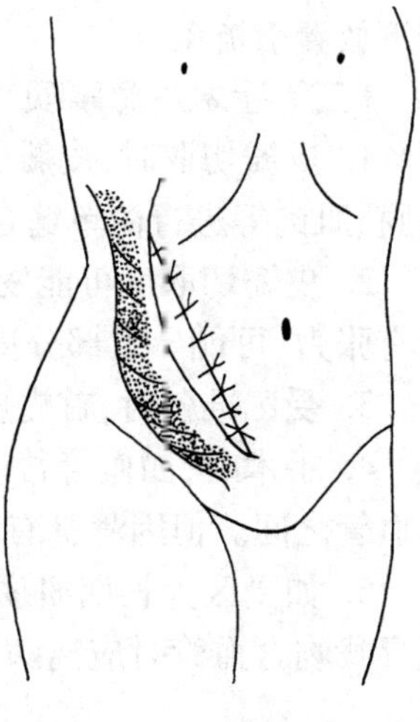
图7-12　管形皮瓣

在皮肤组织扩张术广泛应用的今天，远位皮瓣，特别是管形皮瓣已很少应用。

（二）轴型皮瓣

皮瓣内含有知名营养血管，并以营养血管为轴形成皮瓣。因有轴心动脉供血，血供可靠，切取皮瓣时不像随意皮瓣那样受到长宽比例的限制，抗感染能力强，运用灵活，如带神经吻合，移植后外观好，有一定感觉，成活率高，广泛用于皮肤组织缺损修复和器官再造，如眉再造、阴茎再造等。

轴型皮瓣根据其构成不同可分为：①单纯轴型皮瓣，如下腹壁皮瓣、髂腹股沟皮瓣、肩胛皮瓣、前臂皮瓣、足背皮瓣等；②轴型肌皮瓣，如胸大肌皮瓣、背阔肌皮瓣、腹直肌皮瓣、股薄肌皮瓣等；③轴型筋膜皮瓣，如颞浅筋膜皮瓣等。轴型皮瓣除了可以带有皮肤、皮下或筋膜或肌肉蒂移植外，也可以制成仅有动静脉为蒂的岛状皮瓣通过皮下隧道进行移植。

三　游离皮瓣移植

游离皮瓣即皮瓣内含有可供吻合血管网的皮瓣，这类皮瓣的移植称为游离皮瓣移植。游离皮瓣移植时，应用显微外科技术将皮瓣内的小血管和受皮区的小血管进行吻合再通，从而使皮瓣的营养立即由受皮区供应，血供可靠，皮瓣切取大小不受长宽比例的限制，可转移到机体任何部位，且可一次性完成手术，大大拓宽了治疗范围，提高了手术成功率，减轻了患者痛苦和经济负担。但手术难度高，需依赖于显微外科设备、器材和娴熟的显微外科技术，供区选择要求也较高，供、受区都必须有可供吻合的血管，供皮区颜色、质地要与受皮区相宜。

（一）手术方法

游离皮瓣移植手术复杂，手术时间长，手术常分为两组同时进行，一组负责供区皮瓣的设计、切取、分离和制备。皮瓣和供吻合用的动静脉游离出来后暂时保留其血管蒂不予切断，并用蘸温热生理盐水或2%利多卡因的纱布湿敷血管蒂防止其痉挛。另一组负责做受区的清创和受床准备。在保证受区清创完毕，找到即将用来与移植体进行吻合的动静脉并将其游离出来，距末端1～2cm处上血管夹，清创、修剪整齐血管断端备用。此时，按所需长度上血管夹并切断供区血管蒂，用肝素、利多卡因生理盐水冲洗供、受区血管断端予以抗凝、解痉。将游离皮瓣移到受区并将其边缘与受区皮缘缝合数针简单固定，将游离皮瓣及受区两血管蒂断端用合拢器夹住靠拢，在手术显微镜下进行血管端端吻合，吻合完毕放开血管夹，检查吻合口是否漏血，微量的血液渗出可用湿盐水纱布压迫片刻即可止血；大的漏血或喷血必须在吻合口处加针缝合。血管断端无漏血、渗血，皮瓣血运情况良好后即可将皮瓣铺平与受区创缘仔细缝合。皮瓣下放置引流条。

（二）手术注意事项

1. 皮瓣切取时，皮瓣所含筋膜、肌肉等组织容易与皮瓣分离，故应一边切取一边将皮肤与筋膜、肌肉等进行简单缝合固定以免脱落，待皮瓣移到受区后再予以拆除。

2. 皮瓣切取后可能发生收缩，故预计皮瓣设计时应比实际皮瓣大20%～25%。否则缝合时有张力，可能导致部分皮瓣坏死。

3. 受区准备时，首先应找到用来吻合的血管再进行病灶切除。

4. 手术时，如血管蒂动脉或静脉不够长，可切取一段体表浅静脉做移植，桥接于皮瓣与受区血管之间。但因静脉有静脉瓣，桥接于动脉时方向要倒转。

5. 如受区为长期溃疡或反复感染区域，该区血管往往因反复感染而管壁增厚，管腔狭窄。故寻找吻合血管时应离病灶区稍远，以确保找到正常血管进行吻合。

四 皮瓣移植的术后并发症及处理

皮瓣移植的成败取决于很多因素，包括术前供区的选择、受区的准备、术后护理及并发症的防治。常见的皮瓣移植并发症包括循环危象、感染、瘢痕挛缩等。

（一）循环危象

循环危象是指皮瓣移植后发生皮瓣组织的血循环障碍，从而威胁移植皮瓣的成活或造成皮瓣坏死的现象，是皮瓣移植常见的并发症之一。循环危象的主要原因是血管痉挛、血栓形成、感染、压迫因素等。循环危象可分为动脉危象和静脉危象。动脉危象时移植皮瓣的皮温迅速下降、苍白、弹性下降、毛细血管充盈反应减慢；静脉危象时移植皮瓣发绀、肿胀、张力增高及皮温逐渐下降，毛细血管反应仍可存在。

发生循环危象时，早期可能是血管痉挛，若不及时纠正，栓塞不可避免，最终发展为整个血管床栓塞，移植皮瓣坏死，手术失败。

一旦发现循环危象应立即按血管痉挛处理，采取血管解痉措施。若半小时后仍无好转，排除体位、压迫等其他因素后应再次手术探查，解除引起痉挛的因素，或切除栓塞的吻合口，重做血管吻合。

游离皮瓣移植后，为了有效防止循环危象，应常规采取“三抗”治疗，即抗感染、抗痉挛、抗凝治疗。

（二）感染

移植皮瓣如发生感染即可波及皮瓣血管，导致血管持续痉挛、管壁肿胀，管腔闭塞，最终移植失败。

因此，预防感染应贯彻始终。术前对已有感染的创面进行彻底清创，保证创面肉芽新鲜，将感染控制在最低限度。同时术前应作细菌培养及药物敏感试验。术中严格无菌操作，术前半小时静脉滴注抗生素，术中用抗生素盐水反复冲洗创面。术后放置引流物，避免血肿。加强护理，密切观察，发现情况及时处理。

（三）瘢痕挛缩及增生

发生瘢痕挛缩或增生的主要原因是移植皮瓣设计不当，切取面积太小，勉强张力下缝合，愈合差，感染等，也与个体因素有关。肌肉移植后，若血供不良或肌肉内广泛血肿，可使肌肉发生纤维化，形成瘢痕，影响肌肉、肌腱的滑动和收缩功能，导致关节僵硬、脱位或变形等。

在手术设计时应注意皮肤、肌肉的收缩性，比实际缺损放大1～2cm，防止张力下缝合和愈合；注意保护组织的血供和高质量吻合血管，减少缺血时间；术前、中、后采取积极措施防止感染；术后早期进行功能训练，配合良好的康复治疗，可减少这一并发症的发生。

（四）失神经支配

皮瓣移植若不吻合神经，则会出现失神经支配的一系列改变，包括皮肤皱纹消失，表面光滑无张力，无汗，皮温降低，对冷、热、触、痛等感觉消失，容易受伤而不易愈合，形成慢性溃疡等。

若需要重建感觉功能时应选用带感觉神经的皮瓣修复组织缺损并重建感觉功能。

（顾劲松）

第八章 其他组织移植

第一节 真皮移植

将皮肤的表皮层去除，留下的即为真皮，真皮分为乳头层和网状层，乳头层距皮肤表面近且含有大量毛细血管。网状层较厚，由致密结缔组织构成。网状层内除了汗腺、毛囊、皮脂腺外，还有较大的血管，这是真皮移植后容易成活的主要条件。

真皮移植后，其内的毛囊、皮脂腺、汗腺是否继续生长发挥生理功能？有资料研究发现，真皮移植后皮脂腺一般在2周内消失；毛囊一般2个月左右退化；汗腺及其导管可永久存活，并可能保持正常分泌功能，但不形成囊肿。分泌的汗液被汗腺导管再吸收，进入附近的毛细血管网及淋巴管或细胞外液。

一 真皮移植的适应证

真皮移植（dermis graft）主要用于植入皮下填充体表较小缺损、恢复外形，特别适用于修复面颊、眼睑、鼻唇、眶上等部位的软组织缺损或畸形。近年来临床上常用自体真皮和人工真皮植入进行鼻部美容手术。

二 自体真皮移植的手术方法

（一）麻醉

一般采用局部麻醉。

（二）术前设计

1. **真皮供区的选择** 一般选择毛发稀少、皮肤较厚的部位作供区，常用部位有侧臀部、腹部和大腿外侧。

2. **供区的标记** 用甲紫标记需填充的范围，在离填充范围较近的轮廓线部位、隐蔽部位或沿皮纹方向画出切口线。

3. **真皮切取的范围** 根据拟填充部位凹陷的程度和大小，用甲紫在供区标记真皮切取的范围。

（三）真皮切取、塑形和植入

1. 麻醉取皮区后，按术前设计用辊轴刀或鼓式取皮机在真皮供区切取薄中厚皮片，皮片的蒂部不要切断，然后用手术刀或辊轴刀切取真皮。真皮切取后，彻底止血，将表皮按原位缝合，然后加压包扎或打包包扎。

2. 修剪并去除真皮表面的脂肪组织，根据凹陷的形状裁剪真皮。按手术需要将 2～3 层真皮用细丝线缝合在一起，将缝合后的真皮组织块放在需填充的部位，模拟并观察填充效果，适当调整，直至效果满意。

3. 用利多卡因行植入区局部麻醉，按术前设计的切口，切开皮肤及皮下组织，游离真皮填充腔隙，彻底止血备用。

4. 将已塑形的真皮组织块植入腔隙，用丝线与腔缘缝合并穿出皮肤固定真皮组织块，在穿出皮肤的两线之间放置 1 个棉球后将丝线拉紧并打结固定。这样，真皮便固定在凹陷区。

5. 缝合切口，将真皮填充区加压包扎。

（四）术后处理

1. 持续加压包扎 10 天。

2. 常规静脉滴注抗生素 3～5 天。

3. 术后 7 天拆除缝合线，10～14 天拆除固定线。

4. 如一次填充不满意，于术后 6 个月进行二次填充。

（五）术后并发症的防治

1. **真皮坏死** 主要表现为真皮填充处持续红肿，随着炎症的消退，填充物逐渐吸收变小。真皮填充的层次越多，真皮坏死的可能性就越大。故真皮填充的层次不宜超过 3 层。一旦术后真皮坏死被吸收，待 3 个月后进行二次填充。

2. **切口感染** 主要与无菌操作不严格有关。故术中应加强无菌操作，术后预防性应用抗生素。一旦出现切口感染，应及时引流，必要时取出真皮移植物。

3. **移植后吸收变小** 真皮埋置体内后，有 15%～20% 吸收现象，术前应有充分准备，适当过度矫正。

第二节 筋膜移植

筋膜组织细密而薄，是富有弹性的结缔组织。其抗感染能力强，移植后反应少，容易成活。自体筋膜移植后，不被吸收，并能保持原有的结构和性能。因而是经常应用的移植材料之一。

一 筋膜移植的适应证

筋膜移植（fascia graft）临床应用较广泛，包括以筋膜条作吊带牵引修复面神经麻痹所致畸形；矫治先天性上睑下垂；用筋膜片修补疝口，闭合胸壁或腹壁缺损；小片折叠筋膜也可用于小面积软组织轻度凹陷的填充；还可用于因关节强直行截骨术后覆盖两侧骨端，防止断端重新愈合连接。

二 筋膜的切取和移植方法

供移植用的筋膜一般取自大腿外侧的阔筋膜，它是人体最坚韧而面积很大的一层深筋膜组织。在大腿外侧切取阔筋膜时，膝关节稍作屈曲，髋部也稍屈并内旋，即可扪出筋膜部位。局部浸润麻醉，如需大片筋膜，则在大腿外侧做纵向切口，将皮下脂肪在阔筋膜上分离后，即可切取大片的筋膜组织，优点是直视下切取，安全可靠，损伤小；缺点是切口大，预后瘢痕明显。如只需束条状筋膜，使用筋膜抽取器切取则较为方便，并可避免在大腿上造成大的切口瘢痕。切取时先在大腿外侧髂前上棘与胫骨外侧髁连线中点做一个小的横切口，暴露阔筋膜并稍向上、下分离。切出所需的宽度并切断其远侧端，将筋膜束条分离出 2～3cm 长度，将此断端塞入筋膜抽取器内套管口并从小窗中穿出，用止血钳夹住后紧紧向远侧方牵拉，然后将抽取器沿着阔筋膜的纵向向近侧推进。当达到所需长度时即将抽取器外套管向近侧推紧，同时做旋转动作，即可将筋膜束条的近侧端割断并抽出。最后缝合皮肤切口，大腿自上而下加压包扎，预防发生皮下血肿。

筋膜束条或筋膜片切取后，可行游离移植。在移植时，应重视无创伤技术和操作，止血要彻底。做悬吊手术时，应做适当过度矫正，以获满意远期效果。若做凹陷填充时，应按真皮移植法进行固定，以防回缩。

第三节 脂肪移植

脂肪是人体重要的组织，不仅具有保温、储存能量、缓冲外力、保护内脏的重要功能，而且还是人体重要的塑形物质。脂肪移植沿用已久，按移植方式不同，可分为游离脂肪移植和带蒂脂肪移植。游离脂肪移植又分为单纯脂肪移植和带脂肪的复合组织移植，如脂肪连同其上方的真皮组织一起移植，称为真皮脂肪移植；如连同其下的深筋膜组织一起移植，称为脂肪筋膜移植。带蒂脂肪移植是指自带血供的脂肪组织移植，常用的带蒂脂肪组织移植主要是腹腔大网膜的带蒂移植。由于游离脂肪移植后，吸收严重，容易发生中心部位无菌坏死，而且抗感染能力较低，故不带血供的脂肪组织移植效果并不十分满意。脂肪移植术后 1 年的吸收率仍高达 30% 左右，大部分都被纤维组织所替代。但带蒂脂肪的复合组织移植，吸收可望减少。近年来，自体脂肪注射移植在美容外科获得较满意效果。脂肪移植目前也只限于自体脂肪组织移植。

一 脂肪移植的适应证

脂肪组织移植（fat graft）主要用于填充体表的皮下凹陷性缺损或畸形，或填塞死腔。例如面部小范围的凹陷畸形如鼻唇沟凹陷，眉间皱纹或眼袋切除手术造成眶隔脂肪切除过多所致的凹陷等，可采用脂肪注射移植修复。近年来有采用颗粒脂肪注射移植施行隆乳手术，但在临床上争议较多。

二 脂肪移植的方法

（一）术前设计

根据凹陷程度确定脂肪填充量的大小。一般填充量为实际缺损量的 1.3 倍。根据受术者脂肪的分布，从体表隐蔽处或脂肪堆积处切取或抽取脂肪。如腹、背、侧胸、臀、上臂或大腿等处。

（二）麻醉

受区和单纯脂肪组织以及真皮脂肪组织切取处一般选择局部浸润麻醉；脂肪颗粒抽取的

供区则可用0.5%利多卡因加1∶200 000肾上腺素做皮下浸润麻醉或行肿胀麻醉。

（三）手术操作

1. 脂肪组织的切取 单纯小块脂肪的切取，可在切开皮肤后用利刀切取脂肪组织。应避免挟捏脂肪组织，取下的脂肪应立即移植。

2. 真皮脂肪组织的切取 用鼓式取皮机，按设计的形状及大小切取薄中厚皮片，不切断皮片蒂部，然后用手术刀切取该区的真皮脂肪组织。创面止血后，将皮片缝回原处并打包加压。把真皮脂肪组织按设计大小及形状修剪后，移植到受区，固定缝合，加压包扎。移植真皮脂肪组织应较需要量大1/3左右，以抵消日后的吸收。

3. 颗粒脂肪注射移植 供区麻醉、消毒后，用注射器连接吸脂针头沿皮下平面抽吸，抽吸达到所需要量后，供区加压包扎。用生理盐水或林格（复方氯化钠）溶液漂洗抽得的脂肪，收集漂浮的脂肪。待受区准备完毕，即用盛装脂肪颗粒的针筒安装12～18号针头注射入受区。注射时应由远而近注射，边注射边退，使其在皮下均匀扩散。通常注射要过度矫正30%～40%，注射完毕，用手轻揉皮肤使之平坦。如有脂肪从针孔溢出，可用5-0缝针线缝合1～2针，之后适当加压包扎。

一般认为，一次注射量不宜超过50ml。

（四）术后处理

脂肪组织或真皮脂肪组织切取的供区及切开填充区一般术后7天左右拆除缝合线，持续加压包扎10天。

脂肪抽吸和注入部位术后3天换药，观察有无红、肿、热、痛等感染迹象，如填充区肿胀明显，可穿刺抽出组织内的渗液及液化的脂肪。

脂肪移植术后常规静脉滴注抗生素3～5天。如填充效果不满意，可于3个月后进行二次填充。

第四节 黏膜移植

和皮肤一样，黏膜也为上皮组织。衬贴于有腔脏器的内面，具有吸收、分泌和保护功能。黏膜由上皮和真皮构成，含有丰富的血管结构，可作为一种移植修复材料。口腔、咽部和食管的黏膜为复层鳞状上皮，消化道其他部位黏膜多为单层柱状上皮，泌尿系的黏膜为移行上皮。按黏膜结构和生理特性，可将其分为干性黏膜和湿性黏膜。唇红部的黏膜下层无腺体存在，表面干燥，为干性黏膜。口、鼻、结膜和阴部的黏膜和黏膜下层含有较多的黏液腺和浆液腺，处于湿润环境中，为湿性黏膜。黏膜移植和皮肤移植一样具有强烈抗原性，目前只用于自体移植。

一 黏膜移植的分类

黏膜移植（mucosa graft）按切取厚度可分为断层黏膜片和全厚黏膜片移植；按移植方式可分为游离移植和带蒂移植。游离移植是将黏膜由供区离断转移至受区，重新获得血液供应而存活，一般为全厚黏膜移植。带蒂移植是将自带血供的一块黏膜组织由供区转移到受区，以修复受区黏膜缺损创面的一种移植方法。带蒂黏膜也可称为黏膜瓣，根据血供方式不同，分为轴型黏膜瓣和局部黏膜瓣。轴型黏膜瓣内含有较大血管，血供充分，美容外科应用较少，主要用于消化道重建和阴道再造，如空肠代食管手术、乙状结肠代阴道手术等。局部黏膜瓣主要通过局部推进、旋转来修复黏膜缺损，如唇红部的修复、阴道口狭窄的矫治、球结膜缺损的修复等。

二 黏膜移植修复唇黏膜缺损

唇黏膜颜色鲜艳，使口唇呈现美感。因此，唇黏膜缺损不仅影响口唇功能，也将严重影响面部的整体美。唇黏膜缺损可通过游离黏膜移植和局部黏膜瓣转移两种方法来修复。

1. 游离黏膜移植 主要用于单纯唇黏膜缺损的治疗。

(1)术前设计：根据口唇黏膜病变大小，确定切取黏膜大小。唇黏膜处有瘢痕者，应根据瘢痕切除、挛缩松解后黏膜实际缺损大小而定。

(2)麻醉：上、下唇黏膜移植手术均可用2%利多卡因行局部浸润麻醉。必要时，上唇可用2%利多卡因行眶下神经阻滞麻醉。下唇可用2%利多卡因行颏神经阻滞麻醉。

(3)手术操作：麻醉后，紧贴病变的底面剥离，避免损伤口轮匝肌，彻底止血后备用。根据术前设计切取全层黏膜，剪除黏液腺，然后将黏膜覆盖于唇部黏膜缺损处，先将黏膜缝合于唇线处，使唇线外形流畅，再缝合其他黏膜创面处。缝合时保留打包线，缝合完毕打包加压包扎。直接拉拢缝合黏膜供区。

(4)术后处理：①常规静脉滴注抗生素3～5天；②术后10天拆包换药；③术后并发症防治同皮片移植术。

2. 局部黏膜瓣修复方法 主要用于唇黏膜缺损合并其他唇组织缺损者。

(1)术前设计：在唇黏膜缺损的边缘设计旋转黏膜瓣或推进黏膜瓣，用甲紫标记画线，如皮肤也缺损，则采用皮片移植或应用局部皮瓣修复。根据唇黏膜缺损厚度设计黏膜瓣厚度，以使唇黏膜缺损修复后饱满美观。

(2)麻醉：同游离黏膜移植术。

(3)手术操作：麻醉后，按术前设计切开黏膜至肌层，在肌层内剥离黏膜瓣。

黏膜瓣形成并转移后，按口唇轮廓修整黏膜瓣。先缝合唇线处，然后再缝合其他部位。供区可直接拉拢缝合，不能拉拢缝合者可行皮片移植修复。

(4)术后处理：参照游离黏膜移植和局部皮瓣转移术。

第五节 软骨移植

软骨内无血管结构，但因其细胞代谢功能低下，靠吸取周围组织液中的营养即可成活。软骨组织是一种很好的填充和支持材料。同种异体和异种软骨移植的临床应用近年来已有报道，但由于同种异体软骨和异种软骨在移植后存在排异和吸收现象，长期塑形效果较差，临床上应用较少。目前最常用的软骨移植主要为自体软骨移植。

一 软骨移植的适应证

软骨移植(cartilage graft)主要用作填充和支持材料，如隆鼻、修复颏部和眶部凹陷性畸形、眼球摘除后眶内填充以及用作耳廓及阴茎再造的支架材料。

二 软骨的切取和移植方法

（一）术前设计

术前根据切取软骨的用途和用量选择相应的软骨供区，如耳廓再造常选用右侧肋软骨为供骨，常取第七、八、九肋软骨；隆鼻或鼻翼再造常选耳甲软骨或鼻中隔软骨。选定供区后标记切取范围。

（二）麻醉

常选用局部浸润麻醉，必要时可用硬膜外麻醉。

（三）手术操作

切取肋软骨，一般都在右侧进行，以免在左侧切取时误伤心包膜。沿右肋缘做斜切口，切开皮肤、皮下组织，切开腹直肌前鞘，顺腹直肌纤维分开肌肉显露软骨膜，切开并剥离软骨膜，根据所需形状大小自第六至第九肋软骨的融合部位切取。切取时宜谨慎操作，依次缝合各层，将伤口加压包扎，或用长宽胶布固定，以减轻术后疼痛。

耳廓软骨切取常在一侧或健侧耳廓后方皮肤做纵切口，切开皮肤显露软骨，按所需大小切取一小块耳轮或耳甲软骨，然后将伤口缝合，加压包扎。也可连带皮肤一起切取，然后直接拉拢皮肤缝合，而软骨可以不缝合。

软骨切取后，即可进行移植。根据不同的用途，进行雕刻，使之符合移植床的形态。雕刻后的软骨可用尼龙线或细不锈钢丝缝合固定，必要时还应做外固定。

自体软骨移植后有变形、吸收的现象，术后应注意随访观察，必要时重新手术予以矫正。

第六节 骨 移 植

骨骼构成人体的支架，赋予人体基本形态，对人体起保护、支持和运动作用。骨骼缺损除导致运动障碍，还引起外观形态改变，影响美观。骨组织质地坚硬，不易变形，成活力强，自体骨移植后主要是通过爬行替代和骨诱导两种方式与受骨愈合。而通过吻合血管的骨移植，由于植骨块血运不中断，使植入骨块保持着活力，可大大提高成活率，获得满意的骨愈合。美容外科常用骨移植(bone graft)修复骨缺损或用作填充材料矫正颅面部的局部凹陷以改善容貌。

一 骨移植种类

根据移植骨的来源不同分为自体骨移植、同种异体骨移植和异种骨移植；根据移植骨初期获得血供的方式不同分为游离骨移植和带蒂骨移植。游离骨移植是美容外科临床应用最多的骨移植方式，其中自体游离骨移植在美容外科应用最广。低温冷冻(-35℃)的同种异体骨移植也获得较好效果。若能将异种骨去除蛋白质、脂肪及一切软组织，清除所有抗原性物质，这样移植后就不可能产生免疫排斥反应。但这方面的研究进展尚不够理想。

二 骨移植的适应证

1. 面部凹陷，如小下颌畸形、颞部凹陷畸形、小前额畸形等。

2. 手指延长和手指再造。

3. 颅骨缺损。

4. 鼻骨、眶骨、颧骨等畸形的修复等。

5. 骨膜下除皱手术填充面颅骨。

6. 骨科的骨折所致骨缺损以及脊柱侧弯等。

自体骨移植最常用的为髂骨和肋骨，亦可取自腓骨、胫骨和颅骨外板。

三 骨移植的临床应用

（一）术前设计

1. 骨供区的选择 临床上经常选用自体髂骨、肋骨和颅骨外板作为供区。这是因为它们有一定弧度，骨皮质薄，便于切取和塑形，且取骨量大，易于成活。切取后一般不会引起局部明显的变形和影响人体的功能。

显微外科的发展使得带血管的骨移植成功率大大提高，临床上常用吻合旋髂浅（或旋髂深）动静脉的髂骨瓣、吻合前肋间动静脉或后肋间动静脉的肋骨瓣、吻合颞浅动静脉的顶骨瓣等进行游离移植。

2. 供骨区切口设计 切取髂骨时可将髂骨附近的腹部皮肤拉到髂骨嵴表面标记。这样使术后切口瘢痕错开髂骨嵴而不会受到摩擦感到不适。切取肋骨一般自腋前线沿第 7 肋骨向后画线，切口长度据取骨量而定。取颅骨外板、顶骨瓣时可选择发际内切口及耳前至颅顶间切口。

（二）麻醉

取颅骨瓣、颅骨外板最好选择全麻；切取肋骨和髂骨可选择硬膜外麻醉。

（三）手术操作

1. 髂骨切取 麻醉后按设计切口，直接切至髂骨嵴表面，用骨膜剥离器于骨膜下剥离，向前不超过髂前上棘，用电锯切取所需大小髂骨块。切取后用骨锉锉平供区突出不平的骨质，骨蜡填塞创面止血，分层缝合骨膜和皮肤。如供区渗血较多，可于切口内放置橡皮引流。术后加压包扎。

2. 肋骨切取 麻醉后按设计切开皮肤及皮下组织达肌肉表面，切开部分背阔肌及前锯肌达第 7 肋骨表面，用手术刀将骨膜行“工”形切开，用剥离器将骨膜从肋骨表面推开。分离肋骨上、下缘时顺肋骨长轴仔细剥离，防止穿破胸腔引发气胸。肋骨上、下缘游离完成后，再剥离肋骨内侧面骨膜，据所需长度用剪骨钳剪断肋骨。将体内残留两侧肋骨游离端打磨钝圆，如有出血用骨蜡止血后轻轻放回，将肋间肌拉拢包裹肋骨游离端并缝合，以免肋骨断端刺破胸膜。

3. 颅骨切取 麻醉后按设计切口切开头皮至骨膜，用骨剥离器在骨膜下剥离颅骨，将顶骨暴露好后，根据需要在顶骨表面标记出切取顶骨的大小，用电锯沿画线切透颅骨外板，再用折骨刀沿颅骨切口线将颅骨外板凿下。骨蜡填塞止血后逐层缝合闭合切口。

4. 顶骨瓣的切取 颞浅动脉为顶骨瓣的血管蒂。麻醉后，自耳前至颅顶之间，沿颞浅动脉的走行方向，切开皮肤至侧颅顶肌、帽状腱膜浅面，充分显露颅顶肌和帽状腱膜，制作以颞浅动脉为中心，包括血管两侧 2 ~ 3cm 范围外围组织的筋膜血管蒂。在骨块远端，多切取 5mm 宽的帽状腱膜，以备骨移植后缝合用。在拟切取的骨周边按设计用电锯切透顶骨外板，再用折骨刀沿顶骨切口线将顶骨外板凿下。当骨周围切割完毕后，将帽状腱膜与骨膜缝合以防分离。

将取下之骨块按需要进行切、割、锯、钻、磨，加工塑形后游离植入（吻合血管的骨瓣需要吻合血管）或带蒂转移至已清创准备好的待修复或填充部位，逐层缝合闭合切口，加压包扎，完成手术。

第七节　复合组织移植

复合组织移植（composite tissue graft），是指两种或两种以上的组织块的移植。这种移植，临床应用也比较普遍。

一　复合组织移植的适应证

单纯用一种组织修复身体某部缺损，不能使外观或功能得到较大改善时，应做复合组织移植修复；缺损区是复合组织的，需修复时，也应用复合组织移植进行修复。

二　复合组织移植方法

复合组织移植包括游离移植及吻合血管移植两大类。

（一）游离复合组织移植

游离复合组织移植，目前只限于一些体积较小的组织块移植，临床上较为常用的有下列几种：①用全层耳廓组织（包括两层皮肤和中间的软骨）修复鼻翼、鼻小柱部分缺损；②用发际部全厚皮片带少许皮下脂肪游离移植再造眉毛；③用全层鼻中隔组织（包括两层黏膜和中间的软骨）修复喉、气管瘘及结合膜合并睑板缺损；④用真皮-脂肪块复合移植修复凹陷性缺损；⑤手指离断后用自体骨-关节-肌腱复合组织原位再植，裹以即时皮管再造手指。由于游离复合组织移植对缺血耐受能力差，为使移植成功，必须注意以下几点：①严格无创伤操作技术，尽量减少对组织的损伤，缝合时用无创伤细缝针线。②移植组织体积不宜过大过厚，如用全层耳廓组织修复鼻翼，移植组织块直径不宜超过1cm，否则有可能坏死。但肌腱、骨、软骨、关节等组织移植后对血运要求较低，移植体可以稍大。③移植组织块呈楔形嵌植入缺损时，底部不宜过宽，如用耳廓楔形组织块修复鼻翼缺损时，组织块的宽度以1.0～1.5cm为宜。④组织床血运必须良好，瘢痕应彻底切除。⑤术后必须加压固定7～14天，对重建血运有较大的帮助。

（二）吻合血管的复合组织移植

随着显微外科的开展，吻合血管的复合组织移植也有很大的发展，如肌皮瓣、骨皮瓣移植等都属于复合组织移植。临床上较常用的有以下几种：①吻合血管的足趾带足背皮瓣游离移植再造拇指并修复虎口及手部皮肤缺损；②吻合血管的趾甲皮瓣移植修复拇指；③吻合血管的跖趾关节移植修复掌指关节；④吻合血管的肌皮瓣移植修复肢体组织缺损或再造器官等。吻合血管的复合组织移植，需要有熟练的显微外科血管吻合技术，才能保证移植体的血液供应。

第八节　毛 发 移 植

毛发为皮肤的附属结构。在人类，毛发主要分布于头面部、腋窝和会阴部，毛发不仅具有保暖作用，而且具有明显的性别特征。其中头发、眉毛、睫毛以及胡须位于暴露部位，具有重要的美学意义。头面部的毛发缺失会严重影响一个人的面部美观，需要通过毛发移植(hair graft)来修复。

一 毛发移植种类

(一) 游离毛发移植

游离毛发移植实际上是带有毛囊的全厚皮片移植，术后毛发生长情况与术中修剪全厚皮片时对毛囊的损伤程度和术后全厚皮片营养状况有关。临床上根据移植皮片的大小不同，分为片状毛发移植和单根毛发移植。

(二) 带蒂毛发移植

带蒂毛发移植，即带毛发的皮瓣移植，分为随意皮瓣的毛发移植和轴型皮瓣的毛发移植，轴型皮瓣的毛发移植过去主要用于眉毛再造，但再造眉毛过于浓密，外形不佳，且手术创伤大，目前已少用。因此，带蒂毛发移植主要是指随意皮瓣的毛发移植，主要用于治疗秃发。

二 毛发移植的适应证

1. **秃发的治疗** 对于小面积秃发，可通过局部带蒂皮瓣转移来修复，由于头皮紧，缺乏弹性，一般采用局部旋转皮瓣，很少采用推进皮瓣，对于面积较大的秃发，在采用局部皮瓣转移困难时，可先用皮肤扩张器扩出多余的皮肤，再行扩张皮瓣转移术。

2. **眉毛缺失的治疗** 主要采用游离毛发移植和文刺手术相结合的方式进行修复。

3. **睫毛缺失的治疗** 主要通过游离毛发的移植方式进行修复。

三 毛发移植方法

(一) 眉再造

眉毛完全缺失最好采用游离毛发移植和文刺相结合的方法。

1. **术前设计** 按求术者的脸型和眼型进行眉型设计。根据眉型和眉毛的生长方向设计供区皮肤的部位和大小，一般选择耳后发际及枕部发际边缘的短小毛发为供区，该部位的毛发细而短，与眉毛相近。

2. **麻醉** 用2%利多卡因行局部浸润麻醉，注射麻药时应紧贴皮肤，使局部肿胀以利术中剥离皮肤。

3. **手术操作** 按术前设计顺毛发的方向切开供区全层皮肤，然后提紧皮肤边缘进行剥离，皮片取下后，用眼科剪仔细修剪皮片上残留的脂肪，注意不要损伤毛囊，为避免损伤毛囊，可保留头皮下薄层脂肪，形成带有毛囊的全厚皮片。游离供区周围皮瓣，直接拉拢缝合消灭创面。

按术前设计的眉型，切除受区瘢痕或其他病变。彻底止血后，将修剪好的皮片(生长方向向外侧)缝合于受区创面处，然后打包加压包扎。

4. 手术后处理 术后处理与全厚植皮术相似。皮片移植成功后1~3周开始生长毛发，因毛囊处于休止状态，3~4周后毛发相继脱落，2~3个月后又重新长出并不断生长。眉再造成功后，由于再造的毛发比较长，需要定期修剪。术后3个月，根据毛发再生情况，拔掉过多的毛发，或通过文眉修补毛发过于稀疏的部位。

（二）睫毛再造

1. 供区选择 一般选择眉毛浓密的一侧为睫毛供区，该处的毛发长度与睫毛相似。

2. 麻醉 用2%利多卡因行局部浸润麻醉。

3. 手术操作 按再造睫毛的长度，沿眉毛长轴顺眉毛生长方向切取含2排眉毛的皮片，操作轻柔准确，防止毛囊受损伤。切取毛发后直接拉拢缝合供区。沿受区睑缘切开皮肤至睑板，将含眉毛的皮片两端用针固定在受区切口两端，使其展平，然后缝合切口，加压包扎。

4. 手术后处理 术后7天拆线。

（三）单根毛发移植术

主要适用于治疗头顶部毛发稀疏的患者。

1. 术前设计 理发后根据打孔器的大小在患者毛发稀疏区用甲紫标记毛发移植点，然后在枕部或耳后头发茂密的部位标记相同数量的点作为毛发供区。

2. 麻醉 用2%利多卡因行局部浸润麻醉。

3. 手术操作 麻醉后，用打孔器按设计点顺毛发方向在受区斜行切除皮肤或瘢痕，深达骨膜浅面，然后用一特制的支撑钳插入创口内，撑开创口彻底止血。在供区用同样方法斜向切取一块头皮，并立即嵌入受区创口内，这样，移植体离体时间短，损伤小，成活率高。供区创面直接缝合。受皮区不必缝合。用无菌敷料覆盖毛发移植区，加压包扎。

4. 术后处理 毛发移植区加压包扎5天，口服抗生素3~5天，以预防感染。术后7天拆线。如果手术效果不满意，可于术后1个月进行二次手术。

（四）秃发的治疗

分为单纯皮瓣转移术和头皮扩张术两种。

1. 单纯皮瓣转移术 主要用于治疗小面积头皮秃发。

（1）术前设计：根据头皮秃发区的部位与大小设计头皮旋转皮瓣。

（2）麻醉：用2%利多卡因行局部浸润麻醉。

（3）手本操作：按术前设计切除秃发区皮肤，切开待旋转皮瓣至骨膜，在骨膜上游离头皮皮瓣。然后将皮瓣旋转后与创面缝合。缝合时，先缝合皮瓣张力最大的一针，然后再缝合其他创面，使皮瓣良好对合。皮瓣蒂部的“猫耳朵”暂时保留，待皮瓣成活后择时修整。切口处放置一根橡皮引流条。

（4）术后处理：加压包扎5天。常规口服抗生素3~5天以预防感染。术后3天拔除引流条，7天拆线。如果手术后3个月“猫耳朵”仍未展平，可予以切除。

2. 头皮扩张术 适用于头皮缺损大，局部旋转皮瓣转移无法修复者。

（1）术前设计：根据头皮缺损或秃发区的形状、大小选择相应的扩张器。选择并标记扩张器植入区域。扩张器植入切口常选择在病变的边缘，长度以能置入扩张器为宜。

（2）麻醉：用2%利多卡因行局部浸润麻醉。

（3）手术操作：扩张器置入区麻醉后，按术前设计切口线切开皮肤至骨膜，在骨膜上进行分离至术前标记剥离范围，形成一个腔隙，腔内充分止血后置入术前选定的备用扩张器并放置橡皮引流条，关闭切口，加压包扎2天后取出引流条，术后7天拆线。一般术后5~7天即可向扩张囊定期注液，每周注射1次生理盐水，每次注射量为扩张囊容积的10% ~20%或至表面皮肤稍呈苍白为度。2个月左右完成扩张。

通过再次手术取出扩张器并切除其表面的纤维包膜，获得额外皮瓣。切除头皮的病变或彻底清创缺损区，按手术设计将额外皮瓣旋转修复头皮缺损。术后处理方法与埋置扩张器术一样。

扩张器埋置的具体方法及注意事项详见本教材第九章“皮肤软组织扩张技术”。

（顾劲松）

第九章 皮肤软组织扩张技术

第一节 概 述

皮肤软组织扩张技术(skin soft tissue expansion)又称皮肤扩张术,是将皮肤软组织扩张器(tissue expander)埋植于正常皮下或肌肉下层,通过增加扩张器内的液体容量,对表面皮肤软组织产生压力,使其扩张产生新的"额外"的皮肤软组织,然后利用新增加的皮肤软组织转移覆盖创面、修复缺损的一种方法。

一 皮肤软组织扩张技术的历史

美国整形外科医生 Neumann 于 1957 年在《美国整形外科杂志》上发表的"皮下置入气球逐渐膨胀扩大表面皮肤"一文,开创了此技术的先河。但直至 1976 年,美国整形外科医生 Radovan 和生物医学工程师 Schulte 合作,才研制发明了第一个真正意义上的皮肤软组织扩张器。6 年后 Radovan 在《美国整形外科杂志》上发表了应用软组织扩张器进行乳腺切除后乳房再造 58 例的临床报告,充分展示了皮肤软组织扩张技术广阔的前景。此后经过 30 多年的发展,该技术逐渐应用于整形外科、美容外科、修复重建外科等许多领域,成为继皮肤移植术(植皮术)和皮瓣转移之后整形外科发展起来的又一项最基本的组织修复技术。皮肤扩张术是整形外科领域中一项革命性的成果,对于推动现代整形外科的发展发挥了十分重要的作用。在我国,皮肤软组织扩张技术从 20 世纪 80 年代末开始,逐渐在整形、再造、美容外科等领域推广并得到广泛运用。

二 皮肤软组织扩张器的组成

目前常用的皮肤软组织扩张器由三部分组成(图 9-1):

1. 扩张囊 是由医用硅橡胶材料制成的囊袋,是扩张器的主体,其容量从 30ml 到 500ml 不等。扩张囊有充分的扩张性,可以随着注水量的增加而逐渐扩张。其外形可分为矩形、椭圆形、肾形和球形等,也可根据临床需要制作特定的形状。

2. 注射壶 由硅胶制成,形如纽扣,是接受穿

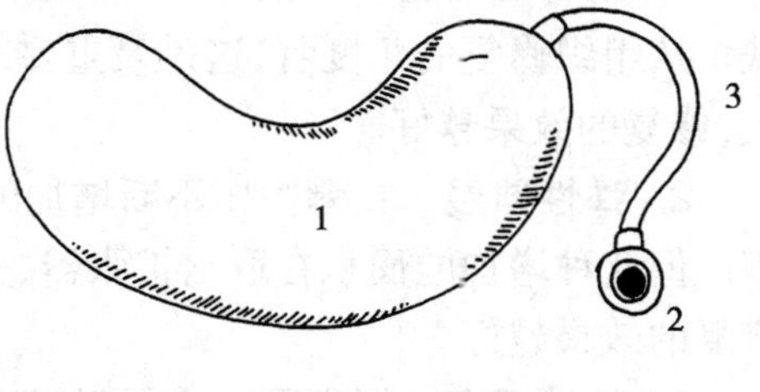

图 9-1 皮肤软组织扩张器的组成

1. 扩张囊;2. 注射壶;3. 连接导管

刺并由此向扩张囊内注射扩张液的主要部件。分为半圆形的壶顶和平坦的圆形壶底两部分,壶壁较扩张囊坚韧、厚实,能经受反复多次穿刺而不破损,壶底的外周稍比注射壶宽一圈(约5mm),壶底部有一块薄的金属片,其直径为1.0~1.5cm,能防止注射针头穿透壶体。在注射壶内有一个扁圆形的壶腔,腔的一侧通过一个单向阀门和导管与扩张囊相通,该阀门能确保注入壶中的扩张液只能单向流入扩张囊而不反流。

3. 连接导管 一根由硅胶制成的细导管,腔内径约2mm,长约5~8cm,导管两头分别与扩张囊和注射壶相连。有时为防止过长的导管在埋置时发生扭曲,可另附加一个金属连接管,以便导管过长时需剪短胶管并由此金属管在中间相连。

三 皮肤软组织扩张术的适用范围

随着皮肤软组织扩张术的不断改进,该技术在美容整形外科的应用也越来越广泛。概括起来,适用范围可分为以下几类:

1. 各种原因造成的秃发,包括创伤或感染后的瘢痕性秃发、男性型秃发等。

2. 创面的修复,包括瘢痕、肿瘤、文身等切除后的继发创面修复,难治性创面如褥疮及放射性溃疡的修复。

3. 器官再造,包括耳再造、鼻再造,以及眼睑、乳房及阴道、阴囊等再造。

4. 其他 供皮区、轴型皮瓣供瓣区的预扩张等。

目前已公认,对瘢痕性秃发、鼻再造、耳再造及某些类型的乳房再造,皮肤软组织扩张术是首选的方法。其他器官的再造、小范围的瘢痕、色素痣、文身和体表良性肿瘤等的治疗中应用皮肤软组织扩张术也可收到良好的效果。许多烧伤后瘢痕的治疗采用皮肤软组织扩张术效果明显优于采用传统的皮肤移植术和皮瓣转移的修复效果。

皮肤软组织扩张器的埋置部位多选择病变部位邻近的正常组织,这样扩张后增加的皮肤与病变区皮肤在颜色、质地、结构和毛发含量上均比较匹配。在病变附近部位正常组织不足时,也可在远位预置轴型皮瓣或行供皮区预扩张,这样可以扩大供瓣(皮)面积,减少供区术后畸形。扩张产生的皮瓣可以局部转移,也可以带蒂转移,甚至可采用吻合血管的游离皮瓣移植。多数病例在扩张一次后即可完成创面覆盖,少数病例需两次以上。

四 皮肤软组织扩张技术的原理

扩张后扩张器表面的皮肤面积增加的来源有四种:

1. 生物性增生 细胞有丝分裂造成细胞数量的增加和细胞外基质的合成所产生的新皮肤。从组织修复的角度看,这是最重要的一部分,其在扩张所获得的额外组织中所占的比例越大,修复的效果越好。

2. 弹性伸展 在囊内压不断增加的牵拉力作用下,由于皮肤的弹性而被拉伸所增加的面积。但此种增加的面积在取出扩张器、失去外力作用后会立即回缩而消失。其所占比例越小,修复的效果越好。

3. 机械蠕变 蠕变是一个材料学专业名词,是指一种材料在机械外力一定时间和强度的作用之后,材料内部结构发生变化而发生变形伸展,即使去除外力作用后,组织也不能恢复到外力作用前的状态。蠕变与弹性伸展的区别是弹性伸展在失去外力作用后，增加的组织面积回缩消失，而蠕变获得的组织面积在外力消失后仍然存在。

4. 周围组织的移位 表面张力增加时也使邻近组织受到牵拉而向扩张区移动。

五 几种常见的皮肤软组织扩张方法

传统的皮肤软组织扩张技术所需扩张时间长，为了缩短治疗时间，经过不断改进，在传统方法的基础上又衍生出了其他几种相对快速的扩张方法。根据扩张速度的快慢，目前常用的扩张方法可分为以下几种：

1. **慢速扩张**（慢性扩张） 7～10 天以上注水 1 次，8 周以上完成扩张。
2. **常速扩张**（常规扩张） 4～5 天注水 1 次，6～8 周完成扩张。
3. **快速扩张**（急性扩张） 每天注水 1 次，7～14 天完成扩张。
4. **亚速扩张**（亚急性扩张） 2～3 天注水 1 次，3～4 周完成扩张。
5. **即时扩张**（术中扩张） 指在术中施行注水扩张，达到一定容量后维持扩张压 30～60 分钟，而后放水减压 10～20 分钟再注水扩张，如此反复 2～3 次，使皮肤松弛能满足修复需要为止。此法多用于较小面积缺损的修复。

第二节 扩张器使用原则和方法

皮肤软组织扩张器是施行皮肤软组织扩张术的必备器材，形状和体积的选择、部位的选择、层次的选择是否得当，均会影响最终的应用效果。

一 扩张器的选择与准备

（一）扩张器形状的选择

扩张器类型、形状、大小的选择应根据需要修复的部位、形态、病变范围的不同来变化。头部多选用圆形、椭圆形、长方形、香蕉形、马蹄形；面部多选用小圆形、小新月形、小肾形、长柱形、长方形；颌颈部多选用大肾形、椭圆形、长柱形；躯干病变范围较大者可用大容量的扩张囊。对于一些特殊部位，则可选择一些特殊类型的扩张器，如并指畸形在指缝隙间需要的细长形扩张器，阴囊部需要的球形或半球形的扩张器等，在某些特定情况下，甚至需要定制扩张器。

（二）扩张容量的选择

扩张器的容量一般取决于需要修复的面积大小和可供扩张正常皮肤面积的大小。在不同部位，所需扩张容量也不同。在头部，扩张容量为 3.5～4.0ml，在面部需要的扩张容量为 6～8ml，颈部为 12～14ml，躯干为 4～6ml，四肢需要 6～8ml，全鼻再造需要 200～300ml，全耳再造（耳后不进行皮肤移植者）需 130～150ml。

（三）扩张器完整性的检查与消毒

扩张器选定后，在使用前还需要检查有无破损。可向扩张器内注入 10～20ml 的生理盐水，或注入气体将扩张囊放入水中，检查是否有渗漏。由于扩张器是由医用硅橡胶制成，容易吸附与沾染灰尘,而沾染灰尘的扩张器植入体内后容易带菌并刺激纤维包膜增生,故在使用前应用注射用生理盐水认真清洗。扩张器原则上是一次性医用材料,不宜重复使用,如果在某些特殊情况下不得不使用用过的扩张器,则应用稀盐酸溶液或0.25%胰蛋白酶溶液浸泡24小时,再认真清洗、消毒后,方可应用。

扩张器可采用高压蒸汽、煮沸、环氧乙烷和放射(如^{60}Co)消毒。不宜采用浸泡和甲醛熏蒸消毒,因为这两种方法只能杀灭扩张器外表面的细菌、病毒,而不能杀灭囊内的细菌。在采用高压或煮沸消毒前一定要用空针将囊内气体抽净,以防在消毒过程中发生膨胀破裂。

二 扩张器的植入(I期手术)

(一)扩张区域的确定原则

植入扩张器前,首先应选取适当的扩张区域,即未来皮瓣(或皮片)的供区,原则上应以修复区的相邻区域为首选。只有在病变周围没有正常皮肤软组织的时候,才应考虑远位供区扩张,然后通过带蒂转移或吻合血管游离皮瓣转移的方式修复缺损。在大面积严重烧伤皮源严重不足时,也可考虑利用浅二度烧伤的愈合区作为供瓣区。

选定扩张区域后,还需要缜密考虑未来扩张皮瓣如何切取转移、转移后皮瓣边缘所处的位置,考虑扩张区域皮肤血供的来源及走行方向,转移后的血管蒂的位置,要求扩张皮瓣转移后不损伤重要的组织,不影响局部功能,不引起周围器官形变。

(二)切口设计与分离范围

术中先设计并标出扩张区域、切口位置以及剥离范围,同时标出阀门埋置的部位。扩张器置入时的切口需根据扩张器埋置的部位而定(图9-2)。如果在病变的邻近区域埋置扩张器,切口可选择在正常组织与病变交界处,或病变组织一侧距离交界处1~2cm。如果病变组织两侧均埋置扩张器,而病变组织又不太宽,则可在病变组织中央做切口,向两边分离埋植扩张器。如果是远位埋置,则切口宜选择在比较隐蔽的部位,更重要的原则是不损伤蒂部的血供。切口一般与扩张器的边缘平行,长度以能充分暴露拟剥离的腔隙而又不越过病变范围为度。对于增生性瘢痕,切口宜选择在正常皮肤的边缘。

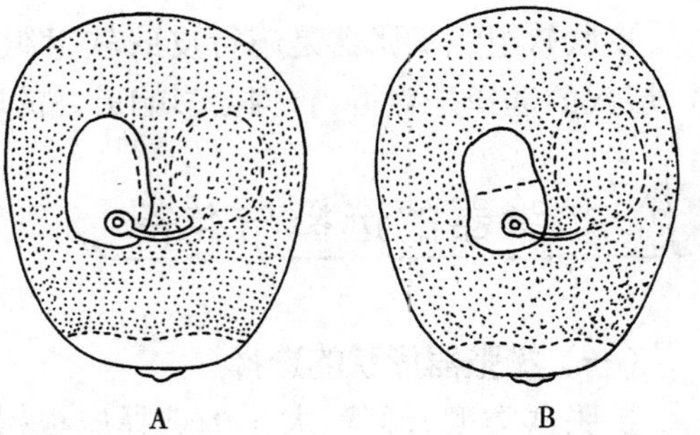

图9-2 埋植切口选择
A. 与瘢痕边缘及扩张囊平行的切口;
B. 与瘢痕边缘及扩张囊垂直的切口

(三)扩张器埋植的层次

扩张器埋植的层次与深度因供区和受区的不同而异。头皮扩张时扩张器一定埋置于帽状腱膜深面、骨膜表面;额部宜埋置于额肌深面;面颊部应在皮下组织深面、表浅肌肉腱膜系统层浅面;耳后位于耳后筋膜深面;颈部位于颈阔肌的浅面或者深面;在躯干和四肢,扩张器一般置于深筋膜的浅面,部分可埋置于深筋膜深层、肌膜的表面。

(四)手术操作

术中将扩张器放于拟埋置部位的皮肤表面,用亚甲蓝画出手术切口线,扩张囊埋置的位置和注射壶埋置的位置。其中扩张囊埋置的组织腔隙剥离的范围应比扩张囊周边大0.5~1cm。切开皮肤直至需要剥离的平面,剥离一般用扁桃腺剪钝性剥离,注意分离结扎沿途遇到的深部血管穿支，其中结扎与电凝不要离表面组织过近，以防影响血供。面颊部和侧颈部组织分层不十分清晰，剥离时先用剥离剪钝性分离形成若干个腔隙，再剪开钝性分离不开的部位。剥离尽量在直视下进行。术者必须对埋置扩张器的部位组织解剖非常熟悉，以免损伤重要的组织器官。剥离过浅可导致皮肤坏死。而剥离过深将可能伤及重要的神经、血管组织，特别是在面颈部时更应该仔细认真。

埋置注射阀门的组织腔隙剥离可略浅一些，以利术后注射，但如果表面为瘢痕则不宜过浅，防止表面组织坏死而使注射阀门外露。也有将注射阀门置于体外的外置法，其优点是注射时患者没有疼痛，同时免除了注射阀门埋置和取出时的剥离，减少了创伤和出血。但注射阀门外置也有其自身的缺点，在患者出院后容易发生污染，故并不被多数医生选用。

放置扩张器前应在手术台上向扩张器内注入适量生理盐水(10% ~20%总体积)，再次检查扩张器是否有渗漏。置入的扩张器应充分展平，注射阀门置入时注射面向上，导管可有弯曲，但不能形成锐角，更不能折叠。扩张器置入后在扩张器下面放置剪有数个侧孔的负压引流管。负压管远端必须放置到组织腔隙的最底部。缝合切口时应采用"阶梯状"缝合，即先在距切口边缘0.5 ~1cm处将皮瓣组织与深部组织缝合数针，以防扩张器移位到切口深面，然后分层缝合切口。缝合需在直视下进行，以防刺破扩张器。缝合完成后，可穿刺注射阀门进行回抽或再注入5 ~10ml生理盐水，以证实注射阀门没有翻转，导管没有折叠。负压引流管也要回抽检查，看是否能形成负压。

三 扩张器的取出和扩张后皮瓣转移术(Ⅱ期手术)

当皮肤软组织经过充分扩张达到预期目的时，即可施行二期手术，即取出扩张器，用扩张所获得的额外皮肤形成扩张后的皮瓣，对受区及供区两个部位同时进行修复。若在一次扩张后，扩张后的皮瓣还是不足以修复受区全部需要时，此时可以先修复一部分，然后在移位后的扩张皮瓣下再次埋入扩张器，进行接力式的扩张(也称重复扩张)。当然也可分次治疗、此次治愈了一部分，经过一段时日的康复后再次手术继续治疗。

扩张后皮瓣的设计方式取决于受区的要求，包括受区的部位、范围大小、形态、病变的性质等和供区的条件。设计时应遵循以下原则：①充分舒张，具有立体形态、呈半球面体的扩张后皮瓣，最大限度地利用扩张获得组织；②尽可能地减少辅助切口，或将辅助切口置于相对隐蔽的位置，尽可能与皮纹方向一致；③顺血供方向设计皮瓣，如为轴型皮瓣则不应超出其血供范围，如为任意型皮瓣，其长宽比例可比未扩张皮瓣略大一些，但不能过大；④皮瓣远端携带的未扩张皮瓣不宜超过3 ~5cm，最好不要超过扩张区的边缘；⑤扩张皮瓣的设计应遵循常规皮瓣设计的一切原则。常用的局部皮瓣为滑行推进皮瓣、旋转皮瓣、易位皮瓣，除此之外，皮下血管蒂岛状皮瓣可用于邻近转移或远位转移。在实际操作中，往往是2种甚至3种方式的皮瓣综合应用，最终的目标是将扩张后的皮瓣加以最充分的利用，切口尽量少，浪费尽量少，达到完美的创面修复，而不产生大的张力。

扩张囊基底部周边形成的横断面为三角形比较厚的纤维环，对皮瓣的舒展有影响，应将其切除。对于囊壁上的纤维包膜是否去除，需要视具体情况而定。如果影响皮瓣的舒展，要仔细剥除或多处切开，否则可留于原位待其自行吸收。二期手术时须先取出扩张器形成扩张后皮瓣，再根据皮瓣大小决定病变组织切除面积，以防止先切除病变组织后因扩张皮瓣不足而陷于被动的局面。考虑到在扩张过程中皮肤软组织需持续保持一定的张力，皮瓣转移后亦应保持一定的张力，如果皮瓣太松而回缩率过高，有可能导致皮瓣中的静脉迂曲而影响血液循环。扩张皮瓣下应放置负压引流管，术后适当加压包扎。伤口愈合后应采用预防瘢痕增生、对抗皮瓣挛缩的措施，如应用弹力套、颈托、支架等。术后早期扩张皮瓣较硬，并有回缩趋势，一般术后6个月左右能够软化并恢复自然弹性。

第三节　扩张技术在美容外科中的应用

在我国，张涤生等于1985年首次在国内报道了皮肤扩张术在10例烧伤后留畸形中的应用，经过二十多年的发展，已经积累了丰富的实验研究资料和临床应用经验，该项技术已成为美容整形外科常规治疗手段之一。对于某些疾患如秃发、鼻缺损、面颈部瘢痕的治疗，皮肤扩张术已成为首选的治疗方法；一些先天性畸形、体表肿瘤用扩张术修复的外形效果明显优于其他方法。现将扩张技术在美容外科中的典型应用作一简要介绍。

一　头皮扩张术

（一）头皮扩张的原理与适应证

头皮扩张时尽管有表皮和深部组织的生长扩张，毛囊的数量并没有增加，因此在扩张后的皮瓣上，实际上是剩余毛发的再分布，术后供区头发变得稀疏，但由于分布均匀，效果仍较满意。头皮扩张术适合于局限性秃发的患者，不适合于弥散性秃发或秃发面积过大（超过头皮的1/2）的患者。其主要适合于下列秃发患者：

1. 瘢痕性秃发　由于烧（烫）伤、创伤、头皮撕脱、感染及手术等原因造成头皮缺损，毛囊不能再生形成的局限性瘢痕性秃发。

2. 头皮缺损伴颅骨外露或缺损　由于头皮撕脱伤、电击伤等造成头皮缺损甚至颅骨外露坏死、缺损，可应用扩张后的头皮覆盖外露颅骨。

3. 脂溢性秃发　经药物治疗头发仍不能再生的脂溢性秃发，可采用头皮扩张术前移发际或消灭秃顶。

4. 头部肿瘤和斑痣　对于头部巨痣、疣状痣、血管瘤、神经纤维瘤和早期恶性肿瘤等，可在病变周围进行预扩张后再切除病变组织，并用扩张后的头皮覆盖创面。

（二）扩张器的植入

1. 术前准备　扩张器植入术前一般剃去头发。如果患者不愿剃发，可于术前3天用1:2000苯扎溴铵每天洗头1次，术前仅剃去手术切口处2～3cm宽的头发。

2. 扩张器容量的选择　按照每修复1cm^2的秃发区需要3.5～4.0ml的扩张容量，据此决定扩张器的大小。

3. 埋植部位的选择　选择邻近容易扩张和便于二期手术的部位埋植扩张器。枕部组织致密，层次不清楚，不易剥离，出血较多且不易止血，且扩张过程中患者不能俯卧，故除非必要，一般不选为扩张区。扩张器注射壶一般植入秃发区、耳后或额部，应距离扩张囊有一定距离。如果秃发区瘢痕太薄则也不宜埋植，以防瘢痕坏死、注射壶外露。

4. 切口设计　切口一般选择在正常头皮与病变区交界处，与扩张器边缘相平行。如果颅骨外露，可选在距外露颅骨边缘1.5cm的正常头皮内。如果同时埋植几个扩张器时，两个扩张器可共用一个入路切口。有时也可选择与扩张边缘垂直的切口，该种切口术后早期即可开始扩张，并且扩张器不易从切口外露。

5. 埋植腔隙的剥离 术中切开皮肤、皮下组织及帽状腱膜后，在帽状腱膜和颅骨骨膜之间用剥离剪刀或尿道扩张器进行钝性剥离，也可用手指进行分离，因此层结构疏松，容易剥离，加之穿支血管很少，出血也不多。

6. 扩张植入 头皮的松动性有限，埋植扩张器时囊内注液量不宜过多，一般10～20ml即可。扩张器下放置负压引流，直视下全层缝合头皮切口，缝线可密一些，便于切口边缘止血，术后适当加压包扎，行负压引流。头皮注液扩张可于术后3天拔除引流管后即开始，亦可待伤口基本愈合后再开始注液，拆线时间推迟到术后10～14天，甚至可更晚。

（三）头皮扩张器的取出和扩张后皮瓣转移

二期手术可在头皮止血带下进行，以减少术中出血。手术应注意以下几点：①术前先进行初步设计，如有数个扩张区时，应先后逐一形成皮瓣，每形成一个皮瓣即转移固定于秃发区，下一个皮瓣根据上一个皮瓣修复情况继续设计。单一扩张区可取出扩张器再根据皮肤松弛度进一步设计皮瓣。头皮血供丰富，皮瓣长宽比例比较大、蒂部比较窄时一般也能保障其血供。②扩张头皮瓣可采用滑行推进、易位和旋转皮瓣，其中滑行推进瓣应用较多。由于头皮缺乏弹性，皮瓣旋转的角度不宜过大，否则容易形成"猫耳朵"。③头皮瓣形成后根据皮瓣的大小决定切除瘢痕秃发区的面积。④头皮瓣转移时，如有可能，需尽量考虑毛发的生长方向。⑤为防止术后切口瘢痕过宽，缝合时应先缝合帽状腱膜，再缝合皮肤和皮下组织。如为直接全层缝合，拆线的时间应晚一些。⑥头皮扩张过程中常见到因压迫造成颅骨外板有部分吸收，一般扩张囊取出后能自行恢复，可不予处理。

二 扩张术在面部瘢痕、肿瘤及文身中的应用

颜面、颈部较大面积的增生性或萎缩性瘢痕、较大范围的色素痣、较大范围的血管畸形（以鲜红斑痣、葡萄酒色斑）毛细血管瘤或混合型血管瘤、外伤性文身、神经纤维瘤及部分可切除的皮肤恶性肿瘤（如基底细胞癌或鳞状上皮细胞癌）都可采用扩张术进行修复。

（一）扩张方法的选择

1. 扩张部位的选择 面部有明显的解剖分区（图9-3），所以扩张后皮瓣转移时亦应遵循面部分区原则形成皮瓣。术前即应预想到扩张完成后皮瓣形成的形态、大小及蒂部所在位置。

2. 扩张范围与扩张容量的确定 病变组织周边正常皮肤软组织的扩张，视病变大小及周围正常组织的范围决定扩张囊放置的位置及数目。面部扩张容量的预计，依修复$1cm^2$区域需6.1～8.0ml容量计算。

3. 扩张器埋植层次 颜面部埋植扩张器的剥离层次，应位于腮腺咬肌筋膜浅层，并保持在一个平面上进行，注意彻底止血。颈部扩张修复面部的剥离层次，一般在颈阔肌浅层或深层平面进行。

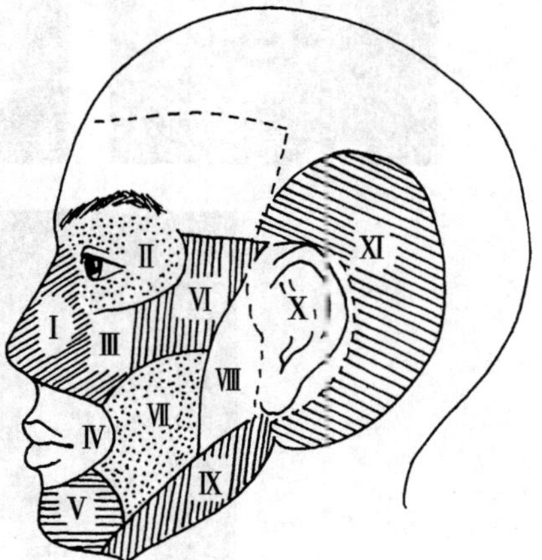

图9-3 面部的解剖分区

Ⅰ. 鼻区；Ⅱ. 眶区；Ⅲ. 眶下区；Ⅳ. 唇区；Ⅴ. 颏区；Ⅵ. 颧区；Ⅶ. 颊区；Ⅷ. 腮腺咬肌区；Ⅸ. 下颌颈区；Ⅹ. 耳区；Ⅺ. 颞区

4. **扩张器的植入** 颈部沿胸锁乳突肌走行方向自下而上沿途发出数支肌皮动脉，剥离至此处时易出血，应注意此部位的止血。埋植区一定要留置负压引流2~3天。术后常规应用抗生素防止感染。

（二）面部扩张后皮瓣的设计

应用扩张后皮瓣修复面部瘢痕或缺损的关键是要满足外形上的要求。首先应根据器官的分布，颜面有不同的分区，如额区、眼眶区、鼻区、面颊区、口周区等，在修复时必须充分注意到每个区域的特点和要求，切口线一般宜与轮廓线和分区界线相一致（如鼻唇沟、眼眶区等）。另外，眼、鼻、口等部位均不能有张力或牵拉，因为有张力或牵拉必然会造成器官的移位及变形（如眼睑外翻、口角歪斜等），故在皮瓣转移之前，必须预测扩张后产生的"额外"皮肤软组织的量是否能够满足修复的需要。具体注意事项如下：

1. 面中部鼻翼平面以上需要修复者，扩张后皮瓣形成一个蒂在内下的旋转皮瓣，比较合理。

2. 以面下部皮肤损伤为主者，扩张区选在外上方为多，在二期手术时，形成一个蒂在外上的旋转皮瓣较好。

3. 颈部扩张后皮瓣修复面部，多采用滑行推进或易位皮瓣的方式。

三 扩张术在耳、鼻等器官再造中的应用

（一）额部皮瓣扩张全鼻再造术

额部皮瓣扩张全鼻再造术是全鼻再造的首选方法（图9-4）。

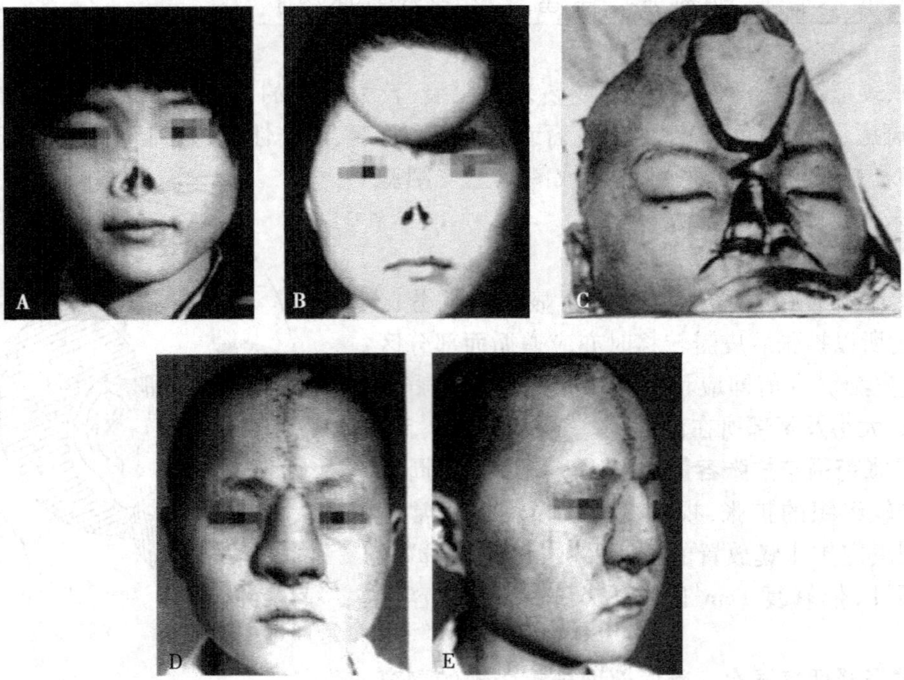

图9-4 鼻再造鼻背及鼻翼软骨支架

A. 术前；B. 扩张后；C. 术中行肋软骨移植，鼻背及鼻翼软骨成形；D. 术后正位；E. 术后侧位

1. 一期扩张器植入术　一期手术是在额部埋植扩张器于帽状腱膜及额肌下，这首先涉及采用额正中皮瓣还是额斜皮瓣，一般需视额部发际的高低而定。发际较高者（即从发际到眉间距离大于7cm以上者），应尽量选用额正中皮瓣；发际较低者（即发际至眉间距离小于6cm者），则只能选用额斜皮瓣。扩张器的选择可为圆形、长方形或长柱形，但以长方形较好。手术切口多选择在前额发际内或发际缘，多采用横形或弧形切口，长约5～7cm。扩张器埋植于额肌下，扩张总容量一般为170～200ml左右。

2. 二期扩张器取出、扩张皮瓣转移鼻再造术　手术包括在扩张后的额部皮肤上设计三叶皮瓣、取出扩张器、切除鼻部瘢痕以及皮瓣转移鼻再造塑形等步骤。部分病例若鼻孔狭小尚需先做鼻孔开大术，若鼻翼鼻侧及中隔软骨或鼻骨缺损，尚需考虑支撑问题。在扩张后的皮肤上做设计时需想到扩张器取出后有10%～15%的回缩，因而皮瓣不论长度及宽度均不能小于7cm，鼻尖及鼻中隔缺损者可用自体肋软骨雕刻成L形鼻支撑组织，将鼻背、鼻尖垫高，并可修两薄片肋软骨缝合固定成飞鸟状修复鼻翼。在瘢痕切除时尚需保留衬里组织，一般采用将表面可利用的瘢痕表皮翻转的办法留作衬里组织，不够应用时也可用两侧鼻唇沟的翻转皮瓣形成衬里。皮瓣形成及扩张器取出后要进一步向下剥离，形成皮下血管蒂，并特别注意防止静脉的损伤。在转移的过程中避免蒂部扭曲、折叠及受压。岛状皮瓣通过的隧道一定要分离宽敞些，必要时可将鼻根部的皮肤切开，皮瓣转移后再将蒂部的皮肤缝合。在定点缝合时，两侧鼻翼基部应与鼻小柱基部在同一水平线上，鼻小柱略向内收，防止过宽。在鼻翼旁及鼻背缝合时，皮下一定要固定对合好。皮肤采用内翻缝合，使鼻与面颊及唇部形成一定的角度。术后鼻孔内用填入凡士林纱布的指套填塞，并外用6条纱布卷固定辅助塑形。过去教科书及杂志上介绍的从鼻翼两侧上方用橡皮片及贯穿缝合的方法有阻断皮瓣血供的可能，所以最好不用。

（二）皮肤扩张术耳廓再造

1. 适应证　耳廓先天畸形、外伤性耳廓缺失或部分缺损、烧伤后耳廓畸形、感染所致耳廓畸形及肿瘤、冻伤、火器伤等原因所致的耳廓畸形，当局部条件及全身条件允许时，均可采用皮肤软组织扩张术行耳廓再造或进行局部缺损的修复。

2. 再造的时机选择　先天性耳廓畸形不宜过早行耳廓再造，过去教科书均主张在12岁以后进行。近年来不少人认为7～8岁即可施行，可切取2～3条肋软骨制作耳支架。后天性耳廓缺损多因各种创伤，如撕脱、切割、咬伤、烧伤及感染等引起，其修复再造时间除年龄过小者外，均可于创伤愈合6个月后进行。

3. 扩张器的植入　根据拟再造耳廓的大小、位置及局部皮肤情况，设计扩张器埋入的位置及范围，并选择扩张器的形状、容量。由于耳周可供扩张的区域较小，一般选择100～140ml容量、小圆形或小肾形的扩张器。扩张部位可以耳后皮肤区为中心，若耳后皮肤无发区过于狭小，可考虑耳前耳后两个部位同时扩张。对残耳较小，外耳道闭锁者，可以残耳部位作为扩张中心，连同耳前耳后同时扩张。手术切口应选择在耳后发际内1.5cm处，切口线与耳廓长轴平行。用剥离剪刀在皮下潜行剥离。由于局部皮肤较薄，皮下组织较少，且与耳后筋膜层粘连紧密，故操作时要避免使用过于粗暴的钝性剥离。若以残耳为扩张中心，需用小弯剪刀将隆出于皮肤平面的残耳内残留软骨剥除或剪断。剥离时要在软骨表面随着其凹凸的弧度，紧贴软骨面一点一点地剥离，注意勿伤及耳部及耳后动脉分支，造成活动性出血。如遇有出血，可用湿纱布填塞压迫止血，尽量在直视下找到出血点（必要时可延长切口扩大视野），而后用双极电凝止血或结扎止血。尤其是在耳前的颞浅动脉分支，距切口最远，位置又深，一旦出血不易迅速止住,故当止血较困难时,宜果断地扩大切口彻底止血。

4. 二期手术取出扩张器,植入支架,覆盖扩张皮瓣,再造外耳 扩张容量达到要求后,距一期手术3~6个月以上再行二期手术。临床经验证明,扩张已达预定容量后,间隔的时间越长,再造耳廓挛缩程度越小,局部的皮肤、皮下组织变薄,周围皮下瘢痕组织少而软,再造耳廓形态好。故耳廓再造的病例推迟二期手术的时间对防止术后再造耳的挛缩是有益的。二期手术时,取出扩张器后可将扩张腔隙四周潜行剥离2cm左右,如周围及深部有较多的瘢痕,可以切除,必要时可以剥除内侧面所形成的纤维囊壁。剥出残耳基部的耳软骨或深部筋膜组织,用以固定软骨支架。在扩张的下部相当于耳垂部下方设计一V形切口,使V形切口的后侧切口线与耳后的切口线相连,切开后使下部形成一个三角瓣,用于形成耳垂。此切口尚有利于使扩张皮瓣向上向前推移,形成颅耳切迹。将已雕好的软骨支架包埋于扩张后皮下腔隙内,用4号丝线或尼龙线固定于残留耳软骨或耳后筋膜上。固定时要注意耳廓的位置及颅耳角的角度等。软骨支架固定后,用手指捏起扩张后皮肤,使之与软骨支架紧贴。此时应注意耳轮缘皮肤要保持一定松弛度,同时耳廓支架的耳轮边缘一定要宽一些,平整一些,以免耳轮部软骨的顶压造成表面皮肤血供障碍。右手拇、示指捏住耳轮部皮肤,用中、环指将扩张后皮瓣推挤向耳根部,同时用左手将耳前皮肤推向耳甲腔内,以此确定耳根部前后皮肤的位置。用4号丝线从内侧面将皮肤固定于相应的耳根基部残留软骨、筋膜软骨或筋膜上,前后各固定2~3针,但应注意保护皮瓣上的主干血管。为更好地形成耳廓上端的颅耳切迹,在形成切迹最低部内侧亦可固定1针。将耳垂部三角瓣向耳垂部软骨支架深面反折2cm,固定缝合形成耳垂。缝合耳后供区创面,放置负压引流管,抽吸负压使耳廓形态显示出来。检查位置、形态及大小,如满意,用两条细油纱卷分别填压在耳轮与对耳轮之间及耳和相对应的耳后皱襞处,用1号丝线贯穿耳廓全层缝合3~4针,将纱卷固定,打结时勿太紧。耳甲腔内填塞松散纱布条或干棉球,耳后呈楔形35°~40°夹角以维持颅耳角度。包扎时外层先用松散纱布将耳廓四周垫匀,用4号丝线在四周缝合6~8针打包固定,外层再用纱布绷带包扎。术后3天拔除负压管,7~10天拆线。固定耳廓的油纱条及耳后纱布卷需维持3周后再拆除。

四 扩张术在乳房美容中的应用

女性的乳房再造,可以通过多种方法完成。简单的假体植入能够满足大多数乳腺切除术后乳房再造的要求,尤其是单纯腺体摘除者,效果更佳。对于不能承受永久性硅胶假体者,可以通过扩张术预制组织充填腔隙,而后行背阔肌或腹直肌真皮脂肪瓣转移充填。扩张预制腔隙的方法适用于胸部保留有质地良好皮肤且能够承受扩张者。对近期局部实施过放射治疗,或局部有放射性瘢痕及皮肤萎缩者慎用。

乳房再造一期手术:在皮下或胸大肌下埋入预设计好的扩张器,定期注液扩张,每1~2周注水1次,每次20~30ml,充注至250~400ml的预定容量。乳房再造二期手术:取出扩张器,植入永久性假体(注水式或硅凝胶假体),或者用带蒂的肌肉真皮脂肪瓣充填。

第四节 并发症及其防治

皮肤软组织扩张术并发症的发生率从0~69%,各家报道不等。鲁开化等总结20年间1737例次手术(3620个扩张器),并发症总发生率为11.4%,并发症发生率以面颊部与颈部、耳部最高，乳房、头皮最低。

与并发症发生率有关的因素主要有：①术者操作的熟练程度，一般操作越熟练，并发症的发生率越低；②患者的个体因素，如年龄、身体素质等；③扩张器埋植的部位及层次、病变种类、扩张部位组织健康程度等，其中不同部位并发症的发生率差别很大，一般而言，颈部并发症发生率最高，头皮最低，躯干和四肢居中；④扩张器的质量，质量不佳可因扩张囊破裂而被迫中断扩张，注射壶太厚也易造成局部皮肤坏死。

一 血肿

血肿是皮肤软组织扩张术早期最危险的并发症。血肿多数发生于扩张器埋置后 24 小时以内，少数患者发生在术后 14 天以内。无论采用哪种扩张器埋置法都可发生，即使是很熟练的医个也无法完全避免。血肿处理是否成功关系到整个治疗能否继续进行。

造成血肿的主要原因有：

1. 局部解剖特点，如面颊部和颈部，血管密集，血供丰富，解剖层次不明显，血管穿支较多；
2. 止血不彻底，或盲视下操作，出血点被忽视；
3. 引流不畅；
4. 全身出血倾向。

临床表现为缝合口有全血渗出，局部肿胀，张力大，有难以忍受的疼痛，反肤表面青紫，有皮内淤血，严重时出现表皮水疱。

预防方法：

1. 术前检查排除出血倾向患者，必要时延期手术，术中慎用肾上腺素；
2. 直视下剥离，充分止血；
3. 负压引流管要放置于剥离形成腔隙的最底部，多开侧孔；
4. 面颈部埋置扩张器时高度重视血肿形成，注意保持剥离层次均一性；
5. 术后 3 天局部制动，面颈部手术后进流质，必要时适当加压包扎。

出现血肿后需及时处理，一般不会对治疗结果造成不良后果。如局部肿胀、淤青不严重，应密切观察局部情况，保持负压引流通畅，或行扩张器腔隙内冲洗，引出积血后局部适当加压包扎；如血肿明显，需急诊手术，在无菌条件下行血肿清除彻底止血处理，结扎或电凝所有活跃性或可疑的出血点，确认无出血、渗血后再将扩张器埋入。

二 感染

扩张器作为异物置入人体，在任何一个环节由于无菌操作不严格，以及机体免疫力低下均易引发感染。感染多数发生在第一期埋置扩张期手术后和扩张过程中，少数病例发生在第二期皮瓣转移术后。感染可以原发，但也可继发于血肿、扩张器外露和皮瓣坏死等。

造成感染的主要原因是：

1. 切口附近有感染灶，如术区毛囊炎术前未及时发现处理；
2. 扩张器消毒不彻底；

3. 术中无菌操作不严格；

4. 扩张器外露；

5. 血肿未及时处理；

6. 切口愈合不良或裂开；

7. 术后引流管拔除不及时，引发逆行感染；

8. 向扩张囊内注液过程中或更换负压引流瓶无菌操作不严格；

9. 全身抵抗力低下所致的血源性感染。

预防方式：

1. 在任何环节均严格无菌操作；

2. 及时拔除引流管；

3. 术区有感染灶应暂缓埋置扩张器；

4. 扩张器周或全身有感染灶对应积极处理；

5. 必要时在向扩张器内注射的液体中加入甲硝唑、庆大霉素等药物预防感染；

6. 及时处理血肿及扩张器外露等并发症。

一旦出现局部红肿热痛，引流液混浊，甚至发热、淋巴结肿大，血象分析白细胞和中性粒细胞比例升高，应考虑有感染发生。

此时应采取积极措施，包括：

1. 全身大剂量抗生素的使用；

2. 向扩张囊内注入抗生素；

3. 引流管未拔时，可通过引流管向扩张囊周围进行冲洗，若放有两根引流管，可采用抗生素滴注引流的方法控制感染。

任何部位皮肤扩张器的感染并发症都应积极处理，但初期不宜轻易取出扩张器并终止治疗。如果感染难以控制，可经小切口取出扩张器，反复冲洗皮下间隙，重新植入新扩张器，持续负压吸引，定期冲洗，终能将感染控制。如果感染在2~3天后仍不能有效控制，只好提前取出扩张器，取出后感染一般可得到迅速控制。

三 扩张器外露

扩张器外露是皮肤软组织扩张术最多见的并发症，对治疗效果的影响较大。

扩张器外露主要有2种情况：

1. 第一期手术埋置扩张器后切口愈合不良，从切口外露；

2. 扩张过程中小表面皮肤坏死引起扩张器外露。

扩张器外露包括扩张囊、导管和注射阀门外露3种情况，其中扩张囊外露最常见，对结果影响也最大。而注射阀门外露一般不影响治疗效果。

造成扩张器外露的原因有：

1. 切口位置选择不当；

2. 注射扩张因素，包括注液过早，后期注水过快，注液扩张时间过长，皮肤过度扩张变薄，一次性注液过多引起皮肤张力过大、缺血坏死，注射阀门处瘢痕反复穿刺，局部糜烂或感染等；

3. 感染；

4. 手术剥离层次不均；

5. 扩张器形成折角顶破皮肤；
6. 局部解剖因素；
7. 意外损伤等。

出现扩张器外露，处理方法如下：

1. 如果扩张器从切口部外露，应积极处理诱因（血肿、感染、张力过大、皮缘坏死等），局部条件允许时，予以清创，在最小张力下重新缝合切口。如扩张器从伤口露出且有皮下间隙窄小的情况，则做进一步剥离后将扩张器向深处埋置。

2. 如果出现注射阀门外露，应对伤口作保护性治疗，并将导管改为外置式，继续完成注液扩张。

3. 如果扩张器表面皮肤破损导致扩张器外露，则应终止扩张，尽早手术做病变部分切除修复；如继续扩张会引起皮肤破损伤口越来越大，导致扩张器脱出，达不到预期治疗目标，此时应暂时终止治疗，改用其他方法或等待数月后再重新埋置扩张器。

四 皮瓣坏死

扩张皮瓣坏死主要是由于皮瓣血液循环障碍所引起，包括一期扩张过程中出现的皮瓣坏死及二期转移后出现的皮瓣坏死。如果出现皮瓣远端血运障碍，则应积极处理，血运障碍区与正常血运区一旦出现分界线，血运障碍区极易出现整块坏死。静脉回流障碍时，可在皮瓣远端边缘做 2 ~4 个微小创口（3 ~4mm）并经此创门向创口组织内注入少量肝素，数分钟后伤口自动流血不止，皮瓣血运可以得到快速改善；出血自动停止后如果皮瓣血运仍有障碍，则用大针头轻刮皮瓣远端边缘创口并再次注入小剂量肝素，再次做放血处理。此操作可重复多次，总放血时间 1 天到数天不等，直到皮瓣血运障碍消除。在皮瓣血运障碍治疗中，可全身应用扩血管药物（山莨菪碱、妥拉唑啉、丹参、小剂量阿司匹林），注意术区保温。血运障碍区用凡士林油纱保护，防止表皮干结、破溃，术区适当加压包扎以利于血液回流。

如果出现皮瓣坏死，待周围伤口良好愈合后做清创治疗，彻底清除坏死组织。如果局部条件好，采用皮片移植修复坏死区。

五 其他

1. **疼痛** 成人头皮扩张疼痛最常见，主要发生于扩张过程中或一次性注液过多时。可在注射完毕后立即回抽数毫升液体缓解症状。也可采取少量多次注射、缓慢持续注射或扩张液体中加入利多卡因以及局部神经封闭等方法缓解疼痛。

2. **神经麻痹与损伤** 扩张器置于神经主干周围时，由于牵拉压迫，可造成短暂的神经麻痹症状。取出扩张器行二期手术后神经麻木症状一般可以消失。

3. **骨质吸收** 扩张器埋置于骨质表面，由于压迫可造成骨质吸收，最常见为头皮和额部扩张时，一般二期手术取出扩张器后可自行恢复，不需要处理。

4. **肢体水肿** 发生于前臂和小腿皮肤软组织扩张病例，少见。一般因扩张器注液过多造成压迫，致使静脉和淋巴回流障碍引起，暂缓注液并减慢注液扩张速度，或二期手术取出扩张器后，肢体远端水肿可自行消退。

5. 头发脱落 分为可逆性和不可逆性。可逆性脱发多因囊内压力过高，压迫导致毛囊缺血所致，二期手术后3个月，新发逐渐再生，6～12个月恢复正常；不可逆性脱发常因剥离头皮层次过浅，损伤毛囊引起，有条件者可行二次头皮扩张修复秃发区，或行毛发移植。

6. 体表器官继发畸形 注液扩张过程中或扩张皮瓣转移后都可出现体表器官异位畸形。多需要手术修复。

（杨东运）

第十章 微创美容外科技术

第一节 概 述

微创美容外科技术是微创外科或外科微创化与美容外科相结合的产物，其出现是美容医学技术发展的必然，由于具有损伤小、恢复快的优点，受到越来越多的求美者的欢迎。

一 微创美容外科技术的概念

广义的微创美容外科技术是指能缩小美容外科手术所带来的局部或全身创伤的任何技术，包括内镜辅助的各种美容外科技术，如内镜除皱术等。狭义的微创美容外科技术是指创伤微小的美容外科技术，通常不做手术切口，或手术切口很小无需缝合，如各种注射美容技术等。

二 常见的微创美容外科技术

常见的微创美容外科技术，目前主要有以下几类：

（一）借助内镜的美容外科技术

借助内镜的美容外科技术最早由美国医生于 1992 年 9 月报道，此后内镜除皱术便得到了比较广泛的应用。目前，除了除皱外，内镜在美容外科还常被用于隆乳术。

（二）激光美容技术

激光自 20 世纪问世以来，获得了飞速发展，激光在美容领域的用途也越来越广泛。激光手术有传统手术无法比拟的优越性，其中最重要的两点就是创伤小和出血少。激光外科开创了医学美容的新纪元，激光美容使得医学美容向前迈进了一大步，并且赋予医学美容更新的内涵。

各种不同波长的脉冲激光可治疗各种血管性皮肤病及色素沉着，如太田痣、鲜红斑痣、雀斑、老年斑、毛细血管扩张等，以及去文身、洗眼线、洗眉、治疗瘢痕等。使用脉冲染料激光治疗鲜红斑痣，疗效显著，对周围组织损伤小，几乎不留瘢痕，它的出现，成为鲜红斑痣治疗史上的一次革命。高能超脉冲 CO_2 激光磨皮换肤术开拓了美容外科的新技术，它利用高能量、极短脉冲的激光，使老化、损伤的皮肤组织瞬间被汽化，不伤及周围组织，治疗过程中几乎不出血，并可精确地控制作用深度。

(三) 小针刀及小切口技术

小针刀技术是通过体表的小切口放入小针刀，进行切割、剥离和松解，其特点是切口小、创伤小、恢复快、瘢痕不明显。小切口技术是相对于传统的切口而言，如小切口重睑术(又称微创重睑术)、小切口除皱术等。近年来，随着技术、设备的不断发展，小切口面部改型技术也逐渐成熟，并取得了良好的疗效。

小针刀和小切口技术常联合应用。由于切口小，不能直视操作，操作者必须熟悉解剖，且要有足够的曾经直视操作的经验，以免造成不必要的损伤，或达不到应有的效果。

(四) 埋线及缝合挂线技术

埋线及缝合挂线技术是美容外科的特色技术，该技术可以在很小创伤的情况下达到改变组织位置和使组织锚固的作用，常用于提拉收紧组织结构及起到缝合作用。常用工具为埋没导针，通过导引针、长针和注射器针头等相应的引导工具，使缝线在相应部位缝合固定。简单者仅通过一般的缝合针就可实现，如埋线法重睑成形术，复杂的则需要借助导引针和其他器械来实现，此即埋没导引缝合技术。

(五) 脂肪抽吸技术：抽脂，腋臭

传统意义的脂肪抽吸是指通过体表的小切口，放入抽吸管，将皮下多余脂肪抽出的技术。与大切口、创伤大的切脂术相比，脂肪抽吸术是一种微创的外科技术。现在该技术不仅用于取出皮下多余的脂肪，还被用于皮瓣修薄以及治疗腋臭、巨乳等。

(六) 注射美容技术

注射美容技术是目前最流行的微创美容外科技术，已成为微创美容的代名词。该技术主要用于面部年轻化、组织填充或肌肉体积缩小等。

第二节　借助内镜的美容外科技术

内镜在普外、泌尿、胸心、骨科、妇科等专业的应用已有较长的历史，但在美容外科领域应用较晚，自 1992 年美国的 Vasconez 医生第一次报道以来，内镜辅助的美容外科才逐渐得到开展。目前内镜在美容外科应用的最多的是内镜除皱术，和传统的除皱术相比，该方法创伤小，术后恢复快，遗留瘢痕轻微。下面以内镜除皱术介绍借助内镜的美容外科技术。

一、额部除皱术

1. 手术切口　于发际内正中及左右眉梢对应处做 3 个纵向切口，长度各约 1.5cm 长。

2. 手术操作　先盲视下行额部广泛骨膜下剥离，眶上保留 2cm。切口后方可不剥离。这一步骤可以在微创下迅速完成。置入内镜，在直视下先剥离颞前固定带及眶韧带，眉梢部充分游离，再剥离眶上缘，清晰显露出眶上神经、血管束并充分游离。如仅为矫正眉下垂，缝提悬挂皮肤即可达到理想的提眉效果。再用剥离器将眉头、眉间、鼻根甚至鼻背部沿骨膜下完全剥离，在内镜下清晰显示额肌、皱眉肌、降眉肌，根据术前设计决定需切除或切断的肌肉。如术中出血，可立即电凝止血。此法切口小、手术视野清晰，可直视进行所需切除或切断的肌肉。经上述处理后，向上牵拉已完全松弛的额部皮肤，将皮瓣向上缝挂于颅骨骨皮质。局部皮肤可能略有皱褶，但在发际内无需特殊处理，术后 2 周即可自然平整。术毕加压包扎并置负压引流管。

二 颞部、颊部除皱术

1. 手术切口 颞部发际内耳上缘长约4.0cm的切口。

2. 手术操作 颞额部除皱术：于颞浅筋膜浅面向前剥离至外眦，再置入内镜，游离眼轮匝肌，向外侧辐射状拉紧缝合固定3针，使之不能环形收缩，以消除鱼尾纹。

面部除皱术：在颞部切口处内，于颞浅筋膜深面、颞深筋膜浅面钝性剥离，向上与额部贯穿，中间即形成包含颞中筋膜及面神经额支的筋膜瓣，在此层以下剥离才不会损伤神经。向前下剥离，下达颧弓上缘，紧贴颧弓于骨膜下剥离，向前达颧骨结节，置入内镜，充分游离颧骨结节及适当剥离上颌骨处，广泛松解面部软组织。在内镜下，在原颧弓韧带处缝挂3针向后上牵拉缝合固定于颞深筋膜上，可见面部软组织立即被提升，鼻唇沟立即变浅。

三 内镜除皱术的优缺点

1. 优点 传统手术所作的环形切口，从额、颞、耳前、耳后，切口长约30cm，同时因去皮缝合后伤口有较大张力，术后常遗留较为明显的切口瘢痕。而内镜除皱术仅有几个1～4cm的短小切口，加上缝合牵拉深层组织如颞深筋膜及帽状腱膜等坚韧组织，拉提有力、粘连牢固，表面皮肤切口几乎已无张力，愈合后瘢痕很不明显。

另外，在内镜引导下骨膜剥离可以更加广泛，向前达颧骨结节及上颌骨，与传统切断颧弓韧带不同，而是从深面牵引，拉紧韧带，保留正常结构，其祛除鼻唇沟的作用优于传统的开放切口除皱术。

2. 缺点 设备相对昂贵，操作相对复杂，术后肿胀时间较长。

第三节　小切口、小针刀美容外科技术

近年来，小切口、小针刀美容外科技术受到越来越多患者的欢迎，也得到越来越多的外科医生的认可。小切口技术是相对于传统的切口而言，如小切口重睑术、小切口除皱术等。小针刀技术运用一些小巧的具有切割、剥离、止血、缝合等功能的不同形状的器械，通过皮肤的微小切口完成对皮下或深层组织的手术操作。该技术以针孔样微切口代替常规切口，最大限度地缩小了切口瘢痕，另外，运用特定的器械，还可以到达常规手术不能到达的深部组织。目前，这类技术所常用的器械有小针刀、针灸刀、用克氏针磨制的刀及利用手术刀片、眼科线状刀、牙科钩等改制的刀，锋利的注射器针头也可直接做小针刀使用，其共同特点是创口小，通常最大直径只有2mm。小针刀和小切口技术常联合应用，其特点是切口小、创伤小、恢复快、瘢痕不明显。

一 小切口、小针刀技术在美容外科的应用

目前，小切口、小针刀技术在美容外科的应用非常广泛，综合起来主要有以下几个方面：

1. 人为造成局部粘连 最常见的有小切口重睑成形术，又称微创法重睑成形术，即是通过小切口造成局部眼睑皮肤和深层组织的粘连，从而形成重睑。

2. 用于组织剥离 最常见的是用于治疗手术或外伤后皮肤浅层与深层组织间形成粘连性凹陷，以及各种深的面部皱纹。如治疗鼻唇沟时，先把小针刀沿过深沟纹的下部插入，利用针头尖端的锋利斜面沿沟纹两侧0.5～1.0cm范围内于皮下潜行分离。分离出一定腔隙，经压迫止血后，注射入自体游离脂肪或其他填充剂。如分离后出血较多，可每侧注入生物蛋白胶0.5～1.0ml，稍加按压。

3. 破坏不需要的组织结构 最常见的是治疗腋臭。利用小针刀在真皮底层与脂肪层之间进行切、铲、分离等，将腋毛区分离，并用刮匙彻底刮除附于真皮的脂肪球，破坏毛囊，切断顶泌汗腺（大汗腺）导管，并破坏汗腺。

4. 切断深层肌腱 如用于治疗先天肌性斜颈时，先用注射器在计划切割区抽吸，探明无血管后，用小针刀切断患侧胸锁乳突肌胸骨头和锁骨头，术后小针刀微切口不需缝合。

5. 在颌面整形方面的应用新进展 传统的颌面整形手术为了充分暴露，通常切口较长，另外，由于手术时间较长，术后肿胀也常较重。近年来随着手术器械的不断改进，小切口的颌面整形技术逐渐成熟。其切口通常只有1cm左右，术后甚至无需缝合，手术时间也大大缩短。

二 小切口技术应用举例——微创颧弓降低术

微创颧骨降低术是近年来逐渐成熟起来的一种新技术，对于熟练的操作者，手术时间可以缩短到10分钟，术后肿胀程度极轻，恢复快。手术步骤如下：

1. 局部注射含1:200 000肾上腺素的生理盐水，以减少术中出血。
2. 每侧前庭沟处各做一长约1cm的切口。
3. 放入特制的剥离器，从切口剥离至颧弓深面，行骨膜下剥离。
4. 取出剥离器，放入带保护套的特制来复锯，在颧弓突出部位的前后分别锯开。注意尽量不损伤颧弓表面的软组织。
5. 指压，使突出的颧弓向内凹陷，从而达到降低颧弓的目的。
6. 切口无需缝合，可涂抹抗生素油膏。
7. 术区适当加压包扎。

第四节 埋线及缝合挂线技术

埋线及缝合挂线技术可通过导引针、长针和注射器针头等相应的导引工具，在组织内改变缝线穿行轨迹，使缝线在相应部位缝合固定，从而起到改变组织位置和使组织锚固的作用。

一 埋线及缝合挂线技术在美容外科的应用

1. 埋线法重睑成形术 这是埋线缝合技术在美容外科应用最为广泛的一个手术。

2. 招风耳矫治 在对耳轮耳舟中下部切5～7mm的横形小切口，剥出皮下隧道后，在准备形成对耳轮及后脚部位的前软骨膜和软骨做数条纵向的划痕，以便于塑形，用1号丝线褥式缝合小切口后，以纱布填塞包扎。此法对轻中度招风耳疗效较好。

3. 面靥（酒窝）成形术 用特制套针式面靥成形器缝合技术引导缝线，将真皮与颊肌缝合固定形成面靥，其操作较一般埋线法更为简捷准确。

4. 额面部除皱及眉下垂矫治 在额部发际内中央及两侧，根据需要选择3处切口，长约2～5mm，肿胀麻醉后，分别在额顶部、帽状腱膜下颞浅筋膜层分离，并切断部分额肌、皱眉肌、降眉肌，然后用导引针引入缝线在骨膜或深筋膜做有效固定。继之用埋线法提紧头皮，悬吊固定并包扎。有时也可仅用锯齿线做额面部皮肤的悬吊、提升，而不进行任何的分离以及肌肉的切断。

5. 矫正乳头内陷 在乳头顶端用缝线牵引，提起乳头用7号针头做1个1mm的小孔深达皮下组织。用5-0尼龙线由小孔进针，在乳晕皮下埋线做荷包缝合，将乳头提起，拉紧缝线，力量适度，注意血运，乳头隆起后打1个外科结或2个方结以防尼龙线滑脱，将线结埋入皮下，针孔外涂金霉素眼膏。该法对轻、中度乳头内陷效果良好。

6. 其他 还可用于矫正下睑外翻等。

二 埋没导引缝合技术应用举例

埋没导引缝合技术是应用埋没缝合导引针或其他器械，通过改变缝合线的方向来完成操作的一种技术。下面以矫治鼻基底过宽为例简述埋没导引缝合技术的具体应用。

1. 手术适应证 主要适用于单纯性鼻基底过宽、鼻翼基底外展、鼻孔宽大，不伴有鼻背畸形的患者。对于鼻翼组织过长、过厚者，需要同时进行鼻翼部分组织切除和鼻基底潜行剥离。

2. 手术步骤 一般采用局部浸润麻醉。先测量鼻翼外侧缘与鼻基底水平线之间的角度(图10-1)，预计需要矫正的量，然后在一侧鼻翼面沟处设计切口(图10-2)，长度为1～2mm，以11号刀片切开，深及真皮下。

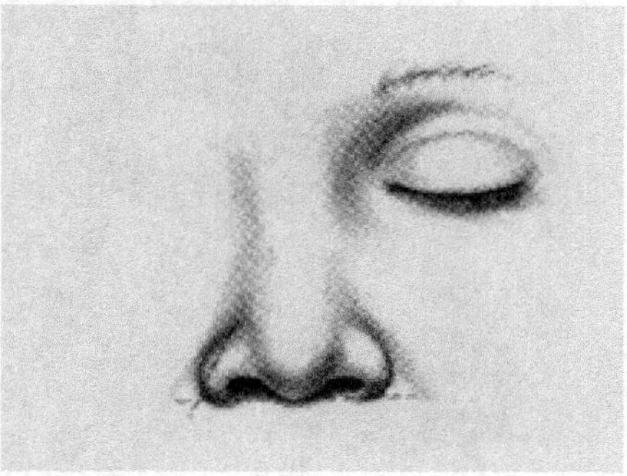

图10-1 鼻翼外侧缘与鼻基底水平线间角度的测量

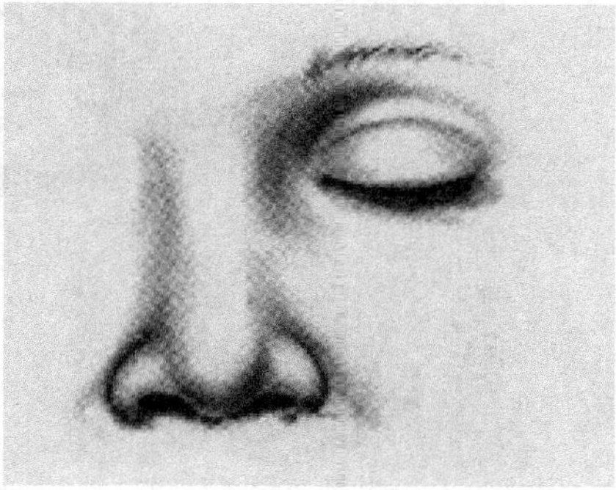

图10-2 切口设计

选择有中间孔两头尖的弧形埋没缝合导引针，穿3-0的可吸收缝合线，从切口进针(图10-3)，横行贯穿鼻基底全程，前部针尖自对侧鼻翼基底部出针(图10-4)。保留后部针尖0.5～1cm于皮下。注意不要从鼻腔中穿出。

变换后部针尖方向，改变行针轨迹(图10-5)，再次横行贯穿鼻基底，从原切口出针(图10-6)。

调整鼻基底宽度：收紧缝合线，调节鼻基底的宽度，使鼻翼外侧缘与鼻基底水平线(即鼻翼—面沟的角度)成直角，然后打结固定。注意，不要将线收得太紧，而应恰到好处(图10-7,8)。

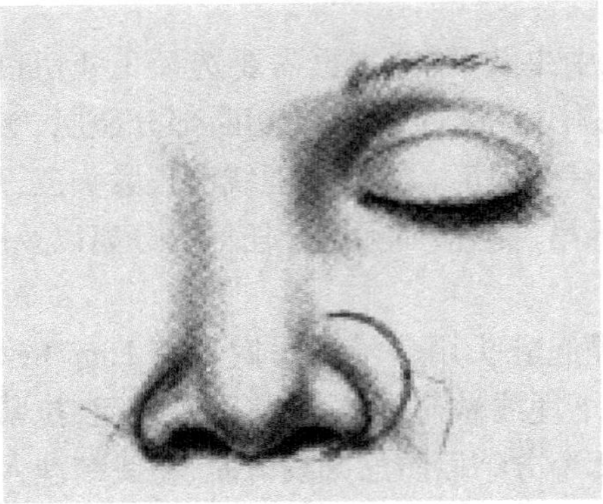

图 10-3　从切口进针

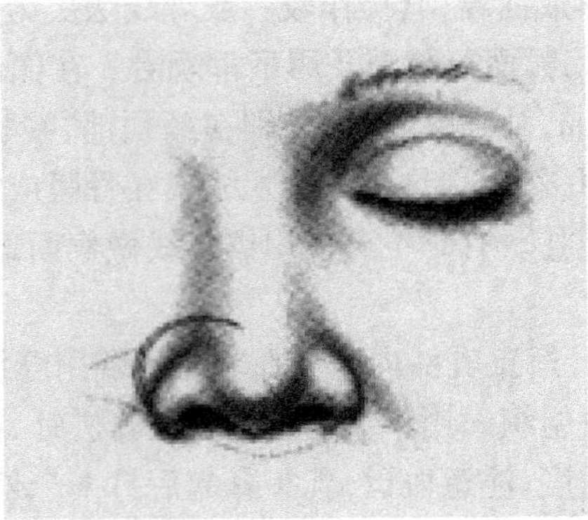

图 10-4　贯穿鼻基底、部分出针

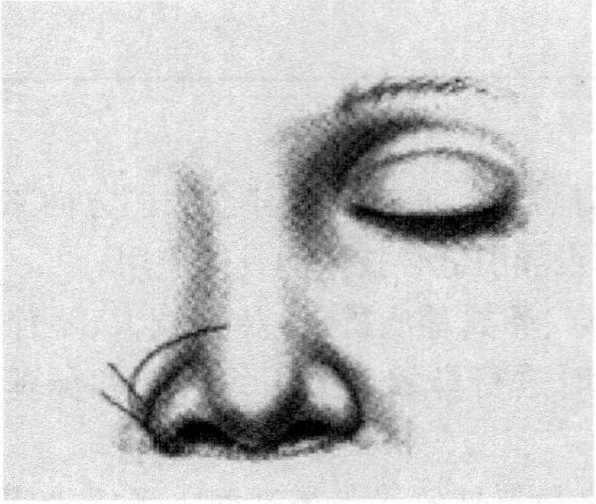

图 10-5　变换后部针尖方向

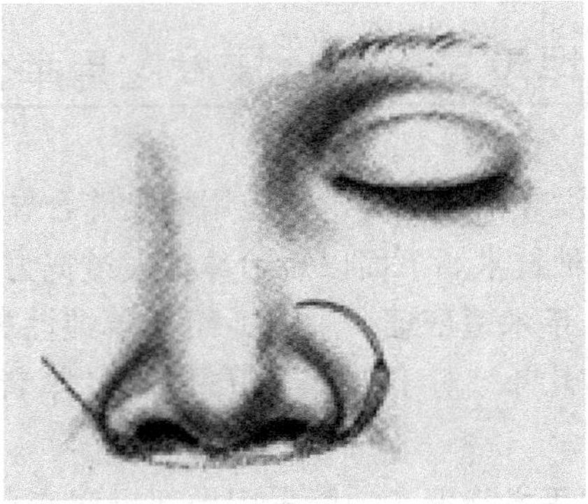

图 10-6　导引缝合出针

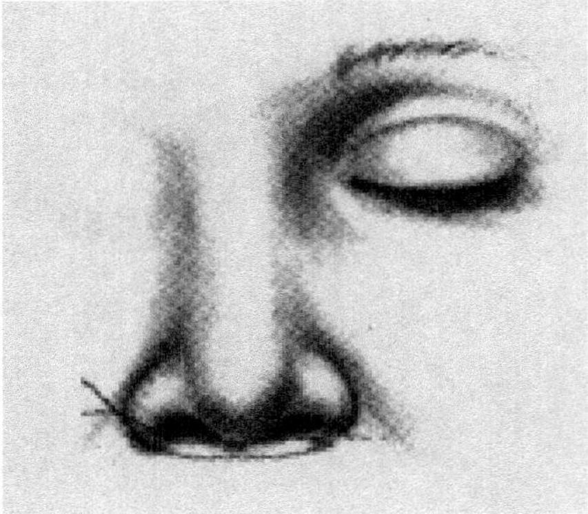

图 10-7　调节缝合张力

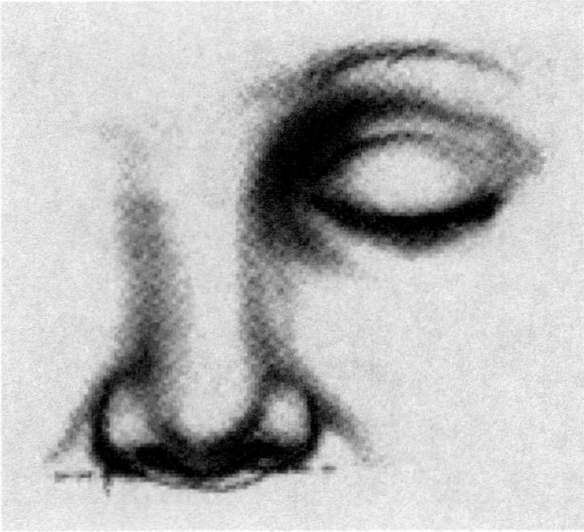

图 10-8　收紧鼻基底，打结固定

切口以 6-0 单丝尼龙线缝合一针，也可以不予缝合。

第五节　脂肪抽吸技术

脂肪抽吸技术在美容外科已经有很长的历史，目前，脂肪抽吸技术除了用于吸出皮下多余的皮下脂肪而改善体型外，还被用于以下几个方面：

1. 皮瓣修薄、治疗多发性脂肪瘤等 传统的皮瓣修薄术为了保证血供，至少要两期手术才能完成，而且要全部切开、瘢痕相对明显。而利用脂肪抽吸技术行皮瓣修薄术，一次就可完成手术，切口也很小，通常只有0.5～1.0cm。

2. 治疗腋臭 在腋毛前缘顺皮纹做长约0.5cm的切口，深达脂肪层，弯眼科剪在腋毛区进行潜行剥离，然后用直径3mm左右的吸管吸刮除去顶泌汗腺。该方法切口细小隐蔽，皮肤坏死发生率低。应用脂肪抽吸技术治疗腋臭要注意以下几点：①采用局部肿胀麻醉，注射足量的灌注液；②剥离平面应位于真皮与皮下脂肪之间，不宜过深；③要彻底将皮下脂肪吸刮干净；④术后3天内双上肢尽量少活动。

3. 治疗巨乳 传统的巨乳缩小术以倒T形手术为代表，该方法可以有效地缩小增生巨大的乳房组织，改善乳房形态，但术后常遗留明显的手术瘢痕，不易为年轻女性所接受。对轻度的巨乳患者应用单纯抽吸法进行乳房缩小，则可克服上述缺点。具体方法为：于乳房下皱襞做5mm长小切口，注入肿胀麻醉液，单侧乳房约1000～1500ml。注入肿胀液后局部手法按摩。5～10分钟后用直径2～3mm的细管进行负压抽吸，抽吸范围包括整个乳房内脂肪和皮下脂肪，抽吸程度至皮下脂肪大部分抽出为宜。抽吸完成后挤捏整个乳房，尽量排出积液。切口可以不缝合，也可缝合1针，术区妥善加压包扎。1周后改穿运动胸罩，持续1个月以上。单纯抽吸法对于皮肤松弛、乳房下垂的患者及以腺体增生为主的乳房肥大患者效果不佳，此时可采用双环切口结合抽吸技术，通过脂肪抽吸、切除增生腺体及腺体内脂肪，最大限度地缩小乳房体积。

第六节　注射美容技术

注射美容技术是微创美容外科的重要部分，通常所说的微创美容即指该项技术。注射美容技术主要用于组织填充、除皱以及减少肌肉体积等。

一　注射填充剂

临床上可以用于治疗各种皱纹和凹陷，包括凹陷性瘢痕、耳、鼻、唇的丰满注射、老年性手足皮下脂肪萎缩以及艾滋病患者面部萎缩的修整等，目前应用比较广泛的填充剂主要有以下几种：

（一）胶原蛋白

胶原蛋白是细胞外基质的主要成分，早在1981年，美国食品和药物管理局（FDA）即批准将胶原蛋白用于除皱和填充软组织凹陷，此后相继在数十个国家得到广泛应用。大量的临床应用证实，胶原蛋白可有效改善皱纹，填充软组织凹陷，且副作用少。由于这些优点，胶原蛋白在全世界范围内都广受欢迎，其使用量在注射类产品中连续多年稳居第一。但以前的胶原蛋白主要从牛皮肤中提取，自牛海绵状脑病（疯牛病）出现后，人们开始担心该产品的安全性。另外，胶原蛋白易被人体吸收，有效作用时间短，再加上有其他替代产品的出现，如透明质酸，胶原蛋白前些年的使用量已明显下滑。针对上述胶原蛋白的缺点，台湾地区一家公司做了针对性的改进，弃用牛胶原而改用猪胶原，另外，进一步加大胶原蛋白结构的交联，使其吸收减慢，有效作用时间大大延长。因此，近年来胶原蛋白的使用量又有明显升高的趋势。

胶原蛋白注射方法如下：注射区及周围以0.1%苯扎溴铵（新洁尔灭）消毒，左手绷紧皮肤，用专用注射针头，右手持针呈15°角从皱纹始端缓慢进针刺入皱纹末端，然后边退边注射，先在皱纹及其周围真皮深层做铺垫注射，然后在皱纹下方真皮乳头层注射。注射至局部皮肤稍隆起发白为宜，然后轻轻按摩注射部位，使胶原均匀地铺散开。注射完后用冰袋外敷15分钟，局部贴胶布24小时以限制表情肌运动。注射深度和剂量因部位和严重程度而定。根据注射后吸收的情况，可适时补充注射。

（二）透明质酸

透明质酸是广泛存在于生物体内的一种酸性黏多糖，在不同的物种和组织中其分子结构相同，无物种和组织间的差异。透明质酸具有超强的吸水能力，可以吸取自身体积1000倍的水分，形成一种有弹性的黏性基质填充在组织的空隙内。真皮内的透明质酸为胶原和弹性蛋白纤维提供了布局空间，共同形成一个皮肤的支架，是维持皮肤组织稳定、融合和弹性的重要细胞外基质。皱纹的产生与皮肤内胶原、弹性纤维蛋白和透明质酸的丢失有关。

就目前而言，透明质酸是一种较为理想的软组织填充剂。与老一代胶原类制剂相比，透明质酸有两个主要的优势，一是其结构在不同物种内无区别，无免疫原性；二是注射后在组织内的有效持续时间较长。目前，在不少国家，透明质酸类皮肤填充剂已经取代了胶原类产品，成为最常用的一种软组织填充材料。临床上使用的透明质酸是经细菌发酵法获取。

（三）复合材料

目前最常用的是一种由胶原蛋白和PMMA（聚甲基异丁烯酸甲酯）微球制成的复合注射材料。其中PMMA制成的微球直径约32～40μm，悬浮在胶原中。注射入人体后原来的胶原蛋白逐渐降解并被人体自身的胶原所代替，而PMMA不会降解，持续刺激成纤维细胞合成和分泌胶原蛋白，维持长久的疗效。

和胶原蛋白、透明质酸相比，此类产品的优点是有效作用时间长，缺点是由于含有微球结构，不适合浅表性注射，另外，由于微球不能降解、吸收，如果出现问题则只能连同周围人体原有组织一起切除。

（四）自体颗粒脂肪

和其他软组织填充剂相比，自体颗粒脂肪移植具有很多优点：①来源丰富，可以在身体许多脂肪较多的部位抽取；②组织相容性好，无毒副作用，无排斥反应；③存活后作用持久；④成本低廉；⑤供区可以同时减肥，重塑体型。

当然，自体颗粒脂肪移植也有其缺点：①移植的脂肪不能完全存活，可能发生液化、钙化；②应用于精细部位时，精确度不够。如用于治疗眼周小的皱纹时，其疗效常不如注射胶原蛋白或透明质酸等。

和其优点相比，自体颗粒脂肪移植的缺点相当轻微，而且都是可以经过简单处理即可满意解决的。因此，自体颗粒脂肪移植在临床上的应用越来越广泛，可作为填充材料应用于身体任何部位的软组织缺损：①面部等各种凹陷性缺损或畸形，如颧部、颞部、额部、眶部等；②较深的皱纹、鼻唇沟及鞍鼻；③唇过薄，耳垂较小等；④乳房发育不良、哺乳后乳房萎缩，双侧乳房不对称等；⑤阴茎增粗、丰大阴唇、阴道松弛紧缩、手背软组织萎缩填充等。

二 注射阻断剂——A型肉毒毒素

A型肉毒毒素能作用于周围神经运动末梢，抑制乙酰胆碱的释放、融合和停靠，产生化学去神经作用，导致肌肉松弛麻痹。3～6个月后失活的神经末梢产生神经轴突芽生，重新激发神经-肌肉传导,但是多次重复注射则可能会引起肌肉失用性萎缩导致永久性麻痹。

20世纪90年代初,A型肉毒毒素开始应用于美容外科,由于其微创,对患者工作学习和日常生活几乎没有影响而备受青睐,在国内外广受欢迎。目前A型肉毒毒素在美容外科的应用主要有以下几个方面:①除皱:包括眉间纹、额纹、鱼尾纹、鼻背纹、鼻唇沟纹、口周纹、颈横纹等;②改善轮廓,主要是治疗肌肉肥大,如咬肌肥大和腓肠肌肥大;③其他:如治疗多汗症、腋臭等。

在合理应用的前提下,A型肉毒毒素安全性较高,其不良反应和并发症都是暂时的,多能自行消退。主要包括眼睑下垂、眶隔脂肪疝出、视物模糊、局部水肿瘀斑、暴露性角膜炎、额部紧绷感、眉下垂、唇下垂、张口受限、表情不自然等,全身的不良反应可有发烧、疲倦、乏力和不适等。

为了尽量减少不良反应和并发症的发生,首先应严格掌握适应证和禁忌证。一般认为,下列情况不宜做肉毒毒素注射:①孕妇、哺乳期妇女;②重症肌无力症、多发性硬化症患者;③上睑下垂患者;④身体非常瘦弱,有心、肝、肾等系统性疾病者;⑤过敏体质者。

另外,最好采用高浓度、小剂量、安全优化注射法。如额部和眉间皱纹的治疗,注射点分布自中线向两眉外侧、自上而下逐渐稀疏,A型肉毒毒素总量控制在安全范围内。这样不仅使额部和眉间皱纹消失且作用维持时间长(浓度较高),而且由于眉的内外侧用药量不同,还可以起到眉外侧上提效果。更重要的是由于控制注射的范围和总量,减少了对非目标肌肉的作用,大大减轻了并发症的发生。

(杨东运)

第十一章 瘢痕的美容外科治疗

瘢痕是常见病和多发病，是医学研究的重要课题之一。发生在面颈部等外露部位的小面积的瘢痕很常见，虽然多不造成患者的功能障碍，但因影响美观，是美容外科的日常工作对象。患者往往期望能够彻底消除瘢痕，恢复正常的容貌，对美容外科医师提出了很高的要求。美容外科医师在其日常工作中既要去除瘢痕，改善面貌，又要尽量避免手术产生的新的瘢痕。因此，瘢痕的防治是美容外科的重要内容。本章根据这一现状，在参阅国内外文献的基础上，结合作者的研究，重点就瘢痕的概况、发病机制、分类、诊断、预防和治疗进行论述，以期提高瘢痕的美容外科治疗效果，满足美容外科发展的需要。

第一节 概 述

一 瘢痕概念

瘢痕是物理、生物、化学因素等各种原因引起的组织严重损伤愈合后的病理性变化，是一种血液循环不良、结构异常、神经分布错乱的纤维化性病变。其基质为结缔组织，主要成分是胶原纤维。

各种组织受到较为严重的损伤均可能形成瘢痕，也就是说瘢痕是机体较重的组织损伤修复的必然结果，是损伤愈合的产物和象征。因此，在损伤愈合过程中，适度的瘢痕形成，是机体修复损伤的正常表现，有积极的作用，是人们所期待的，这类瘢痕被称为是生理性瘢痕或正常瘢痕，特点是快速成熟，没有收缩，没有宽度增加或形成多于维持强度必需的胶原，不高出组织表面，色泽正常或接近正常。

但是，瘢痕的形成机制复杂，目前尚未完全阐明。其受着机体内在因素和外在因素的影响，常导致异常状况，如病变高起，并出现各种症状，甚至造成外形与功能的障碍，给患者带来一定的生理和心理负担，影响患者身体健康等。这些异常的有危害的瘢痕，则统称为病理性瘢痕，是组织损伤非再生愈合的结果，是组织损伤修复的一种重要的并发症，是医患双方共同预防和治疗的情况。

可见，"长疤"并不全是坏事，应当正确认识瘢痕发生的积极意义和不良影响。

二 皮肤瘢痕

（一）概念

皮肤瘢痕是皮肤组织受到损伤愈合后形成的痕迹。研究表明，人出生后当皮肤受到深及网状层的损伤时，任何创面的愈合都会伴有不同程度的瘢痕形成。皮肤瘢痕表层为菲薄的上皮结构，仅由几层上皮细胞组成，称为瘢痕上皮。

从病理学方面来讲，皮肤瘢痕只分为正常瘢痕和病理性瘢痕两大类。如果愈合伤口一开始就不高出皮面，也不凹陷，外观过一段时间后恢复正常，那么它应该是正常瘢痕。反之，则为病理性瘢痕。病理性瘢痕主要包括增生性瘢痕（hypertrophic scar，HS）和瘢痕疙瘩（keloid，K）两类。其他类型的瘢痕实际上完全可以包含在上述分类之中，例如表浅瘢痕、扁平瘢痕实质上是 HS 的一种外在表现，扁平瘢痕是指瘢痕增生程度较轻、而表浅瘢痕内涵则更为模糊。

从临床方面来讲，瘢痕病变具有形态多样（如凹陷、凸起、线状、碟状、蹼状、桥状、圆形、椭圆形或不规则片状）、大小不一（自看得见到同时累及身体多个部位）、厚薄不均（自扁平到数厘米不等）、色泽不定（有色素脱失、色素沉着、血管充血等改变）、质地和柔韧性也不相同等特点，临床表现多样，这与受伤原因、程度、部位、患者体质和治疗方法等因素密切相关。为便于描述和治疗方法的选择，瘢痕可以记述为扁平、线状、蹼状、桥状、增生性、萎缩性、凹陷性、挛缩性瘢痕，瘢痕疙瘩和马乔林溃疡（瘢痕癌）等。

（二）常见原因

各种创伤、烧伤、手术、感染、注射等均可以引起皮肤病理性瘢痕的发生。有研究表明：①车祸、摔碰、切割、刺砸、抓咬等外伤为第一位致伤原因；②面颈、胸、腹、四肢手术及各种门诊小手术是第二位致伤原因；③烧伤是第三位致伤原因；④其他还有美容性操作、感染、预防接种和原因不明者。需强调的是穿耳孔、重睑、隆胸、缩乳、腋臭去除、文刺、激光和冷冻治疗等美容性操作引起的瘢痕，会造成少数受术者美容不成反而毁容的结果，易于引起医疗纠纷，应引起施术者重视，认真掌握病情，严格适应证，细致术前交流，妥善术后处理，以避免或减少不良情况的发生。

（三）危害

综合来讲，皮肤瘢痕对人体具有以下几个方面的危害：①影响外观，表现为瘢痕局部组织增厚或凹陷，表面不平滑，有色素沉着和色素脱失等变化；②感觉异常，表现为瘢痕局部常有痒、痛不适等自觉症状，有时可达到难以忍受的程度；③发生挛缩，造成畸形，影响功能；④发生溃疡，继发癌变，重者造成截肢和生命危险；⑤给患者造成较重的心理负担，导致心理障碍，影响患者心身健康。

第二节　瘢痕的形成机制研究

一　皮肤创面愈合与瘢痕形成过程

瘢痕的形成与组织损伤的修复过程密不可分，也就是说组织损伤的修复过程也就是瘢痕的形成过程，因此研究瘢痕离不开对创面愈合过程的了解。下面以皮肤创伤伤口愈合过程为例介绍。

（一）直接闭合性创口

特点是一般无皮肤软组织缺损，或缺损不多，经剥离松动创缘后能直接缝合，其愈合历经三个阶段：

1. 止血和炎症阶段　历时 4～5 天，主要为急性炎症的表现。创口内有血浆、淋巴液、白细胞、巨噬细胞等渗出。通过吞噬、移除、吸收等作用及受损细胞释放的酶所引起的自溶过程，清除坏死组织和沾染的细菌和异物等，并由纤维素形成的网状结构将创口的表层和深层初步黏合在一起。临床表现为轻度红肿。

2. 增生阶段 随炎性渗出之后，逐渐出现成纤维细胞和毛细血管内皮细胞的增殖。成纤维细胞按一定模板产生以甘氨酸、羟脯氨酸、羟赖氨酸为基本成分的，以3条肽链互成螺旋状盘绕逐级聚合而形成的胶原纤维。胶原纤维有高度的韧性，使创口的抗张强度增加。胶原纤维的形成在第14～21天达到高峰。临床表现为瘢痕色淡红，稍隆起，常有痒痛，触之硬韧。这一阶段受伤情、治疗情况等影响，持续的时间长短不一。

3. 塑形阶段 胶原纤维不断合成的同时，由于创口组织内所含胶原酶的作用，胶原纤维也在不停地进行分解，但早期合成大于分解。21～28天以后，合成代谢与分解代谢渐趋平衡，成纤维细胞转变为纤维细胞，胶原纤维逐渐成为排列整齐有序的束状，毛细血管闭塞，数量减少，瘢痕渐渐退化。临床表现为瘢痕呈淡褐色，或淡白色，较平坦，痒痛症状缓解，触之柔韧。

（二）皮肤缺损性创口

特点是皮肤软组织缺失，创缘互相远离，不能直接对合，其瘢痕愈合过程比较复杂，病理组织变化过程除与闭合性创口基本相同外，还包括以下三个步骤：

1. 肉芽组织的形成 创伤部位由于成纤维细胞和毛细血管芽的增殖，形成大量肉芽组织，将创腔逐渐填满，将创面铺垫平整，为从四周皮肤表皮新生的上皮向创面中心生长提供良好的血管床。

2. 创缘的向心性聚缩 皮肤具有弹性，破损后创缘退缩，呈现较实际皮肤缺损为大的创面，其后经渗出阶段，由于纤维的作用使创缘与创面基底组织黏合固定，创缘的向心性聚缩随即进行。这是完成皮肤缺损修复过程中极为重要的步骤，但也会因此导致皮肤的过度紧缩，引起瘢痕挛缩畸形。

3. 上皮再生 随着肉芽的形成，创缘的向心性聚缩，源于创缘皮肤表皮的新生上皮向创面中心推进，逐渐覆盖肉芽组织，形成皮肤瘢痕，创面最终愈合。

创伤伤口愈合过程的这三个阶段，每个阶段治疗的重点有所差别。如在创伤的早期炎症反应能阶段，着重在于处理创面，避免感染的发生；在肉芽组织形成的增生阶段，应采取创面外用表皮细胞生长因子和成纤维细胞生长因子等措施来促进创面愈合；在组织塑形阶段，应使用物理疗法、加压疗法、药物或（和）其他产品等，减轻不适感觉和尽量减少瘢痕的增生。

二 皮肤创面愈合与瘢痕形成机制

瘢痕研究的主要内容之一就是探讨清楚瘢痕的形成机制，为瘢痕防治提供理论依据和可行方法。有关此方面的研究最为火热，目前从组织学研究、细胞学研究已深入到分子生物学研究水平，并已取得较大进展。但遗憾的是，到目前为止，瘢痕形成的确切机制尚未完全阐明。

目前有关创面愈合和瘢痕形成的机制，以皮肤创伤创面愈合和瘢痕形成为例，主要认识如下：

（一）止血阶段

血小板发挥了关键的作用。血小板聚集后脱颗粒，释放和激活一系列有力的生长因子，包括表皮生长因子（EGF）、胰岛素样生长因子-Ⅰ（IGF-Ⅰ）、血小板衍化生长因子（PDGF）和转化生长因子-β（TGF-β）等。趋化炎症细胞如嗜中性粒细胞、巨噬细胞、肥大细胞以及上皮细胞、血管内皮细胞、成纤维细胞等向伤口处聚集。血小板也同时产生纤维粘连蛋白，后者作为替代性伤口基质,可引导炎症细胞的游走。炎症细胞随后激活肉芽组织的形成。研究表明,血小板功能的紊乱可以增加纤维粘连蛋白和肉芽组织量,引起伤口组织的过度增生,导致伤口的过度愈合。

成纤维细胞表现有高度纤溶酶原激活物活性和低度纤溶酶原激活物抑制物-1 活性,可协同作用于纤溶酶的产生,决定了纤维蛋白的降解。研究表明与正常成纤维细胞相比,瘢痕疙瘩成纤维细胞表现为低水平纤溶酶原激活物和高水平纤溶酶原激活物抑制物-1 活性,导致血浆中纤溶酶浓度较低,从而不能有效地溶解纤维蛋白。

TGF-β 也可抑制纤维蛋白的溶解,在正常成纤维细胞中可下调纤溶酶原激活物和上调纤溶酶原激活物抑制物-1 的活性。

(二) 炎症阶段

损伤激活凝血系统、激肽系统和补体系统,进而导致大量血管活性介质和趋化因子的释放,同时刺激炎症细胞的游走。嗜中性粒细胞和巨噬细胞对伤口进行清理,并释放一些生长因子,伤口局部炎症反应增强,局部的促纤维化细胞因子,如 PDGF,TGF-β 和 IGF-Ⅰ的浓度增加,可导致增生性瘢痕和瘢痕疙瘩的形成。

1. 巨噬细胞 巨噬细胞在炎症反应和肉芽生长的过程中起着重要的作用。除了释放上述的促纤维化细胞因子外,也可以产生白介素(IL)-1α 和 1β 等,后者不仅仅诱导炎症细胞粘连和游走,更重要在于影响细胞外基质的降解。如 IL-1 刺激基质金属蛋白酶的释放,与炎症细胞释放的干扰素-γ(IFN-γ)和肿瘤坏死因子-α(TNF-α)协同诱导胶原酶活性。因此伤口中 IL-1 水平的降低将导致细胞外基质堆积和瘢痕形成。

2. 免疫细胞 表皮的朗格汉斯细胞、角质形成细胞、T-淋巴细胞和外周淋巴结组成一个完整的系统,为皮肤提供了一个独特的免疫监视功能。在增生性瘢痕的表皮和真皮中,朗格汉斯细胞和 T-淋巴细胞数目明显增多。在增生性瘢痕真皮浸润的炎症细胞,均为 HLA-DR 强阳性,可激活 T-淋巴细胞和巨噬细胞。同时,在角质形成细胞和成纤维细胞中有 HLA-DR 的异常表达。在瘢痕成熟过程中弥散分布于瘢痕中的 T-淋巴细胞在血管周围形成不同密度的袖口状结构,并为巨噬细胞释放的 IL-1、IL-6 和 TNF 所趋化。瘢痕疙瘩患者可检测到针对成纤维细胞、上皮细胞、内皮细胞的来源不同的抗核抗体。

3. 肥大细胞 瘢痕疙瘩患者与增生性瘢痕患者相比,过敏症状发生频率更高,此与肥大细胞有关。肥大细胞散布于真皮胶原纤维束之间,在增生性瘢痕中肥大细胞数目明显多于一般瘢痕。

不同种族、性别、年龄患者过度增生瘢痕的发生率与血清 IgE 的水平直接相关。IgE 刺激肥大细胞脱颗粒,释放组胺、肝素、5-羟色胺、酸水解酶、食糜酶和多种生长因子等,大部分参与真皮基质的产生。如组胺能够促进成纤维细胞产生胶原,在瘢痕疙瘩组织中组胺水平增高。

(三) 肉芽形成阶段

在止血和炎症阶段后,成纤维细胞和内皮细胞移行到伤口区域,产生血管丰富的结缔组织,新鲜组织呈现肉芽外观。与此同时,角质形成细胞由伤口边缘向中心生长,以新的表皮层覆盖伤口。

1. 新血管形成 在增生性瘢痕和瘢痕疙瘩中,新生的微血管较正常瘢痕者过度增生。由于内皮细胞过度增生,微血管向伤口裸露的表面生长,并且使管腔闭塞。胶原沉积从伤口底部开始,并且在新生微血管的侧支之间聚集。在过度增生的瘢痕组织中,可形成不同形态和大小的胶原结节。在肉芽形成阶段的晚期,微血管闭塞,过度增生瘢痕中的氧浓度降低,缺氧刺激血管生成,激活巨噬细胞释放因子,促进成纤维细胞增生和产生胶原。在瘢痕成熟的过程中,微血管逐渐降解、吸收,与胶原结节的形成状况密切相关。

2. 基质产生 伤口由血凝块转变为肉芽组织过程中,只有基质降解和合成之间达到精细平衡,才能完成最理想的伤口愈合。成纤维细胞合成的胶原、纤维粘连蛋白和蛋白聚糖组成了细胞外基质。细胞外基质的降解是由巨噬细胞、肥大细胞、内皮细胞和成纤维细胞释放的胶原酶和其他蛋白水解酶完成的。基质降解不充分或合成过度或两者同时存在,均可引起增生性瘢痕和瘢痕疙瘩的产生。

3. 伤口收缩 在瘢痕组织形成的同时,伤口通过收缩减少表面积。成纤维细胞在这一过程中发挥着重要的作用。在肉芽组织形成过程中成纤维细胞经历了一系列的表型改变,以不断调整它们与细胞外基质间的相互作用。首先,它们有迁移表型,原纤维化表型,后者产生了大量Ⅰ型胶原和Ⅲ型胶原以及其他基质成分。在伤口愈合最初的9天内,它们逐渐地发展为最终的表型,即肌成纤维细胞。肌成纤维细胞的特点是含有大量的α-平滑肌肌动蛋白微丝束,存在于血管周围、真皮深层、肉芽组织以及早期的增生性瘢痕。当伤口收缩停止以及完全上皮化后,肌成纤维细胞表型将会消失。然而,在增生性瘢痕中,它们持续存在于胶原结节中,是瘢痕收缩最重要的因素。伤口区域的局部因子影响了它们的表达,其中最重要的TGF-β1,其可诱导α-平滑肌肌动蛋白的表达,并且引起纤维基质凝胶的收缩。此外,其还刺激血小板衍生因子自分泌,参与到成纤维细胞活化和伤口收缩。

4. 再上皮化 如果创面完成再上皮化的时间超过3周,瘢痕增生极可能发生。与正常皮肤相比,除真皮厚度增加外,增生性瘢痕和瘢痕疙瘩的表皮厚度也增加,而且缺乏表皮突,两者的角质形成细胞均有HLA-2和细胞间黏附分子-1(ICAM-1)的表达,而正常瘢痕角质形成细胞未见表达,这也是免疫因素参与形成病理性瘢痕的依据。这种表达与真皮单核细胞浸润的密度密切相关,同时增加角质形成细胞向T-淋巴细胞的抗原呈递活性。角质形成细胞是生长因子的重要来源,后者大部分参与伤口区的免疫过程,部分在肉芽组织形成和瘢痕重塑过程中发挥重要作用,但是确切作用机制还不是很清楚。

(四)重塑阶段

在早期细胞外伤口基质沉积后,通过细胞凋亡和成熟过程,基质中的胶原骨架和蛋白聚糖填充物开始重塑,以获得瘢痕张力。

1. 透明质酸 透明质酸是细胞外填充物的一部分,也是早期肉芽组织的主要组成部分。它促进细胞在细胞外基质中活动和分裂。创伤早期透明质酸聚集增加,5~10天后下降,以后残留物相对稳定,同时硫酸糖胺聚糖,包括硫酸-4-软骨素和硫酸皮肤素增加。在过度增生的纤维化组织中,透明质酸和蛋白聚糖持续处于超正常水平状态。在增生性瘢痕中透明质酸主要存在于真皮乳头的狭长带中,而在瘢痕疙瘩中透明质酸主要存在于增厚的表皮颗粒层和棘层中,说明二者生物学特性有所不同。

2. 蛋白聚糖 在重塑过程中,透明质酸被硫酸蛋白聚糖替代,它们均含有硫酸皮肤素和硫酸软骨素侧链。这些硫酸蛋白聚糖由成熟的瘢痕成纤维细胞产生,决定组织的弹性。蛋白聚糖的分布和它们所在的伤口环境对修复过程是非常重要的。例如,核心蛋白聚糖在含玻连蛋白基质中时可诱导金属蛋白酶的表达,可通过附着于Ⅰ型胶原纤维表面,可影响原纤维的形成,而且其分布与TGF-β一致。在增生性瘢痕中硫酸软骨素水平较高,其主要分布于活跃的增生结节内,并与胶原增生有关。此外它还与血管周围的T-淋巴细胞浸润有关。在正常瘢痕中,核心蛋白聚糖在整个真皮中强烈表达,而在过度增生的瘢痕中,缺乏核心蛋白聚糖,而双糖链蛋白聚糖的表达显著上调，尤其是在结节区域。

3. 胶原 胶原纤维构成真皮结构骨架，给皮肤和瘢痕组织提供张力。伤口早期的张力来源于纤维蛋白、纤维粘连蛋白、胶原、糖胺聚糖以及成纤维细胞之间的相互作用。后期的张力则由新的胶原不断沉积、重塑，以及通过改变分子间交连方式形成更大的胶原束而逐渐获得。在伤口修复的第2~3天，Ⅲ型胶原首先进入伤口；随后的第6~7天，Ⅰ型胶原进入；而Ⅴ型胶原的增加与组织血管生成并行。Ⅰ型和Ⅲ型胶原总量均增加，然而，Ⅲ型胶原的比例从损伤后一周的60%下降至成熟瘢痕的28%。在增生性瘢痕和瘢痕疙瘩中，Ⅲ型胶原的相对数量、或Ⅲ型与Ⅰ型胶原比例仍高于正常瘢痕和正常皮肤。

增生性瘢痕中合成的胶原原纤维较瘢痕疙瘩者更纤细，更规则，原纤维间距离也更宽。与增生性瘢痕不同，瘢痕疙瘩中胶原纤维方向不一致，这可能与瘢痕疙瘩不能引起瘢痕挛缩有关。与正常瘢痕相比，过度增生的瘢痕中的胶原纤维更易被酸溶解，依赖赖氨酰氧化酶交连的复合体数量减少。瘢痕疙瘩中，胶原酶抑制物如α2-巨球蛋白和α1-抗胰蛋白酶积聚。

胶原纤维的形成和降解也受蛋白聚糖浓度的影响。透明质酸和其他蛋白聚糖如核心蛋白聚糖、双糖链蛋白聚糖能够结合胶原纤维，并影响其三维分布。核心蛋白聚糖和双糖链蛋白聚糖能够和Ⅰ型胶原纤维互相作用，影响它们的原纤维形成。它们还可以抑制成纤维细胞与基质黏附，并可与TGF-β结合。

可见，创面愈合和瘢痕形成机制是一个相当复杂的生物学过程。成纤维细胞是创面愈合的主要修复细胞，它在创面修复过程中活化、增殖、合成胶原，其功能异常直接导致增生性瘢痕和瘢痕疙瘩的形成。肌成纤维细胞，其具有成纤维细胞和平滑肌细胞的特征和功能，在创伤愈合和瘢痕形成中具有重要作用。中性粒细胞、巨噬细胞、肥大细胞及血小板等的功能状态，胶原、透明质酸、蛋白聚糖等细胞外基质改变，也调节和影响着创面愈合与瘢痕形成和消退。如胶原的合成与分解动态平衡的紊乱，合成代谢超过了分解，导致了瘢痕胶原纤维的堆积和排列异常，是引起瘢痕增生临床表现的基础。细胞因子因素，基因表达因素，微循环因素，免疫因素等都影响着创面愈合和瘢痕的形成。且这些细胞之间，细胞与细胞外基质之间，细胞、细胞外基质与细胞因子之间等相互影响，构成了十分复杂的调节网络，致使人们目前尚未找到其关键之处，难以调控创面愈合和瘢痕形成于适当的程度，值得进一步深入研究。

临床上美容者非常希望可以完全消除瘢痕，其心情可以理解，但这一要求事实上不符合创面愈合和瘢痕形成的客观规律。因为在了解了上述瘢痕形成的机制以后，大家应当明白，已长出了疤，说明皮肤损伤较深，想完全消除瘢痕，恢复皮肤原样是不可能的。目前的医疗实践也证实，按照现有的医疗技术，无论是外用药物，还是用切除法、磨削法等都不可能将瘢痕完全消除，而只能是将严重的瘢痕减轻，让明显的变成不明显，最大限度地减轻瘢痕的危害。因此，瘢痕的预防和治疗，一直是医学界待攻克的难题之一。

三 瘢痕疙瘩发生的肿瘤源性学说

瘢痕疙瘩和增生性瘢痕均以胶原蛋白的合成显著增加和排列紊乱为病理特征，但二者具有不同的分子生物学机制，瘢痕疙瘩许多方面表现出肿瘤的特性：

1. 临床表现 瘢痕疙瘩在临床表现上与肿瘤有很多相似之处，如以突出皮肤表面的增生性病变为特征，可进行性地侵袭到未受损伤的真皮，与正常皮肤无明确的分界线，呈浸润性生长，可持续相当长的时间，并不随时间而自发地消减，并保持手术后相当高的复发率。

2. 遗传特性 肿瘤具有一定的遗传性,许多常见肿瘤具有家族史,主要表现为常染色体显性遗传和隐性遗传。瘢痕疙瘩也具有一定的遗传倾向,瘢痕体质者具有一定的家族遗传倾向及聚集性,符合常染色体显性遗传性疾病。

3. 基因表达 肿瘤和病理性瘢痕都是以细胞增生为主的疾病,可能都是癌基因和抑癌基因异常表达的结果。如研究表明肿瘤相关基因主要从两方面调控瘢痕疙瘩的发生发展,一方面抑癌基因突变,失去对成纤维细胞增殖的抑制作用,包括:*P53*、*Fas*、*P27*、*Rb exon27*、*P16* 等基因;另一方面基因过表达,促进了成纤维细胞的增殖,产生凋亡抗性,包括:*c-myc*、*c-fos*、*Bcl*-2、*Tenascin-C* 基因。这两种调控使成纤维细胞增殖过快,凋亡减少,进而形成瘢痕疙瘩。

4. 细胞因子调节 细胞因子在肿瘤形成与发展过程中起到重要作用,而在创伤修复与瘢痕形成过程中,也有多种细胞因子参与并影响其进程。如瘢痕疙瘩成纤维细胞过表达血管内皮生长因子(VEGF)及其受体、成纤维细胞生长因子(FGF)及其受体、PDGF 及其受体、TGF 及其受体,IGF 及其受体等。此外,TNF-α、增殖细胞核抗原(PCNA)、EGF 等在瘢痕疙瘩的形成与发展中也发挥了重要作用。

5. 端粒酶表达 端粒酶是与肿瘤密切相关的酶,如恶性黑色素细胞肿瘤的端粒酶活性表达明显高于良性黑色素细胞肿瘤及正常皮肤,且表达强度与肿瘤的恶性程度呈正相关。而瘢痕疙瘩中端粒酶的平均阳性表达率也明显高于正常人。

6. 治疗方法 在瘢痕疙瘩的治疗中,药物治疗、放射治疗、手术治疗、综合治疗、基因和细胞因子治疗等,均与肿瘤的治疗方法相似,并取得一定的疗效。

鉴于瘢痕疙瘩在临床表现、遗传性、基因调控、细胞因子及端粒酶等方面均与肿瘤具有类似之处。一些治疗肿瘤的药物及方法已应用于治疗瘢痕疙瘩并取得显著疗效。2008 年蔡景龙等首先提出了瘢痕疙瘩发生的肿瘤源性学说,即瘢痕疙瘩与肿瘤具有相似的临床表现、发病机制和诊治方法,以较好地概述瘢痕疙瘩的发生机制和生物学特点。

该学说,一方面强调瘢痕疙瘩的研究具有很大的复杂性和艰巨性,必须有恒心和决心;另一方面应当很好地借鉴肿瘤学的研究思路和成果,进一步探讨瘢痕疙瘩的发病机制及治疗方法;第三,同时应认识到瘢痕疙瘩不具备肿瘤的转移特性、在病理学方面不具备肿瘤细胞的异型性等方面异于肿瘤,应当积极探讨其与肿瘤的差别,加深对瘢痕疙瘩的认识。

第三节 瘢痕形成的影响因素及转归

一 影响因素

创面愈合和瘢痕形成受着机体内外因素的影响,外科医师,尤其是美容外科医师应当熟知这些影响因素,在工作中注意克服引起瘢痕增生的不利因素,提高治疗效果。

(一) 内在因素

1. 全身因素

(1)种族:瘢痕和瘢痕疙瘩在各种人种都会发生,但有色人种发生率高,其中黑种人最高,黄种人次之,白种人相对较轻,如黑人瘢痕疙瘩的发生率为白种人的 6 ~ 18 倍。

(2)年龄:胎儿创伤愈合后一般无病理性瘢痕发生。青年人创伤愈合后病理性瘢痕发生率较老年人高,且同一部位年轻人病理性瘢痕增生的厚度较老年人厚。如国外 Ketch 统计 200

例瘢痕患者，增生性瘢痕在10～20岁发生率最高，占64.4%，20～30岁次之，占14.2%。

(3)体质：个体间对创伤反应存在差异，创伤后瘢痕形成有较大差别。如瘢痕疙瘩患者部分呈家族性多发倾向，同一个人在不同部位、不同时期发生的瘢痕均是瘢痕疙瘩，这说明瘢痕疙瘩的发生可能与个体体质有关，医学上称该患者为瘢痕体质。通常认为瘢痕体质具有以下特点：①家族中有多个患者，具有遗传倾向；②每个患者身体的不同部位、不同时期的受到不同原因的损伤均可出现瘢痕瘤样增生，哪怕是不经意的轻微损伤。

根据这一特点，瘢痕体质患者在临床上是很少见的，甚至是罕见的。然而临床上许多患者说自己是瘢痕体质，戴上"瘢痕体质"的帽子，不敢轻易接受正常的手术需求。究其原因多是患者手术或受伤后身上长出了瘢痕，就被一些医生轻易地定为瘢痕体质，是医生不准确的误导。其实，长瘢痕和瘢痕体质是两回事。就前介绍，瘢痕是创面愈合后的病理性变化，是组织损伤修复的正常过程，适度的瘢痕形成，是机体修复损伤的正常表现，有积极的作用，如许多的表浅性瘢痕属于这种情况。但是，瘢痕的形成受着内在因素和外在因素的影响，常导致异常状况，形成增生性瘢痕和瘢痕疙瘩。这其中最常见的是增生性瘢痕，其与瘢痕疙瘩从发病、病理进程、治疗方案和预后方面都有所不同。发生了瘢痕疙瘩，就是瘢痕体质？事实上不能这样认为，因为临床上瘢痕疙瘩的确有其特定的易发部位，如前胸，耳垂、肩部等，但多无家族史。瘢痕体质强调的是长出的瘢痕均是瘢痕疙瘩和具有家族遗传倾向。

(4)皮肤色素：皮肤色素与瘢痕的发生有较密切的关系。如人体的瘢痕疙瘩常发生在色素较集中的部位，而很少发生于含色素较少的手掌或足底；曲安奈德（去炎舒松）是色素激素的阻滞剂，可使色素减少、胶原降解，使瘢痕与瘢痕疙瘩萎缩；皮肤色素脱失部位不易形成瘢痕。

(5)遗传：瘢痕疙瘩的发生已被公认为与家族遗传有关，常可见到一个家族的直系或旁系中三代、二代或同代的兄弟姐妹内同时有瘢痕疙瘩患者。据报道，瘢痕疙瘩患者有家族遗传倾向的约占25%。

(6)代谢状态：瘢痕和瘢痕疙瘩多发生于青少年和怀孕的妇女，这可能与其代谢旺盛，垂体功能状态好，雌激素、黑色素细胞刺激激素、甲状腺素等激素分泌旺盛有关。

2. 局部因素

(1)部位：任何深及皮肤网状层的损伤均可形成皮肤瘢痕，但同一个体的不同部位，瘢痕与瘢痕疙瘩的发生情况不同，这可能与身体不同的部位皮肤张力不同、软组织多少及血流是否丰富、活动量多少不同有关。皮肤张力大、活动多，如关节部位等发生病理性瘢痕的可能性就大。

(2)皮肤张力线：1973年Borges根据既往资料及实践观察，详细地绘制出皮纹线与张力松弛线，被称为郎格线（图11-1）。该线与皮肤瘢痕形成关系密切，临床实践证实：切口或伤口与该线平行，创缘所受张力小，创面愈合后瘢痕较小，反之瘢痕则较大。临床上可根据此线方向做Z成形术，改变瘢痕的张力，减少瘢痕的复发。

（二）外在因素

影响瘢痕形成的外在因素较多，总的来讲包括伤情和治疗因素两部分。

1. 伤口与手术切口

(1)伤口与手术切口方向：研究表明皮肤有张力松弛线（郎格线），凡伤口与手术切口平行于该线者，所受的张力就小，瘢痕的发生率就低，凡切口垂直于该线者，所受的张力就大，瘢痕的发生率就高。故手术操作时，应使切口和皮肤纹理或郎格线平行，或和面部自然皱褶如额

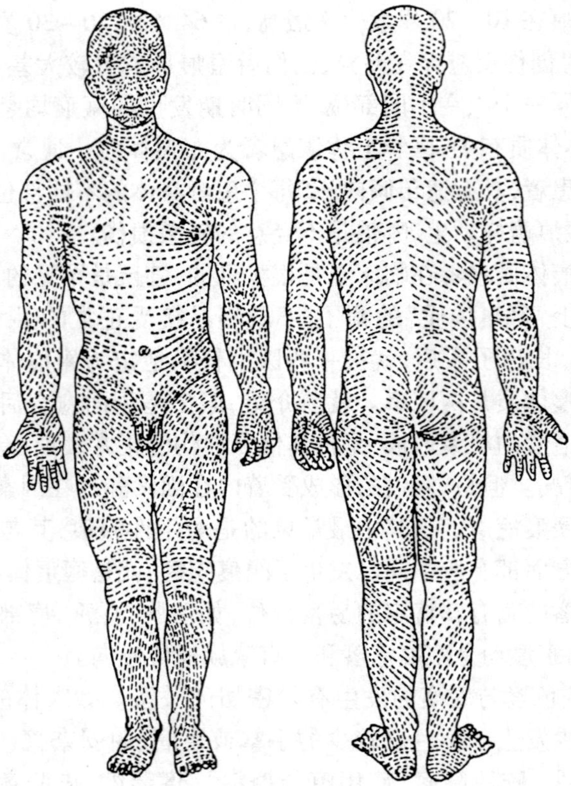

图 11-1　体表郎格线

纹、鼻唇沟、鱼尾纹重叠，或沿面部器官如发际、睑缘、鼻翼、唇缘、耳廓、下颌缘、乳晕、乳房下等轮廓线走行。老年人因皮肤松弛下垂，皱纹明显，可按皱纹方向切开。

（2）伤口与手术切口形状：伤口与手术切口为直线形者易出现瘢痕挛缩，尤其是跨关节的直线创伤或切口，更易挛缩，以至影响关节的功能。

（3）伤口与手术切口角度：呈 90°角垂直于皮肤平面切开或裂开，利于创口的整齐对合，愈合后瘢痕小而轻。相反，斜形切口则导致切口两侧皮肤不易精确对合，愈合后形成的瘢痕较为明显。切开时刀片在皮肤表面的倾斜度越大，真皮的瘢痕就越宽，愈合后瘢痕就越粗大明显。但毛发内切开应沿毛发走向和角度斜形切开，以保护毛根，减少毛发的破坏脱落。

2. 组织损伤程度

（1）组织损伤深度：包括植皮手术取皮时的深度，若损伤平面仅伤及真皮浅层，愈合后创面呈淡红色，3 个月左右自行消退，可不留瘢痕；若损伤平面达真皮网状层，创面局部反应较大，伤口愈合后可产生瘢痕。有学者研究证实，瘢痕发生的几率和程度与组织损伤的深度成正比。修复创面的上皮从损伤基底长出，瘢痕相对较轻，而靠周围创缘向创面中心长入，创面愈合的时间长，瘢痕较重。

（2）创面失活组织：创伤和手术不可避免地致使局部组织失活，感染又可加重组织失活的程度，失活组织必须通过组织细胞的吸收而清除、肉芽组织形成填充修复，最后形成的瘢痕与失活组织的程度和量密切相关。创伤处理中应将失活组织和不整齐的创缘去除，以减少瘢痕增生。

3. 创面异物　若创面有灰尘、滑石粉、棉花纤维、线结、含渣外用药物等异物，易于引起炎症、诱发感染，如不排除，将被纤维组织包裹，最后形成的瘢痕亦将明显。创伤处理时应清除各种异物，彻底清创，尽量避免异物留存于伤口。

4. 创面血肿 创伤或手术出血未被彻底制止、清除或未被引流而留滞聚集在组织内成为血肿，需要经过自身的清除、吸收、包裹、机化而清除，同时也为感染创造了条件，对伤口愈合产生不良影响，增加瘢痕与瘢痕疙瘩增生程度。

5. 创面感染 创伤和手术感染加剧了伤口局部炎症反应、组织坏死、创伤扩大、愈合延迟、瘢痕增生明显，面积扩大。故需做好术前的全身和局部条件的准备和计划，术区严密消毒，术中严格操作，术后给予必要的全身支持和药物预防，避免感染的发生和加重。

6. 创面愈合时间 创面愈合时间越早，瘢痕的发生率越低，否则瘢痕的发生率就升高。如 Deitch 临床观察发现创面在伤后 10 天愈合就可能出现瘢痕，其发生率为 0～6%；若创面在伤后 10～14 天愈合，瘢痕的发生率为 4%～19%；若创面在伤后 14～21 天愈合，瘢痕的发生率为 30%～35%，且多是增生性瘢痕；若创面愈合超过 21 天，瘢痕的发生率可高达 50%～83%。如创面暴露 2～4 周，肌成纤维细胞占成纤维细胞的 40%～50%，瘢痕形成明显。

7. 创面修复方法

(1)创面修复方式：创面较小以直接缝合对齐创缘为好。创面较大、较深时采用皮瓣修复较皮片移植效果好，若让其自行愈合，瘢痕增生必定严重。用自体或异体培养的表皮细胞移植于Ⅲ度烧伤创面，因缺乏真皮层，创面易趋向瘢痕化；若给予断层皮片移植，创面收缩减轻，肌成纤维细胞减少，瘢痕增生减少；若给予全厚皮移植，创面收缩最小，肌成纤维细胞消退最迅速，瘢痕增生最不明显。

(2)伤口闭合方法：与缝合方式、缝合材料和缝合松紧度等有关。

缝合方式：不同情况下，应采用不同的闭合伤口缝合方法，如间断缝合、褥式缝合、皮内间断缝合、减张缝合等，以期获得最佳的愈合和最小的瘢痕。其中，间断缝合是整形外科最基本和常用的闭合伤口的缝合方法，它可以使皮肤创缘对合整齐，创缘两侧组织高低、厚薄经调整后趋于一致，并利于分次拆线；连续缝合也是一种常用的缝合方法，优点是节省时间，缺点是必须集中拆线；褥式缝合有增加创缘对合接触的组织量及一定的减张作用，故有利于伤口的愈合。但应注意不要缝线针距和边距过宽、结扎过紧。为了避免皮肤表面出现针孔痕迹，可行创缘真皮内缝合，表皮因此也自行对合，这种方法称之为皮内缝合。

缝合材料：分吸收和不吸收两种缝合材料。可吸收缝线目前多为肠线、铬肠线和合成材料，优点是深部缝合后不必拆线可自行吸收，其中以合成纤维制成的缝线可操作性能、强度佳，组织反应轻，临床多用。不吸收缝线，常用的有丝线、人工合成高分子类尼龙线、涤纶线等，以后两种缝线较佳，它们虽不吸收但在组织内引起的反应很轻微，目前普遍使用。应以伤口张力大小和部位不同而选用缝线粗细，通常小针细线（如 7-0 单丝尼龙线）引起的缝合创伤小，瘢痕反应也小。目前有学者使用生物的和合成的黏合材料，以替代缝合线，可避免针眼瘢痕，但需要恰当使用，使创缘严密对合。

缝合松紧度：皮肤缝合要求松紧适度，达到创缘完全接触、整齐对合为宜。偏紧，有碍创缘血供，不利愈合，增强瘢痕增生。力量不够，或线结松动而使创缘不能完全接触和整齐对合，也影响创缘愈合和加剧瘢痕增生。

(3)拆线时间：当伤口经缝合后已初步愈合，伤口相合的力量超过伤口两侧的张力，在没有缝线的协助下，伤口也不会裂开时，即可拆除缝线。因全身状态和局部条件的不同，拆线的日期也不同。拆线早，可减轻缝线反应，减少瘢痕形成；而过早，仅依靠细胞间的结合、蛋白间黏合和纤维素间的聚合，伤口闭合的强度尚不足，有伤口裂开之虞；拆线晚，可避免伤口裂开，但缝线反应强，增加了瘢痕增生，在伤口缘两侧留下明显的缝线及针孔痕迹。

正常情况下头面颈部伤口缝线宜在术后5~7天拆除，躯干、四肢部位7~10天拆线，张力较大部位如关节部、低垂的足部10天以后拆线。皮片移植的缝合线约于术后10天拆除；全层皮肤游离移植拆线可延至术后14天。为减轻缝线反应，减少瘢痕形成又无裂开之虞，可采用分期间断拆线。非正常情况下，如全身性营养不良和糖尿病等全身性严重疾患、大量应用糖皮质激素类药物、抗肿瘤药物、免疫抑制剂等，术区存在瘢痕，术前曾施放疗，有静脉曲张等，拆线时间应后延。

8. 其他治疗方法 瘢痕的形成过程，也是创面的愈合过程，为避免和减少瘢痕的形成，必须把促进创面愈合放在首要的位置，如应用各种促进创面愈合的方法，促进创面愈合。为预防瘢痕疙瘩切除术后复发和尚处于活跃增生期的增生性瘢痕术后复发，常于伤口缝合前在创缘内注入一定量的曲安奈德或于术后当天或近日未折线前行放射线照射（X线或β线）。

治疗不当可引起或加重瘢痕增生及瘢痕疙瘩形成，例如包扎固定不妥，植皮时机延误，创面愈合后未进行有效的防治和适当的功能锻炼及康复治疗等，应在工作中加以避免。

9. 慢性刺激 伤口瘢痕可因摩擦、搔抓、日光照射等慢性刺激而增生。瘢痕瘙痒时搔抓可使表皮破溃，诱使瘢痕增生，而增生的瘢痕又有瘙痒，从而形成恶性循环而致瘢痕加重。新愈合的创面长期光照后可致色素沉着，其可增加瘢痕形成。因此应避免伤口的慢性刺激。

二 转归

虽然机体创面修复过程是复杂的，目前人们尚不能控制瘢痕增生于理想程度，但多数瘢痕形成后，随着时间的推移可向三个方面转归：

（一）软化

多数瘢痕到后期阶段，瘢痕组织成熟，成纤维细胞、毛细血管的成分逐渐减少，胶原纤维呈互相平行而较有规律的束状排列，硫酸软骨素A含量也显著减少。此时临床所见瘢痕组织充血消退，色泽变淡或呈淡褐色，外形也渐趋平整，质地变软，基底日渐松动，痒痛感觉也随之减轻或消失。但这种退行性变化，由于个体的差别，时间的长短不一，由几个月到数年不等。但总趋势是稳定、变薄和软化。

（二）挛缩

主要见于Ⅲ度烧伤、毒蛇咬伤、严重创伤所致的瘢痕，或是发生在关节部位的瘢痕。这类瘢痕收缩性大，使正常组织变形，邻近组织受牵拉可造成功能障碍，也可影响到肌肉、血管、神经等组织的发育。临床上常见的因瘢痕挛缩引起的畸形有睑外翻、唇外翻、颏胸粘连，爪形手、足部瘢痕挛缩畸形等，宜行手术矫治。

（三）恶变

瘢痕恶变多发生于不稳定性瘢痕，尤其是当瘢痕因摩擦、牵拉等原因发生破溃后，产生经久不愈的溃疡时。目前多数学者主张对日久不愈的瘢痕溃疡，时愈时溃的不稳定性瘢痕，莫等闲视之，而应及时切除，妥善修复创面，以预防瘢痕癌变的发生。

第四节　瘢痕的分类与诊断

一　分类

瘢痕的分类，目前临床上常用的比较有价值的方法有以下几种：

（一）生理性瘢痕和病理性瘢痕

前者指无不适、无功能障碍、不需治疗的瘢痕。发生于面颈部和四肢外露部位的大部分生理性瘢痕，虽然不是病理性瘢痕，但因影响美观，不少爱美者均强烈要求予以治疗，这类治疗就相当于单睑的求美者要求做双眼皮一样，应当属于美容手术，应引起医师的高度重视，谈明手术可能达到的效果，否则易于引起医疗纠纷。后者主要是增生性瘢痕和瘢痕疙瘩，对二者病理性质的确定对于治疗方法的选择是很重要的。

（二）成熟瘢痕与未成熟瘢痕

除瘢痕疙瘩外，瘢痕经一段时间后颜色与周围皮肤颜色近似，表面不见扩张的毛细血管；厚度变薄，与邻近皮肤在一个平面；质地变软；不适症状消失，达到了成熟状态，被称为成熟瘢痕或瘢痕的成熟期。

未成熟瘢痕多在伤口愈合后的早期，颜色红，表面可见扩张的毛细血管；厚度可达数毫米到数厘米，表面粗糙；质地较硬，无弹性；有明显不适和出现畸形。如增生性瘢痕的增生期。

（三）按表面形态不同分类

分为凹陷性瘢痕、扁平瘢痕、增生性瘢痕和瘢痕疙瘩；碟状、线状、蹼状、桥状、赘状、圆形、椭圆形、不规则形瘢痕等。

（四）按对机体功能状态影响分类

分为挛缩性和非挛缩性瘢痕。前者瘢痕发生挛缩，可造成关节部位的功能障碍，腔道部位的变形，影响外观和功能；后者虽然也有瘢痕组织的收缩，但没有造成机体的功能障碍。

（五）按组织学及临床特点不同分类

可分为扁平（表浅性）瘢痕、增生性瘢痕、萎缩性瘢痕、瘢痕疙瘩和马乔林溃疡。

（六）按瘢痕组织是否牢固分类

可分为稳定性瘢痕与不稳定性瘢痕。前者瘢痕组织较牢固，不易发生破损，多见于瘢痕时间较长者，如增生性瘢痕的成熟期；后者瘢痕组织脆弱，容易破损，多见于新鲜瘢痕（如增生性瘢痕的增生期）和发生于血运不佳的骨质、肌腱组织创面的瘢痕。不稳定性瘢痕容易形成慢性溃疡，少部分可发生恶变，形成马乔林溃疡。

（七）按瘢痕有无疼痛症状分类

可分为疼痛性瘢痕和非疼痛性瘢痕。前者无痛，后者有疼痛症状。

（八）按瘢痕面积大小不同分类

可分为小面积瘢痕与大面积瘢痕：能直接切除缝合者称小面积瘢痕，否则可称大面积瘢痕。

（九）按病因不同分类

如外伤后瘢痕，烧伤后瘢痕，感染性瘢痕，手术后瘢痕等，根据病因分类命名。

（十）按部位不同分类

如头皮瘢痕，颈部瘢痕，腹部瘢痕，大腿瘢痕，鼻翼瘢痕，眼睑瘢痕等，按瘢痕所在的解剖部位分类命名。

二 诊断

瘢痕的诊断，目前尚缺乏统一要求和标准。临床上经常见到一些瘢痕的诊断如"面部瘢痕"，"手部瘢痕"等过于笼统简单，尤其是将增生性瘢痕与瘢痕疙瘩混在一起，均不利于瘢痕的研究和临床治疗。

（一）诊断要求

总体来讲，瘢痕诊断应该达到完整准确、主次分明、一目了然、便于应用。完整的瘢痕诊断要包括：部位、病因、大小、形态、类型、分期和分度、功能影响、继发畸形等几个方面内容，同时不要忽略多个瘢痕和多个部位瘢痕的诊断，以免漏诊。

（二）诊断内容

瘢痕的诊断应包括以下内容：

1. 明确部位 不同部位的瘢痕在治疗方法选择上有一定的差别。

2. 明确病因 应注明外伤、烧伤、手术、感染等原因，不同原因导致的瘢痕特点有所不同。

3. 明确大小和数量 瘢痕大小与治疗方法的选择有直接的关系，如能直接切除缝合者称小面积瘢痕，否则可称大面积瘢痕。数量可用单发、多发（2 个或 2 个以上）来描述。

4. 明确形状 如注明线状、碟状、蹼状、桥状、圆形、椭圆形或不规则等瘢痕形状。

5. 明确类型 临床上常见的瘢痕类型有扁平瘢痕、凹陷性瘢痕、萎缩性瘢痕、增生性瘢痕、挛缩性瘢痕、瘢痕疙瘩、马乔林溃疡，诊断时应当详细注明。

6. 明确分期 增生性瘢痕应注明是处于增生期、减退期，还是处于成熟期，各期特点和治疗方法不同。

7. 明确分度 增生性瘢痕增生程度按照临床表现可分为轻、中、重三度。

8. 明确瘢痕对机体功能的影响 是否造成机体功能障碍和继发畸形。

（三）诊断模式

瘢痕可以发生在身体的各个部位、各个器官、类型多，诊断涉及内容也较多。因此，应该有一个诊断模式作为参考。张宗学等提出了瘢痕的诊断模式如下：

解剖大部位 + 病因 + 瘢痕分类 ± 方位

1. 次解剖部位 + 瘢痕分类 ± 分度分期 ± 继（并）发畸形。

2. 次次部位 + 瘢痕分类 ± 分度分期 ± 继（并）发畸形。

3. 伴发畸形 " + "为加号，表示一项加另一项；" ± "为加号或减号，表示可以加上也可以删去。例如某个瘢痕患者的诊断为：面部烧伤后瘢痕。

（1）左上睑挛缩性瘢痕（轻度、成熟期），上睑外翻，睑缘缺损（外 1/3）。

（2）唇部瘢痕（轻度、成熟期），上唇增生性瘢痕（中 1/3），上唇瘢痕部分秃须（中 1/2），下唇挛缩性瘢痕（左 2/3），下唇外翻。

（3）鼻翼缺损（左）

部位：瘢痕所在的解剖部位，按局部解剖精细划分。

病因：是指瘢痕形成的病因（包括烧伤、各种外伤、感染以及外科手术等）。

分类:根据瘢痕的病理学特点划分为扁平瘢痕、增生性瘢痕、萎缩性瘢痕、瘢痕疙瘩和马乔林溃疡等。

分度:主要用于描述增生性瘢痕和挛缩性瘢痕的程度。

分期:根据增生性瘢痕和挛缩性瘢痕发生发展状况划分为增生期、减退期、成熟期。

继发畸形:由于瘢痕的增生或挛缩而引起的功能障碍,如睑外翻、唇外翻、爪形手、肛门狭窄等。

伴发畸形:瘢痕的伴发畸形可表现为烧伤后或其他外伤后的肢体缺损、耳缺损、鼻缺损、乳头乳晕缺损等。

方位:根据瘢痕发生在肢体的方位有上、下、左、右和前、后、内、外之分,一般可以在句首加上方位说明或是置于后面的括号里。

注意模式中列出的几项内容,并非所有的瘢痕都具备,不具备者可以不列出该项,同时有未列出的内容如有出现也可在相应的位置加以补充。模式的主要线索是:部位+相应有特征的分类。

(四)诊断方法

瘢痕的诊断方法,主要包括询问病史和体格检查。有条件的医院应开展必要的实验室检查。

1. 询问病史 应注意以下几个方面:

(1)起因:瘢痕疙瘩除继发于外伤、手术外,尚多见于预防接种、虫咬、痤疮及不明原因所致的皮肤损伤,询问病史时要注意。

(2)自觉症状:瘢痕在增生活跃期多表现为瘙痒和疼痛症状,部分患者在阴雨天自觉症状加重,部分患者在进食辛辣等刺激性食物后加剧;而在成熟期无自觉症状。根据症状可以判断瘢痕的成熟程度。

(3)病程与转归:问清楚瘢痕发生的时间,瘢痕发生后的改变,瘢痕发生后1~2年内有无自发萎缩消退现象,既往做过何种治疗,效果如何等,有助于确定瘢痕的种类。

(4)对机体功能的影响:了解瘢痕对机体功能的影响,有助于确定瘢痕的类型。

(5)心理状态:瘢痕有不适症状,在暴露部位影响美观,引起患者机体功能障碍,发生破溃和癌变等均会给患者造成严重的心理负担。另外,患者的心理状态和治疗需求直接影响到治疗满意程度,因此应注意患者心理状态了解。尤其是以美容为目的的表浅性瘢痕治疗,一定要了解求美者的治疗欲求,注意纠正求美者不切实际的心理需求,筛选出不适合实施手术的求美者。

2. 体格检查 除细致的全身检查外,对瘢痕局部的检查应注意以下几个方面,并做好记录。①形态:如条状、圆形、卵圆形或不规则形等;②数目:1个或多个;③颜色:如稍红、粉红、红、紫红等;④质地:如很软、软、稍硬、硬、坚硬或起水泡等;⑤厚度:如很薄、薄、稍厚、厚、明显增厚等;⑥发生部位:注意1个或多个部位可同时发生;⑦病损范围:注意观察瘢痕是否超过原损伤范围;⑧体温改变:大面积增生性瘢痕可降低皮肤的散热效应,影响体温调节功能,出现体温升高;⑨畸形状态:详细检查并记录瘢痕给机体造成的畸形状态及其造成的机体功能丧失情况;⑩并发症情况:如有无感染、溃疡、窦道及隐窝等。为了使瘢痕在治疗前后有比较客观的比较,可采用照相技术,在同一姿势、同一距离、同样的光线下留下病变的照片。

3. 实验室检查

(1)羟脯氨酸测定:羟脯氨酸为胶原蛋白的特征性氨基酸,羟脯氨酸在血浆中以游离、肽结合及蛋白结合3种形式存在,游离和肽结合的羟脯氨酸是胶原的代谢产物,经尿排出的羟脯氨酸5%是以游离形式存在的，血清和尿中羟脯氨酸含量与瘢痕面积有关，因此血清和尿中羟脯氨酸测定可作为评价瘢痕治疗效果的客观指标之一。

(2)采用硬度计，行瘢痕硬度测定。

(3)采用B型超声，行瘢痕厚度测定。

(4)采用半导体温度仪或红外线温度扫描仪，行瘢痕表面温度测定。

(5)用光电检测技术测量瘢痕的色度变化。

(6)行经皮氧分压、血管热刺激舒张指数测定等。

(五)常见瘢痕的临床诊断要点

1. 扁平瘢痕 也称表浅性瘢痕，是指皮肤浅表的一种瘢痕，多属于生理性瘢痕的范畴，是美容外科处理的主要对象。

(1)病史：多因皮肤轻度擦伤，浅Ⅱ度烧伤，手术或皮肤表浅感染后形成。

(2)临床表现：瘢痕表浅，质地柔软，色泽异常，影响美观，但多无不适症状和功能障碍。创伤缝合或外科手术切口瘢痕，呈长条状，常被称为线状瘢痕，部分患者针眼瘢痕明显，有"蜈蚣样"外观，被称为蜈蚣样瘢痕。

(3)病理改变：一般只累及表皮或真皮浅层。表层为菲薄的上皮结构，仅由几层上皮细胞组成；深层早期为增厚的结缔组织，主要为排列紊乱的胶原纤维，后期胶原纤维呈平行的有规律的束装排列。

2. 增生性瘢痕 也称增殖性瘢痕、肥厚性瘢痕、肥大性瘢痕或隆起性瘢痕。

(1)病史：由深Ⅱ度以上的烧伤、切割伤、手术、感染等累及真皮网状层的损伤导致。

(2)临床表现：增生的瘢痕组织明显高于皮肤表面，局部增厚变硬，形状不规则，高低不平，但局限于原来的损伤区域；常呈过度角化、溃疡和挛缩，但与基底组织不粘连，可以推动。早期潮红充血，质地硬，伴有痒、痛不适，称为增生性瘢痕增生期，多为伤口愈合后3~6个月；中间瘢痕稳定和减轻的过程是增生性瘢痕减退期，但很难确定这一阶段所需的时间，一般需要数月或数年；后一阶段，瘢痕充血减轻，表面颜色变淡，逐渐变软、平坦，痒痛感觉减轻以至消失，色泽近于正常皮肤，为增生性瘢痕成熟期，部分增生性瘢痕最终可转化为表浅性瘢痕。增生性瘢痕增生期是对加压疗法有效，是抑制其增生的关键阶段。其中，瘢痕两端以蒂与四周皮肤相连，下有通道与基底分离，其状似桥，称为桥状瘢痕。

(3)病理改变：瘢痕表面为数层上皮细胞，呈棘皮样向下伸展，其下为胶原纤维和大量的成纤维细胞。早期胶原纤维，排列不规则，形成漩涡状，以后胶原纤维排列逐渐变整齐，到周围正常皮肤逐渐消失，黏液间质少。

3. 瘢痕疙瘩 瘢痕疙瘩实质上是皮肤上的一种纤维组织肿瘤，是以具有持续性强大增生力为特点的特殊类型的瘢痕。

(1)病史：常由于轻微损伤引起，部分患者无明确的损伤史。

(2)临床表现：常见于30岁以下的青少年，这一年龄阶段被称为瘢痕疙瘩易发年龄阶段；好发于上颈部、耳垂、肩部、胸部及上臂等处，这些部位被称为瘢痕疙瘩易发部位；瘢痕疙瘩色红，坚硬，弹性差，突出皮肤表面，超过受损伤的原有病变范围向四周正常皮肤扩张，又称"蟹足肿"或"瘢痕瘤"；自觉症状多感瘙痒或疼痛灼热感，疼痛敏感；病程较长，多年不变，不能自行完全消退；单纯切除后极易复发，且增生能力更强，速度更快，范围更大，有类似于捅了"马蜂窝"一样感觉。

(3)病理改变：成纤维细胞很多，并有分裂象，胶原纤维致密、较厚、排列不规则，与周围正常皮肤分界清楚,黏液样间质较多。胶原束呈嗜酸性,着色淡,肥厚,透明,稍有折射,无弹性纤维。

4. 萎缩性瘢痕 是一种不稳定的瘢痕组织。

(1)病史:常发生于较大面积的Ⅲ度烧伤,特别是深达脂肪层的创面,没有经过植皮治疗,仅依靠边缘上皮生长而使创面愈合者。小腿、足底等处慢性溃疡愈合后的瘢痕及放射治疗后溃疡愈合形成的瘢痕多是萎缩性瘢痕。

(2)临床表现:萎缩性瘢痕组织很薄,表面平坦,色素减退,质地坚硬,局部血液循环较差,易受外力作用而破裂出现溃疡,经久不愈,或时愈时好,晚期有发生恶变的可能。瘢痕基底层含有大量的胶原纤维,与深部组织粘连紧密;其具有很大的收缩性,在关节功能部位常牵拉周围正常的组织造成严重的功能障碍。

(3)病理改变:浅表仅覆盖一层萎缩的上皮细胞,表皮极薄,真皮乳头消失、毛囊及腺体等皮肤附件结构消失,基底层含有大量的胶原纤维,成纤维细胞较少,无弹性纤维,有黏多糖蛋白的沉积。

5. 凹陷性瘢痕 当瘢痕组织在体表造成凹陷畸形时,称之为凹陷性瘢痕。多由皮下组织或深部组织损伤愈合后形成。临床表现为瘢痕表面明显低于四周正常皮肤,呈凹陷畸形。

简单的凹陷性瘢痕仅是线状瘢痕及其区域的低陷,只影响外观,不伴有功能障碍;严重的凹陷性瘢痕常有深部皮下组织、肌肉或骨骼组织的缺损,往往伴有功能障碍,要纠正这种畸形不但要处理皮肤上的瘢痕,而且还要按照凹陷程度的轻重采用不同的方法来修复缺损,以恢复正常外形。

6. 挛缩性瘢痕 以瘢痕所引起的功能障碍特征而命名的,多见于深度烧伤愈合后,常发生在跨关节的部位和开口器官的周围,引起器官移位变形,功能受限,危害较大。

由挛缩性瘢痕所引起的功能障碍和形态改变,称为瘢痕挛缩畸形。长期的瘢痕挛缩畸形可影响骨骼、肌肉、血管、神经等组织的发育,应及早处理。不同部位的挛缩性瘢痕所引起的功能障碍和形态改变的程度是不同的,如在皮面宽阔的躯干部位程度较轻,在四肢屈侧和器官聚集的面部程度较重。临床上常见的因瘢痕挛缩造成的畸形有睑外翻、唇外翻、颏胸粘连、手部瘢痕挛缩畸形及各关节的屈侧或伸侧挛缩畸形等。其中在关节屈面的条索状瘢痕挛缩,如经较长时间,挛缩瘢痕两侧的皮肤及皮下组织可以逐渐伸长,成为蹼状的瘢痕挛缩,称蹼状挛缩瘢痕。此种蹼状瘢痕较大者常见于颈前侧、腋窝、肘窝、踝关节等处,较小者可见于内眦角、外眦角、鼻唇沟、口角、指蹼等部位,部分在体表孔道的开口处呈环状出现,造成其口径狭窄,影响正常功能。

7. 瘢痕癌(Marjolin 溃疡,马乔林溃疡) 瘢痕组织可以发生恶变成为瘢痕癌,多发生于不稳定性瘢痕,尤其是瘢痕溃破,经久不愈时。早在 1928 年法国外科医师 Marjolin 首先描述这种溃疡恶变的特点和过程,故后人也称这种恶性溃疡为马乔林(Marjolin)溃疡。

临床特点为瘢痕发生恶变的时间长短不一,短者 3 个月,长者可 60 年;一般发生于中老年人,平均年龄在 50 岁以上;好发于下肢,也可见于躯干等部位;瘢痕癌变前一般都有较长的慢性溃疡病史和奇痒的症状,病程缓慢;瘢痕癌变后多不发生扩散转移;组织学检查多为鳞状细胞癌,少数为基底细胞癌。

三 鉴别诊断

瘢痕的临床诊断比较明确,一般无需进行鉴别诊断。临床工作中,有以下两种情况常需进

行鉴别诊断:

(一) 增生性瘢痕与瘢痕疙瘩

许多外科医生都不准确地应用增生性瘢痕和瘢痕疙瘩这两个概念,但是二者有着明显的不同,其鉴别要点见表11-1。需强调的是这两种病变的区别主要是依靠临床表现,早期的瘢痕疙瘩与增生性瘢痕在临床特征上难以区别,应引起注意。可通过详细询问病史,包括致病原因、演变过程、局部刺激因素、对各种治疗的反应,做出排除或肯定瘢痕疙瘩的诊断。

表11-1 增生性瘢痕与瘢痕疙瘩鉴别要点

鉴别点	增生性瘢痕	瘢痕疙瘩
发病年龄	任何年龄	多见于3岁以上青少年
发病原因	有明显损伤、烧伤史	有轻微或明显损伤,或无可察觉的损伤
好发部位	可发于皮肤损害的任何部位	以前胸、肩、上臂、颏、耳等部位好发
形态质地	瘢痕充血水肿,色泽鲜红或暗红,稍高起皮面,边界不超越损伤范围	暗紫色质硬肿块,高出皮面,超出损伤范围,呈蟹足状生长,边缘向正常皮肤侵袭
生长趋势	早期呈增生状态,6~12个月后有自然衰退趋势	持续生长,并向正常组织侵犯,一般无自然消退趋势,但部分病变损伤中心可变平退化
症状	早期痒痛难忍,常有抓痕,表皮易发生水泡破溃	发红、痛痒持久,患者心理负担重
家族性	无	1/4左右阳性
病理检查	成纤维细胞较多,胶原纤维排列呈结节状或旋涡状,到周围正常皮肤逐渐消失,少有较厚的胶原纤维,黏液间质少	成纤维细胞很多,并有分裂相,胶原纤维致密、较厚、排列不规则,与周围正常皮肤分界清楚,黏液样间质较多
加压治疗	持续加压数月,效果好	多无效
手术切除	很少复发,能被切除治愈	易于复发,范围较原病变范围更大

(二) 瘢痕溃疡与瘢痕癌变

萎缩性瘢痕受到外力作用易于发生破溃,增生性瘢痕早期易于发生水泡,水泡感染等均可形成瘢痕溃疡。瘢痕癌变发病率虽然较低,但多经过反复破溃、经久不愈的慢性溃疡阶段,部分患者溃疡早期也可发生恶变,成为马乔林溃疡,这与瘢痕溃疡容易混淆,需要进行鉴别诊断。病理活检是二者的根本鉴别手段,对于怀疑恶变的溃疡应采取局麻下多部位、多次、切取大块组织的方法进行病理检查,排除瘢痕癌变的发生。

第五节 瘢痕的预防

目前,瘢痕的治疗尚无特效办法,所以瘢痕的预防在一定程度上来说具有比瘢痕治疗更重要的意义。研究表明:对瘢痕的预防主要包括瘢痕形成前的预防和瘢痕形成期的预防;主要目的是尽量去除各种造成瘢痕增生的因素,减少瘢痕的生长,预防瘢痕对机体造成的各种危害。

一 瘢痕形成前的预防

包括治疗因素性瘢痕的预防和非治疗因素性瘢痕的预防。

（一）治疗因素性瘢痕的预防

这类瘢痕形成的主要原因是手术，也称医源性因素，该类原因造成的瘢痕在相当大的程度上是可以避免的，预防的具体措施是“五无两适当”原则，即：无菌原则、无创技术、无张力、无异物、无死腔、手术方法得当与手术时机合适。

“五无原则”：进行手术时，应严格执行无菌操作原则；切开皮肤时使用刀刃垂直切开皮肤，且具有连贯性；手术过程中注意彻底止血；关闭手术切口时注意避免死腔形成；缝合切口时尽量选用无损伤缝线，皮下减张，做到切口无张力缝合，创缘准确对合。皮下减张时尽量避免使用横褥式缝合方法，避免造成皮缘组织缺血坏死。

手术方法选择得当：如磨削术比较适合于治疗面部痤疮扁平瘢痕；深度烧伤宜早期手术大张植皮修复；设计切口在满足手术需要的前提下尽量遵循切口隐蔽、不影响美观的原则，如毛发区、耳后区、顺皮纹和面部轮廓边缘，若切口必须横过轮廓线、皮纹及关节时，应设计 Z 改形切口；设计皮瓣修复创面时，皮瓣设计要合理，不随意增加辅助切口。

手术时机合适：一般瘢痕应待瘢痕成熟后手术，挛缩性瘢痕造成组织器官畸形，影响功能和机体发育者，手术时机应适当提前等。

此外，术后创口观察和护理对创口愈合也是非常重要的一环，能早期发现切口缺血、出血及血肿等情况，及时处理；能清除创口的渗出及坏死组织，避免坏死组织引起的局部炎症反应造成坏死范围的进一步扩大；局部可以使用成纤维细胞生长因子和表皮细胞生长因子，促进创面愈合等，均有助于减轻瘢痕形成。

（二）非治疗因素性瘢痕的预防

非治疗因素性瘢痕主要是指外伤、烧伤、生物和化学因子等致伤引起的瘢痕，这类损伤是非医源性因素，往往较重，且伴有不同程度的感染。所以对这类损伤瘢痕预防的重点是预防和控制感染、适当的治疗方法促进创面早日愈合，如抗菌、抗渗出。

对一般性外力所造成的损伤应彻底清创缝合、适当方法修复损伤、争取创面一期愈合，对于深Ⅱ度及Ⅲ度创面均应尽早行削痂或切痂植皮覆盖创面，尽早封闭创面等。

二 瘢痕形成期的预防

瘢痕形成期的预防主要是针对创面愈合以后瘢痕成熟之前的瘢痕增生过程采取有效措施，减慢瘢痕的增生并度过增生期而进入消退成熟期，转变成成熟瘢痕。主要方法有：加压疗法、硅胶疗法、药物疗法、放射疗法、物理疗法及功能康复综合疗法等。目前预防瘢痕增生的方法是多种多样，但效果不一，多选用副作用较小，方便易用的 2 ~ 3 种方法综合使用，进行综合防治，其效果优于单一方法。

（一）加压疗法

以弹性织物对伤口愈合部位持续压迫而达到预防和治疗瘢痕增生的方法，称加压疗法。自 20 世纪 70 年代，很多医疗中心一直把该法作为烧伤后预防增生性瘢痕的首选治疗方法。目前，该法是一种预防瘢痕增生的常规方法。

1. 适应证 主要适用于适合包扎部位的增生瘢痕，特别是全身大面积的增生性瘢痕，也可作为瘢痕疙瘩手术或放疗后的辅助治疗措施。

2. 使用原则 一早、二紧、三持久。一早：即尽早开始压迫治疗，在创面愈合后即开始。二紧：就是在不影响肢体远端血运及患者能耐受的情况下，越紧越好，压力一般在1.33～3.33kPa(24～30mmHg)为宜。低于此压力效果不明显，高于3.33kPa则有可能造成静脉回流受阻，肢体水肿，甚至发生缺血性肌肉、神经损伤。三持久：就是持续性、长期压迫治疗，主张一天24小时连续加压，更换衬垫物及清洗皮肤等一次时间不得超过30分钟，压迫治疗时间不得少于6个月，一般应达1年以上。

3. 常用方法

(1)海绵加压固定法：将聚丁二烯盐海绵剪成与所压迫的瘢痕一样大小，用粘胶将海绵固定于瘢痕表面，再用弹力绷带或者弹力套压迫，4～7天更换一次。

(2)垫塑料夹板法：热塑夹板(thermoplast)为1,4-异戊二烯塑料制品，具有可塑性，在72～77℃热水中可软化，在软化时极易被塑形，可塑成所需要的形态，冷却10分钟即可变硬、定型。根据这些特性，临床上将裁剪好的热塑料夹板，放入72℃水中软化后置于患处塑型，用于防止瘢痕挛缩造成的有关畸形效果较好。因其塑形后变硬，无弹性，故应内衬海绵和纱布，防止其直接接触皮肤，压迫皮肤坏死。热塑料夹板的透气性差，阻碍皮肤或创面水分蒸发，为避免此不足，可将热塑料夹板软化后快速打孔，并经常地更换衬垫及敷料，注意保持敷料干燥。

(3)弹性绷带压迫法：弹性绷带是一种纤维织物或外包纤维织物的弹力橡皮筋，每层可产生1.33～2.13kPa的压力，包扎2～3层可获2.67～5.34kPa的压力，未愈合的创面或使用夹板时，均可应用弹性绷带包扎，该法简单方便。注意四肢应从肢体远端的正常皮肤开始(仅露出指、趾末端)，作螺旋状成"人"字形包扎，圈间相互重叠1/2～2/3；四肢需缠弹力绷带2～3层，躯干则需缠3～4层；腋部瘢痕挛缩可用半圆形海绵置于腋下，上臂外展90°及前屈10°体位(以避免肩关节向前脱位)，以弹性绷带作"8"字形包扎；弹性绷带宜每天更换洗涤；下肢深度烧伤愈合后，开始下床活动时，虽然此时无明显瘢痕挛缩，但亦应包扎弹力绷带，以防因肢体静脉回流障碍，使已愈合的创面起水泡、溃破而形成新的创面。

(4)弹力衣(套)压迫法：弹力衣(套)的原材料为对苯二甲酸乙二酯纤维及含88%以上聚氨基甲酸乙酯的长链聚合体纤维组成，称作珠罗纱立体织物。可按患者瘢痕部位制成面罩、背心、手套、裤子、袜子等，对防止面部、四肢、指(趾)的瘢痕效果明显。

4. 效果 一般情况下，加压治疗2周可见效，表现为瘢痕痒痛症状减轻，1个月瘢痕变扁平，1年可软化。

5. 注意事项 ①创面愈合后即可采用加压疗法，但初愈的创面皮肤较嫩，易起水泡，内层应敷二层纱布再戴弹力套，平铺后尼龙搭扣黏合加压。②原则上实行24小时连续加压，睡觉时切勿解开。③治疗过程中应维持有足够的压力，当弹性变小感到松弛时应及时更换新的弹力套。④对于凹陷部位需填加毡垫或纱布块作为衬垫，使凹陷部位受力均匀方可压出实效。⑤注意瘢痕固定体位，颈前瘢痕固定颈部于头后仰位，颈侧瘢痕固定颈部向健侧过屈位，腕、肘、膝部瘢痕可固定关节于伸直位，踝关节处瘢痕固定关节于中立位，手背部瘢痕应将掌指关节固定于屈曲90°、拇指固定于对掌位、手指固定于伸直位。

(二)硅胶疗法

硅胶光滑柔软，无刺激性，在早期被用作压力治疗的衬垫。1983年Terkin等首先报道应用硅胶膜贴敷治疗瘢痕，之后经过大量临床实践证明硅胶膜贴敷治疗增生性瘢痕有一定的疗效，可减轻瘢痕局部的瘙痒与疼痛，促使瘢痕软化，甚至缩小瘢痕。其作用机制仍不清楚，可能与其压力作用、水化作用及硅胶生物学活性相关。目前可供使用的有硅凝胶贴膜、喷雾制剂和软膏等，多用于瘢痕的预防和其术后的辅助治疗。

1. 适应证 ①任何年龄及各个时期瘢痕增生的预防；②瘢痕疙瘩的治疗及术后复发的预防；③皮片移植后皮片挛缩的防治；④关节部位瘢痕挛缩及组织缺损后软组织挛缩的防治。

2. 使用方法 ①硅凝胶膜应妥善贴附于瘢痕表面，中间不要有间隙；②每天使用 8～24 小时，使用时间越长疗效越好；③每天清洁硅凝胶膜及瘢痕，硅凝胶膜晾干后可反复使用；④疗程至少要在 2 个月以上。

3. 注意事项 ①应用硅凝胶膜较常见的并发症是皮肤丘疹及瘢痕表面汗渍、瘙痒，经清洁处理、暂停使用后均可缓解，并不影响继续治疗。②创面尚未愈合，不宜使用。

（三）药物疗法

分为全身用药、瘢痕表面外用药物和瘢痕内注射药物三类。目前瘢痕治疗全身用药还较少，用药时间较长，效果较缓慢；比较常用的外用药物是复方肝素钠尿囊素凝胶、积雪草苷软膏、丹芎瘢痕涂膜及瘢痕止痒软膏，适用于各种瘢痕，对儿童及不能耐受其他治疗之痛的患者特别适宜；比较常用的瘢痕内注射药物是长效肾上腺皮质激素或以其为主的多种药物，一般用于小面积增生性瘢痕和瘢痕疙瘩，详见下述瘢痕的非手术治疗部分。

（四）放射疗法

有 ^{90}Sr、^{32}P 等同位素敷贴、X 线和电子线照射等方法，其中以电子线照射剂量稳定、可控、安全为最好。目前多用于瘢痕疙瘩术后复发的预防，并主张术后早期应用，一般在 2 周内给予 1200～1500rad。

（五）物理疗法

在创伤早期适时有效的应用各种物理因子处理创面，可以有效地预防或减轻瘢痕的增生，创面愈合、瘢痕增生后，应用物理因子治疗也有较好的效果，所以瘢痕的物理治疗不是创面愈合后才开始，而应始于创伤之后，贯穿于整个治疗过程之中，直到患者康复。主要方法如下：

1. 直流电离子导入疗法 有较好的软化瘢痕和松解粘连的作用，用于增生期瘢痕。方法是将 5% 的碘化钾溶液，均匀地撒在面积与衬垫大小相等的滤纸或纱布上，再将滤纸或纱布放于直流电的负电极衬垫上，置于治疗部位。阳极衬垫不放任何药物，按对置或并置法，置于阴极治疗部位的对侧或远离部位，分别用沙袋或固定带固定好后，即可进行治疗。治疗时电流密度一般为 0.05～0.1mA/cm²，每次 20 分钟，每日 1 次，10～15 次为一疗程。此外还可导入丹参、透明质酸酶和胰蛋白酶来治疗瘢痕。近年来已有导入胶原酶来治疗瘢痕，取得较好效果的报道。

2. 等幅中频正弦电流疗法 对瘢痕有明显的镇痛、止痒和消炎消肿作用，可较好地软化瘢痕和松解粘连，常用于增生期瘢痕的预防。一般用条状电极，两电极分别置于瘢痕的两侧，电流强度以患者能耐受为度，每次 20 分钟，每日 1～2 次，20～30 次为一个疗程。目前多用电脑中频治疗仪，通过多种输出波形与频率的变化，使病变部位受到推拿、按、敲、拔、流动、震颤等动作，发挥治疗作用。

3. 超声波疗法 治疗方法分为接触移动法和水下辐射法。接触移动法用于体表较平坦部位，超声探头与治疗部位的皮肤垂直接触，加耦合剂后，缓慢往返运动或作圆圈式均匀移动，连续输出功率为 0.75～1.5W/cm²，时间 5～15 分钟，视瘢痕面积大小而定，每日 2 次。水下辐射法，在煮沸后的温水中进行治疗，适用于肢体远端如手、腕、足、踝，瘢痕小并有骨骼突出的部位。此外还可利用超声波将药物，如激素、丹参、胶原酶等，经皮肤导入体内进行治疗，即超声药物透入疗法。适用于早期伤口消肿，预防瘢痕增生及小面积瘢痕治疗。

4. 紫外线疗法 在增生活跃期瘢痕，用Ⅲ～Ⅳ级红斑量紫外线局部照射，可以改善局部微循环，增加胶原酶的活性，促使胶原降解增加，减轻瘢痕增生程度。瘢痕增生期的再生神经早期为没有髓鞘的裸轴突，对任何轻微的刺激都很敏感，可引起疼痛和痒感。采用弱红斑量紫外线照射，对新生的神经末梢不造成营养代谢障碍，从而减轻瘢痕引起的瘙痒和疼痛。

5. 蜡疗 利用石蜡具有熔点低、热容量大、导热系数小，可塑性好的特点，对皮肤瘢痕进行治疗，有较好的消炎镇痛、促进愈合、加速水肿消退、软化瘢痕和粘连、促进瘢痕消退、预防瘢痕挛缩的疗效。治疗方法有：蜡饼法、刷蜡法和浸蜡法。蜡液内可以加入治疗瘢痕有效的中药或西药，进行药物导入，大大提高疗效。适合于术后切口消肿，预防瘢痕增生及增生期的各种增生性瘢痕。

（六）功能康复综合疗法

包括早期体育疗法、保持关节功能位与妥善固定、物理疗法等。对烧伤患者来讲，待其一般情况好转，创面开始愈合时，即可开始进行缓慢的主动与被动活动，如关节屈、伸、外展、内收、外旋与内旋等活动，每日进行2～3次。当创面完全愈合后可利用可塑性夹板、各种器械、按摩、浸浴、家务训练等体育疗法，保持各关节于功能位，对抗瘢痕挛缩，预防肢体功能障碍，促进患者心身康复。

应当强调，此时期患者多在家自己治疗，因此这一措施时常被忽略。医生应给患者或其家属认真介绍这些措施对预防瘢痕增生的重要性，督促和落实这些措施的有效实施。

第六节　瘢痕的治疗

瘢痕的治疗方法包括手术、非手术和将二者结合的综合疗法三种，同时应重视心理治疗和动态综合疗法。

一 非手术治疗

瘢痕常用的非手术治疗方法主要有激光疗法、冷冻疗法、放射疗法、瘢痕内药物注射疗法及中医中药治疗等，其中前4种非手术治疗方法多用于较小的病变。

（一）激光疗法

CO_2激光是最早用于治疗瘢痕的激光，主要是通过激光对瘢痕的烧灼、气化或碳化作用，去除瘢痕，但疗效较差，复发率高。随后氩激光和Nd:YAG激光投入应用，取得一定效果，但复发率仍较高。近年来应用585nm脉冲染料激光治疗瘢痕，取得了一定效果，但总体来讲，效果不理想，应用报道较少。

研究表明：激光作用于瘢痕后破坏瘢痕内血管，抑制成纤维细胞增殖和胶原合成，诱导成纤维细胞凋亡，促进胶原降解，减少胶原沉积，发挥治疗作用。

该方法主要并发症是术后一定时期内的红斑期与色素沉着，但多能自行消退。因单独应用激光治疗瘢痕复发率较高，故常需配合放射治疗等方法一起应用，以减少复发率，提高疗效。

（二）冷冻治疗

对于小面积瘢痕疙瘩与增生性瘢痕，可选用冷冻治疗。冷冻治疗是用冷冻剂来破坏瘢痕组织细胞和血液微循环，使其坏死脱落，同时可以导致瘢痕组织水肿和细胞间隙增大，瘢痕密度减小，使皮质激素等药物瘢痕内注射更为容易和有效。

冷冻治疗常用的冷冻源为液氮，常用的治疗方法为点冻法和接触法。冷冻治疗具有操作简捷、不引起出血和复发率低等优点。缺点是可引起皮肤色素减退。

注意事项：进行冷冻疗法时，冷冻不能太深，一次冷冻面积不能太大，否则有重新形成瘢痕的可能。单独应用冷冻疗法治疗瘢痕效果不肯定，因此其常与皮质激素瘢痕内注射联合应用。

（三）放射疗法

浅层 X 射线和 β 射线均可使成纤维细胞数量大幅度地减少，功能受到损害，胶原纤维和基质的合成减少，胶原纤维的分解增多，使瘢痕得以变平、变软。

1. 适应证 不愿手术或不宜手术的瘢痕疙瘩和增生性瘢痕。

2. 治疗方法 每 1 ~ 2 周照射一次，每次 300 ~ 500rad，连续 4 ~ 6 次为一个疗程，如有必要，间隔 1 ~ 2 个月可重复照射。

3. 注意事项 放射治疗的不良反应主要有色素沉着、局部瘙痒、感觉障碍或疼痛感。为减少放疗副作用的发生，应注意：①避免深部组织及非病变部位的照射；②严格掌握剂量，特别是单次剂量，尽可能采用小剂量、长疗程的方案；③头面部、躯干和近脊柱等部位选用穿透力弱的 β 射线；④眼睑和眼周放疗时，应特别注意对眼的保护；⑤肛门、会阴、阴囊、阴茎等部位放疗时，应注意保护儿童及生殖年龄男性的睾丸；⑥在儿童时期，胸腺、乳腺及甲状腺部位应避免应用穿透性强的 X 线进行治疗；⑦对范围大或不在一个平面上的皮损进行分野照射时，应使照射野内的 X 线量分布均匀，并注意避免重叠照射；⑧在放射治疗期间及照射后的 3 个月内，应避免各种物理因子（如日晒、热水烫洗）和化学因子（如药物中的煤焦油、水杨酸、碘酊等）的刺激。

（四）瘢痕内药物注射治疗

瘢痕内注射比较常用的药物是曲安奈德、复方倍他米松、透明质酸酶、5-氟尿嘧啶等，多选择以曲安奈德为主的 2 ~ 3 种药物混在一起使用，1 ~ 4 周注射 1 次，4 ~ 8 次 1 个疗程，一般用于小面积增生性瘢痕和瘢痕疙瘩。

1. 皮质类固醇激素类药物 皮质类固醇激素类药物是目前国内外广泛应用的治疗增生性瘢痕和瘢痕疙瘩的药物。其作用机制是抑制胶原 α-肽链和脯氨酰羟化酶的合成，使胶原合成减少，同时能诱导成纤维细胞产生胶原酶，使胶原降解增加。

（1）适应证：小面积的增生性瘢痕或瘢痕疙瘩。

（2）常用药物：①曲安奈德（triamcinolone acetonide），别名为曲安缩松、去炎舒松、去炎松-A、确炎舒松-A，是一种强有力的糖皮质类固醇激素；②得宝松，通用名为复方倍他米松注射液。

（3）使用方法：曲安奈德（康宁克通-A）每次用量为 80 ~ 120mg，复方倍他米松每次用量为 7 ~ 14mg 或 1.4mg/cm^2，每 1 ~ 4 周 1 次，6 ~ 8 次为 1 个疗程。注射前可加入 2% 的利多卡因，以缓解注射时的疼痛。药物若有疗效，注射后 1 ~ 2 周可见局部变软变薄，症状明显减轻，颜色与周围皮肤接近。

（4）注意事项：①皮质类固醇激素类药物局部注射治疗有局部萎缩、凹陷、色素缺失、月经紊乱等副作用，应注意把药物注射到瘢痕内，并掌握适当的剂量，治疗过程中应注意询问病情，如出现副作用应停药观察；②曲安奈德与复方倍他米松联合应用，效果会更好；③停药后，瘢痕可能复发，可再次局部注射治疗。

2. 生物制品类药物 目前用于治疗瘢痕的生长因子大多数还处在实验阶段，只有干扰素、透明质酸酶等少数生物制品类药物可以临床使用。

(1)干扰素：干扰素是抗原或有丝分裂原等刺激 Th1 细胞产生的糖蛋白，称为Ⅱ型干扰素或免疫干扰素，具有抑制细胞增殖，诱导细胞分化，增强自然杀伤细胞和巨噬细胞活性等作用，发挥抗病毒、抗肿瘤和免疫调节功能。有学者将其用于瘢痕的治疗，取得了一定的效果。

临床上可根据病变范围及程度采用重组人干扰素 α1b 瘢痕内局部注射或全身应用的方法治疗瘢痕。全身应用适合于全身大面积泛发性瘢痕疙瘩和增生性瘢痕，每次用量在 1000 000 ~ 3000 000 单位(10 ~ 30μg)之间，每周 2 次皮下注射或肌注，10 ~ 15 次为一个疗程。患者应用后，瘢痕痛痒感觉明显减轻，体积变小，硬度变软，色素沉着变淡。但部分患者会出现发热，疲劳，肌痛，及痒痛等不适症状，应注意观察，必要时应减少剂量或停药，并给予对症治疗。该药也适合于瘢痕内局部注射，一般 7 ~ 10 天注射 1 次，4 ~ 6 次为一疗程。

该疗法禁用于对干扰素制品过敏者，有心绞痛、心肌梗死病史以及其他严重心血管病史者，有其他严重疾病不能耐受本品的副作用者，癫痫和其他中枢神经系统功能紊乱者。

(2)透明质酸酶：也称玻璃酸酶，为蛋白分解酶，能分解组织基质中的玻璃酸黏多糖，使氨基葡萄糖的 C_1 和葡萄糖醛酸的 C_4 间的氨基己糖键断裂，组织中的黏多糖降解，含量降低，局部组织变平、变软，使注入的药液及病变局部的渗出液易于扩散和吸收。

临床上通常采用本品 1500 单位(1 支)，与其他药物联合局部注射到瘢痕组织内。注意该药不能静脉注射，现配现用，禁用于感染部位，以防引起扩散。

3. 抗肿瘤类药物 5-氟尿嘧啶(5-FU)和塞替哌，均是抗肿瘤类药物，它们能抑制细胞分裂，阻止细胞生长，抑制胶原前体的分泌和胶原的交联，而被不少学者用于瘢痕的治疗。临床上多是采用小剂量的这些药物和其他药物(多是激素类药物)联合，瘢痕内局部注射。

4. 其他药物 如维拉帕米，可阻断钙离子通道，调节细胞内钙离子浓度，影响细胞周期中 mRNA 合成，使皮肤成纤维细胞被阻滞于 G1 期，抑制成纤维细胞生长及 TGF-β、Ⅰ型及Ⅲ型前胶原基因的表达，被一些学者用作局部注射治疗增生性瘢痕和瘢痕疙瘩。应用时一次最大剂量 2ml(2.5mg/ml)，可使瘢痕局部药物浓度高达 100 ~ 500mmol/L，每 3 周一次，共 3 次，效果较好。曲尼司特(tranilast)和苯海拉明，是抗过敏药，可抑制肥大细胞释放组胺和前列腺素，对瘢痕局部瘙痒和疼痛症状明显的患者可以选用。

(五) 中医中药

中医药对瘢痕治疗研究历史悠久，并积累了一定的经验。目前中医认为，瘢痕多因先天因素或金刀所伤，水火烫伤，余毒未净，受外邪侵入肌肤引起，在治疗上应重视局部与整体密切联系的整体观点。主要治疗方法有内治法，如采用复元活血汤加减、生脉散加味、消积排通汤和通脉灵片剂口服等；外治法，这是治疗瘢痕的主要方法，如采用黑布药膏贴法、鸦胆子软膏、瘢痕止痒软化膏外用等；内外治结合法，如内服消积排通汤，外用甘芫粉等。

利用现代科学技术研究表明，中药对瘢痕成纤维细胞、胶原代谢、促进肉芽组织上皮化、瘢痕组织内血液和营养供应等方面均有影响，对瘢痕防治具有一定的作用。近年来国内开发出积雪草苷软膏、丹芎瘢痕涂膜及瘢痕止痒软膏等中药制剂用于临床。

(六) 分子治疗

利用生物分子治疗瘢痕目前尚处于实验阶段，比较有希望的方法是基因疗法和抗转化生长因子 β 治疗。基因疗法是在基因水平，通过基因转移方法进行基因替代、基因修正或基因增强，达到治疗疾病的目的，其是将正常基因通过一定的载体——病毒载体或非病毒载体引入靶细胞的技术。根据 *HSV-TK/GCV* 肿瘤基因治疗的模式，在成纤维细胞培养中，有反转录病毒携带"自杀基因"，插入 *HSV-TK/GCV*，可从基因水平抑制成纤维细胞，从而控制瘢痕的产生。研究表明瘢痕疙瘩中成纤维细胞对 TGF-β 的灵敏度比肥厚性瘢痕和正常组织中的要高，另外还发现降低 $TGF\text{-}\beta_1$ 和 $TGF\text{-}\beta_2$ 的浓度可以减少瘢痕的形成。

二 手术治疗

手术切除是治疗成熟瘢痕或瘢痕疙瘩的主要手段，常用的手术方法有瘢痕切除缝合、皮片移植、皮瓣移植、磨削术、皮肤软组织扩张术、显微外科手术等。以瘢痕切除缝合、皮片移植和皮瓣移植最为常用。

手术对瘢痕的治疗效果是肯定的，原则上尽可能全部切除瘢痕，瘢痕切除后能通过 Z 改形或其他成形术直接缝合最好，不能直接缝合修复创面者，采用皮瓣的办法优于植皮，全厚植皮的办法优于刃厚皮片移植。但鉴于瘢痕疙瘩手术后复发率极高，一般不主张单一手术治疗，而主张手术后早期辅以放疗、药物注射治疗。

需强调的是，任何手术方式均不可能把瘢痕完全去除，只是最大限度地改善或矫正瘢痕造成的危害；而且手术刀口愈合后又面临着新的瘢痕发生，其治疗效果的评价需要观察一年以上的时间。

（一）适应证

主要是：①影响外观；②感觉异常、有痒、痛不适等自觉症状；③发生溃疡、继发癌变；④发生挛缩，造成畸形，影响功能；⑤出现心理障碍，影响心理健康。

（二）手术时机

增生性瘢痕，约在伤后 12 个月至 2 年进入成熟期，此时瘢痕充血消退，外观接近正常皮肤颜色，质地变软，厚度变薄，自觉症状消失，是手术的时机。

发生在机体重要部位的一些挛缩性瘢痕，不但影响功能，而且可以造成组织器官变形，严重者影响患儿身体发育或暴露性角膜炎等严重并发症，则应尽早手术，不得因等待瘢痕的成熟软化而拖延。如严重的颏颈部瘢痕所致的下唇-颏-颈-胸粘连，瘢痕挛缩后可使颈部极度屈曲，影响饮食，有时引起呼吸困难；正在发育期的儿童，烧伤后瘢痕引起的功能部位挛缩畸形等。

（三）常用手术方法

各种皮片、皮瓣移植，皮肤软组织扩张术，其他组织移植和组织代用品的应用等为瘢痕的手术修复提供了多种选择。

1. 直接切除缝合 是瘢痕最理想的手术方式。此法适用于形状规则的线状、椭圆形、三角形等较窄的瘢痕，且其周围组织较松弛者。

2. 分次切除缝合 瘢痕范围较大，一次全部切除既不能直接缝合，又不宜植皮时，如在面、颈等暴露部位，分次切除常为切实可行的方法。

3. 皮肤游离移植 对于一般瘢痕畸形，在瘢痕切除、周围组织复位、畸形纠正后，所遗留的皮肤缺损均可用游离植皮的方法修复。此种手术操作较简便，一次手术即可满足要求，需时较短，为较大面积瘢痕切除、瘢痕挛缩畸形等修复时最常采用的方法。但该方法因植入的皮片颜色、质地与植皮周围区域的皮肤差距较大，美观效果较差，故较少用于瘢痕的美容修复。

4. 皮瓣移植 瘢痕组织累及深部组织，在切除瘢痕后造成深部组织如肌肉、肌腱、骨、关节、神经、血管等外露，需要应用皮瓣移植。在某些部位，如面部瘢痕、手部瘢痕等，为了获得皮肤色泽、质地优良的外形和满意的功能效果，也应视具体情况选择皮瓣移植。对于贴近骨面的不稳定瘢痕组织，可利用皮瓣移植以补充含有较丰富血供的软组织来达到增强血运、改善局部组织营养的目的。在进行含有头发的组织移植时，亦必须在组织中含有完整的毛囊（如头皮和眉毛的修复），这类移植采用带蒂的皮瓣移植较佳。

皮瓣移植后，因带有全层皮肤和皮下丰富的脂肪组织，故其收缩性远较游离皮片为小，能耐受外力摩擦及负重，抵抗感染的能力亦较强，皮肤色泽变化亦较少，美观效果好，因此皮瓣移植应用较为广泛。注意皮瓣移植亦有其不足之处，应根据患者的年龄、性别、职业、全身情况、局部缺损组织情况和患者的主观愿望等具体情况，选择应用。

5. 皮肤软组织扩张术 皮肤组织扩张术是利用组织扩张器的扩张作用获得额外皮肤软组织进行皮肤缺损修复和器官再造的一种外科方法，是20多年来整形外科领域的一项革命性成果，在瘢痕治疗中应用最为广泛，不仅提高了整形外科的治疗质量，而且减轻了手术损伤，解决了临床上许多疑难问题，取代了一些皮片移植术。

皮肤扩张术可以诱导组织生长，可增加皮肤面积，为皮肤缺损的修复提供良好的皮源；适合于全身各部位瘢痕等体表病变的治疗，尤其是瘢痕性秃发和体表器官再造，凡体表各部需要修复或再造而局部皮瓣供区不足、周围有可供扩张的正常皮肤时，均可考虑应用；禁用于拟扩张区近期有放射治疗史、有出血倾向、严重营养不良者、有全身性感染或手术部位有急性感染性病灶者及有精神障碍而不能合作者；优点是能提供与受区完全匹配的皮肤软组织，扩张皮瓣转移后供区无后遗畸形和严重瘢痕，治疗效果好、代价低；缺点是需要二次手术，治疗周期较长。随着其临床应用经验的增多，目前已经成为瘢痕常规的治疗手段，对于修复功能的同时又最好的修复美观效果的患者是良好的选择。

皮肤组织扩张术基本步骤包括三个阶段：第一阶段是根据瘢痕及其周围皮肤的情况，选择皮肤扩张区和扩张器的大小形状，将选用的扩张器埋置于要扩张的皮肤深面。第二阶段是定期向埋植的扩张器内注水，使扩张器扩张，扩张器表面的皮肤软组织增长扩大。向扩张器内注水扩张通常需要2~6个月，一般是每周注水1~2次，每次注水量至患者感到胀痛为止。达到一定程度，预测能够满足治疗需要时进行第三阶段治疗。第三阶段是瘢痕等病变切除制备皮瓣受区，扩张后的皮瓣转移修复皮肤缺损区。详见本书相关章节。

6. 皮肤磨削术 磨削术是一种治疗浅表凹陷性瘢痕的有效方法，其原理是磨去病变处的表皮，必要时可达真皮的乳头层，靠毛囊、皮脂腺和汗腺等皮肤附件的新生上皮修复创面。

目前皮肤磨削术多用于治疗由天花、水痘、痤疮等皮肤疾病遗留下的小的凹陷性瘢痕，去掉扁平瘢痕的色素沉着，磨低已达稳定状态的小的增生性瘢痕。如适应证选择适当，操作细致，磨削深度适当，一般能获满意效果，不会形成新的瘢痕。常见的并发症为皮肤色素沉着、粟丘疹、创面感染或（和）瘢痕增生。

（四）常见瘢痕的手术治疗原则和方法

外科手术治疗瘢痕需要依照不同瘢痕的特点而采用相应的手术治疗原则和方法。

1. 扁平（表浅性）瘢痕

（1）治疗原则：无影响美观者，一般不给予手术治疗；发生在颜面部或暴露部位有碍美观造成心理负担时，可以选择手术治疗，但应谨慎对待，因手术后会发生新的瘢痕，不一定让患者满意。

(2)手术方法:①瘢痕宽度<2cm时,一次性手术切除直接缝合,适当采用Z成形术,改变切口方向尽可能与皮纹一致;②瘢痕宽度在2~5cm,可以分2~3次切除缝合,前几次手术应尽量在瘢痕内切口,最后一次手术应注意改变切口方向尽可能与皮纹一致;③如瘢痕宽度>5cm,最好采用皮肤软组织扩张术治疗,美观效果会获得较好的修复;④由痤疮引起者,面积较广时最好采用皮肤磨削术,散在少量可用超脉冲CO_2激光去除“坑”边缘高起皮肤加以改善;⑤在前臂平坦部位者,采用滚轴式取皮刀削除比切除缝合效果要好;⑥一般不选择瘢痕切除游离植皮的方法。

2. 凹陷性瘢痕

(1)治疗原则:表浅凹陷瘢痕治疗同表浅性瘢痕,深部凹陷瘢痕除了切除瘢痕、松解组织粘连外,还要按照凹陷程度轻重而采用不同方法来充填缺损。

(2)手术方法:前者可采用磨削、切除缝合、超脉冲CO_2激光、胶原蛋白注射或脂肪颗粒注射等方法。简单的线状凹陷性瘢痕,可将其表层的上皮组织切除,保留深部瘢痕组织,拉拢两侧缘于保留的瘢痕上逐层缝合。后者视情况彻底切除瘢痕,松解组织粘连,在凹陷处移植自体组织如游离真皮脂肪瓣、带蒂真皮脂肪瓣、脂肪颗粒注射、骨或软骨,或填入适当的组织代用品如硅橡胶、有机玻璃、膨体聚四氟乙烯等,常采用局部皮瓣转移方式覆盖创面。

3. 萎缩性瘢痕

(1)治疗原则:据瘢痕面积大小决定是直接切除缝合,还是采用植皮或皮瓣移植修复。

(2)手术方法:根据瘢痕部位、面积和大小而适当选用直接切除缝合、瘢痕切除皮瓣转移及皮肤软组织扩张术等方法。

4. 增生性瘢痕

(1)治疗原则:若无特殊原因,早期(增生期)应先行非手术疗法,抑制瘢痕增生,如出现下睑外翻、小口畸形、关节严重挛缩畸形等特殊情况可给予手术。多数情况下应待瘢痕成熟、软化后,再行手术治疗,原则为切除瘢痕,充分松解挛缩,矫正畸形,以皮片或皮瓣移植修复创面。

(2)手术方法:根据瘢痕部位、面积和大小而选用直接切除缝合、瘢痕切除植皮或皮瓣转移、皮肤软组织扩张术等适当的方法。如对于瘢痕面积广,皮源缺乏的病例,可只切开或部分切除瘢痕,只求挛缩松解,并用皮片移植修复创面。对于面颈部、关节等特殊部位的增生性瘢痕,单纯切除植皮效果往往不理想,采用皮瓣转移修复效果更好。

5. 挛缩性瘢痕

(1)治疗原则:切开或切除瘢痕,彻底松解挛缩,改变张力线的方向与位置,皮片或皮瓣移植修复创面,恢复功能与外形。一般挛缩较轻、瘢痕不深、非关节部位者,以中厚皮片移植较为合适。深部瘢痕挛缩,因瘢痕的位置、范围及深部粘连情况在术前往往难以确定,应在术前作好充分研究,仔细设计手术方案,选择手术进路,在术中探查清楚,再决定治疗方案。

(2)手术方法:范围较小者,可采用Z成形、多Z成形、五瓣成形术、W成形、V-Y或Y-V等皮瓣修复。对于挛缩严重、范围较大者,皮瓣移位后不能覆盖全部创面,可采用皮肤软组织扩张术、游离皮片或游离皮瓣移植修复。

彻底解除挛缩是手术治疗的关键步骤。一般从与挛缩纵轴相垂直处做切口松解,沿瘢痕与深部正常组织的分界进行剥离,直至挛缩完全解除。有时还需行肌腱延长、关节囊切开、关节韧带切除等辅助手术,才能达到充分松解。松解中可以施加适当外力,但切忌用暴力牵拉强求关节复位,以免发生神经、血管等组织的撕裂伤或骨折。一时无法复位者,可根据情况进行术后牵引、关节成形术或融合术。

6. 瘢痕疙瘩

（1）治疗原则：瘢痕疙瘩手术治疗必须慎重，应避免单纯手术，而应采取以手术为主的综合治疗。

（2）治疗方法：采用术前放射治疗 + 手术切除，手术切除 + 术后放疗，手术切除 + 术后药物注射治疗，瘢痕内切除等。应注意手术切除缝合时尽量减少皮缘的张力，必要时采用皮肤软组织扩张术、皮片或皮瓣移植的手术方法。

7. 瘢痕癌（马乔林溃疡）

（1）治疗原则：目前主张对慢性不愈合的溃疡应多次多部位反复切取深部组织进行病理检查以及早确诊其是否癌变；一旦确诊瘢痕癌变，应及早手术切除病变，必要时配合放疗或化疗。

（2）治疗方法：沿病变边缘 2cm 彻底切除癌变溃疡及其深部受累组织，根据癌变组织切除后的创面情况，适当选择皮片或皮瓣移植的手术方法修复创面。

三 动态综合疗法

瘢痕的综合治疗，是将其手术治疗与非手术疗法结合在一起应用，是瘢痕治疗的常用方法和总的指导思想，对各种瘢痕的治疗都十分重要。

一般来讲，手术疗法是各种成熟期瘢痕的主要治疗方法，而加压治疗、放射治疗和药物注射治疗等对成熟期瘢痕效果较差，多作为手术治疗的辅助措施。瘢痕疙瘩应采用手术和药物注射疗法或手术和放射疗法等方法综合应用，也可单纯选用药物注射疗法或放射疗法，但不宜单纯采用手术治疗。

鉴于目前对瘢痕的基础研究尚无突破性的进展，临床防治尚无理想的方案，根据目前对瘢痕形成机制和发展过程的认识，蔡景龙 2002 年提出了瘢痕防治动态综合疗法这一新概念，旨在为临床上防治瘢痕提供新的策略，达到瘢痕较好的治疗效果。

瘢痕动态综合疗法的指导思想是防治结合，把预防措施寓于治疗之中。要点是：①减少治疗性因素引起瘢痕增生的风险，控制创面感染，促进创面的早期愈合，做好预防瘢痕发生的第一步；②创面愈合后、瘢痕成熟前，积极采取加压疗法、硅胶疗法、药物疗法、放射疗法、物理疗法及功能康复综合疗法等预防措施，是抑制瘢痕发生的第二步；③瘢痕成熟后可根据不同的情况采用激光疗法、冷冻疗法、放射疗法及瘢痕内药物注射疗法等非手术治疗方法和瘢痕切除缝合、皮片移植、皮瓣移植、磨削术、皮肤软组织扩张术、显微外科手术等手术方法进行治疗，这是防治瘢痕的第三步；④各种有创面的治疗方法，对机体来说都是一次新的损伤（创伤），应按此思路，进行动态治疗，循环往复，争取每一循环均可使疗效有较大的提高，直到获得满意效果（图 11-2）。

瘢痕防治动态综合疗法与综合治疗方法之间既有相同之处，又有明显不同。瘢痕防治动态综合疗法的基础是瘢痕的综合治疗，因此二者的主要治疗措施是一样的。但二者从治疗策略上有很大区别，瘢痕防治动态综合疗法是对瘢痕形成与治疗总体认识的基础上提出的一种新的治疗策略，不但包括治疗，更强调预防，尤其是从创伤早期和手术之初即开始注重预防瘢痕的发生；不但适合于已形成的瘢痕防治，而且适合于各种手术和创伤处理；不但强调瘢痕需要采用综合方法治疗，而且强调在有创的治疗后又会发生新的瘢痕风险，需要动态治疗，突出了瘢痕防治的复杂性。而瘢痕的综合治疗主要是强调瘢痕治疗没有特效方法，需要采用综合

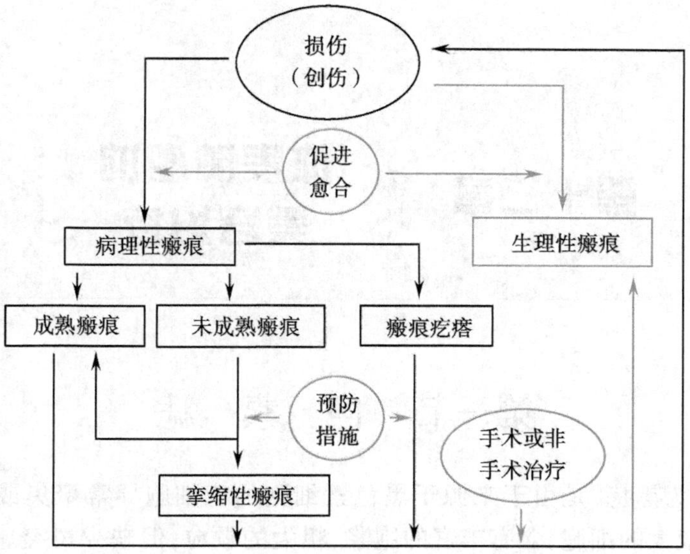

图11-2 瘢痕的动态综合治疗

方法。

可见瘢痕防治动态疗法在内容上的确与瘢痕综合治疗基本相同，在临床上早已被应用，但从认识上比瘢痕综合治疗有了明显的提升，时刻体现出瘢痕的防治结合。该法不但适合于瘢痕和瘢痕疙瘩的防治，也适合于烧伤、创伤、体表病变等手术瘢痕的防治，并且能将传统的瘢痕防治时间提前，将治疗本身的损伤最小化，效益最大化，从而确保治疗最终获得较好效果。这是对目前瘢痕防治的全面概括和总的治疗策略。

总之，瘢痕的防治是一个非常艰巨的工程，作为一名外科医师尤其是美容整形外科医师，应时刻牢记瘢痕的防治观念，不断总结、积累临床经验，深入研究瘢痕的防治规律，争取早日实现治愈瘢痕的良好目标。

（蔡景龙）

第十二章 体表肿瘤的美容治疗

第一节 色 素 痣

色素痣，又称为黑痣，是由于来源于黑色素细胞的痣细胞异常聚集或增生而形成。痣细胞是一种体积较大的细胞，含有丰富的胞浆，粗大的颗粒，但缺少树突。大多数痣细胞常在真皮和表皮交界的基底层中出现。根据美国皮肤病协会的统计，只有1%的人出生时候即出现黑痣，大多数人在20岁以前出现。后天出现的黑痣常被称为是获得性痣，被认为是一种良性的肿瘤。先天性的痣常被认为是一种畸形或错构，部分有一定的恶化倾向，值得临床注意。

色素痣的种类很多，先天性的有：结构和细胞异型性痣、蓝痣、Spitz 痣、先天性痣、巨大黑色素痣、蒙古样色斑和复发性痣等；后天性痣被统称为获得性黑痣，其中按痣细胞在皮肤中的出现层次又被分为交界痣（junctional nevus）、混合痣（intradermal nevus）和皮内痣（compound nevus）。

一 获得性痣

（一）发病机制

对于痣样黑色素的起源是从表皮分化而来还是直接起源于真皮仍然充满着争议。依靠电镜进行的超微结构观察证明，在真皮层和表皮层均可以发现痣样黑色素的良性肿瘤样的增生。过多的表皮黑色素可以产生大量可见的黑色素痣的色素。和先天性痣不一样的是获得性痣表现为黑色时间要更晚一些。阳光、激素等刺激因素可能会刺激获得性痣产生大量的黑色素，而导致临床上黑色素痣的突然出现或增多。

（二）病理特征

获得性痣的重要病理学表现是黑素细胞聚集成巢或良性增生。真皮层的黑素细胞常位于乳头层或者网状层上部，并且由上到下逐渐变小，黑素逐渐减少，巢逐渐消失。黑素细胞分布对称，界限清楚，一般小于5mm，在交界处如果有黑素细胞，则排列有序。当细胞巢位于表皮内，基底膜以上时称为交界痣；细胞巢存在于真皮内和交界部位时，称为混合痣，如病变主要集中在真皮内时，称为皮内痣。

（三）临床表现

获得性痣通常表现为丘疹状、半球状隆起，也可平坦而不隆起，多数为黑色，但也有少数呈肉色或淡红色。如果痣中含有蓝灰色、红色或白色区域则应特别注意。当获得性痣突出皮面后,其颜色可能转淡,而保持平坦的获得性痣,其颜色反而较黑。突出的黑痣可能是以皮内痣为主要成分,而平坦的黑痣则有可能以交界痣为主。当怀孕、处于青春期或全身性糖皮质激素的应用时都有可能使得全身的黑痣出现突然增大、瘙痒等症状,但如果只是单颗黑痣出现上述症状,则要注意其恶变的可能。

(四) 鉴别诊断

获得性黑痣的诊断比较容易,但需要注意到有高度恶变倾向的黑痣。任何黑痣如果出现短期内突然增大,边缘不规则,色素不均,周围出现卫星状小病灶,甚至溃疡、出血时就应及时取材检查。此外,位于肢体末端(如手掌或足底)或黏膜处(如口腔黏膜)的黑痣应该十分注意观察其是否存在恶变的倾向。

(五) 治疗

大部分获得性痣并不需要治疗。但是当疑有恶变时,应常规行切除活检。切除范围应包括全部的病灶,以及病灶深层的皮下组织。病灶的部分残留可能会导致复发。大部分获得性痣患者要求治疗的目的是为了美观,如果黑痣较大时,如直径 >2mm,建议使用手术完整切除而不建议使用电灼的方法进行治疗。对于那些正在扩大,严重影响外观,出现异常症状的黑痣更应手术切除。单纯的病灶大小以及是否存在毛发,对于鉴别病灶是否恶性并没有太多帮助。

二 先天性黑色素痣

先天性黑色素痣是在出生时就已出现的黑色素痣,大小不一,可以从几个毫米到几个厘米。病灶可以累及躯干、四肢和面部。其临床表现可以为片状黑痣,疣状黑痣和巨大的毛痣。

(一) 病理特征

在先天性黑色素痣的表皮和真皮中都可以发现痣样黑色素的存在,而且在真皮中痣样黑色素常表现为片状、网状或灯芯绒状,有别于获得性黑痣的从浅到深逐渐减少的特点。

(二) 临床表现

先天性黑痣常比获得性黑痣要大一些,常常大于1.5cm。除了面积较大,在外观表现上先天性黑痣和获得性黑痣都十分相近。先天性黑痣通常呈圆形或椭圆形,稍隆起于皮面,表面光滑,外形规则,边缘清晰,部分可见毛发生长。部分先天性黑痣的颜色也可为棕色或黑咖啡色。

一般认为,任何部位的痣面积在144cm^{2}以上,或直径超过20cm,或肢体、躯干部痣面积大于900cm^2,即可达到巨痣的诊断标准(图12-1)。如病灶覆盖了眼睑、耳廓、

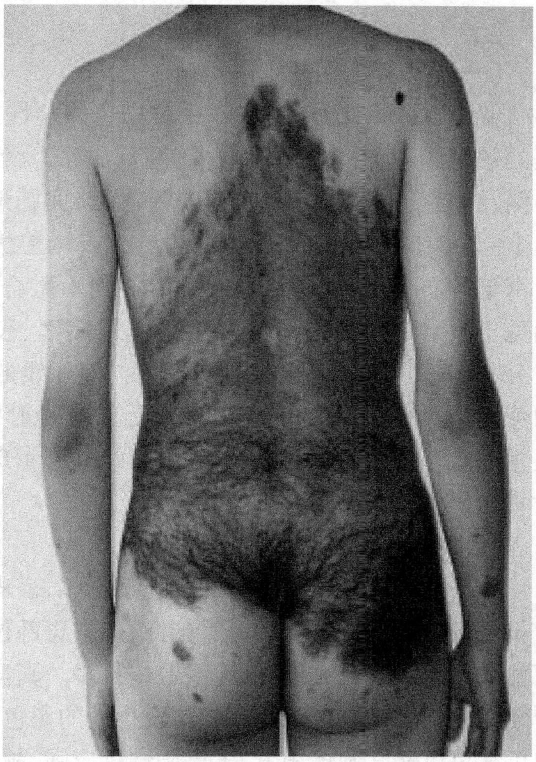

图12-1 躯干部巨痣

手等特殊部位，造成较大的影响，修复要求也较高者，如面积小于上述标准，也可称为巨痣。

（三）鉴别诊断

先天性黑痣应和咖啡牛奶斑进行鉴别，后者外观上主要表现为平坦、边界清楚的咖啡色斑片。巨痣有时需与孤立性神经纤维瘤进行鉴别，二者都有皮肤色素的加深，巨痣呈黑色，而神经纤维瘤表面通常呈淡褐、棕褐或黑褐色，可见或触及皮下异常增生的软组织。

先天性黑痣的恶变在临床工作中应引起重视。先天性黑色素痣的恶变被认为和黑痣的大小成正比，有证据表明当黑痣超过人体表面积的5%时，其恶变的风险很高。从前瞻性随访的结果来看，先天性巨痣出现恶变的概率在1%～12%不等，一旦出现恶变其预后通常很差。

（四）治疗

因先天性黑痣有潜在的恶变风险，恶性黑色素瘤可能在婴幼儿时间就出现，因此建议先天性黑痣应该早期切除。巨痣的切除应该根据患者本身的情况而制订手术方法。扩张器的运用，为巨大黑痣切除后的组织缺损修复创造了便利条件。治疗的目标是在保留功能和外貌完整的基础上尽可能多地切除黑痣。切除先天性黑色痣的手术的目的不仅仅是为了防止恶变而且还包括治疗病灶的慢性瘙痒，溃疡和感染。

对于有异常表现的小的先天性黑痣应该立即切除，而其他的小的先天性黑痣在12岁以前建议做预防性切除，因为在此年龄之后，先天性黑痣的恶变率会迅速上升。

三 雀斑

（一）临床表现

雀斑（freckles，ephelides）系常染色体显性遗传病，多在儿童发生，常首见于5岁左右，雀斑的数目随年龄的增大而增多，颜色加深，女性居多，主要见于曝光部位，特别是面部、臂部伸侧及手背。病灶为棕色斑点，呈圆形、卵圆形或不规则形，境界清楚，但边缘常不规则、直径1～2mm，很少超过5mm，约为针头或米粒大，淡褐色到黑褐色。常见的是数十个到数百个密集分布，但每个斑点是孤立存在而不融合的。最常见于面部，特别是鼻背和两颊，也可偶见于手背、颈肩部，但不发生于非暴露区、表皮外观正常。随患者年龄的增长而增多，散在分布，日晒后颜色加深，此外X线、紫外线的过多照射皆可促发本病并加剧，甚至日光灯的荧光亦可能激发。雀斑的颜色受日光照射的量而异，冬季色浅，呈淡棕色，夏季色加深，呈棕色或暗棕色，但从不呈黑色，借此可与雀斑样痣、交界痣区分开，后者均呈黑色，颜色不受日光照射的影响。

（二）病理特征

镜下表现为表皮基底层的黑色素增多，表皮突不伸长。黑色素细胞虽体积较大，树枝状突较长，但数目正常或减少，尽管如此，但雀斑部位的黑色素细胞受日光照射后比邻近正常皮肤产生黑色素的量要大得多，速度要快得多。真皮乳头层内有时见噬黑色素细胞。附属器上皮中无黑色素增加。电镜观察雀斑发生处的黑色素细胞与黑人种族的黑色素细胞相似，比周围的正常黑色素细胞体积大，多巴阳性反应强，树枝状突更多、更长。雀斑的组织病理学改变与咖啡牛奶斑几乎相同，无法区分。

（三）治疗

雀斑患者应该减少日光的过度照射。目前主要是利用激光进行治疗。可以选择 Q 开关 Nd: YAG 激光波长（1064nm）或翠绿宝石激光（波长为 755nm）进行治疗。目前雀斑激光治疗后可能存在复发的风险，需要多次治疗。

四 咖啡牛奶斑

（一）临床表现

咖啡牛奶斑（cafe au lait spots）出生时即可见，色泽自淡棕至深棕色不等，但每一片的颜色相同且十分均匀，深浅不受日晒的影响，大小自数毫米至数十厘米不等，边界清晰，表面皮肤质地完全正常（图 12-2）。

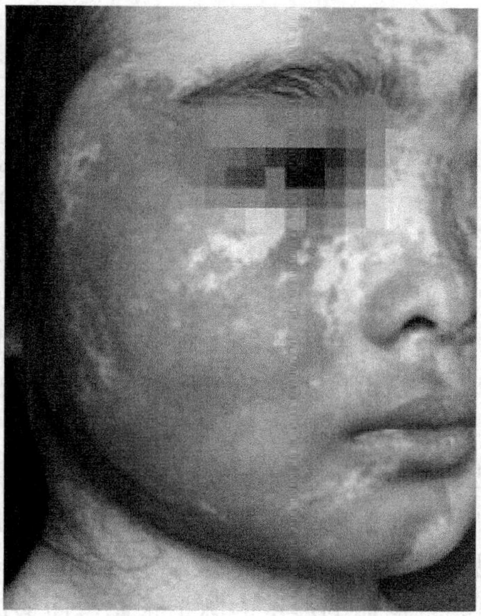

图 12-2 右面部咖啡牛奶斑

（二）病理特征

镜下表现与雀斑十分相似，主要表现为表皮中的黑色素数量的异常增多，但黑色素细胞的数量是正常的。

（三）治疗

咖啡牛奶斑最常见于Ⅰ型神经纤维瘤病患者，但是大多数有咖啡牛奶斑的患者并非Ⅰ型神经纤维瘤病患者，仅是单纯的表皮先天性色素增多的表现，所以该疾病的治疗往往出于美容的目的。咖啡牛奶斑的治疗和雀斑相似，但是效果不如雀斑。

五 太田痣

（一）临床表现

太田痣（nevus of Ota），有时也被称为眼上颌青褐色痣（nevus fuscoceruleus ophthalmo-maxillaris），是一种常与三叉神经周围分支分布相一致的真皮层黑色素增多的疾病。由于黑色素细胞来源于神经嵴，在胚胎发育的第十周至第二十周完成细胞向表皮迁移的过程，由于尚未知的因素，这一过程在真皮的中上部即终止。

大约半数的患者生时即被发现，但也可至儿童期甚至青春期时才逐渐显现，表现为棕色、灰色及蓝色的斑点所组成的斑片，病灶边界不清，色泽深浅不一。斑片发生于前额、眼周、颊部及颧区，即与三叉神经的第Ⅰ、Ⅱ区的分布一致。斑片多发生于面部的单侧，也偶有发生于双侧的。有的黑色素细胞同时还分布于结膜、角膜及视网膜上。太田痣无遗传倾向，与恶性变无明确的关系。

（二）病理特征

在真皮网状层的中上部及乳头层内，可见长轴与皮肤表面平行的细长树枝状或纺锤状黑色素细胞，胞浆内有黑色素颗粒，这些细胞稀疏地散布于真皮胶原纤维之间，多巴染色反应阳性。在肉眼观察与黑色素细胞分布的规律上看，当细胞分布与真皮浅层时，往往呈淡棕色或棕色，分布在真皮较深层时，表现为蓝色或灰黑色，同一颜色的深浅又与黑色素细胞的分布的密度有关，这一规律在进行治疗时判断预后及治疗次数十分实用。

（三）治疗

目前激光治疗太田痣可以获得几近完全消退的极佳效果。常用的为Q开关激光，输出波长选择在500～700nm左右，主要是通过激光的选择性光热作用对黑色素细胞进行破坏，并很少遗留下新的皮肤色素异常。

（林晓曦　陈　达）

第二节　血管瘤和血管畸形

血管瘤和血管畸形是一组极为常见的血管性病变，前者是由血管内皮细胞增殖而形成的真性肿瘤，而后者则是由不同类型的血管，如动脉、静脉或毛细血管先天发育异常而构成的畸形。两者最根本的区别在于是否存在血管内皮细胞的异常增殖。

血管瘤在国内外文献中现特指婴幼儿血管瘤（infantile hemangioma），旧称草莓状血管瘤，为最常见的婴幼儿良性肿瘤，表现为皮肤鲜红色肿块，具有出生时或出生后不久迅速增生和一岁左右开始自发消退的特征性自然病史。

血管畸形依据血流动力学的差异，又被分为低流速和高流速血管畸形。最为常见的类型为：①葡萄酒色斑（port wine stain）：为低流速血管畸形，亦称鲜红斑痣、红胎记，为先天性的毛细血管畸形，表现为粉红至紫红色，界限清晰的斑片，位于头面部的病灶成年以后常出现增厚和结节。②静脉畸形（venous malformation）：为低流速血管畸形，旧称海绵状血管瘤，由异常沟通的薄壁静脉扩张充盈而形成，表现为紫蓝色的柔软包块，具压缩感，体积大小可随体位改变而变化。③动静脉畸形（arteriovenous malformation）：为高流速血管畸形，旧称蔓状血管瘤，是由动脉和静脉直接沟通形成的迂曲扩张的血管团，皮温高，搏动或震颤明显。可出现严重的并发症，如组织坏死、大量出血或充血性心力衰竭，是危害最大、治疗风险最高的类型。

一　婴幼儿血管瘤

婴幼儿血管瘤是最为常见的婴幼儿良性肿瘤，发病率各家报道不一，一般认为约3‰～1%。血管瘤可分布于全身，但相对好发于面颈部。男女发病比例悬殊，约1∶3～5。

（一）发病机制

血管瘤的发病机制目前尚不明确，其增殖和消退现象仍没有得到很好的阐释。有关血管瘤发生存在各种理论：成血管细胞理论、胎盘起源理论、血管发生失衡理论、细胞因子调节通路的突变理论、发育区缺陷理论、血管瘤形成中非内皮细胞理论、免疫与炎症学说等。而血管瘤的消退则被认为与下列因素有关：细胞成分改变、细胞因子的表达改变、细胞凋亡等。

随着血管瘤特征性的流行病学、基本生物学和细胞学信息的不断积累，其增长和消退机制的研究已经有显著的进展。由于缺少理想的动物模型对研究的深入有一定阻碍。目前的研究热点仍集中在成血管细胞、胎盘种植、血管生成失调以及发育缺陷方面，但对血管瘤消退机制研究甚少，未来的研究应着眼于此，这对于血管瘤的早期预防，特异性的干预治疗提供新思路，并为血管发育生物学的研究开辟新的视野。

（二）临床表现

血管瘤的自然病程可分为：增生期、稳定期和消退期。初发时多表现为蚊咬状或针尖样红点，也可出生时即为片状红斑，生长速度有的十分缓慢，有的则能在数周内侵犯大片正常组织和器官，严重时几乎可累及整个面部，造成严重外观畸形和功能障碍。其典型外观为鲜红色隆起的质韧肿块，界限清楚，压之不退色。若病灶完全位于皮下组织，则表现为皮下的蓝紫色包块，而无鲜红色皮损。当全身不同部位出现2个或2个以上的病灶时，称为多发性血管瘤。在经历了约一年的增生后，病灶生长停滞，进入稳定期。当病灶中央开始逐渐发白，并融合扩大时，肿块开始变软时，即提示进入消退期。退化后可遗留色素沉着、瘢痕形成、毛细血管扩张以及纤维和脂肪沉积(图12-3)。

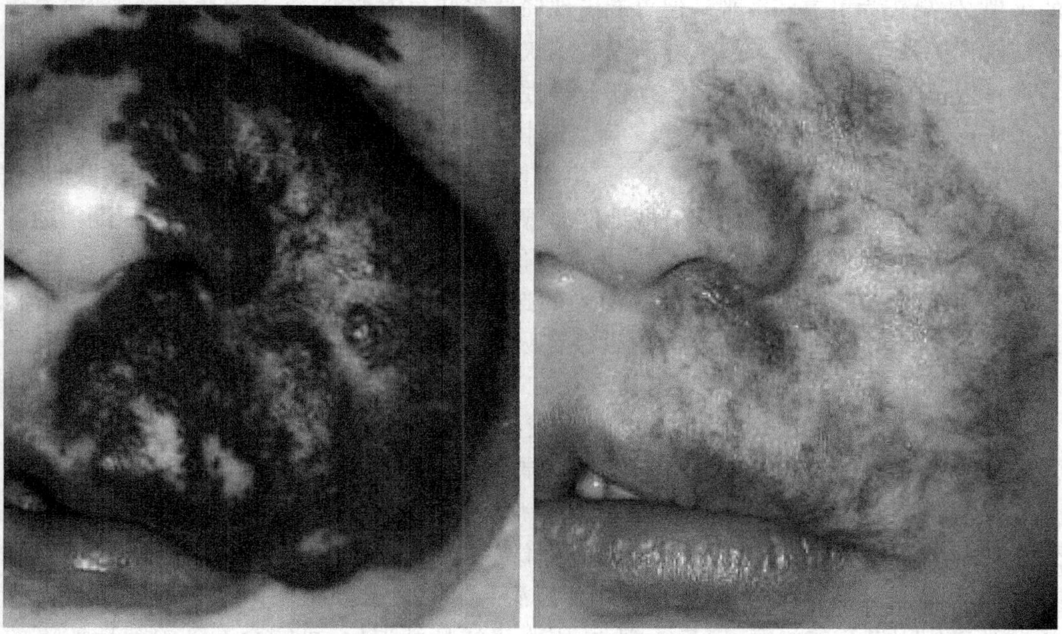

图12-3　*左面部婴幼儿血管瘤及其消退*

（三）治疗

1. 激素治疗　皮质类固醇激素可口服或瘤体内注射来治疗血管瘤。口服用药主要用于体积较大或增生迅速的病灶，而对于十分局限的小面积病灶，则可选择局部注射。常规口服泼尼松的方案是：按每公斤体重4mg计算，隔日早晨顿服，共8周，以后每周减量一半，通常给药不超过两个疗程，间隔2至3周。早期疗效表现为肿瘤停止生长，而非即见消退，治疗导致血管瘤提前进入稳定期和消退期，表现为瘤体变软，表面开始发白，出现皮面皱褶，生长停止等。

并非所有的增生期血管瘤都对激素治疗敏感，其有效率在85%左右。在第一疗程未见疗效的血管瘤，提示对激素治疗不敏感，不应继续使用大剂量的激素治疗。对已经进入消退期的血管瘤，不应使用激素治疗，因为此时血管形成的过程已经终止。从大样本的治疗结果来看，按规定用药者很少出现明显或严重的并发症，即使出现肥胖等并发症，也能在停药后逐渐恢复。值得注意的是，注射出现的激素并发症，有时可能比口服用药更为明显。还有学者认为不能用于鼻尖或耳部血管瘤的注射，因为有可能导致软骨发育不良。

2. 抗肿瘤药物局部治疗 局部注射抗肿瘤药物在临床应用也比较广泛，其中报道最多的是平阳霉素，可抑制细胞周期，对G2期的作用最显著，对头颈部鳞状上皮癌有较好疗效，对食道癌等许多种恶性肿瘤也有一定疗效，对增生期的血管瘤也有明显的治疗作用。在较低浓度下注射治疗的确能阻抑血管瘤的增生，是目前国内在血管瘤治疗中的常见手段。但若浓度过高，可导致注射部位正常组织的纤维化或坏死，尤其对浅表的病灶更应注意。因此，治疗不应求迅速"治愈"，而应以抑制增生为目的，确保治疗不引起包括色素改变和瘢痕增生等在内的多种影响最终外观的不良反应。

3. 放射治疗（包括放射性核素敷贴治疗） 增生期血管瘤的血管内皮细胞处于幼稚的增殖状态，对放射治疗有较高的敏感性，经治疗后血管生成停止，毛细血管变性闭塞，出现类似消退的表现，效果较为可靠和客观。但可能出现局部皮肤色素改变，尤其是色素减退、瘢痕形成和毛细血管扩张等并发症，导致了对消退后皮肤最终效果的影响。剂量过大的放射治疗，甚至可导致骨生长中心的阻抑、深部组织损伤及慢性放射性皮炎等并发症。这给放射治疗的开展蒙上了阴影，尤其在出现了激素治疗之后，放射治疗的使用大为减少。但国内临床实践已证明，对小面积的增殖期浅表病灶进行及时、小剂量的同位素敷贴，几乎不引起任何皮肤的损伤，至少很少出现色素改变，却能迅速有效地使血管瘤停止生长，并大大提早和增快后期消退的过程，故针对其狭窄而准确的适应证，同位素治疗仍是值得推荐的。

4. 激光治疗 其原理主要是依赖激光的选择性光热作用。选择性光热作用是指利用毛细血管内血红蛋白在580nm波长附近存在吸收高峰而周围组织吸收热量较少的特性，以及利用脉冲间期散热的原理，实现对血红蛋白较高选择性的热凝固作用，最终导致血管闭塞。治疗首选脉冲染料激光（585nm），一般较少发生继发的瘢痕形成和色素改变，但由于在此波长范围内的可见光的实际穿透能力较弱，往往小于1.5mm，不能作用于大多数草莓状血管瘤的全层病灶，因而不能作为主要的治疗方法，仅用于表浅、面积较小且生长缓慢或已停止的部分草莓状血管瘤，并以不形成任何瘢痕及永久色素改变为前提，因此目前只有在合适的病例，由有经验的人员进行操作才能满足这一要求。此外，Nd: YAG、CO_2激光等非选择性光热作用进行的治疗，应趋于淘汰，因为当病灶消退后，可能会看到治疗后留下的凹陷性瘢痕。

5. 手术治疗 主要用于以下两种情况：①血管瘤位于较为特殊的部位，如上下睑、外鼻或嘴唇，可能造成明显功能障碍，如弱视、斜视、呼吸不畅或进食困难时，可考虑手术全部或部分切除，以改善功能。②血管瘤消退后所遗留的皮肤松弛、纤维脂肪沉积和组织器官移位，可通过手术进行整复。

6. 随访 对于增殖很不明显或已进入稳定期、消退期的血管瘤，不要过于积极地进行治疗。因为自然消退所留下的是基本正常的皮肤结构，消退后甚至有时难以察觉，即使残留了松弛的表面皮肤，也易于通过后期整形而得到矫正。相比之下，如果选择非特异的、损伤较大的治疗手段，则可能不仅对病灶缩小无效，反而造成瘢痕或色素改变等不良后果。因此，对于不便手术或术后外观不良的消退期病灶，以及预计生长较缓慢，甚至已经接近静止的增生期血管瘤，随访是一种较理想的选择。

7. 其他 包括近几年出现的一些新的治疗方法，如咪喹莫特乳膏（一种新型免疫调节剂）外用，可抑制小面积和表浅病灶的增生，并加速消退，但要防止瘤体表面皮肤出现溃疡而遗留瘢痕。口服β受体阻滞剂，如普萘洛尔，可使增生期血管瘤在短期内出现明显的消退，但是其确切疗效和不良反应尚需大样本和多中心的临床研究来确证。

二 葡萄酒色斑

葡萄酒色斑，俗称“红胎记”，又称鲜红斑痣，属于先天性毛细血管畸形或微静脉畸形，发病率高达0.3% ~2.1%。

（一）发病机制

葡萄酒色斑的发病机制至今未明，目前此方面的研究仅限于组织病理学观察，初步发现葡萄酒色斑病变血管的神经支配极度减少甚至缺失，血流逐渐冲击缺少神经紧张性调节的血管，产生葡萄酒色斑的血管扩张。

（二）病理特征

真皮出现大量异常扩张的毛细血管瘤或微静脉。在出现增厚的病灶内不仅存在异常扩张的血管成分，还有分布着大量的上皮、神经、间充质成分的错构样改变。

（三）临床表现

葡萄酒色斑表现为出生时即有的红色或粉红色的皮肤斑片，压之褪色，界限清楚。病灶分布于于全身各处，75%发生在面颈部。面积大小不等，最大甚至可累及接近一半的体表面积。随着年龄增长，颜色逐渐加深，呈紫红甚至暗红色。至20 ~30岁时，大部分位于面颈部的病灶可发生明显的增厚，并在此基础上形成众多大小不一的结节。极端者可至鸡蛋大小，或多个结节成簇增生下垂，形成“葡萄串”样外观，严重影响外观。（图12-4）

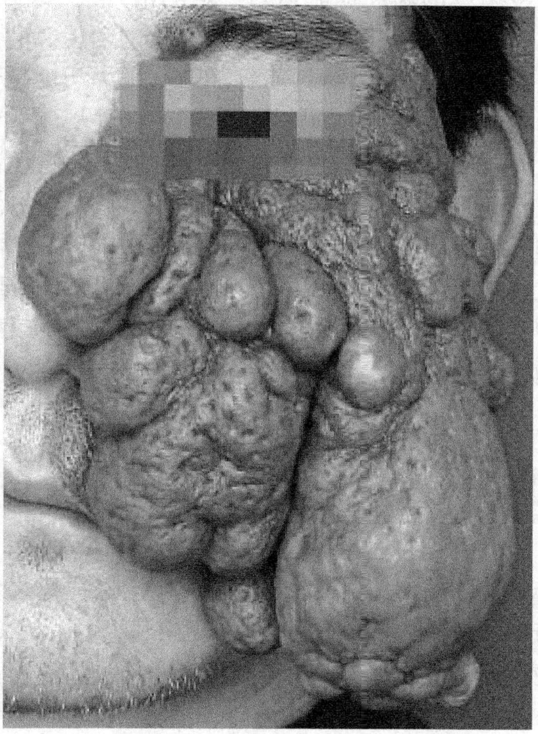
图12-4 左面部葡萄酒色斑形成的巨大结节

（四）治疗

葡萄酒色斑的治疗至今尚无完美的方法，以往的治疗包括冷冻、人工文身、外科切除并修复、药物注射、硬化剂、电凝固、皮肤磨削、敷贴中药、激光非选择性光热作用治疗等等，但是，由于上述方法对畸形血管网缺乏特异的治疗原理，所以瘢痕形成和无法消退一直与之伴随，甚至治疗后发生各种继发畸形。

1. 激光治疗 随着激光技术的不断发展，选择性光热作用理论革命性的出现，脉冲染料激光随之应运而生，并成为国际上葡萄酒色斑治疗的金标准。但是，虽经不断改进激光波长、脉宽，辅以冷却装置，多次的重叠治疗，以及各种波长激光的组合，总体疗效仍只能达到20%左右的完全清除率。并且，由于激光光斑较小，难以均匀作用于皮肤，治疗后皮肤可能呈明显的花斑状外观。因病灶常不能完全清除，深在的残留血管依然可以通过血管再生使表浅区域出现新的血管并扩张，出现治疗后的复发现象。

2. 强脉冲光治疗 强脉冲光（intense pulsed light，IPL）不同于激光系统，它产生515 ~

1200nm 非相干光,使用滤光片可以滤过不需要的波长的光,可以治疗更深层的血管。可减少治疗后的紫癜,对于躯干部位大面积病灶,以及脉冲染料激光治疗耐受的病例,可以作为优先选择的治疗方法,但疗效尚无系统的评价。

3. 光化学治疗 20 世纪 70 年代,光化学法(PDT)开始用于恶性肿瘤的治疗,其机制为肿瘤血管的光敏破坏。其原理是经全身给予光敏剂后,在一定的时相内光敏剂选择性蓄积在靶组织中,此时给予一定强度的激光照射,光敏剂分子受激发后与其底物发生一系列的光化学反应,产生一些中间活性物质,包括单线态分子氧等,导致重要细胞内结构不可逆的生物学破坏。葡萄酒色斑是真皮内扩张畸形毛细血管组成,利用 PDT 嗜血管的特性,血管内皮细胞吸收光敏剂最快,在一定时相内浓度远高于表皮组织,在光激发下高度选择性地破坏扩张的毛细血管网的内皮细胞,使其发生变形、坏死,血栓形成,导致管腔闭锁,红斑消退,而覆盖其上的表皮不受损伤。目前使用的光源主要有:铜蒸汽激光(578nm)、氪离子激光(488nm)、半导体激光(637nm 或 532nm)等。因光斑较大(直径 7 ~ 10cm),在大面部的葡萄酒色斑治疗上具有明显优势,颜色的消退均匀而自然,治疗次数相对较少。对深色及轻度增厚的病灶也能达到一定的治疗效果,瘢痕的发生率低于 1%。在笔者 118 例的研究中,27.1% 的病例可达到几近完全的消退,而完全无效的病例仅占 1.7%。光化学治疗对医生的经验依赖性较高,而且随着光敏剂及匹配光源的不断发展,这将是葡萄酒色斑研究及治疗发展的新方向。

4. 手术治疗 主要用于以下两类病例:①接受过不恰当的治疗后遗留永久性瘢痕、色素改变和组织萎缩等继发畸形的病例;②未经治疗,病灶自然出现了明显的增厚和结节,无法行非手术治疗的病例。采用植皮、游离皮瓣修复常常效果不佳,因此在条件允许的情况下,首选皮肤扩张技术进行修复,成功的扩张修复可达到皮肤色泽和质地的理想匹配,并且不出现明显的瘢痕增生。当累及眼睑、鼻翼或唇部的葡萄酒色斑增厚时,可导致上述结构的增生肥厚,影响视物、说话或进食,手术整复常能明显改善上述畸形。

(林晓曦　陈　辉)

三 静脉畸形

静脉畸形(venous malformation),以往称之为海绵状血管瘤,是一种低流量的先天性血管畸形。发生率低,男女发生率无明显差异。大多数为散发性,极少数表现出家族聚集性,为常染色体显性遗传。

(一)发病机制

静脉畸形属于先天性的血管发育异常,散发性静脉畸形发病的分子机制仍未阐明,但家族性静脉畸形的研究近年来有所进展。1994—1995 年,在具有常染色体显性遗传特征的两个皮肤黏膜静脉畸形家族中,遗传学分析显示基因突变位于染色体 9p21。Tie2 信号途径在毛细血管床的形成过程中发挥了重要作用,上述两个静脉畸形家族均表现为编码内皮细胞 Tie2 受体激酶区域的精氨酸被色氨酸所替代,引起高度磷酸化和酪氨酸激酶受体活性增强,从而导致血管异常发育。

1999 年,国外报道了另外 4 个常染色体显性遗传的静脉畸形家族,其中只有一个家族与前述的两个家族具有相同的突变,其他家族的基因突变位点与染色体 9p21 无关,由此提示遗传性静脉畸形存在遗传异质性。其他的研究还包括对 Tie2 受体的配体、血管生成素-1 和血管生成素-2 的检测。这些蛋白被认为在血管的非内皮成分包括平滑肌等的形成中发挥重要作用。

（二）病理特征

主要表现为病灶由衬以内皮细胞的大量不规则管腔形成，内皮细胞无增殖特征，管腔的平滑肌层菲薄或缺如。

（三）临床表现

静脉畸形出生时即有，随身体成比例生长。部分患者出生时病灶不明显，甚至成年后才开始显现。病灶可见于全身各处，以头颈部多见，呈局限性或弥漫性生长，可累及皮肤、皮下组织，甚至深达肌肉、关节囊和骨。典型的浅表病灶表现为蓝紫色，柔软而压缩感明显的肿块，皮温不高、无震颤或搏动，病灶大小可因体位变化而改变，当处于身体最低位时，充盈至最大。在体积大和病程长的病灶中，可扪及大小不一、质地坚硬、光滑易活动的结节，为病灶内血栓机化后形成的静脉石（图 12-5）。

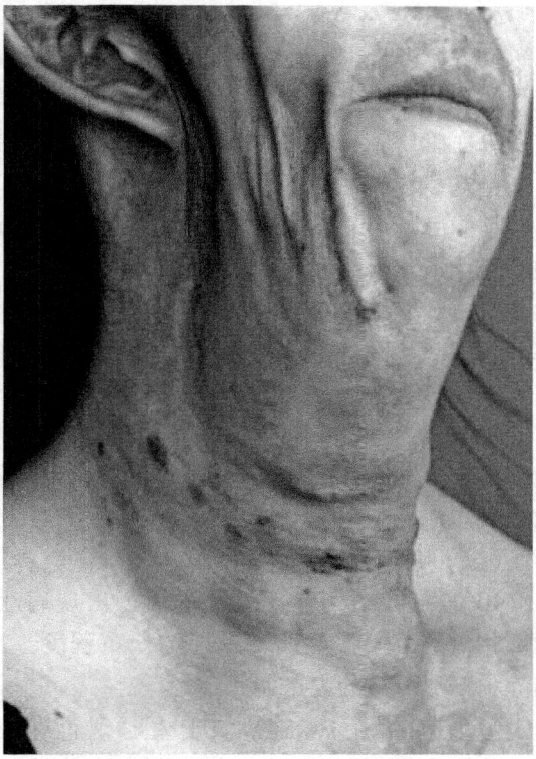

图 12-5 右面颈部静脉畸形

头颈部静脉畸形可能导致明显的外观畸形，引起眼睑、嘴唇的变形移位，巨大病灶还可导致面部骨骼的肥大或萎缩。如病灶位于舌部、咽部或气管旁，会出现进食困难和气道阻塞。位于四肢的静脉畸形如深达肌肉或肌间隙，称为肌间静脉畸形。严重者可累及几乎整个肢体，引起明显疼痛、肿胀和关节功能障碍等。

（四）诊断

大多数患者依靠病史和临床表现即可确诊。MRI 是明确病灶范围、深度及其邻近组织结构关系的重要影像学检查。静脉畸形在 T1 加权像呈中等信号，T2 加权像呈明显高信号，增强后可见不同程度的强化。经皮行病灶穿刺可见暗红色回血，有助于诊断。静脉石和骨质侵犯通过 X 线片和 CT 可以明确。经皮瘤腔穿刺造影可以良好显现病灶及其血流动力学特征。经动脉的血管造影难以显示静脉畸形，通常不作为常规检查。如 MRI 显示病灶累及舌根、咽喉或气管，需行喉镜检查评估受累及程度以及在治疗前行气管切开的风险。

（五）治疗

如静脉畸形导致了外观畸形、疼痛肿胀和功能障碍等，常常需要治疗。如病灶局限、部位隐蔽、大小稳定者，可密切临床随访。治疗方法的选择，需根据病灶的范围、大小和深度而定。

1. 血管内治疗 常规硬化治疗或栓塞引流静脉的硬化治疗是目前国际三流的治疗方法。通过无水乙醇、平阳霉素、鱼肝油酸钠等药物破坏血管内皮细胞，造成病灶血管的封闭和体积的萎缩，实现较好外观和功能的康复，并且复发几率较小。但是对于广泛而弥散的病灶，可能需相当多次的治疗，而且效果相对较差。

2. 其他治疗 包括硬化联合手术治疗、电化学治疗和翻瓣激光治疗等，目前的应用已逐渐减少，成为辅助性治疗手段。静脉畸形的单纯手术切除存在创伤大、出血多、切除难以彻底及遗留明显瘢痕等不足，不建议作为常规手段。病灶广泛的患者，若早期坚持穿戴弹力服，可延缓病情的进展。

四 动静脉畸形

动静脉畸形（arteriovenous malformation），以往称之为蔓状血管瘤。动静脉畸形是一种高流量的先天性血管畸形，由迂曲扩张的动脉和静脉交错沟通而构成，异常的动静脉之间缺乏正常毛细血管床。动静脉畸形发生率低，男女发生率无明显差异。

（一）发病机制

动静脉畸形的发病机制尚不明确，可能是由于胚胎发育过程中原始血管丛中的动静脉交通未完全退化所致。这种胚胎学的理论解释了动静脉畸形在头颈部好发的现象，因为早期胚胎主要由头侧结构组成。另外，与该理论相符的临床现象是，面部动静脉畸形好发于颊部和耳部，而这两个部位在早期胚胎结构中比面部其他区域占有更多的表面积。

绝大多数的动静脉畸形为散发性，但也有少数病例表现为家族聚集性。最近的分子遗传学研究发现，毛细血管畸形合并动静脉畸形的患者染色体 5q 上表达 p120-rasGAP33 的 *RASA1* 基因发生突变。虽然动静脉畸形病情进展的原因不明，但可以推测原始存在的处于休眠状态的动静脉交通，因血流动力学的改变和外伤所致的局部缺血而重新开放，可能是病情加重的原因。

（二）临床表现

40%～60%的患者在出生时就已出现病灶，约 30%患者在儿童期表现出可见的皮损，头颈部相对好发。按照病情进展的严重程度，动静脉畸形可被分为 4 期。

静止期：无症状，通常从出生时到青春期。此期病灶不明显，或仅仅表现为皮肤的红斑，但皮温可出现升高。有些病灶可长期停留在静止期。

扩张期：通常在青春期开始，肿物进行性增大，皮肤红色加深，侵及皮肤和深部组织。可触及搏动或震颤，并闻及血流杂音。青春期激素分泌变化、不恰当手术切除和栓塞治疗、外伤和妊娠等，是促使静止期向扩张期进展的主要因素。

破坏期：病灶出现疼痛、自发性皮肤坏死、慢性溃疡甚至难以控制的大出血等症状，是病灶长期进展破坏的结果。

失代偿期：因长期血流动力学异常，患者出现充血性心力衰竭，严重者可致命（图 12-6）。

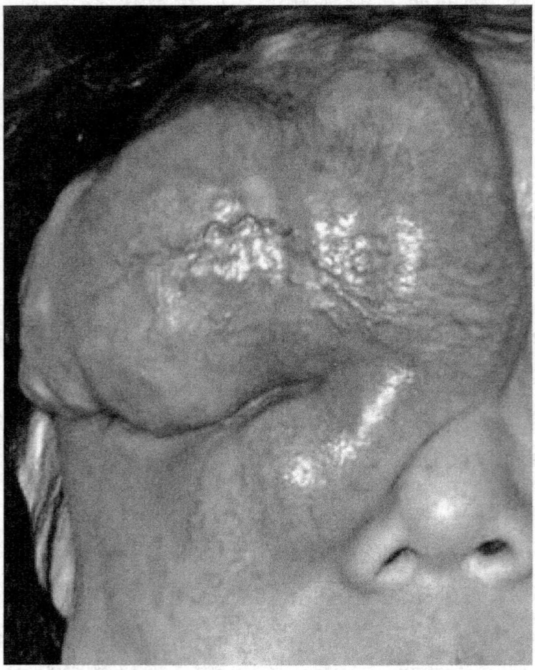

图 12-6 右额部、眼周巨大动静脉畸形

（三）诊断

主要依据患者临床表现和影像学检查。

超声和彩色多普勒通常可作为初始检查，以大致了解病灶的血流动力学特征。MRI可显示病灶的范围，其流空效应有助于明确高流量血管的存在。CT血管造影可以显示动静脉畸形病灶的血管性成分及其与骨组织之间的关系。数字减影血管造影（DSA）检查是动静脉畸形必须的影像学检查，是治疗恰当方法选择的依据。

（四）治疗

动静脉畸形的主要治疗手段为介入栓塞治疗及手术切除，需依据病灶的大小、范围和分期来合理选择。①对于静止期及部分扩张期患者，需行超选择性栓塞治疗，以尽可能的接近病灶，达到完全栓塞病灶的目的。②对于破坏期和无法行超选择栓塞的扩张期患者，可先行栓塞治疗，再将病灶完整切除，并行创面修复。③对于无法行超选择栓塞的静止期患者，可暂随访观察。④手术无法切除且无法行超选择栓塞的病灶，仅行姑息性栓塞治疗。

值得注意的是，在行介入或手术治疗时，均应避免只栓塞主要供血动脉或行供血动脉的近端结扎，因其可能导致侧支循环的大量开放，进一步加重原有病情。由于栓塞材料和技术的不断进步，血管内治疗的适应证正在逐渐扩大，不仅能有效缩小病灶体积，控制疼痛、出血等症状，并能在一定程度上恢复外观。

（林晓曦　金云波）

第三节　淋巴管畸形

淋巴管畸形（lymphatic malformation），以往称为淋巴管瘤，是一组以先天性淋巴管系统发育畸形，淋巴液循环障碍为特征的疾病，病因目前尚未明确。依据畸形淋巴管的形态学特点，通常被分为两型，即微囊型和巨囊型淋巴管畸形，两种类型混合性的病灶亦不少见，其分型与治疗方法的选择密切相关。

（一）病理特征

淋巴管畸形主要由扩张的淋巴管组成，大量分布于真皮浅层或黏膜，可侵犯至皮下、黏膜下甚至肌肉等处。扩张的淋巴管内衬非增殖性的内皮细胞，形成大小不等的薄壁囊腔，腔内充满淋巴液，富含淋巴细胞、红细胞及中性粒细胞等。微囊型淋巴管畸形的囊腔微小而密集，呈蜂窝状；巨囊型淋巴管畸形则由体积较大的单个或数个畸形管腔构成。

（二）临床表现

淋巴管畸形多在幼儿期出现，接近50%的病灶位于头颈部，一般生长缓慢。病灶可呈局限或弥散分布，可累及皮肤皮下，也可侵犯肌肉、内脏。微囊型淋巴管畸形相对常见，可见于眼睑、颈部、四肢近端、舌及口底等部位，表现为隆起的柔软包块，压缩感不明显，体位试验阴性。位于皮肤的微囊型淋巴管畸形常表现为多发的皮肤小囊泡或疣状结节，可伴皮肤角化过度，可能累及大范围皮肤。位于黏膜时可形成紫红或暗红色粟粒状微小淋巴滤泡。巨囊型淋巴管畸形，旧称囊状水瘤，好发于颈部，腋窝、腹股沟和胸壁，呈囊性肿块，具波动感，可沿神经、血管和组织间隙延伸至口底、锁骨后、甚至纵隔，少数生长迅速压迫气管及食管。

淋巴管畸形最常见的并发症为感染和出血，可致病灶体积突然增大，皮肤出现瘀斑。位于特殊部位反复的感染肿胀，可致功能障碍，如视力损害、吞咽困难等。发生于肢体的广泛淋巴管畸形可伴发淋巴水肿，出现肤质改变及外形障碍。广泛的淋巴管畸形可合并高蛋白血症及淋巴细胞减少。当淋巴管畸形与血管畸形合并存在时，根据合并的血管畸形的病理特征可称为毛细血管淋巴管畸形或淋巴静脉畸形等。

（三）诊断

淋巴管畸形的诊断主要依靠体检、诊断性穿刺和影像学检查。诊断性穿刺可抽出淡黄色清亮液体，囊内出血或合并静脉畸形时可抽出血液。巨囊型淋巴管畸形透光试验阳性。增强 MRI 是最重要的诊断和鉴别诊断方法，在 T2 加权像呈明显的高信号，但不可被强化。如病灶内出血，可见明显的“液-液平面”。据上述特点可与婴幼儿血管瘤、静脉畸形等相区别。

（四）治疗

目前的治疗主要为硬化剂注射和手术切除。巨囊型淋巴管畸形硬化治疗通常可以取得令人满意的效果，目前常用药物为平阳霉素和溶血性链球菌制剂，应根据病灶部位特点选择合适的注射方法，避免组织坏死及损伤重要神经、腺体等。微囊型淋巴管畸形硬化治疗通常不易使病灶明显萎缩，可配合硬化治疗实施手术切除。如病灶位于上睑及额部，并影响睁眼，是良好的手术适应证，但多数病灶难以彻底切除。位于黏膜的淋巴滤泡可用 Nd: YAG 激光或脉冲染料激光去除。

（林晓曦　江成鸿）

第四节　神经纤维瘤和神经纤维瘤病

神经纤维瘤（neurofibroma），是由源于神经嵴的施万细胞异常分化而形成。如仅有单一皮肤病灶者称为孤立性神经纤维瘤（solitary neurofibroma），又被称为丛状神经纤维瘤（plexiform neurofibroma）如存在多个病灶并伴有相关其他系统病变时，即为神经纤维瘤病（neurofibromatosis），可分为两型，其中较常见的是Ⅰ型，又称 Von Recklinghausen 病；较少见的是Ⅱ型，又称双侧听神经纤维瘤（bilateral acoustic neurofibromatosis）。

一　孤立性神经纤维瘤

（一）临床表现

孤立性神经纤维瘤的男女发病率相近，在身体各部位发病几率均等。早期表现为位于皮下肿块，质地柔软、边界不清，皮肤色素加深。当肿块体积缓慢增大至一定程度时，即出现松弛下垂，严重者呈囊袋状，常导致邻近组织和器官发生移位和变形，造成明显的外观畸形甚至功能障碍。如位于眼周的病灶，可造成上下睑的肥厚下坠，遮挡视线。当病灶累及中面部时，鼻和口唇均可向下变形移位。而位于躯干的病灶，可生长至巨大体积，极端者可数十至上百公斤，患者如负重物，行动困难（图 12-7）。

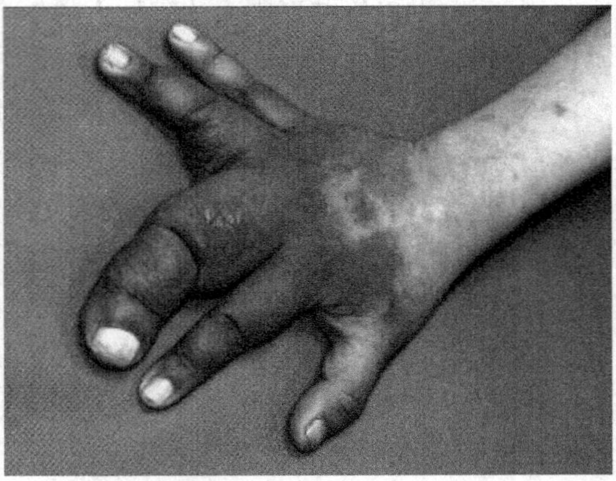

图 12-7　右手神经纤维瘤

（二）病理学特征

在大体标本上呈灰白色，切面光滑发亮，除紧密脆嫩的瘤组织外，可有胶样物质。部位病灶内含有密集的大小不等的血管窦腔及稀松的蜂窝状组织，血供丰富，窦腔壁无收缩功能，出血时较难控制。其典型病理学表现为核呈波浪状、深染的细长形细胞交织成束，这些细胞与胶原紧密排列，其间可见少量黏液样物质，病灶基质中偶见肥大细胞、淋巴细胞和极少量的黄色瘤细胞。

由于色素细胞及施万细胞都起源于神经嵴，因此病灶表面常可见色素异常的表现，在组织学上，这些色素细胞与皮肤的色素细胞具有相同的染色与超微结构特征。

（三）治疗

出现症状或有导致功能障碍趋势的孤立性神经纤维瘤可行手术切除。由于病灶常常体积较大，且与正常组织无明显界限，无包膜，血供极为丰富，又要考虑病灶周围重要的正常组织结构的去留，因此手术的难度较大，故术前应有合理的评估，必要的准备。比如，充分的备血，术前通过超声检查了解病灶内大血管及血窦的分布情况，粗略估计可能的出血情况。对于少数特别巨大的病灶，甚至可通过血管造影了解交通血管的粗细和流速，有条件的还可在手术前进行经导管栓塞、电化学或药物硬化等治疗，以尽量减少手术中的出血。

切除时尽量选择在病灶周围正常组织内切开，因为如只是大部切除，残余病灶仍可能继续增生，并且如直接在病灶范围内切开，难以有效的控制出血。这类病灶切除后创面的修复，应结合创面大小、部位和层次等因素综合考虑，可以选择植皮、岛状皮瓣及游离皮瓣等进行一期修复。如果病灶面积过大，供皮区域不足时，可以考虑切取病灶表面相对正常的皮肤，予以回植。对于某些特殊病例，如预计修复效果可能不理想时，也可行姑息性部分切除，以达到缩小体积、减少重量，改善外观或功能的目的。

二 Ⅰ型神经纤维瘤病

（一）发病机制

Ⅰ型神经纤维瘤病（neurofibromatosis 1，NF1）是一种常染色体显性遗传病，如父母一方为患者，则其子女有 50% 的几率罹患此病。多达 50% 的Ⅰ型神经纤维瘤病患者为家族中首发，即由于自身新的基因突变所致，而与遗传无关。Ⅰ型神经纤维瘤病的发病与 NF1 基因的突变密切相关。NF1 是一个位于 17 号染色体长臂（17q11.2）上的抑癌基因，长为 350kb，其突变率为 1×10^{-4}，是人类基因突变率最高的基因位点之一，并表现为完全的外显率。NF1 基因编码一种作用于微管系统的肿瘤抑制蛋白——神经纤维瘤素（neurofibromin），它广泛存在于各种组织间，如中枢神经系统的感觉神经元和外周神经系统的施万细胞等。当该蛋白缺乏时，将出现细胞的过度生长与增殖，导致Ⅰ型神经纤维瘤病多系统病变的发生。

（二）临床表现

1. 神经纤维瘤 是Ⅰ型神经纤维瘤病最重要的临床变现，依据病灶的形态，主要分为三类：皮肤型、皮下型和丛状神经纤维瘤。

1）皮肤型神经纤维瘤几乎见于所有的患者，常常在 20 岁左右出现，呈紫红色带蒂，大小不等的结节，严重时可密布于全身。目前尚无皮肤型神经纤维瘤发生恶变的报道。

2）皮下型神经纤维瘤表现为皮下隆起的柔软包块，常沿受累神经呈串珠样分布，用手按压时会出现沿神经干分布的疼痛或感觉异常。皮下型神经纤维瘤极少发生恶变。

3)丛状神经纤维瘤病程因人不同差异较大,有些在出生时即被发现,有些直到成人后才开始显现,但是也有约50%的患者不会出现丛状神经纤维瘤。瘤体通常呈弥漫性生长,累及多条神经或神经丛,如正中神经、三叉神经等,并浸润生长至周围软组织,病灶表面皮肤常有大面积的色素沉着,并易出现松弛下垂。国外报道,在Ⅰ型神经纤维瘤病患者中,丛状神经纤维瘤有2%~5%的几率转化为恶性神经鞘瘤。年龄多在20~50岁,主要表现为以前的病灶在短期内迅速增大或发痛,如出现上述情况,尤其是前者,应立即行组织活检,经证实后及时实行根治手术,但最后的预后仍不乐观,如恶变为恶性神经鞘瘤的患者五年生存率低于20%(图12-8)。

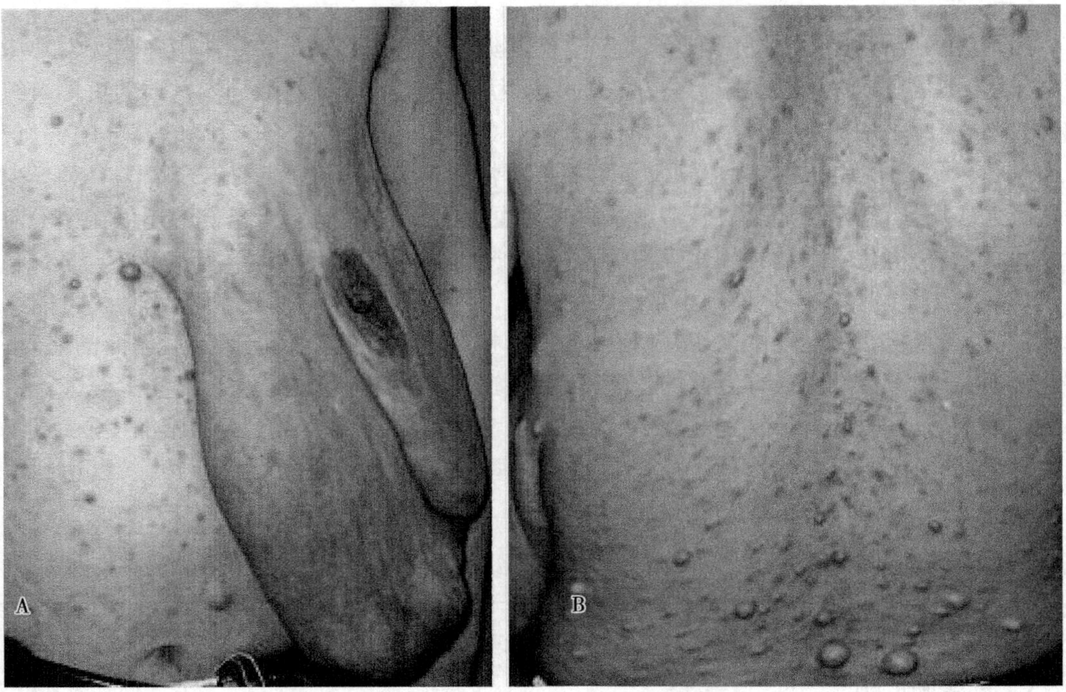

图12-8 Ⅰ型神经纤维瘤病。左胸部丛状神经纤维瘤(A)及背部密集皮肤型神经纤维瘤(B)

2. 皮肤病变 主要为咖啡牛奶斑和雀斑样斑点。

1)咖啡牛奶斑:表现为淡棕至棕褐色的、平坦、界限清楚的斑片。在Ⅰ型神经纤维瘤病中的发生率超过99%,通常在出生时到12岁之前表现出来。咖啡牛奶斑的特征性病理表现为表皮基底层的色素细胞的增多,其中包含有巨大黑色素颗粒,借此即可在组织学上与雀斑等区分。咖啡牛奶斑的数量随着患者年龄的增长而逐渐增多,其数目多少是确立诊断的一个有意义的指标。

2)雀斑样色素痣:此种色素痣早期时很小,表现为成簇的淡棕色斑点,与雀斑相似,主要见于身体皮肤皱褶的部位,如腋窝和腹股沟。雀斑样色素痣通常在3岁至青春期时长出,随着年龄增大其直径变大,颜色加深,其在Ⅰ型神经纤维瘤病中的发生率达85%,也是一个较有意义的诊断指标。

3. 眼部病变 90%的Ⅰ型神经纤维瘤病患者伴有虹膜色素错构瘤,即Lisch结节,无主观症状,在正常人及Ⅱ型神经纤维瘤病患者中几乎不发生。这种现象虽然与Ⅰ型神经纤维瘤病的其他特异表现无明确联系,但对于此病的诊断很有意义。

4. **骨骼病变** 约2%的Ⅰ型神经纤维瘤病患者存在骨骼畸形，包括原发性的发育缺陷及软组织肿瘤侵蚀引起的骨骼病变。如先天性胫骨假关节，病变多发生在血供较差的胫骨中下1/3段，表现为小腿下段向前成角，肢体缩短且变细，无明显疼痛，有时可在皮下扪及神经纤维瘤结节。先天性胫骨假关节可能的发生机制是，疾病导致局部的纤维组织增生活跃，将周围骨质压缩，引起继发性骨萎缩、骨血循环障碍而发生骨折，而形成不易愈合，病变较广泛的假关节。此外，部分患者还可能出现颅面骨骼的发育畸形，如蝶骨大翼发育异常导致突眼，下颌骨和颅骨出现溶骨性病灶等。

5. **中枢神经系统肿瘤** 神经胶质瘤是Ⅰ型神经纤维瘤病患者最主要的中枢神经系统肿瘤，好发于视神经、脑干和小脑。其中，视神经胶质瘤见于15%的患者，而只有5%的患者会出现各种症状和体征，如视力减退、视野缺失、斜视和视盘苍白等。

6. **其他** 神经纤维瘤除可见于体表外，还可见于脊神经、颅神经和内脏器官。如病灶发生于椎管内则表现为慢性神经根痛和晚期出现的脊髓或马尾压迫症。颅神经中以三叉、面、听和迷走神经最常累及，出现咀嚼肌无力和萎缩、面部麻木、周围性面瘫、耳鸣、听力减退等症状。当神经纤维瘤累及不同器官，如胃肠道、阑尾、喉、血管及心脏，可出现相应的少见症状，如肠梗阻或消化道出血。

此外，还有多种其他表现与此病相关，但其本身对神经纤维瘤病的诊断并无参考价值，比如指端肥大症、呆小病等生长发育失调、性成熟及心理发育失调、甲状腺功能亢进或减退、不育症、肾上腺皮质功能减退症、糖尿病、肺部发育畸形等。另包括神经鞘瘤、嗜铬细胞瘤、神经节瘤、肾胚细胞瘤及白血病等多种肿瘤均有与神经纤维瘤病合并发生的报道。

（三）诊断

对同一患者存在下列表现中两条或两条以上者即可诊断为Ⅰ型神经纤维瘤病：

1. 周身可见6个或6个以上的咖啡牛奶斑（青春期以前的患者，斑片直径大于5mm，成人患者斑片直径大于15mm）；
2. 两个或两个以上皮肤型/皮下型神经纤维瘤或一个丛状神经纤维瘤；
3. 腋区或腹股沟区雀斑样色素痣；
4. 视神经胶质瘤；
5. 两个或两个以上的Lisch结节，即虹膜色素错构瘤；
6. 特征性的骨骼病变，如蝶骨发育不良，胫骨假关节形成，长骨皮质菲薄等；
7. 一代血亲（父母、同胞及子女）中存在经正规诊断标准确诊的神经纤维瘤病患者。

（四）治疗

1. **神经纤维瘤的治疗** 由于皮肤型和皮下型神经纤维瘤病灶数量多，分布于全身各处，因此不可能靠外科手术来切除所有病灶。由于该两型病变几乎不会造成功能障碍，故位于暴露部位的病灶，出于美观目的，可行部分切除。CO_2激光也可用于切除，操作简便快捷，止血效果好，但易遗留瘢痕，主要用于躯干部病灶的治疗。丛状神经纤维瘤的手术治疗同“孤立性神经纤维瘤”一节。对于经组织活检证实已有恶变的患者应立即接受根治手术以及相应后续治疗。

2. **其他系统病变的治疗** 皮肤的咖啡牛奶斑，如位于面部、颜色较深而明显影响外观，可接受激光选择性光热作用治疗。神经纤维瘤病所合并的脊柱畸形往往较严重，治疗比较困难，手术常常需把整个脊柱固定才能接近矫正的目的。胫骨假关节是较为棘手的一类疾病，已有的手术治疗方法达数十种，但通常只有一半左右的患者最终能达到骨性愈合，近年来采用了长段吻合血管的游离腓骨移植治疗先天性胫骨假关节后，骨性愈合成功率大为增加，被认为是首选的有效方法。对于颅面部继发畸形，应按颅面外科的原则制订治疗方案，以较为典型的单侧眶畸形为例，可经 CT 扫描后采集到颅面骨骼的三维图像，选择完全或次全瘤体切除后行眶顶植骨。

三 Ⅱ型神经纤维瘤病

（一）发病机制

Ⅱ型神经纤维瘤病又称为双侧听神经纤维瘤病，远较Ⅰ型神经纤维瘤病少见，发病率约为 1/25 000。与Ⅰ型神经纤维瘤病相似，这也是一种高外显率的常染色体显性遗传病，其突变基因位于 22 号染色体长臂（22 q11-13.1.），编码产物为 Merlin 蛋白，该蛋白具有肿瘤抑制功能，当其缺乏时，细胞增殖失去接触抑制从而形成瘤样增生。

（二）临床表现

Ⅱ型神经纤维瘤病最具特征性的病变为双侧听神经瘤，多在青春期或稍后发病，病程较长，从发病到治疗常间隔数年时间。主要的临床表现为耳鸣、听力丧失、眼球震颤及头昏眩晕等。听神经瘤大多数由听神经的前庭支发生，其中双侧发生者，基本上是属于Ⅱ型神经纤维瘤病的局部表现，瘤体呈圆形，生长缓慢，有完整的包膜，与周围组织较少粘连。磁共振检查可诊断出约 90% 的听神经瘤。

除听神经瘤以外，约 50% 的病例还伴有其他颅神经的神经鞘瘤、脑膜瘤或室管膜瘤等中枢神经系统肿瘤。Ⅱ型神经纤维瘤病也可伴有皮肤和眼部病变，主要为咖啡牛奶斑以及青少年性囊下白内障。

（三）诊断

当符合以下三种表现之一时，即可诊断为Ⅱ型神经纤维瘤病：

1. 影像学证实的双侧听神经瘤；

2. 患有神经纤维瘤、脑膜瘤、胶质瘤或神经鞘瘤且一级亲属中有被确诊的Ⅱ型神经纤维瘤病者；

3. 患有青少年性后囊下白内障且一级亲属中有被确诊的Ⅱ型神经纤维瘤病者。

（四）治疗

听神经瘤经手术完全切除后有望达到根治，术中保留面神经的成功率亦在逐渐提高。其他伴发的病灶可经神经外科、眼科和五官科等共同收治。

（林晓曦　胡晓洁）

第五节　脂　肪　瘤

脂肪瘤是最常见的间充质来源的良性肿瘤。由于绝大多数的脂肪瘤不导致直接的症状和并发症，患者并未就诊和治疗，因此确切的发病率难以统计。脂肪瘤包括了以下五种类型：①普通脂肪瘤：由成熟的脂肪及少量的间质组织组成，是最常见的脂肪瘤，可以单发，也可以多发，表现为皮下或深部的质软肿块；②变异脂肪瘤（variants of lipoma）：如血管脂肪瘤（angiolipoma）、肌脂肪瘤（myolipoma）和软骨脂肪瘤（chondroid lipoma）等，在临床或病理上与普通的皮下脂肪瘤有所不同；③异位脂肪瘤（heterotopic lipoma）：此类可能是错构组织，在发生部位上与皮下的脂肪瘤有所不同，如肌内脂肪瘤（intramuscular lipoma）、肌间脂肪瘤（intermuscular lipoma）、腱鞘脂肪瘤（lipoma of the tendon sheath）等；④浸润型脂肪瘤（infiltrating lipoma）：脂肪增生压迫邻近结构，包括弥散型脂肪瘤、痛性肥胖症等；⑤良性棕色脂肪瘤（hibernoma）。

（一）发病机制

确切的发病机制尚不清楚，普通单发性的脂肪瘤和12号染色体的重组有关。有时发现创伤后局部也有脂肪瘤存在，但创伤是否是引起脂肪瘤发病尚不明确。

（二）病理特征

脂肪瘤切面多为淡黄色，在术中可见完整的薄层纤维包膜，瘤体常由纤维分隔成大小不一的小叶状。镜下脂肪瘤主要由成熟的脂肪细胞组成，间杂少量核大空泡的脂肪母细胞，有时病灶内还见黏液变性、囊性变或钙化。

（三）临床表现

脂肪瘤主要在成人期发现，尤其常见于30～50岁年龄段，在小于20岁的人群中十分罕见，一般到个体开始出现脂肪沉积时，才逐渐表现出来。一般单发病灶的发现时年龄偏大，对称分布的多发性病灶多在较早期即被发现。脂肪瘤发病的男女比例报道不一，国内报道男女比例为2.5∶1，而国外报道男女比例则为1∶2～3。

脂肪瘤好发于躯干，如肩背、颈项、乳房和臀部，其次也见于面部、头皮与外生殖器。脂肪瘤通常表现为单发或多发的皮下扁平圆形肿块，或呈分叶状，质地柔软，表面皮肤多无明显异常。肿块大小不一，可自芝麻至拳头大小。脂肪瘤的生长具有一定的自限性，大多数脂肪瘤在最初表现为隐匿性生长，到一定体积以后则几乎没有明显的变化，终生存在，也偶见自发萎缩现象。脂肪瘤本身多无自觉症状，较大肿块可致行动障碍，或引起神经卡压症状。除了好发于皮下外，脂肪瘤还可发生于肌间隔或肌肉深层，位于皮下的脂肪瘤常由薄弱的纤维结缔组织包绕，深部的脂肪瘤则往往无明显包膜。

与脂肪瘤相关的综合征如Gardner综合征，除了脂肪瘤外，患者还伴发面部骨瘤、表皮样囊肿、多发性结肠息肉、纤维瘤等。

多发性脂肪瘤还应考虑到脂肪瘤病（lipomatosis）的可能，这是一种具有明显遗传倾向的、家族性的、以多发性脂肪瘤为特征的一组疾病，其脂肪瘤往往较小，多者可达数百个。多发性脂肪瘤又常见两种表现，一种是出生时即发现的，多呈弥漫性的脂肪瘤，位于一侧肢体，随着年龄增大而逐渐扩大，质地柔软，无边界，此类脂肪瘤多伴发弥漫性肢体血管畸形，如静脉性血管畸形，以及骨关节畸形、横纹肌发育畸形等，上述畸形可能形成巨肢。另一类脂肪瘤病出生时多无表现，以对称性躯干脂肪瘤为特征，此类脂肪瘤病多并发神经系统疾病。

（四）诊断

依据病史和临床表现，约85%的患者即可明确诊断。影像学检查有助于进一步明确诊断，表现为脂肪性肿物，少数患者病灶内可见钙化。

（五）鉴别诊断

应注意与恶性肿瘤脂肪肉瘤鉴别。脂肪肉瘤是常见的软组织肉瘤，好发于腹膜后和大腿的软组织。肿物体积较大，直径通常超过5cm。表现为恶性肿瘤的生物学行为，如生长较快、侵犯神经和骨组织等，明确诊断需病理学检查。

（六）治疗

脂肪瘤一般无自觉症状，如无碍外观与功能，可不治疗。对较大的脂肪瘤，尤其当出现囊肿样变，或有碍行动者可以考虑手术切除。手术治疗几乎是唯一的有效治疗方法，对于浅表、有包膜的病灶切除时尽量保留完整的包膜，病灶浅面的皮肤在切除时可予保留，经分离后直接拉拢缝合。

（林晓曦　金云波）

第六节　体表囊肿

一　皮脂腺囊肿

皮脂腺囊肿（sebaceous cyst）是因皮脂腺导管堵塞后腺体内分泌物潴留而形成的囊肿，又称粉瘤或皮脂囊肿，通常所称的粉刺也是一种浅表的皮脂腺囊肿。它是一种十分常见的皮肤囊肿，外伤、感染、毛囊角化等因素均可致皮脂腺腺口或排出管阻塞而引发皮脂腺囊肿。

（一）病理特征

囊肿位于真皮内，囊内腔充满逐渐分解的皮脂细胞，形成半流状的物质，并含有大量的胆固醇和胆固醇结晶，并常见钙化。囊壁结构与皮脂腺腺泡相同，由数层角化上皮细胞组成。囊周为纤维结缔组织。标本切口时可闻及腐臭味。

（二）临床表现

皮脂腺囊肿多见于皮脂腺分泌旺盛的青年，好发于皮脂腺丰富的部位，如头面部、臀部及背部，而胸、颈部等皮脂腺较少的部位相对少见。其临床症状是皮内出现一肿物，可缓慢增大，大小常在1～3cm左右。其体积因深浅、内容物多少而不同，从米粒至鸽蛋大小均可，可被误诊为脂肪瘤等。皮脂腺囊肿多为单发，偶见多发，呈球形隆起，硬度中等或有弹性，表面光滑，境界清楚，推动时感到与表面皮肤相连，与基底无粘连，无波动感。皮肤颜色可正常，也可表现为淡蓝色，增大过快时，表面皮肤可发亮。有时在表面可见脐形开口，可从此挤出白色内容物，此开口即是通向皮肤表面的皮脂腺导管的开口所在，开口凹陷系导管长度不足所致。穿刺可见白色乳酪样物或油滴状物。

若皮脂腺囊肿并发感染，局部会出现红肿热痛，虽可因囊肿破溃，潴留物排出而消退，但可能形成瘢痕，并易于复发。皮脂腺囊肿亦可硬化和钙化，偶见癌变的报导，成为基底细胞癌或鳞状细胞癌。

（三）治疗

治疗选择手术摘除，术中可在与囊肿相连的皮肤，尤其可见导管开口时，沿皮纹设计梭形的皮肤切口，连同囊肿一起切除。分离时应十分细心，尽量完整分出，囊壁较薄，如有残留，易于复发。如就诊时存在红肿等感染表现，应先控制炎症，后期再安排手术。

二　皮样囊肿

皮样囊肿（dermoid cyst）是一种由表皮细胞形成的较罕见的囊肿。在胚胎发育过程中，这些表皮细胞于沟槽融合时误卷入，偏离了原位，从而沿胚胎闭合线处形成先天性囊肿，因此它实际上是发育过程中的一种畸形。

（一）病理特征

囊肿的内壁由皮肤及其附属器（汗腺、皮脂腺、毛囊等）组成。囊腔内容物有脱落的上皮细胞、毛发、皮脂及大量纤维组织等，偶尔还可见骨和软骨。

（二）临床表现

皮样囊肿近半数出生时存在，可不被发现，其余的一般在五岁之内发生。它分布于胚胎发育融合缝处（如颅骨骨缝）的皮下深层，可发生与头、面、颈及躯干，多见于头顶、额部颞侧、眼眶、眉弓外侧、鼻根、鼻中线、鼻周围、耳后、耳下、枕部及口底，如颏下或舌下等部位。亦可见于身体的前后中线处。

皮样囊肿多为单发的皮下结节，增大缓慢，一般无自觉症状。大小约 1 ~ 2cm，偶有较大的。质地可柔软，也可较坚硬，但均有囊性感。与皮肤无粘连，基底部常与深面组织，如筋膜、骨膜粘连，故难以推动。颅骨被囊肿长期压迫可形成压迹或凹陷，偶有囊肿突入颅骨或颅内呈哑铃状。发生于鼻根部的皮样囊肿应与脑膜膨出及神经胶质瘤等鉴别，脑膜膨出有压缩性和搏动感，体位试验阳性，神经胶质瘤多位于鼻侧面，结合影像学检查也可鉴别。

（三）治疗

皮样囊肿主要选择手术摘除。取皮纹切口，沿切线皮内麻醉。不宜皮下浸润麻醉，以免将麻药注入囊肿致囊壁破裂、组织水肿、镇痛不全。仔细分离后尽可能将囊肿连囊壁完整切除，若切除不彻底，极易复发。若基底部与深层骨膜粘连，应一并切除骨膜。较大囊肿的深面可能形成凹陷，缝合时需利用周围组织充填，以达到满意的手术效果。少数严重的凹陷性缺损，可根据伤口的清洁程度即期或二期行自体组织或代用品充填。

原则上有感染不做手术切除，待炎症消退后再手术，但也应根据具体情况处理。若感染只限于囊肿内，周围炎症反应重，亦可连同周围皮肤及皮下组织一并切除。若已形成脓肿，可切开引流，待脓液排出后尽量取净囊壁。有时感染化脓后囊壁分解，找不到明显的囊壁组织，可用干纱布擦抹脓腔，并用盐水冲洗，放置引流，第二天取出引流，压闭切口。很多患者愈合后即不再复发，如有复发可二次手术。

三 表皮样囊肿

表皮样囊肿（epidermoid cyst），又称外伤性表皮囊肿、上皮囊肿或表皮包涵囊肿，往往是外伤时，表皮经创道进入真皮或皮下，逐步缓慢生长，从而形成表皮囊肿。由于发现时常与外伤时间相隔数年，可能无法追忆相应的外伤史。

（一）病理特征

病灶位于皮内或皮下组织，囊壁为表皮层，可见部分复层鳞状上皮细胞结构，由角质层到生发层依次从内到外排列，还可见明显的棘细胞和中性粒细胞积聚，但无真皮层结构；内容物为角化不全的角质层和中性粒细胞；随着囊腔的扩张，囊壁受压萎缩至仅存一两层扁平的细胞。

（二）临床表现

表皮样囊肿常见于运动摩擦的部位，如手掌、指端、足跖、趾底、耳周、臀、背等，偶见于头部或瘢痕组织上。它生长很缓慢，患者多无自觉症状，位于真皮和皮下组织内，可单发或多发，呈 0.5 ~ 2cm 或更大的圆形或椭圆形隆起肿物。表面皮肤变薄，无色泽改变，无黑点或脐形小孔。肿物与皮肤粘连，随皮肤移动，但与周围组织不粘连，基底可移动。质地坚硬，有囊性感。肿物一般无压痛，继发感染或破裂时，可引起粘连、疼痛，继而形成脓肿或囊肿周围蜂窝组织炎。反复感染会导致周围结缔组织增生，局部变硬。偶见恶变为鳞状细胞癌的报道，但分化程度较高。

（三）治疗

治疗选择手术摘除，切除时可包括部分的表面皮肤及囊肿周围组织，分离时应十分细心，防止破裂，如出现部分囊壁残留，易于复发。若恶变为鳞状细胞癌可手术切除，术后预后尚好。

（林晓曦　江成鸿）

第十三章 眼部美容手术

眼是视觉器官，也是人们相互表达与传递非语言性情感的重要器官。眼部的形态是构成人体容貌美的重要因素。

第一节 应用解剖

一 眼睑的外形标志

（一）眼睑（eyelid，palpebra）

眼睑分为上睑和下睑，覆盖眼球前面，有保护眼球、遮光、防止外伤和干燥的功能。

上睑上界为眉毛下缘，下界为上睑缘。下睑上界为下睑缘，下界移行于颊部皮肤，无明显界限，通常以眶下缘的相应部位作为下睑下界（图 13-1）。上睑表面有两条横沟，一条位于眉下即眶上缘下方，称额睑沟；一条位于上睑缘上方约 4～8mm 处，称上睑沟（重睑皱襞），有此沟者称重睑（double eyelid）。据报道，国人重睑发生率约 52.4%，而单睑为常染色体显性遗传。下睑眶下缘水平略下处有一隐约可见的浅沟称为下睑沟。

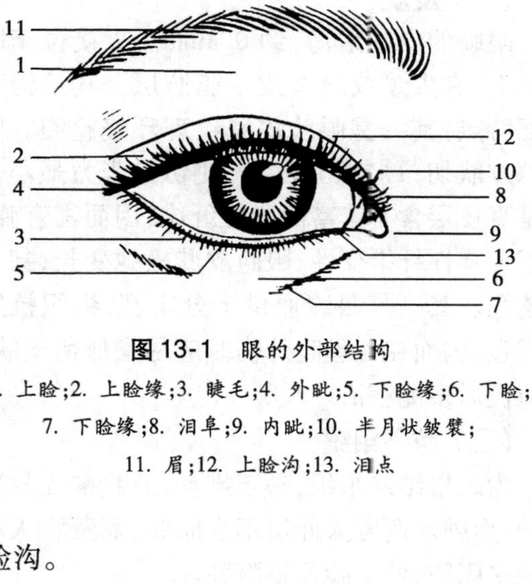

图 13-1 眼的外部结构

1. 上睑；2. 上睑缘；3. 睫毛；4. 外眦；5. 下睑缘；6. 下睑；7. 下睑缘；8. 泪阜；9. 内眦；10. 半月状皱襞；11. 眉；12. 上睑沟；13. 泪点

（二）内外眦、睑裂

上下睑在内外侧端的连接处分别称为内眦（medial canthus）和外眦（lateral canthus）。内眦所成角钝圆，它与眼球间隔的空间称泪湖。泪湖鼻侧有一粉红色椭圆形小隆起，称泪阜（lacrimal caruncle）。内眦赘皮可遮盖泪阜，临床上根据泪阜被遮盖的程度对内眦赘皮进行分级。外眦呈锐角，平视时约 30°～40°，外眦距眶缘约 5～7mm。内外眦角间的连线称为睑裂线，一般外眦略高于内眦（汉族），睑裂线倾斜 10°左右。临床上可根据睑裂线的倾斜度将眼形分为平行型、内高外低型及内低外高型三种。一般认为内低外高型较美。上下睑缘之间的裂隙称为睑裂（palpebral fissure）。睑裂的高度是指两眼平视正前方时上下睑缘间的最大距离。国人平均高度为 12mm 左右。睑裂的长度是指睑裂线的长度，一般国人成人约为其面宽的五分之一左右。

（三）睑缘(palpebral margin)

上下眼睑的游离缘为睑缘。睑缘厚约2mm。在睑缘上表面有一灰白色分界线称灰线(gray line),即睑缘灰线将睑缘分为前唇和后唇。沿睑缘灰线切开,将眼睑分为前后两叶,前叶包括皮肤、皮下组织、肌肉;后叶包括睑板及睑结膜。因此,此线常为睑缘手术的切开标志线。睑缘前唇生有睫毛,睑缘后唇有睑板腺开口。在上下睑缘的内眦部,相当于内1/6与外5/6交界处,有一乳头状隆起,称泪乳头,其中央有一小孔,称泪点(lacrimal punctum),是泪小管的开口。

（四）睫毛(eyelashes)

睫毛生长于睑缘前唇,有2~3行。国人上睑睫毛长8~12mm,100~150根,平视时其倾斜度110°~130°,闭眼时140°~160°。下睑睫毛长6~8mm,50~75根,平视时为100°~120°。睫毛寿命为3~5个月。睫毛具有遮光、防止异物进入眼内的功能。睫毛毛囊周围有开口于睫毛毛囊的变态皮脂腺Zeis腺和变态汗腺Moll腺。

二 眼睑的组织结构

眼睑从外到内依次为皮肤、皮下组织、肌层、肌下网状结缔组织层、纤维层及睑结膜层(图13-2)。

（一）皮肤

眼睑的皮肤最薄,约0.3mm。直接位于眼轮匝肌上,有少量或没有皮下脂肪层。其结构有三方面特点:其一是眼睑皮肤纹理环绕睑裂。因此睑部皮肤切口应顺其皮纹,使切口张力最小。其二是真皮层含有丰富的弹性纤维,因而富有弹性。老年人弹性纤维变性,眼睑皮肤松弛变长,甚至遮盖瞳孔。其三是眼睑血供十分丰富,组织抗感染力很强,因而在处理睑外伤时应尽量保留皮肤,缝回原位后多能存活。

（二）皮下组织

为疏松结缔组织,易于推动,故睑部极易发生水肿、血肿。西方人此层不含脂肪,而蒙古人种含有较多脂肪,使上睑显得臃肿。

（三）肌层

包括眼轮匝肌、提上睑肌和Müller肌。

1. 眼轮匝肌(orbicularis oculi muscle)位于上下眼睑皮下,是睑裂的括约肌,是以睑裂为中心环形走行的扁平肌。可分为睑部和眶部两部分:睑部为不随意肌,轻度收缩可眨眼。它起自内眦韧带、泪前嵴及其前面的骨膜,半环形走行,止于外眦韧带。眶部眼轮匝肌为随意肌,收缩时眼睑紧闭,环绕睑裂后止于内眦韧带,少部分止于颞部、颊部皮肤和额肌。

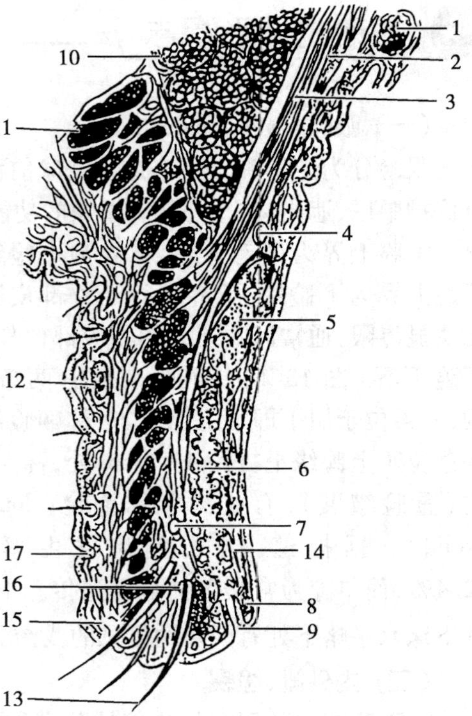

图13-2 眼睑的组织结构

1. Krause副泪腺;2. Müller上睑平滑肌;3. 提上睑肌;4. 上动脉弓;5. Wolfring副泪腺;6. 睑板腺;7. 下动脉弓;8. 眼轮匝肌的睑板后部;9. 睑板腺开口;10. 脂肪组织;11. 眼轮匝肌纤维横断面;12. 皮下汗腺;13. 睫毛;14. 睑板纤维组织;15. Zeis腺;16. Moll变态汗腺;17. 汗毛

2. 提上睑肌(levator palpebrae superioris muscle)属横纹肌,收缩时使上睑向上向后弧形提起。对重睑形成起重要作用。

提上睑肌起自眶尖部总腱环,沿眶上壁和上直肌之间水平向前行进,在眶隔之后约 10mm(相当于上穹隆结膜顶点处)形成腱膜,呈扇形向上睑散开。一部分纤维通过眼轮匝肌止于上睑皮肤,另一部分纤维止于睑板,当提上睑肌收缩时可形成上睑沟。此外,腱膜向内外侧扩展部分称作"角",分别止于眶外侧结节和睑外侧眦韧带的上缘。这两个止点特别坚韧,在行提上睑肌缩短术时如予切断,可以更有效地缩短该肌腱。

提上睑肌形成腱膜前,在眶缘内肌肉表面筋膜明显增厚,形成一横行走向的腱膜,内侧止于滑车及其附近的骨膜,外侧止于泪腺和外侧眶缘。对提上睑肌的收缩功能起一定的限制作用。此腱膜称为节制韧带(Whitnall ligament)。

3. Müller 肌属平滑肌,上下睑各一,收缩时睑裂明显开大。上睑 Müller 肌呈薄带状,起自提上睑肌深部肌纤维,向前下走行于提上睑肌与结膜间,止于睑板上缘。下睑 Müller 肌很细小,起自下直肌鞘及该肌向下斜肌扩展的部分,向前上方走行,止于球结膜及下睑睑板。

4. 下睑缩肌(lower eyelid retractor)是下直肌在越过下斜肌时分出的一束纤维,该纤维束向前包绕下斜肌之后又汇合在一起,大部分止于下睑板的下缘;少部分纤维向前穿过眶脂肪形成脂肪小隔;另有少部分纤维向后止于下穹隆结膜。下睑缩肌的纤维并不向前穿过轮匝肌止于皮下及睑板前面,这一点与上睑提肌纤维不同。下睑缩肌与结膜之间有 Müller 肌相隔。下睑缩肌的作用是,在眼球下转时使下睑下移和下穹隆加深。下睑缩肌是下直肌的一部分,有的书中将其称为"下直肌的延长部或扩展部"。在下睑退缩、下睑内翻、下睑松坠等的整复手术中都要涉及下睑缩肌。

(四) 肌下网状结缔组织层

位于眼轮匝肌与睑板之间。此层中有提上睑肌纤维通过,还有丰富的血管和神经通过,故手术时将麻醉药注入此层效果最佳。

(五) 纤维层(fibrous lamina)

由睑板和眶隔膜组成。

睑板(tarsal plate,tarsus)是一层软骨样的组织,由致密结缔组织、丰富的弹性纤维和垂直排列的睑板腺组成。上下眼睑各一块,是眼睑的支架。上睑板较大,呈半月形,长约 29mm,中央部宽,男性 7~9mm,占 82.5%;女性 6~8mm,占 88.5%,厚为 1mm。下睑板较窄小,呈长方形,中央部宽约 5mm。

眶隔膜(orbital septum)是一层富有弹性的结缔组织膜,它起于眶缘,向睑板缘会聚,将眼睑与眼眶分开,隔后间隙有眶脂肪充盈。老年人或肿泡眼者眶脂肪从隔膜的薄弱处疝出。一般认为重睑形成与眶隔和提上睑肌腱膜融合部位有关,若融合过低,则眶隔及其眶脂肪位置也低,阻挡了提上睑肌纤维穿过,不能附着于眼睑皮肤,因而不能形成重睑。东方人融合部位偏低,故单睑较多。

(六) 睑结膜(palpebral conjunctiva)

睑结膜是覆盖于眼睑内面的黏膜组织,位于上下眼睑的内侧面,起于睑缘灰线,止于穹隆部结膜。其可分为三部分:睑缘部结膜,该部为皮肤与结膜的移行部分;睑板结膜,自睑板下沟至睑板面的结膜称为睑板结膜,上睑睑板部结膜与睑板紧密相连,但下睑睑板部结膜仅 1/2 与睑板相连;眶部结膜,起自睑板上缘,止于穹隆部结膜,其下面为 Müller 肌。该部结膜组织较睑板结膜略厚且粗糙疏松。结膜穹隆部与球结膜相延续。

三 眼睑的血管、淋巴和神经

（一）血管

眼睑的动脉来源于两个系统，一是颈外动脉的分支面动脉、颞浅动脉和眶下动脉；二是颈内动脉的眼动脉的分支鼻背动脉、额动脉、眶上动脉和泪腺动脉。浅层组织由这些动脉的小分支吻合形成的动脉网供养，深部则由这些动脉形成的三个动脉弓供应（图13-3）。每个眼睑有两个动脉弓，一是睑缘动脉弓，位于睑板与眼轮匝肌之间，距睑缘约3mm；二是周围动脉弓，上睑周围动脉弓位于提上睑肌腱膜和Müller肌之间，沿睑板上缘走行。

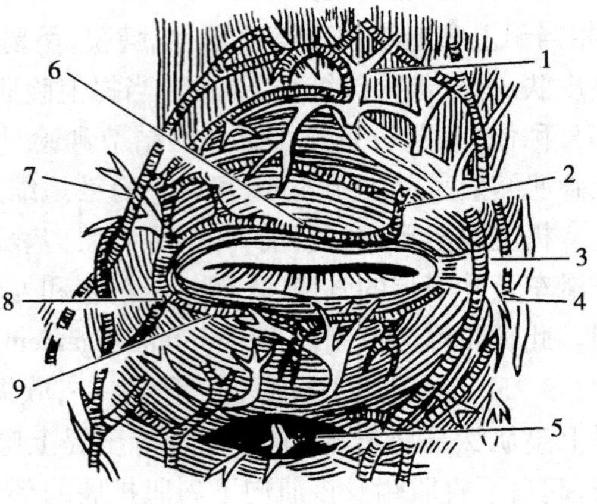

图13-3 眼部的血管

1. 眶上动脉；2. 睑内侧动脉；3. 内眦静脉；4. 内眦动脉；5. 眶下动脉弓；6. 上睑动脉弓；7. 颞浅动脉分支；8. 睑外侧动脉；9. 下睑动脉弓

眼睑的静脉位置较浅表，每个眼睑都有与动脉弓相当的静脉弓，静脉弓向外侧注入颞浅静脉及泪腺静脉，向内侧注入眦静脉。

（二）淋巴

有浅深两组：睑板前淋巴丛和睑板后淋巴丛。前者接受皮肤及眼轮匝肌的淋巴回流，后者接受睑板及结膜的淋巴回流，汇入下颌下淋巴结和耳前淋巴结。

（三）神经

分布于眼睑的神经有三种：其一是运动神经，包括支配提上睑肌的动眼神经分支及支配眼轮匝肌的面神经分支；其二是感觉神经，来自三叉神经的眼支和上颌支，上睑由眶上神经支配，下睑由眶下神经支配，内眦部由滑车上下神经支配，外眦部由泪腺神经支配；其三是交感神经，主要来自海绵窦的交感神经丛，随眼动脉睑支分布于睑部血管、腺体和Müller肌。

四 眶脂肪（corpus adiposum orbitae）

眶脂肪充填于眶内各结构之间，起保护和固定眶内各结构的作用。根据其所在的部位不同可分为中央部和周边部两部分，中央部眶脂肪环绕视神经周围，位于肌锥之内，脂肪较为疏松。周边部眶脂肪位于肌圆锥外与眶骨膜之间，被一层透明薄膜包绕并分隔为四叶，后部与眶脂肪中央部相连，前方有眶隔将其与睑结构隔开，周边部眶脂肪通过眼外肌的五个孔道与眶接触（图13-4）。上睑分布2团，下睑分布3团。老年人或生理性原因眶隔松弛时，眶内脂肪可通过上述孔道疝出，形成眼袋或"肿眼泡"。

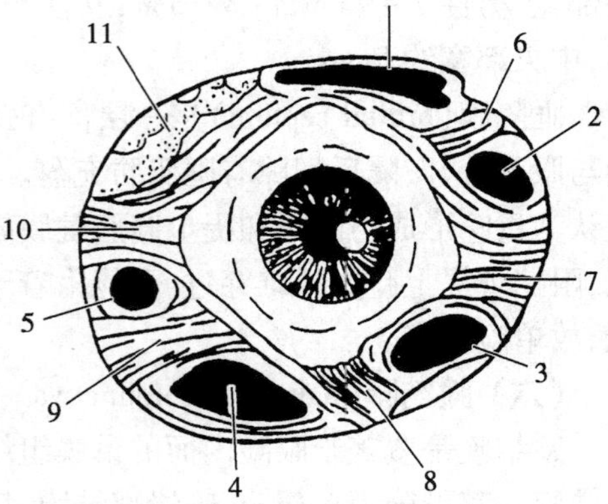

图13-4 眶脂肪疝出的通道

1. 上孔；2. 内上孔；3. 内下孔；4. 下孔；5. 外下孔；6. 上斜肌；7. 内侧抑制韧带；8. 下斜肌；9. 弓状扩张部；10. 外侧抑制韧带；11. 泪腺

五 眉(eyebrow)

眉位于眶上缘,为一对横向对称弧形隆起,由丛生的短毛构成。具有阻挡额头汗水及下落的灰尘掉入眼裂的功能。

眉包括眉头、眉峰和眉梢三部分。标准眉形的眉头在鼻翼与内眦延长线上,眉峰在鼻翼与眼球正中的延长线上即相当于眉的中外1/3交界处,眉梢在鼻翼与外眦延长线上(图13-5)。

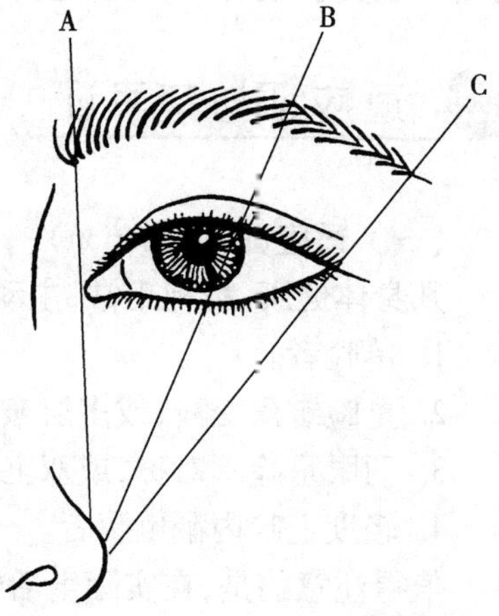

图13-5 标准眉形

眉部的组织结构包括皮肤、皮下组织、肌肉(眼轮匝肌、额肌、皱眉肌)、肌下结缔组织及颅骨膜。眉的动脉主要来自眼动脉和颞浅动脉分支,静脉回流到眼静脉和颞浅静脉。眉的运动受面神经的颞支和颧支支配,眉的感觉神经来自眶上神经及滑车上神经。

第二节 重睑成形术

重睑成形术(double eyelid plasty)是改变眼睑组织结构,对眼睑外形重新塑造,形成新上睑皱褶的手术。它使眼睛更加生动,是美容外科最常见的手术,也是不满意率最高的手术之一。

一 重睑的形成机制

重睑成形术至今虽然已有几十年的历史,但重睑形成的机制仍有争议。西方美容整形外科权威们认为:重睑的形成是由于提上睑肌腱膜除了附着于睑板上缘之外,尚有部分纤维穿过眶隔和眼轮匝肌,终止于睑缘相当于上睑沟处的皮肤,当提上睑肌收缩上提睑板时,将上睑皮肤向上牵拉而形成上睑沟。这一机制对于西方人可能正确,而对东方人则不完全正确。我国美容整形医师对中国人重睑尸体进行组织切片染色检查时,未发现提上睑肌纤维分布至上睑皮肤的皱褶处。关于国人重睑形成的机制,我国著名整形外科医生宋儒耀教授认为与多方面的因素有关:

1. 上睑皮肤本身可分为两部分,在皱褶以上的广大部分,称为眶部,其皮肤较厚、较硬;在皱褶以下与睑缘之间的一窄条部分,称为睑板前部,其皮肤很薄、很软。这种厚薄、软硬不同的情况,使上睑皮肤在睁眼时形成一条皮肤皱褶。反之,如果眶部与睑板前部的皮肤都很薄很软,没有厚薄、软硬的差别,则不能形成皮肤皱褶。

2. 眼轮匝肌也可分为两部分,在皱褶以上的部分,称为眶部,此处的肌肉较厚且比较发达;在皱褶以下的部分,称为睑板前部,如果此部分肌肉甚薄或很不发达,睁眼时这两部分肌肉交界的皮肤就会出现一个皱褶。反之,如果两部分肌肉都很发达,则不能形成。

3. 眶隔脂肪的下界如果在睑板上缘,则睑板上缘之上的眼睑丰满凸起,而其下方平坦,这种凸起和平坦两者之移行处皮肤可形成皱褶。如果眶隔脂肪较多,越过睑板上缘下降至睑板前部，则此皱褶也无法形成。

4. 提上睑肌和 Müller 肌很发达，如果有纤维分布至重睑沟相应皮肤处，当提上睑肌收缩时则形成皮肤皱褶，出现重睑。

二 适应证与禁忌证

（一）适应证（indication）

凡身体健康、精神正常，主动要求手术，且符合下述情况之一者，都可施行重睑成形术。

1. 单睑者。
2. 重睑皱褶变浅，或多层皱襞，或睁眼时不显（隐双）者。
3. 两眼重睑不对称，或双上睑皱襞一有一无者。
4. 轻度上睑内翻倒睫者。

值得注意的是，在实际生活中重睑并非评价眼睛美的唯一标准，有许多人的单睑形态与五官面形和谐匹配，别有一番迷人的风度和魅力。因此，临床上不可轻率手术，以免弄巧成拙。

（二）禁忌证（contraindication）

1. 精神不正常或心理准备不充分者。
2. 有出血倾向的疾病和高血压病者，有心、肺、肝、肾等重要器官的活动性和进行性疾病者，以及尚未控制的糖尿病和传染性疾病者。
3. 患有眼部疾病者，如先天性弱视、斜视及红眼病等眼内或眼外急、慢性感染疾患者。
4. 面神经瘫痪睑裂闭合不全者。
5. 眼球过突或眼睑退缩者。
6. 患有上睑下垂者。
7. 亲属不同意者。

三 术前检查和准备

（一）全身检查和准备

1. 询问有关病史，了解有无全身性手术禁忌证对中、老年求术者必要时需行心、肝、肾等方面的有关项目检查。如有轻度异常，术前要对症治疗。
2. 术前 7～10 天停服维生素 E、类固醇激素和阿司匹林等抗凝药物。

（二）眼部检查和准备

1. 仔细检查睑形、眉形、眼形、睑裂大小和形状。
2. 检查睑部皮肤的弹性、松弛程度及眶内脂肪情况，有无内眦赘皮。
3. 检查双眼视力，眼睑、眼球的活动情况。
4. 如有结膜炎、睑缘炎、严重沙眼者，须治愈后方可手术。眼睑及眼周有感染病灶，如毛囊炎、疖肿等也应暂缓手术。

（三）其他

1. 常规行血常规、出凝血时间检查。
2. 详细了解求美者的年龄、职业、心理状态及对手术的要求。

3. 术前照相。

四 术前设计

术前设计是美容手术成功至关重要的环节，重睑成形术的术前设计应遵循和谐统一、双侧对称的原则，根据求美者的年龄、性格、职业、面形、眼形及面部各器官的个体情况，设计出特定的、协调的重睑形态。

重睑的形态各式各样，其分类方法也有多种，但较公认的是三型分类法（图 13-6），即：广尾型、平行型、新月型。广尾型是指重睑皱襞内窄外宽，适用于绝大多数单睑受术者；平行型是指重睑皱襞与上睑缘平行一致，尤其适用于睑裂细短者；新月型是指重睑皱襞在中间部较宽，此种类型临床上少用。

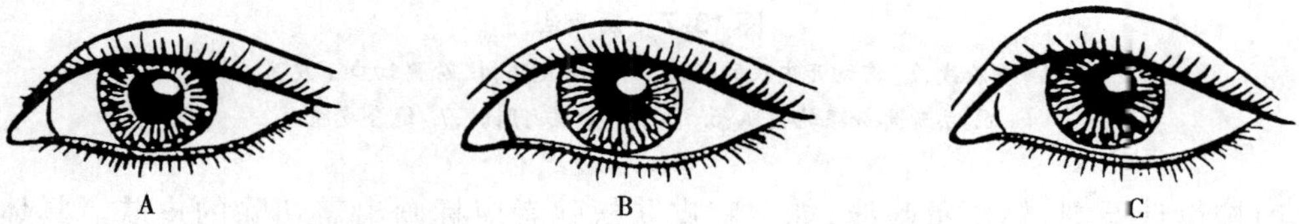

图 13-6 重睑分型

A. 广尾型；B. 平行型；C. 新月形

重睑的宽度即重睑线至上睑缘之间的距离，可以归为较宽、适中和较窄三种：较宽的重睑是指宽度在 8mm 以上，这种设计适合于长方形面形、性格坚强及少数舞蹈、戏剧演员；适中的重睑是指宽度在 6～8mm，这种设计适合于大多数受术者。较窄的重睑是指宽度在 5mm 以下，这种设计适合于睑裂小及不愿被人察觉做了重睑术者。在实际操作中，不能机械按照上面的数据施术，还应综合考虑睑裂的长度、眉眼距离和提上睑肌的功能。

重睑线的设计方法很多，但最常用的是直接挑试法，即在上睑中、外 1/3 处（重睑线黄金分割点）的拟重睑线上用一竹签将皮肤向上挑起，同时嘱受术者平视，观察重睑形态，至施、受术者满意后，用甲紫标记此重睑线并用碘酒固定。

五 手术方法

重睑成形术的手术方法有数十种，归纳起来可分为三类：切开法、缝线法和埋线法。

（一）切开法重睑成形术（double eyelid plasty by incision method）

最初，眼科医师在用 Hotz 手术矫治睫毛内翻时发现可以同时形成重睑，但效果不稳定。1960 年 Fernandez 在美国整形与再造外科杂志首次提出了“重睑术”的概念，并报道了其手术方法。近半个世纪来，经过国内外整形、美容学者的不断探索，重睑成形术日趋完善，得到广泛实施。

1. 适应证 适用于所有符合重睑成形术适应证的受术者。

2. 优点 手术野内解剖结构清晰可见，因而操作准确，止血彻底；可切除松弛的上睑皮肤、肥厚的眼轮匝肌及过多的眶脂肪；形成的重睑可靠、稳定，可以长久保持。

3. 缺点 手术创伤较大，操作较复杂；术后肿胀较重，恢复时间长；切口留有线状瘢痕。

4. **手术操作**(图 13-7)

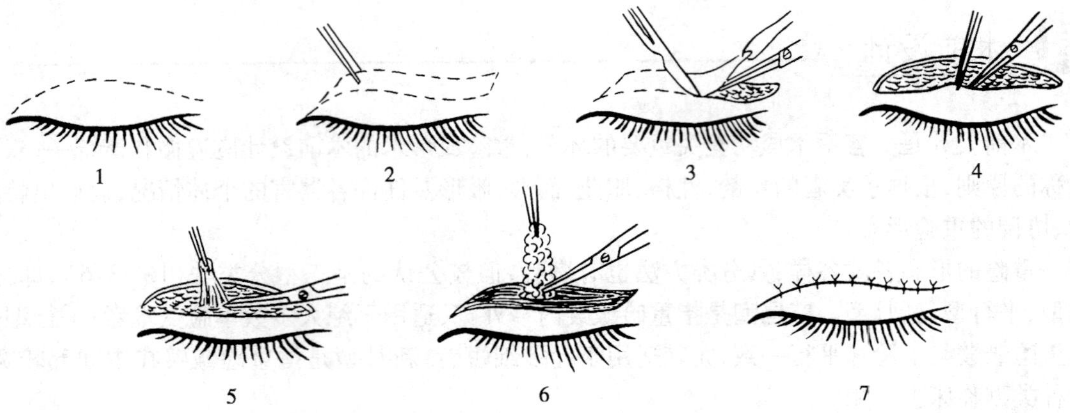

图 13-7 切开法

1. 重睑线;2. 需切开皮肤的范围;3. 切除皮肤;4. 分离切口下皮肤;
5. 去除部分眼轮匝肌;6. 切除多余眶内脂肪;7. 缝合皮肤

(1)按设计原则,标画重睑线,如上睑皮肤松弛者应标画出需切除的皮肤。具体做法是:受术者取立位,微闭双眼,将上睑皮肤向上轻拉至刚牵动睫毛,画出重睑标记线,再用镊子夹起松弛的皮肤,以睫毛略有翘动为度,画出第二条标志线,两线之间的范围即为需切除的皮肤。

(2)1% ~2% 利多卡因加适量肾上腺素做切口部位眼轮匝肌下浸润麻醉,一般一侧 1 ~2ml。

(3)沿重睑预定线切开皮肤,上睑皮肤松弛者切除多余的皮肤。

(4)用镊子提起切口下缘,用眼科剪做皮下锐性分离达距睑缘 1 ~2mm 处,去除少许皮下组织和切缘眼轮匝肌,注意避免损伤睫毛毛囊和睑缘动脉弓。

(5)于切口下方,剪除一条睑板前眼轮匝肌和睑板前疏松结缔组织,修剪内、外眦皮下组织。

(6)牵开切口,如果眶隔张力大而膨出,则在眶脂肪隆起最高处剪开眶隔 3 ~5mm,去除由切口自然疝出的眶内脂肪。仔细检查是否损伤脂肪包膜上的血管,彻底止血。

(7)用 7-0 丝线自切口下缘中、内 1/3 距切缘 0. 5mm 的皮肤面进针,穿挂睑板前筋膜,从相应的切口上缘穿出皮肤。穿挂睑板前筋膜的高度应与设计的皱襞宽度一致,或略高 1 ~2mm。令受术者睁眼,观察重睑宽度是否合适,满意后顺重睑弧度如前法缝合 5 ~6 针。

(8)术毕,切口涂少许眼膏,覆盖敷料。5 ~7 天拆除缝线。

(二)缝线法重睑成形术(double eyelid plasty by suture and ligation method)

此方法无需做皮肤切口,其原理是通过缝线压垫或压管将提上睑肌腱膜或睑板与重睑线处皮肤结扎、固定,造成粘连,形成重睑。

1. **适应证** 适于上睑薄、皮肤无松弛的单睑受术者。

2. **优点** 手术操作简便,恢复快,术后不留瘢痕。

3. **缺点** 适应证范围小,形成的重睑经过数年后往往易自然消失。

4. **手术操作**(图 13-8)

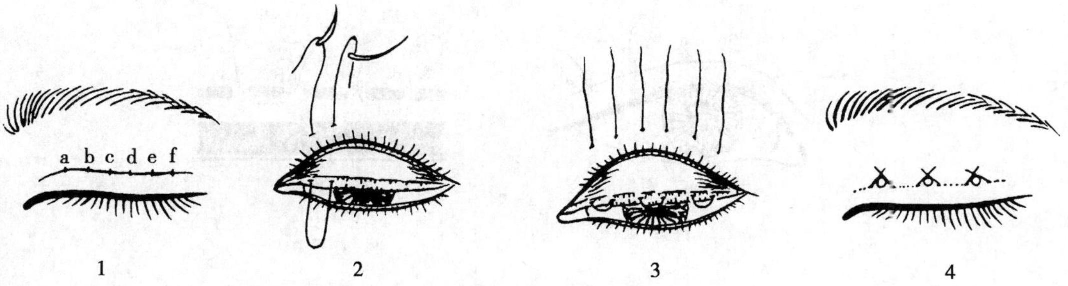

图 13-8　缝线法

1. 设计重睑线;2. 结膜面缝针,皮肤面出针;3. 缝线后;4. 放置胶管结扎

(1)在重睑预定线上,定出 a-b、c-d、e-f 六点。

(2)两端各穿一枚三角针的 1 号线,一针从结膜面穹隆部相当于 a 点处进针,从皮肤面 a 点出针。另一针从结膜面 a 点进针,在结膜下斜向 b 点结膜下,从皮肤面 b 点出针,于 a、b 两点间加纱布垫或硅胶管结扎。

(3)同法完成 cd、ef 处缝线压迫。术后 7～10 天拆线。

有人对上述缝线法进行改良,其基本操作步骤同上,改进的步骤是(图 13-9):操作时不需翻转上睑,而是自皮面 a 点进针,挂缝睑板 1/3～1/2 或提上睑肌腱膜,从皮肤面 b 点出针,同法完成 cd、ef 缝线。此法的优点是操作更简便,缺点是挂缝深度不易掌握,需在结膜面垫保护板,否则易损伤眼球。

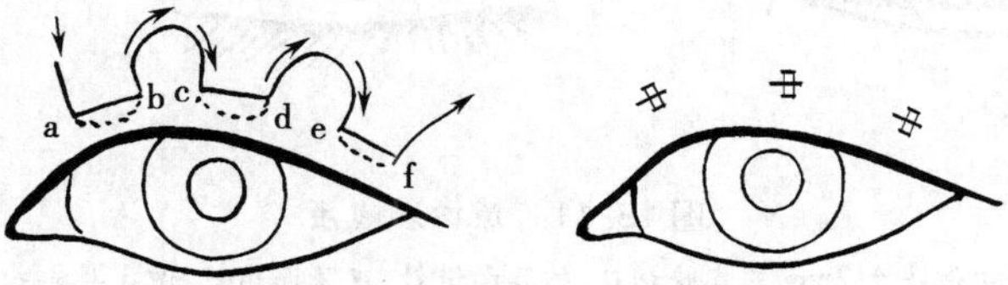

图 13-9　改良缝线

(三)埋线法重睑成形术(double eyelid plasty by buried suture method)

埋线法的手术原理与缝线法一样,不同的是缝线埋于皮下,术后无需拆线。

适应证及优、缺点与缝线法同。

1. 连续埋线法(图 13-10)

(1)在重睑预定线上等距离定出 a、b、c、d、e 五点。用两端穿有三角针的 5-0 尼龙线做往返两次连续缝合。

(2)第一次连续缝合为从 a 点进针经皮下至 b 点出针,再于 b 点进针经睑板或提上睑肌腱膜至 c 点出针,由 c 点经皮下至 d 点,由 d 点经睑板或提上睑肌腱膜至 e 点出针。

(3)第二次连续缝合仍从 a 点进针经睑板或提上睑肌腱膜至 b 点出针,再于 b 点进针经皮下至 c 点出针,由 c 点经睑板或提上睑肌腱膜至 d 点,由 d 点经皮下至 e 点出针。

(4)最后在 e 点处结扎两线端,并将线头埋入皮下。

2. 间断埋线法

间断埋线法的术式有多种,如原田法、梅泽法、武腾法、邱氏法、宋氏法等,现择其两种介绍如下:

(1)原田法(图 13-11)

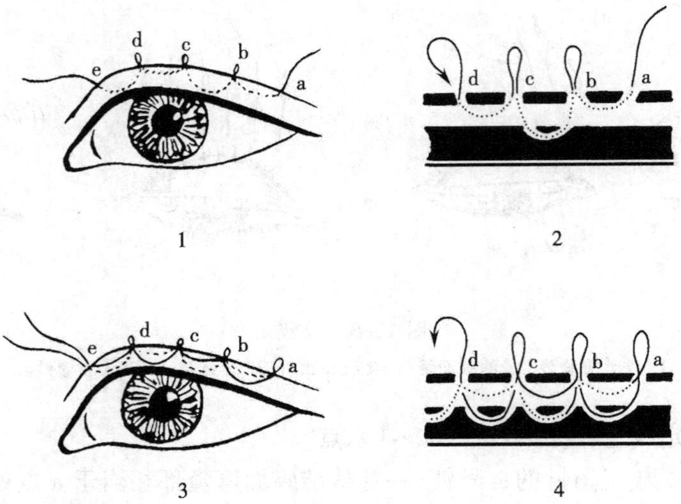

图 13-10　连续埋线法

1,2. 缝线 ab、cd 通过皮下,bc、de 通过睑板;

3,4. 缝线 ab、cd 通过睑板,bc、de 通过皮下

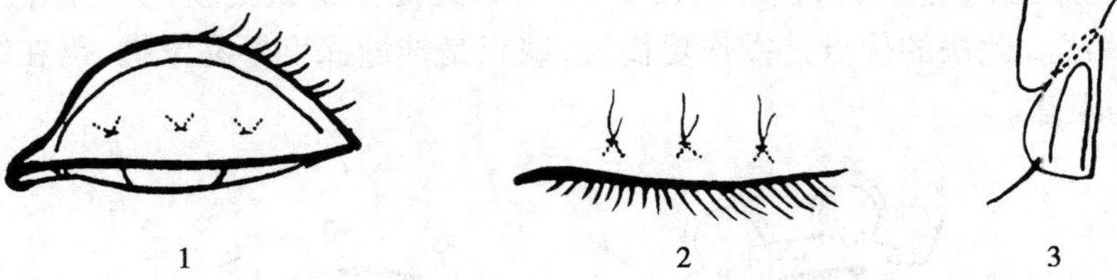

图 13-11　原田埋线法

1. 重睑线上做 3 个 2mm 的皮肤切口,结膜面进针,皮肤面出针,做 3 对褥式缝线;

2,3. 结扎线埋植于皮下

1)在重睑预定线上做三个长约 2～3mm 的皮肤切口。

2)翻转上睑,用三根两端穿有三角针的 5-0 尼龙线,于结膜面相当于三处皮肤切口处,每线两针从同一点刺入,由皮肤切口穿出(两针眼睑内进路及皮肤穿出处应稍有间隔)。

3)分别结扎三对缝线,线结埋于切口内。

(2)宋氏法(图 13-12)

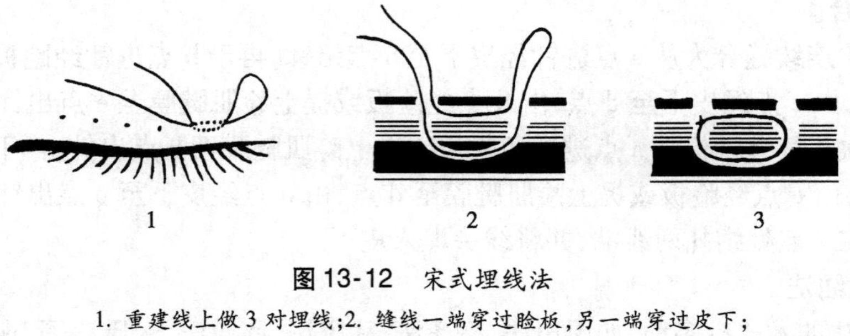

图 13-12　宋式埋线法

1. 重建线上做 3 对埋线;2. 缝线一端穿过睑板,另一端穿过皮下;

3. 结扎线埋植于皮下

1)在重睑预定线的内、中、外侧分别画出的3mm的短线。

2)用11号尖刀在预定的每条短线的起、止点处分别形成一个小深窝。

3)两端穿有三角针的尼龙线,一针从止点的小窝刺入,穿过睑板上缘的浅层或提上睑肌在睑板上缘的附着处,从起点的小窝穿出。

4)另一针从止点小窝刺入,穿真皮层,从起点的小窝穿出。

5)在起点的小窝内将线的两端结扎,线结埋藏于小窝内。

六 并发症及处理(complication and treatment)

(一) 血肿

常见的原因是术中止血不彻底,亦可见于患有血液系统疾病出凝血时间延长者,妇女月经期,术后24小时内热敷者等。轻者48小时后热敷可促进其吸收,并给予抗生素以防感染。重者须拆除部分缝线,清除积血,彻底止血。

(二) 感染

睑部血供丰富,抗感染力强,故发生感染者不多见。发生感染的原因见于无菌操作不严,器械消毒不严,手术操作粗暴,眼部有炎症等。一旦发生感染应使用有效的抗生素治疗,局部给予消毒,若切口化脓,应拆除部分缝线,局部清洁换药或放置引流条。

(三) “三眼皮”或上睑多皱襞

主要见于切开法,其原因是切口线上方眼轮匝肌和皮下组织去除过多,使上睑皮肤与深部组织粘连;或切开眶隔剪除脂肪后,眶隔膜复位不当致眶隔粘连;原有的重睑线没有彻底剥离开。处理办法是再次手术。

(四) 睁眼乏力

暂时性睁眼乏力见于术中麻醉药用量过多及术后肿胀明显所致,无需特殊处理。

永久性睁眼乏力多因手术时误将提上睑肌腱膜切断所致。处理办法:术后10天内发现,可从原切口切开,缝合其断端,若超过10天者,应在3个月后修复。

(五) 重睑消失

多见于缝线法和埋线法。缝线没有挂牢睑板或提上睑肌腱膜,也可见于切开法睑板前组织去除不够,使重睑沟消失。处理办法是再次手术。

(六) 皮下结节

多见于埋线法。其原因是线结埋入过浅或线结过大,或没有从原针眼进针使部分表皮结扎在线结内。处理办法是:较小者可不必处理,明显者可行小切口将线结取出。

(七) 上睑凹陷

由于术中过量的去除眶脂肪所致。此并发症应以预防为主,一旦发生较难修补。轻者不必处理,重者用游离脂肪移植来矫正。

(八) 眼睑皮肤破损

见于术中分离切口下皮肤时,不慎将眼睑皮肤剪破。处理办法是用7-0丝线缝合,3天后拆线。

(九) 角膜损伤

缝线法或埋线法自结膜面进针时,针尾伤及角膜或角膜护板粗糙所致。一旦发生应预防感染,促进修复,防止瘢痕形成。

（十）球后出血

是切开法重睑术的严重并发症。由于去除眶脂肪时未彻底止血所致，受术者自觉眼部胀疼，眼球渐外突变硬，严重者可导致失明。一旦发生，应立即拆除缝线，清除血肿，降低眶内压，寻找出血点，同时给予对症处理。

第三节 眼袋矫正术

下睑袋（lower eyelid bag）是指下睑部组织松弛、衰老退变，呈袋状垂挂。

一 病因及分型

眼袋多发生于40岁以后的中老年人，男女均可发生，它是面部组织老化的重要临床特征。也有青年时期出现眼袋，此现象多与遗传因素有关。根据下睑袋形成的病因不同可分为三种类型：

（一）下睑皮肤松弛型

以下睑皮肤松弛下垂为突出表现，皮肤变薄，皱纹明显，严重者可致下睑外翻，睑球分离。

（二）眶脂肪疝出型

由于眼轮匝肌、眶隔退变松弛，眶内脂肪向外疝出，使下睑臃肿膨隆。此型亦可见于有家族遗传史的年轻人，眶内脂肪过多所致。

（三）混合型

具有上述两型的特点，是临床上最常见的类型。

此外，有些年轻人下睑缘下方眼轮匝肌肥厚，使下睑显得臃肿，但无皮肤松弛和眶脂肪疝出，多数学者认为这不能算真正的眼袋，称之为假性眼袋。

二 手术方法

眼袋矫正术（correction of lower eyelid bag）是通过修复和加强下睑各层组织结构，达到减轻或消除下睑臃肿、松弛的效果。根据切口入路的不同可将其手术分为两类：

（一）结膜入路眼袋矫正术（correction of lower eyelid bag approach conjunctiva）

1. 适应证 适于下睑眶脂肪疝出而皮肤和眼轮匝肌不松弛者。

2. 手术操作

（1）1%～2%利多卡因2～3ml加适量肾上腺素做下睑穹隆结膜下及眼轮匝肌下浸润麻醉。

（2）暴露睑板，于下睑板下缘中部做1～1.5cm长的横形结膜切口达结膜下。

（3）用眼科剪沿结膜下层向眶下缘做钝性分离，可见膨出的眶脂肪。

（4）剪开眶隔，轻压眼球，视情况去除疝出的内、中、外侧眶脂肪，仔细止血。

（5）结膜切口可不缝合，眼内涂眼药膏，加压包扎24小时。

（二）皮肤入路眼袋矫正术（correction of lower eyelid bag approach skin）

1. 适应证 适于各型眼袋的修复，尤其是下睑皮肤松弛型和混合型。

2. **手术操作**(图 13-13)

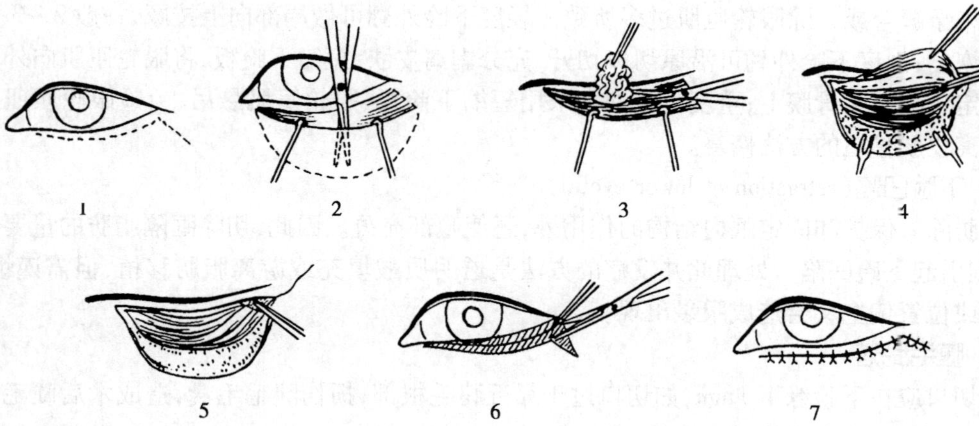

图 13-13 皮肤入路下睑袋修复

1. 切口设计;2. 剥离范围;3. 去除多余脂肪;4. 分离、切除松弛的眼轮匝肌;
5. 上提、缝合眼轮匝肌;6. 去除多余皮肤;7. 缝合皮肤

(1)切口设计:用甲紫在下睑缘睫毛下 1mm 平行睑缘画线,内侧不超过内眦,外侧至外眦角时拐向外下,即相当于上睑缘向下延伸的方向延长约 0.5 ~1cm。

(2)1% ~2% 利多卡因加适量肾上腺素做局部浸润麻醉,沿预定线切开皮肤。

(3)在眼轮匝肌浅面潜行剥离,可至眶下缘。

(4)在切口下方约 0.5cm 处,横行分开眼轮匝肌,暴露隔膜。剪开隔膜,去除疝出脂肪,仔细止血,缝合眶隔。对于泪沟较深的患者,可在骨膜表面适当剥离,将部分疝出的眶隔脂肪填塞于骨膜与眼轮匝肌之间,缝合固定。

(5)眼轮匝肌松弛者,可去除一条松弛的眼轮匝肌,用 5-0 丝线将眼轮匝肌向外上方提紧悬吊于眶外缘骨膜上。

(6)向外上方牵拉皮瓣后放松,嘱受术者尽量上视或张大口,此时,超过切口缘的皮肤即为需切除的皮肤。可先切除外侧三角形皮肤,再切除下睑缘以上多余的皮肤。

(7)切口缝合时先在外眦角固定一针,再用 7-0 丝线间断缝合其余切口。

(8)术后 24 小时加压包扎,5 ~7 天拆线。

三 并发症及处理

(一)皮下瘀血及血肿

是眼袋矫正术的常见并发症。轻度的瘀血,一般在 1 ~2 周内可自行吸收。对于较大的瘀血和血肿可口服活血化瘀药物促进其吸收。对已机化形成硬结者,可理疗和按摩,必要时手术取出硬结。如有眶隔内出血,须及时打开眶隔清除血肿,彻底止血,否则血肿玉迫视神经可导致失明。

为尽量减少术后血肿形成,术中应仔细彻底止血,肾上腺素的使用不宜过多,以防术后出现反弹性渗血。此外,术后应加压包扎。

（二）下睑外翻（ectropion of lower eyelid）

是最常见的并发症。多由于下睑皮肤切除过多、去除眶脂肪过多、皮下瘢痕挛缩、松弛的眼轮匝肌未予缝合或切除眼轮匝肌过多所致。轻度下睑外翻可做局部向上按摩，一般2～3个月后逐渐恢复；中度下睑外翻可沿原切口切开，充分剥离皮肤，短缩下睑板，将眼轮匝肌向外上方提紧固定于眶外缘骨膜上；重度下睑外翻采用短缩下睑板、眼轮匝肌悬吊、上睑眼轮匝肌肌皮瓣或游离皮肤移植的方法修复。

（三）下睑凹陷（retraction of lower eyelid）

眶脂肪除有保护和固定眶内结构的作用外，还使睑部充盈。因此，切除眶隔脂肪的量要适中，过多则引起下睑凹陷。处理此并发症的方法是透明质酸填充或游离脂肪移植，但需谨慎，注射过多或位置偏上又会造成眼袋出现。

（四）睫毛脱落

睑缘切口应在下睑缘下1mm，如切口过于靠近睫毛根部，损伤睫毛毛囊，造成术后睫毛脱落。处理方法是通过文眼线予以弥补。

（五）感染

见于术中无菌操作不严；术前局部有感染灶未被发现；术后切口污染等。一旦发生感染，应给予有效的抗生素控制感染，同时局部拆除部分缝线、放置引流、清洁换药。

（六）干眼症

由于切口瘢痕收缩，下睑轻度退缩致暂时性睑裂闭合不全。处理方法：白天滴人工泪液，晚上涂眼药膏。

（七）切口偏下、双侧不对称、眼袋部分存留

由于切口设计不当，双侧设计不一致，对多余皮肤量估计不足所致。处理办法：于3～6个月后再行手术。

第四节　内眦赘皮矫正术

内眦赘皮（epicanthus）是指存在于内眦部的一个蹼状皮肤皱褶。患者内眦间距离增宽，可遮盖内眦角和泪阜，给人以“内斜视”的假象，不但妨碍视觉，也明显影响眼部美观。

一　分类

（一）根据发生的原因分类

可分为先天性和后天性两类。

先天性内眦赘皮是一种显性遗传病，通常为双侧，东方民族较多见，尤其是蒙古族，故又有人称为“蒙古皱襞”。不伴有眼部其他畸形者称单纯性内眦赘皮。部分先天性内眦赘皮可伴有上睑下垂，小睑裂，眉部畸形等（Komoto综合征）。

后天性内眦赘皮多由外伤所致，如烧伤、烫伤等，多为单侧，常伴有邻近组织的损伤，如泪小管损伤、睑缘损伤、内眦韧带断裂等。内眦部形成蹼状瘢痕。

（二）根据赘皮的走行分类

可分为上睑型、内眦型和倒向型三类（图13-14）。

上睑型：赘皮起自眉部或上睑皱襞，止于内眦部。

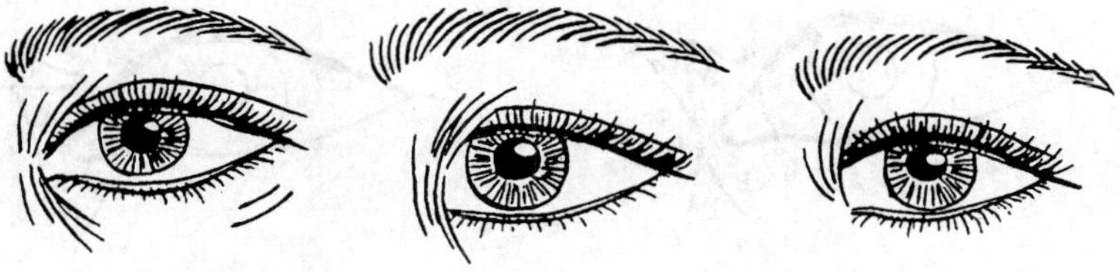

图 13-14　内眦赘皮的分类

A. 上睑型；B. 内眦型；C. 倒向型

内眦型：赘皮起自上睑，经内眦向下延伸至下睑。

倒向型：赘皮起自下睑，向上睑延伸。

二　内眦赘皮矫正术（epicanthal plasty）

（一）时间选择

儿童轻度单纯内眦赘皮，随着年龄增大鼻部的发育可逐步减轻或消失，如赘皮不伴有其他先天异常，一般宜在 14 岁以后再考虑手术。但合并有先天性小睑裂、上睑下垂则应尽早手术。后天性内眦赘皮，应等瘢痕软化后再行手术。

（二）手术方法

过去认为内眦赘皮是由于内眦部皮肤过多所致。因此有人直接将赘皮切除，但很快又复发。还有人在鼻背做梭形皮肤切除缝合，虽可暂时消除赘皮，但切口瘢痕伸展变宽后赘皮依然存在。1932 年 Vialary Blair 指出，内眦赘皮治疗效果不理想的原因，不是切除赘皮本身，而是要对组织重新排列。学者们认识到内眦赘皮不是水平方向皮肤多余，而是内眦部垂直方向的皮肤紧张所致。因此，人们通过各种术式延长垂直方向皮肤，降低张力，取得了较理想的效果。

1. Z 成形术

（1）适应证：轻度内眦赘皮，可与重睑术同期进行。

（2）手术操作（图 13-15）

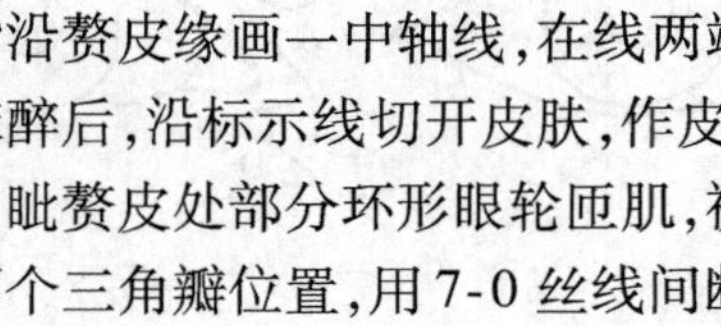

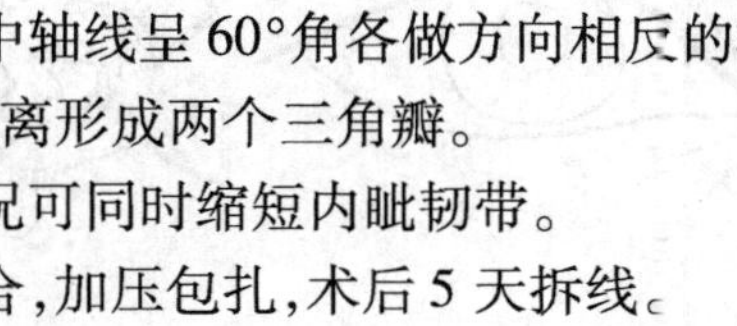

图 13-15　Z 成形术法

1）用甲紫沿赘皮缘画一中轴线，在线两端与中轴线呈 60°角各做方向相反的标志线。

2）局部麻醉后，沿标示线切开皮肤，作皮下剥离形成两个三角瓣。

3）剪断内眦赘皮处部分环形眼轮匝肌，视情况可同时缩短内眦韧带。

4）交换两个三角瓣位置，用 7-0 丝线间断缝合，加压包扎，术后 5 天拆线。

2. Speath 法

（1）适应证：较严重的内眦赘皮。

（2）手术操作（图 13-16）

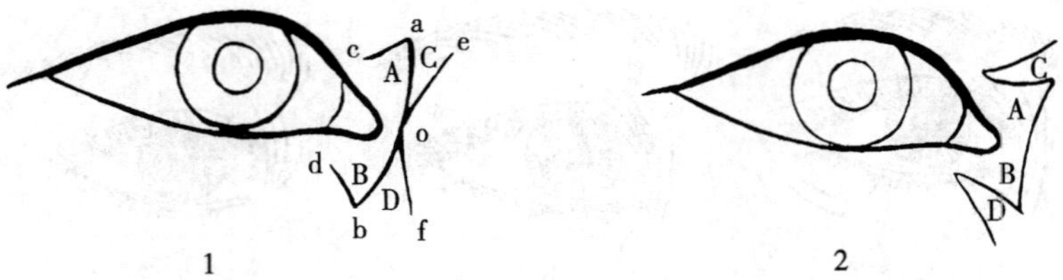

图 13-16 Speath 法

1. 内眦部上、下各做 Z 形切口，分离皮下组织使呈 A、B、C、D 瓣；

2. 分别交换 A、C 和 B、D 缝合

1)沿赘皮缘做中轴线 ab，o 为 ab 之中点。自 a、b 做垂直上、下睑缘内 1/3 处的切口线 ac、bd，使 ac = ao，bd = bo，形成三角瓣 A 和三角瓣 B。

2)自 o 点向鼻侧上、下夹角约 60°做切口线 oe、of，使 oe = ac = ao，of = bd = bo，形成三角瓣 C 和三角瓣 D。

3)局部浸润麻醉后，按预定线切开皮肤，分离皮下组织，形成四个三角瓣 A、C、B、D。

4)将 A 瓣与 C 瓣交换位置，B 瓣与 D 瓣交换位置，用 7-0 丝线间断缝合，加压包扎。

5)术后 5 天拆线。

3. Y-V 成形术法

(1)适应证：较严重的内眦赘皮。

(2)手术操作(图 13-17)

图 13-17 Y-V 成形术法

1)在内眦部做 Y 形皮肤切开标示线。Y 长轴的长度为内眦赘皮需向鼻侧牵拉的长度，上下两臂与睑缘平行。

2)沿标示线切开皮肤，分离皮下组织，修整皮肤。

3)将赘皮向鼻侧牵拉做 V 形缝合。

4. Mustarde 法

又称墨氏法或四瓣法。

(1)适应证：严重的内眦赘皮；倒向型内眦赘皮；内眦赘皮合并内眦间增宽及小睑裂等。

(2)手术操作(图 13-18)

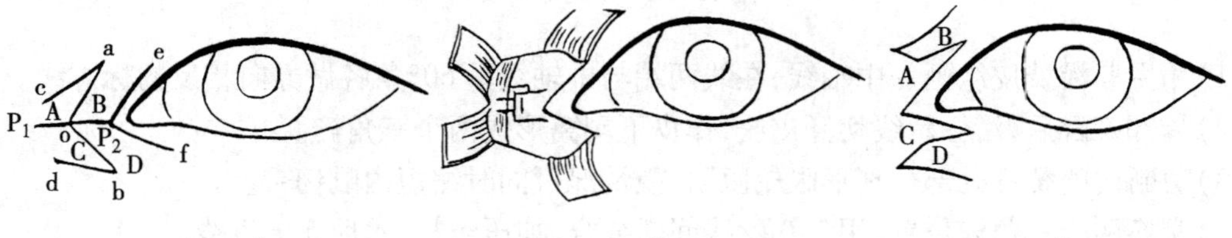

图 13-18 Mustarde 法

1. P_1、P_2 为正常内眦和现内眦位置，o 为其中点；2. 分离皮下组织使呈 A、B、C、D 四瓣；

3. 分别交换两组皮瓣缝合

1)患者平视,鼻中线与瞳孔中央水平线之交点与瞳孔中心点连线的中点 P_1 点,为新设计的内眦点所在位置。

2)将内眦赘皮向鼻侧牵拉至赘皮消失,原内眦点为 P_2 点,连接 P_1P_2 点。

3)自 P_1P_2 连线的中点 o 向上、下睑方向 60°角做切口线 oa、ob,其长度 $oa = ob = P_1P_2 - 2mm$,于 a、b 处向鼻侧做 45°切口线 ac、bd,使 $ac = bd = P_1P_2 - 2mm$。

4)自 P_2 点做平行于上、下睑缘的切口线 P_2e、P_2f,使 $P_2e = P_2f = P_1P_2 - 2mm$。

5)局部麻醉后沿切口线切开皮肤,分离皮下组织,游离皮瓣 A、B、C、D,显露内眦韧带,将内眦韧带折叠缝合,向鼻侧拉紧固定于鼻泪嵴骨膜上。

6)缝合 P_1、P_2 点,切除多余皮肤,分别将皮瓣 A 与 B、C 与 D 交换位置间断缝合。

7)术后轻加压包扎。5~7 天拆线。

三 并发症及处理

(一) 内眦瘢痕增生

内眦赘皮矫正术后通常有一定程度的瘢痕增生,术前应向患者交代清楚。一般在术后3~6 个月后会自行变软、变平。如瘢痕增生明显可做理疗、按摩、外用瘢痕膏等治疗。为减轻术后的瘢痕增生应注意做到手术操作准确,皮缘对合整齐,切口无张力缝合,避免术后感染。

(二) 赘皮矫正不满意

多由手术设计不当,或术式选择欠佳所致,可于术后 3~6 个月再行手术。

(三) 皮瓣坏死

皮瓣太薄;缝合张力过紧;术中操作粗暴;肾上腺素用量过大。是造成皮瓣坏死的主要原因。术中应避免上述情况的发生。

第五节 上睑下垂矫正术

上睑下垂(blepharoptosis)是指由于提上睑肌功能减弱或丧失,患者平视时上睑不能充分提起,睑缘遮盖部分或全部瞳孔。患者需借助额肌过度收缩和昂头姿势以增大视野,形成一种特殊面容和姿态,额部皱纹加深,眉毛上抬,甚至颈部肌肉和颈椎畸形。不但影响患者的视觉,还有损于容貌。

一 病因与分类

上睑下垂可分为先天性和后天性两类。

(一) 先天性上睑下垂

先天性上睑下垂多为双侧,也可是单侧,有家族遗传性。多由提上睑肌发育不全,或支配提上睑肌的运动神经功能不全所致。上睑下垂可单独存在,也可合并上直肌和下斜肌功能障碍;或合并下颌-瞬目综合征;或合并其他眼部畸形,如内眦赘皮、小睑裂、小眼球、眉部畸形等。

(二) 后天性上睑下垂

引起后天性上睑下垂的病因有多方面:包括各种原因造成的提上睑肌功能减弱或丧

失，如上睑撕裂伤、切割伤等；各种原因造成的动眼神经病变，如外伤、肿瘤、炎症、血管病变及内分泌或代谢性疾病；各种原因造成的上睑重量增加，如眼睑部肿瘤、重症沙眼、上睑重度凹陷；由于上睑提肌腱膜松弛导致的老年性上睑下垂及重症肌无力所致的肌源性上睑下垂等。

二 术前检查

术前正确判断上睑下垂的性质、类型和程度，是选择手术方法和预测手术效果的重要依据。

（一）上睑下垂程度的测定

正常人（东方人）两眼平视前方时，上睑缘位于角膜上缘与瞳孔上缘之间，或上睑覆盖角膜上缘1.5～2mm。如下垂1～2mm，为轻度下垂；下垂3～4mm为中度下垂；下垂超过4mm以上为重度下垂。

单侧上睑下垂的测定，可以正常侧为参照标准，两眼平视前方时，双侧睑裂高度之差即为下垂量。

（二）提上睑肌的肌力测定

用拇指压住双侧眉弓，以阻断额肌参与提上睑的作用。令患者向下看，以此时睑缘所在位置为“0”，再嘱患者尽量向上看，测得上睑缘提高的幅度，即为提上睑肌的肌力，肌力可分为三级：0～3mm为弱；4～7mm为中等；8mm以上为良好；正常为13～16mm。另一种方法是按比例计算，因不同个体的眼睛大小不同，故不宜用绝对值来计算。具体方法：于头正位平视下，上睑缘遮盖瞳孔至角膜上缘距离之1/3者为轻度上睑下垂，遮盖1/2为中度上睑下垂，遮盖大于2/3以上为重度上睑下垂。

（三）上直肌功能测定

提起上睑，令患者眼球向各个方向转动，检查眼外肌的功能。如上直肌无功能或提起上睑有不能忍受的复视者，不宜行上睑下垂矫正手术。

（四）额肌肌力测定

让患者先向下看，再睁眼尽量向上看，测量眉上缘移动的距离即为额肌的肌力，正常为10～15mm。选用以额肌为动力的术式时，患者须有良好的额肌肌力。

（五）其他

下述情况的上睑下垂，暂不宜施行上睑下垂矫治手术：

1. 重症肌无力上睑下垂常为双侧，也可单侧。其特点是晨起症状较轻，下午加重，休息后好转，连续瞬目后加重。必要时做新斯的明试验可明确诊断：皮下或肌注0.5～1.0mg新斯的明，15～30分钟症状好转者为重症肌无力所致。

2. Horner综合征交感性上睑下垂，可伴有同侧瞳孔缩小，颜面潮红及出汗障碍等。用可卡因滴眼后下垂症状好转。

3. 下颌-瞬目综合征患者咀嚼时，眼裂增大，眼睑下垂消失。此患者不宜做提上睑肌缩短术和额肌悬吊术，否则可能加重症状。此类患者多随年龄增大症状减轻或消失，因此应于青春发育期后才考虑是否需要手术治疗。

4. 伴有复视、斜视的上睑下垂。

三 手术时机

先天性上睑下垂原则上应及早矫治。但由于患儿年龄过小，眼睑及其周围组织发育尚不完善，患儿不合作，眼轮匝肌收缩力过强，易致手术失败。故一般认为5岁以后手术为宜。但重度上睑下垂者，手术时间应提前至患儿能站立行走时，以防患儿弱视和颈部畸形。对伴有其他眼部畸形和疾病的患者，一般应先行其他治疗后再考虑施行上睑下垂矫正手术。

后天性上睑下垂应首先针对病因治疗，无效时再考虑手术治疗。外伤所致上睑下垂是由于提上睑肌断裂所致者，应在处理外伤的同时寻找断端予以缝合，否则需在创伤愈合一年瘢痕软化后再行手术。

四 手术方法

上睑下垂的手术治疗方法有一百多种，归纳起来有三类：提上睑肌缩短术；额肌悬吊术；上直肌悬吊术。

一般而言，提上睑肌缩短的手术合乎生理要求，术后效果也较理想，它要求提上睑肌的肌力在4mm以上，否则可能造成术后的睑裂闭合不全。利用额肌提举上睑的手术适于重度的上睑下垂，此类手术不受提上睑肌残留功能的限制，操作简单，易于成功，但不符合生理情况，上睑迟滞现象是其不可避免的并发症。利用上直肌提举上睑的手术，因术后可能产生复视和斜视，现已很少采用。下述只介绍前两类手术。

（一）提上睑肌缩短术（shortening operation of levator palpebrae superioris）

提上睑肌缩短术的术式主要有两种：经皮肤切口的外路法和经结膜切口的内路法，由于后者缺点较多，现已渐少用，故以下介绍经皮肤切口的提上睑肌缩短术。

1. 适应证 提上睑肌肌力在4mm以上的上睑下垂。

2. 手术操作（图13-19）

（1）局部浸润麻醉后，于上睑距睑缘5～6mm处切开皮肤和眼轮匝肌，去除一条眼轮匝肌，暴露睑板组织和附着于其上缘的提上睑肌腱膜。

（2）将眶隔、眶脂肪从提上睑肌腱膜前上方推开，沿睑板上缘提上睑肌腱膜向上剥离至节制韧带。

（3）在睑板上缘提上睑肌腱膜的内、外侧各做一竖形切口，于提上睑肌与穹隆结膜间做潜行分离，向下分离至睑板上缘，向上分离至穹隆顶部。

（4）于睑板上缘夹住提上睑肌、切断。

（5）将提上睑肌向下牵拉，剪断两侧内外角，按预期高度，在内、中、外与睑板上缘之间作褥式缝合，将提上睑肌固定于睑板前方。

（6）去除多余的提上睑肌。

（7）间断缝合切口皮肤。为同时形成稳定的重睑，在缝合皮肤时的内、中、外三针时，穿过切口下缘、睑板前或下移的提上睑肌腱膜及切口上缘。

（8）术后眼内涂眼膏，用凡士林纱布遮盖，加压包扎2天，5～7天拆线。

3. 术中注意要点

（1）剪断腱膜的内角和外角时，注意剪内角时应距眶内侧壁8mm，以免损伤上斜肌腱和滑

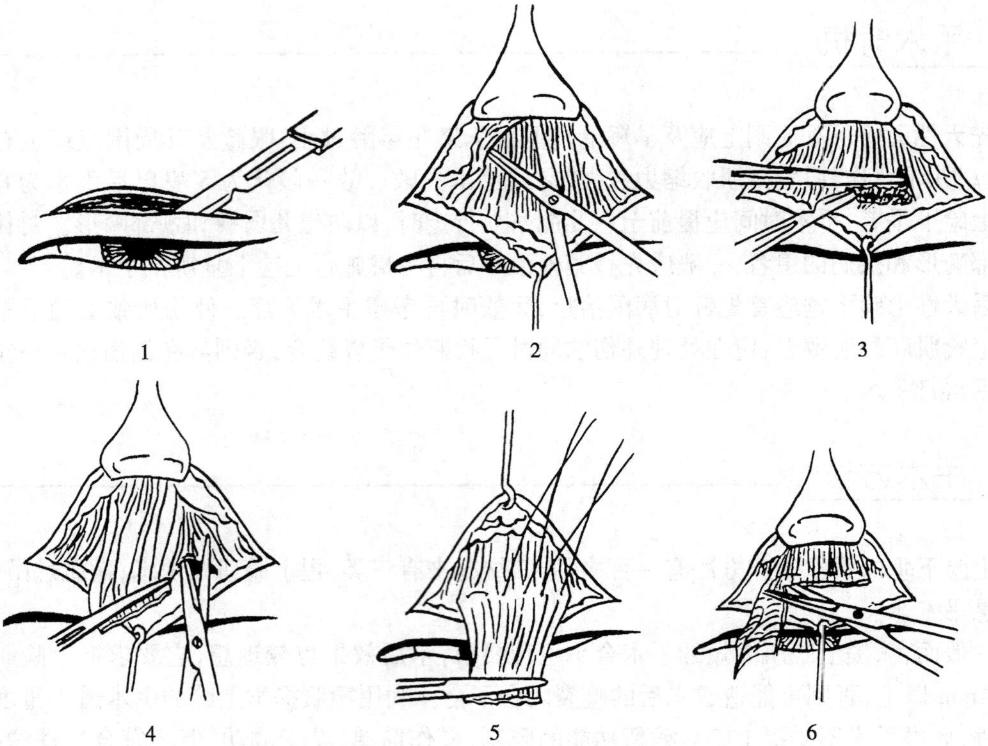

图 13-19　经皮肤切口的提上睑肌缩短术

1. 切口；2. 剥离提上睑肌；3. 切开腱膜；4. 切开腱膜两侧；
5. 缝合固定腱膜；6. 剪除多余腱膜

车，剪外角时应距眶外侧壁5mm，以免损伤泪腺。

（2）分离穹隆部结膜时易穿破结膜，预防办法是在结膜下注入局麻药，使之易于分离。

（3）为防止矫正不足或过度，在缝合腱膜与睑板时，先打成活结，观察上睑的高度，调整穿过睑板的高度至满意为止。

（二）额肌悬吊术（frontalis suspension）

是以额肌取代提上睑肌的功能，作为提起上睑的动力。额肌和睑板的联结可以通过阔筋膜、丝线、真皮、眼轮匝肌等，也可通过额肌瓣转移，或额肌筋膜瓣直接与睑板联结。

1. 适应证　适于提上睑肌肌力在4mm以下的各种类型的上睑下垂。

2. 手术方法

（1）阔筋膜悬吊术（图13-20）

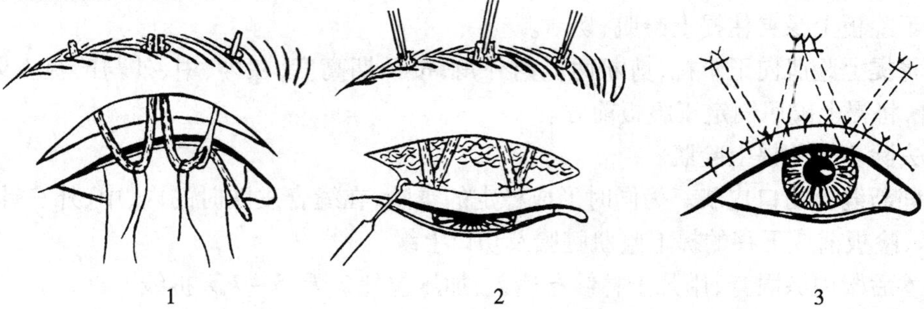

图 13-20　阔筋膜悬吊术

1. 穿引筋膜；2. 筋膜下端缝合固定于睑板上；3. 筋膜上端缝合固定于额肌上

1）做上睑及眉上缘皮下浸润麻醉，不合作的儿童做全身麻醉。

2）于大腿外侧切取阔筋膜，长约 10 ~ 16cm，宽约 0.8cm，分成两条，各宽约 0.3 ~ 0.4cm。如为单侧上睑下垂，则只需一半材料。

3）距睑缘 6 ~ 7mm 处沿上睑皱襞切开皮肤，分离切口下方的皮肤达睑缘，剪除少许眼轮匝肌，暴露睑板。

4）在眉上缘，相当于瞳孔正中和内外眦位置各做一长约 0.5cm 的切口，用蚊式钳做钝性分离达额肌。

5）用筋膜引针，从眉中央切口穿入，经眼轮匝肌深面从上睑切口穿出。将预备好的筋膜条穿入引针孔后拔出引针，筋膜条自眉上中央切口引出。同法将筋膜条的另一端从眉上缘外眦切口引出，筋膜条呈 V 字形。

6）用 3-0 丝线将 V 形尖端褥式缝合固定于睑板中外 1/3 交界处腱膜上，并穿透睑板全层 1/2。

7）同法完成另一半 V 形，固定于睑板中内 1/3 交界处。整个筋膜条呈 W 形。

8）于眉上缘切口处适当拉紧筋膜条，调整睑裂高度与睑缘弧度，用 3-0 丝线将筋膜固定在额肌上。

9）切除多余的筋膜，间断缝合皮肤切口。

10）术后 7 天拆线。

（2）额肌瓣悬吊术（图 13-21）（frontalis muscle flap suspension）：额肌起于帽状腱膜，止于眉部皮肤、皮下组织，部分额肌纤维及筋膜跨过眶上缘与眶缘下方眼轮匝肌相互交织。额肌瓣悬吊术是用额肌制作一个蒂在上方的肌瓣，向下推移，固定于睑板上。利用额肌的动力提起上睑。具体操作如下：

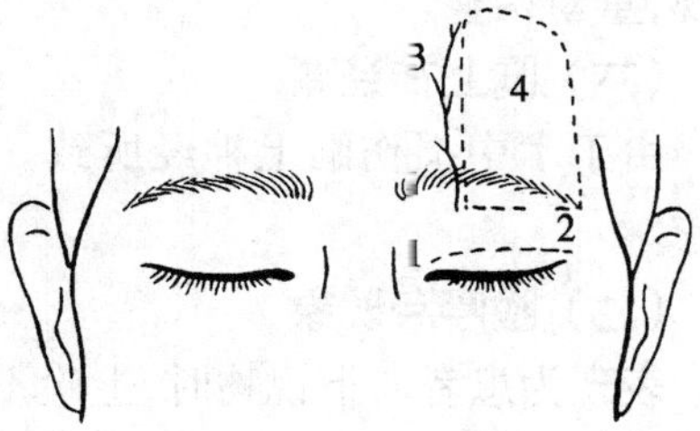

图 13-21　额肌瓣悬吊术术前设计

1. 重睑切口；2. 眉下切口；3. 眶上血管、神经束；4. 额肌瓣剥离范围

1）眼眶周围神经阻滞麻醉后，在重睑皱襞线处切开皮肤、皮下组织，去除一条眼轮匝肌，暴露睑板。

2）在眉下缘中 1/3 做长约 1.5 ~ 2cm 的皮肤切口，注意勿损伤眶上神经和血管。在皮肤与额肌之间潜行分离。

3）在眉下切口下方切断额肌止点纤维，在骨膜与额肌间潜行分离。

4）在已分离的额肌内、外侧由下向上切开，形成一宽度为 2cm 左右的额肌瓣。一般肌瓣可下移 1.5cm 左右。

5）在上睑皱襞切口与眉下切口之间，眼轮匝肌深面形成隧道。将额肌瓣通过隧道或眶隔后用 3-0 丝线按内、中、外三点固定于睑板。嘱患者睁眼平视，调整睑缘高度，一般按正常上睑缘位置矫枉过正 1 ~ 2mm。

6）按重睑成形术缝合重睑切口，间断缝合眉下切口。

7）术毕加压包扎额部 24 小时，术后 7 天拆线。

术中注意：分离肌瓣时注意鼻侧勿损伤眶上神经和血管，颞侧勿损伤面神经的额支。

五　并发症及处理

（一）矫正不足

由于术式选择不当；提上睑肌缩短的量不够；额肌悬吊的高度不够或缝线结扎过松所致。

术中发现即刻纠正，或在术后3～6个月再行矫正手术。

（二）矫正过度

由于提上睑肌切除过多，或额肌悬吊过高，额肌瓣分离不充分所致。轻度一般不必处理，2周后一般可逐渐减轻。重者须及早拆除固定缝线，用力向下按摩上睑，或再次手术。

（三）暴露性角膜炎

由于睑裂闭合不全致角膜外露干燥；缝线过紧，局部肿胀明显；术中、术后损伤角膜；眼部术前有感染灶存在是造成暴露性角膜炎的主要原因。为预防并发症的发生，除避免上述因素发生外，应于术后2个月内常规白天点人工泪液，晚上睡前涂眼药膏。对已形成的角膜炎应使用有效的抗生素眼药水，包盖双眼，保护角膜。

（四）睑内翻、倒睫

由于提上睑肌腱膜或额肌瓣、阔筋膜条在睑板上的新附着点不当；皮肤切口下方皮肤过宽所致。轻者作睑缘灰线切开或切除1～2mm切口下缘的皮肤；重者应及早拆除缝线，重新调整睑板上附着点的位置。

（五）睑缘弧度不理想

多由于睑板上各附着点不在同一弧度上，或缝线松紧不一，力量不均所致。应在术中及时发现，重新调整。

（六）眶上神经痛

由于术中损伤眶上神经所致。一般无需特殊处理，亦可服用止痛药物和维生素 B_1 对症治疗。

（七）睑停滞现象

表现为患者向下视物时，上睑不能同时下移。是额肌悬吊术不可避免的并发症，术前应向患者交代清楚。

（八）感染

以丝线和阔筋膜悬吊术发生感染机会较多。可能与筋膜牵拉过紧，术中操作粗暴，丝线较粗等有关。如感染发生应全身使用有效抗生素，局部换药，必要时拆除缝线。

第六节　睑外翻矫正术

睑外翻（ectropion palpebrarum）是指睑缘离开眼球，睑结膜向外翻转的状态。上下睑均可发生，以下睑为多见。由于泪小点外翻，泪液不能由泪道排出而致溢泪；由于睑结膜外翻长期暴露而致结膜慢性炎症、充血、干燥、肥厚增生；由于眼裂闭合不全，角膜长期暴露而致角膜炎症、溃疡，形成白斑，甚至导致失明。

一　病因及分类

根据病因不同，可将睑外翻分为五类。

（一）先天性睑外翻

极少见。病因不明，可能由于眼睑横径过长、眼轮匝肌无力所致。

（二）痉挛性睑外翻

多见于儿童。在眼睑皮肤紧张而眶内容又充盈时，若角膜、结膜病变刺激致眼轮匝肌痉挛可发生痉挛睑外翻。常见于泡性角膜结膜炎、眼球突出的患者。

(三)老年性睑外翻

仅见于下睑。老年人因眼睑皮肤、眼轮匝肌和内外眦韧带松弛,下睑受重力作用而造成下睑外翻。睑外翻所致的溢泪、皮肤湿疹及慢性结膜炎,使患者频频擦泪,则更加剧外翻程度。

(四)麻痹性睑外翻

见于下睑。多由面神经麻痹或外伤、手术累及面神经所致。由于眼轮匝肌松弛,受重力作用而使下睑外翻。

(五)瘢痕性睑外翻

临床上最多见。由热力灼伤、化学伤、眼睑炎症、眶骨骨髓炎、手术过多切除眼睑皮肤及不良的外伤缝合等形成瘢痕挛缩所致。

二 手术治疗

上述五种睑外翻的治疗,除痉挛性睑外翻一般采用药物治疗外,其他均需手术治疗。

(一)眼睑紧缩术(eyelid shortening operation,Kuhnt-Szymanowski 术)

1. 适应证 适于老年性睑外翻和麻痹性睑外翻。

2. 手术方法(图 13-22)

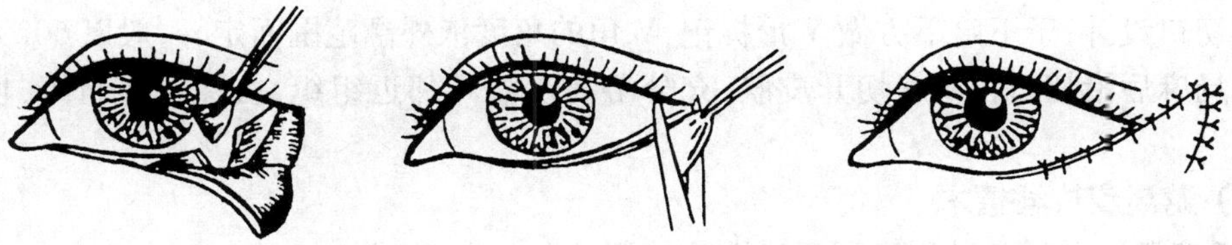

图 13-22 眼睑紧缩术

1. 切除三角形睑板、睑结膜;2. 切除三角形皮肤、眼轮匝肌;3. 缝合

(1)局麻后,从下睑睑缘内中 1/3 至 1/2 处开始切开灰线,向外眦延伸越过外眦再折向下方,将眼睑分为前后唇。前唇为皮肤和眼轮匝肌,后唇为睑板和结膜。

(2)根据外翻的程度,于下睑外 1/3 后唇做三角形切除,将创缘对合缝合,使下睑恢复正常张力。

(3)将前唇组织向外上方牵拉,切除多余的皮肤和眼轮匝肌及部分超过外眦角的睑缘组织。

(4)间断缝合皮肤。术后加压包扎 48 小时,7 天拆线。

(二)Z 成形术

1. 适应证 适于与睑缘垂直的条索状瘢痕挛缩引起的轻度睑外翻。

2. 手术方法(图 13-23)

(1)切口设计:Z 的中轴线在瘢痕的垂直走

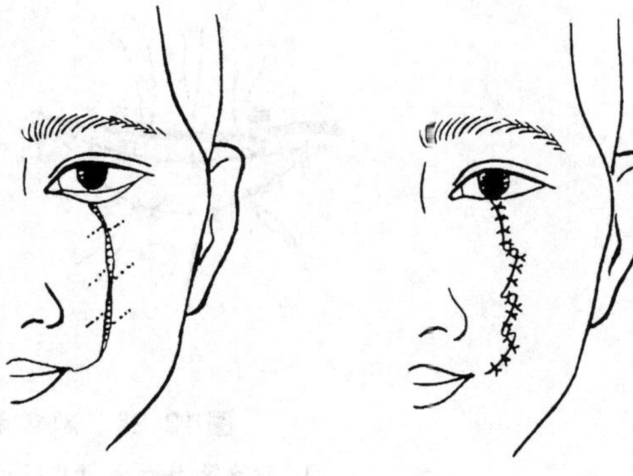

图 13-23 Z 成形术矫正下睑外翻

行方向上，于中轴线的两端各做一方向相反、与中轴线夹角为约60°的等长斜线，斜线方向应与表情线平行。如一个Z成形还不能完全矫正，可考虑做多个Z成形切口，但要注意增加了面部手术瘢痕。

(2)局部浸润麻醉后，沿切口预定线切开皮肤，皮下剥离后交换三角形皮瓣，间断缝合。

(三) V-Y成形术

1. 适应证 轻度瘢痕性睑外翻。

2. 手术方法(图13-24)

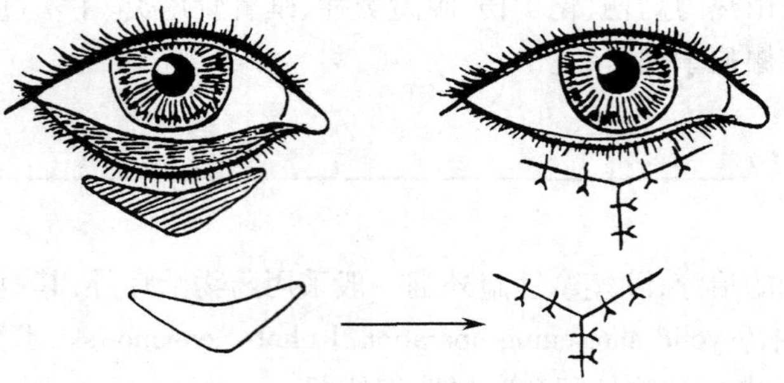

图13-24 V-Y成形术矫正下睑外翻

(1)切口设计：于下睑下方做V形标记，V角的角度依外翻范围而定，一般以60°为宜。

(2)局麻后沿切口预定线切开皮肤，充分游离皮瓣和邻近组织，去除瘢痕组织，切口做Y形缝合。

(四) 游离皮片移植术

1. 适应证 适于各种程度的瘢痕性睑外翻。

2. 手术方法(图13-25)

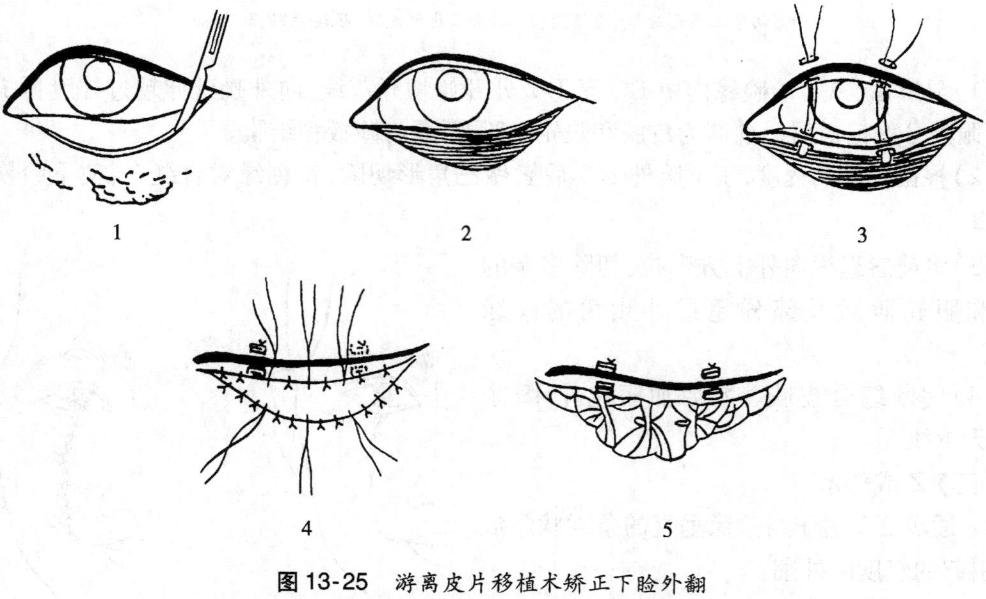

图13-25 游离皮片移植术矫正下睑外翻

1. 距睑缘3mm切开皮肤；2. 切除瘢痕、松解组织、眼睑复位；3. 睑缘粘连缝合；4. 游离皮片缝合；5. 打包结扎

（1）切除瘢痕组织：距下睑缘 2～3mm 做与睑缘平行的皮肤切口，切口的内端超过内眦，外端超过外眦达外上方，以对抗下睑退缩的力量，加强矫正外翻的效果。彻底切除松解瘢痕组织，充分游离创缘周围组织，使外翻的眼睑恢复到正常位置。

（2）切除过长的眼睑组织：长期未获修复的眼睑外翻，作瘢痕松解后，眼睑常伸展变长。上睑可于内中 1/3 交界处，下睑于外中 1/3 交界处做睑缘全层组织楔形切除，然后用 8-0 尼龙线缝合。

（3）睑缘粘连性缝合：为减缓皮片移植后的收缩，对单一上睑或下睑的外翻，可将缝合的睑裂向健侧牵拉，使患睑得到充分修复，防止皮片收缩而再度出现睑外翻，其做法是：在上下睑外中 1/3 和内中 1/3 处，各形成一宽约 3～4mm，深约 1～1.5mm 的组织瓣，灰线处剖开为前后两层，上下睑缘组织瓣创面对合，做褥式缝合。

（4）切取皮片：用纱布印下创面大小，剪成模片。可于耳后、发际前乳突区、锁骨上区、上臂内侧等部位切取全厚皮片，大小比模片大 1/4，以防皮片收缩。供皮区创缘两侧潜行分离后分层缝合。

（5）皮片移植缝合：修剪游离皮片，去除皮片下方的脂肪组织。将皮片覆盖于创面上，用 5-0 丝线先缝合两对角，然后做间断缝合，留几对长线作打包用。挤出皮下积血，用数层凡士林纱布重叠于皮片上，打包结扎后适当加压包扎。

（6）术后 10 天拆除皮片缝线，14 天拆除睑缘粘连缝线。3～6 个月剪开睑缘粘连。

（五）皮瓣移植术

1. 适应证 适于较严重的睑外翻，及伴有组织缺损的睑外翻患者。

2. 手术方法

（1）切除松解瘢痕组织、去除过长的眼睑组织及睑缘，缝合方法同前。

（2）转移皮瓣：多用颞部或颧部皮瓣（图 13-26，图 13-27），切取皮瓣前先用甲紫标示，皮瓣外形应与缺损形态一致，其大小应比缺损创面扩大 1/4，皮瓣长宽比例为 3∶1 或更长些，旋转角度不宜超过 90°，如蒂部出现“猫耳”，一般能自行平复，必要时也可再行修复。供皮区创缘充分游离后，直接拉拢，分层缝合。

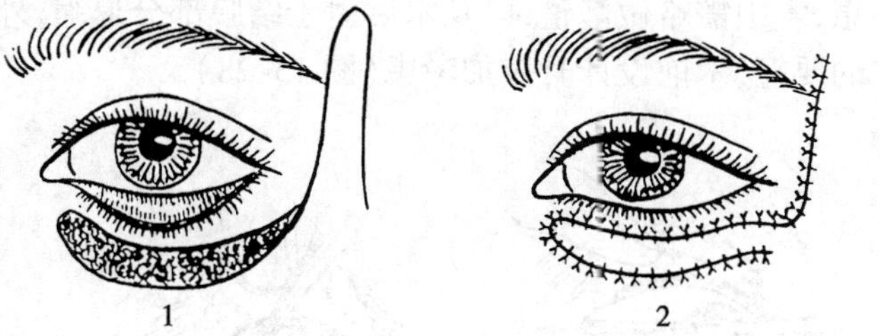

图 13-26 颞部皮瓣转移修复下睑外翻

1. 皮瓣设计；2. 皮瓣转移后

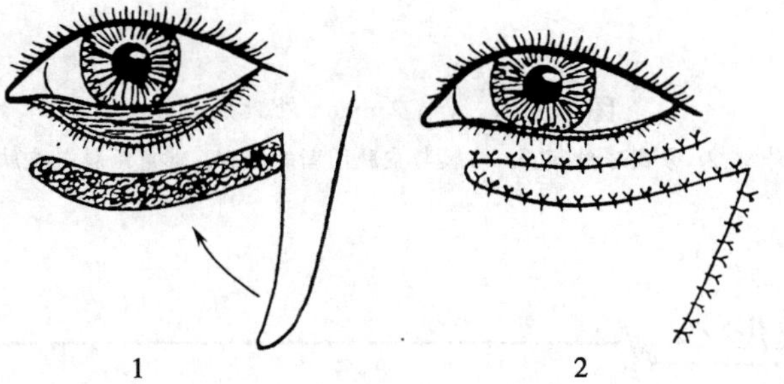

图 13-27 颧部旋转皮瓣修复下睑外翻

1. 皮瓣设计；2. 皮瓣转移后

第七节 外眦成形术

外眦成形术(lateral canthoplasty)是通过手术矫治,使狭小的外侧睑裂达到永久扩大的目的。

临床上造成外侧睑裂狭小的原因主要有两方面:一是先天性小睑裂,常伴有内眦赘皮、上睑下垂等其他眼部畸形。二是后天因素,如重症沙眼、外伤或感染所致的外眦角睑缘粘连等。手术矫治是治疗外侧睑裂狭小的有效方法,下面介绍几种术式。

一、von Ammon 外眦成形术

1. 局麻后于外眦角沿术前预定线剪开外眦组织的全层,用钝头剪于球结膜下作潜行分离,达穹隆部。

2. 在无张力情况下将球结膜牵拉至新外眦角顶端先固定缝合一针,再间断缝合其他结膜与皮肤切口。如球结膜有张力不能牵拉至外眦角,可潜行分离球结膜达角膜缘,沿相应的角膜缘做弧形切口,以减低张力。

3. 在新形成的外眦结膜处作一针褥式缝合,从距外眦角 4～5mm 处皮肤面出针,垫以纱布卷或橡皮条后结扎,以形成新的外侧穹隆。

4. 术毕涂眼药膏,5～7 天拆线。

此术式是临床应用较多,效果较好的一种外眦成形术。但其缺点是外侧睑缘弧度常不理想,术中需略做修整,以及术后由于结膜部分退缩,外眦切口部分愈合,开大的睑裂长度比设计的要短,术前设计时应加考虑(图 13-28)。

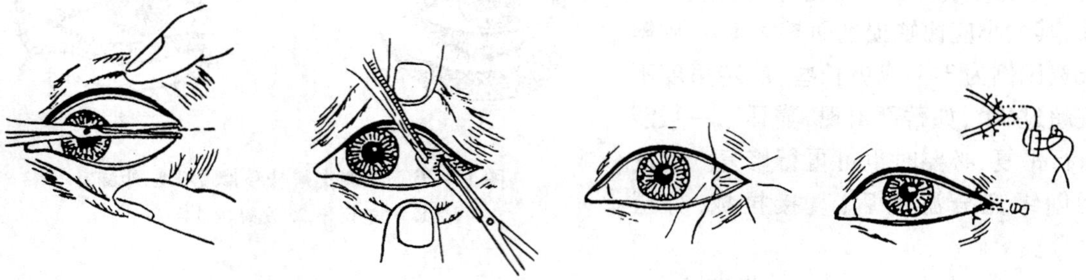

图 13-28 von Ammon 外眦成形术

1. 剪开外眦;2. 分离球结膜;3. 结膜与皮肤间断缝合;4. 眦角结膜与皮肤褥式缝合

二、Fox 外眦成形术

1. 用甲紫在实际外眦点定点 aa′,距 aa′外侧 4～6mm 处定点 b,为新的外眦点。沿上睑缘弧度向下约 4mm 定点 c,连接 aa′c 及 cb。

2. 在上下睑缘外1/4处劈开眼睑为前后两叶，切口向外下延伸，切开aa′和cb。

3. 在图示范围作潜行分离，外侧不能超过b点。

4. 充分剥离后，c点向a点退缩，将c点缝合于a点，将a′点与b点缝合。

5. 充分分离外侧球结膜达上穹隆，间断缝合结膜与皮肤切缘。在外眦角结膜行褥式缝合至外眦皮肤引出，垫以小纱布卷结扎，以形成外侧穹隆。

6. 术后5~7天拆线（图13-29）。

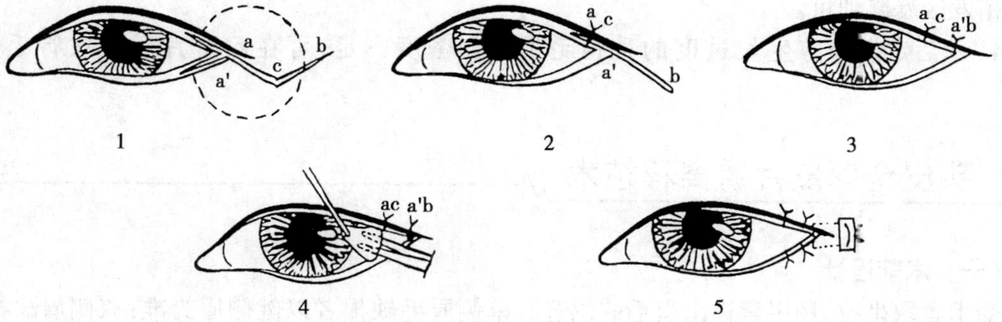

图13-29　Fox外眦成形术

1. 切口及剥离范围；2. 将c点缝于a点；3. 将a′点缝合于b点；4. 外眦球结膜下分离；5. 外眦结膜皮肤做褥式缝合

第八节　眉缺损修复术

眉既是面部的表情器官，也是构成容貌美的因素。因此眉的缺损将影响面部正常的表情活动和有损于人体的容貌美。眉缺损（defect of eyebrow）可因面部烧伤、肿瘤切除、眉部皮肤病变，以及特异感染（如麻风、梅毒）等疾病所致。以下介绍几种常用的修复方法。

一　文眉术

（一）适应证

眉毛稀疏、色浅；眉形不理想或双侧不对称者；眉毛缺损而本人不愿接受手术或健康状况也不允许手术者。

（二）操作方法

1. 眉形设计根据受术者脸形、眼形、年龄、职业、气质、性格等因素设计出理想的眉形。

2. 文刺局部消毒后，遵循文眉的原则，用文眉机蘸取文眉液完成文刺。术毕涂眼药膏。

二　毛发移植眉再造术

（一）术前设计

受术者取坐位，设计出眉毛的位置和眉形。一般单侧全眉再造需要50~100根单株毛发。

（二）手术操作

1. 毛发供区常取枕侧头皮。根据所需毛发数量切取适量全厚头皮，注意勿损伤毛囊。供区直接拉拢缝合。

2. 将切取下的头皮在放大镜下分离为携带完整毛囊的单株毛发，尽量去除毛发周围的多余组织。

3. 在拟植发区按照眉毛的不同生长方向打孔，将分离好的单株毛发用镊子或植毛器植入。植发区暴露即可。

4. 术后定期修剪生长过度的移植毛发。如密度不足，可在 6 个月后再次行毛发移植术。

三 头皮全厚皮片游离移植术

（一）术前设计

受术者取坐位，用甲紫标出眉毛的位置。单侧眉毛缺损者以健侧眉为准；双侧眉缺损，以眶上缘为标志确定眉的位置和形态。

（二）手术操作

1. 局麻后，沿术前设计线做皮肤切口达骨膜，分离松解切口缘，使创面较健侧略宽，清除瘢痕组织使受区创面有良好血运。

2. 自同侧耳后发际按预定眉形切取头皮皮片。注意切取的头皮毛发方向与眉毛生长方向尽可能一致，头皮切取方向要顺头发方向略倾斜，以免损伤毛囊。切取皮片后，在保证不损伤毛囊的前提下，仔细修剪毛囊间过多的脂肪组织。供皮区稍加剥离后直接拉拢缝合。

3. 将移植片置于受区，在无张力下间断缝合移植片，留几对长线，术毕打包，加压固定。

4. 术后 10～14 天拆线。

四 健眉皮瓣旋转移植法

（一）术前设计

参考健侧眉，用甲紫画出术区眉的形态。长度等同健侧眉，宽度为健眉的 1/2。

（二）手术操作

1. 沿术前设计线切开皮肤达骨膜，鼻侧切口延至鼻梁中央部，作皮下潜行分离，使其宽度达正常眉宽，清理受区瘢痕组织。

2. 将健眉平分为上下两半，横行切开，再于眉上缘做平行切口，鼻侧切口延至鼻梁中央与对侧切口相连，形成以内侧端为蒂与患侧创面等宽的皮瓣。术中注意避免损伤毛囊。

3. 旋转皮瓣 180°，移植到患侧创面，边缘缝合。健侧创口做切口缘剥离后直接缝合。加压包扎，术后 7 天拆线（图 13-30）。

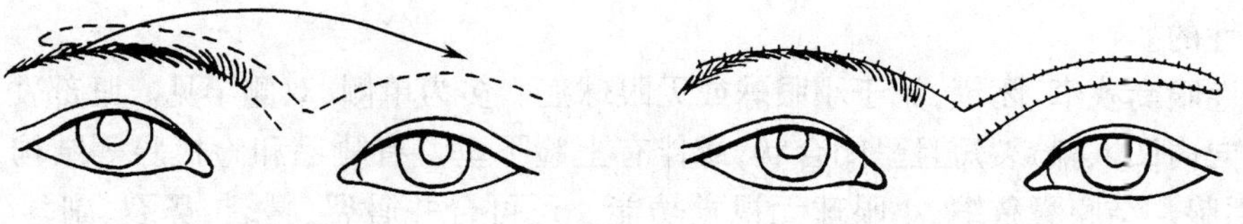

图 13-30　健眉皮瓣旋转移植

1. 切口设计;2. 皮瓣旋转后

此法适用于一侧眉缺失而健侧眉浓而宽的患者。

五　颞浅动脉岛状头皮瓣移植法

(一) 术前设计

1. 用手触摸或用 Doppler 超声血流探测仪探明颞浅动脉及伴行的静脉走向,用甲紫标示。

2. 根据眉毛缺损情况,参照健侧眉的形态、大小,毛发走向及密度,在颞浅动脉远端设计一岛状皮瓣。

(二) 手术操作

1. 局麻后,沿颞浅动脉走行切开皮肤,向两侧皮下稍作潜行分离,显露颞浅动脉。

2. 在动脉旁开 5～10mm 位置切开,达深筋膜,游离血管束,结扎、切断小动脉分支。

3. 按术前设计,切取以该血管束为蒂的全厚岛状头皮瓣。

4. 由颞侧向眉部创面做皮下隧道,宽度一般为 15～20mm,以血管蒂不受挤压为度。

5. 受区做皮肤切开,去除瘢痕组织,暴露至预定宽度。

6. 将岛状动脉头皮瓣通过皮下隧道转移,植于受区创面,注意蒂部不能有张力,皮瓣四周间断缝合固定,加压包扎,12～14 天拆线。

7. 供区皮肤直接缝合,7～10 天拆线(图 13-31)。

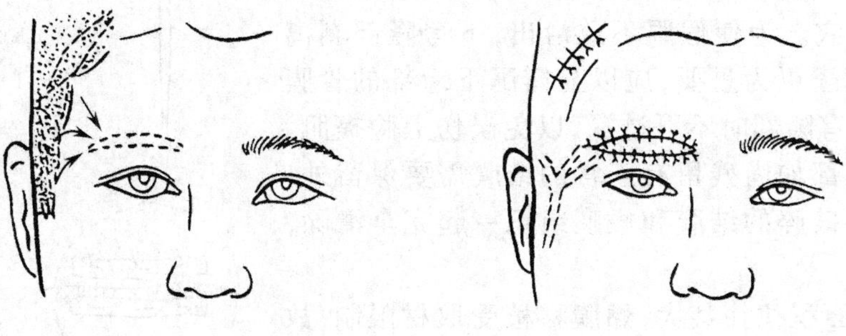

图 13-31　岛状头皮瓣移植

1. 切口设计;2. 头皮岛状瓣已旋转至眉区

第九节　眼窝再造术

眼窝狭窄不能安戴大小合适的假眼,眼窝闭锁则无法装入假眼。眼窝狭窄闭锁,有先天性的和后天性的。

先天性眼窝狭窄、闭锁，见于小眼球或无眼球症。多为单侧，双侧罕见。眶部发育不良，眼睑窄小并向内凹入，睑裂短且呈闭合状，或伴有上睑下垂。有睫毛和睑板腺等结构，泪点或有或无，有泪腺。结膜囊狭缩，小眼球无视觉功能。还可合并唇裂、腭裂、鼻裂、副耳、多指(趾)等先天性畸形。这些合并畸形，多见于无眼球症。

后天性眼窝狭窄闭锁，多因化学性烧伤、眶内感染等原因造成。眼球损毁，视力丧失，结膜破坏缺损，创面瘢痕愈合后挛缩粘连，以致结膜囊狭缩，严重者消失，形成闭锁。后天性狭窄闭锁，还见于因幼患眼部恶性肿瘤，摘除眼球后又行放射治疗，致影响眶部的正常发育，畸形表现与先天性眼窝狭窄、闭锁相似，唯眶部骨骼发育不足更为明显。

眼窝狭窄、闭锁的治疗有扩张法和眼窝再造术。如伴有上睑下垂，或因外伤造成的眼睑缺损、外翻或其他瘢痕畸形，应先期进行治疗。

扩张法：一般多用于先天性狭窄，因局部组织质地柔韧，基底松动，具有可以伸展的潜力。治疗应于婴幼儿时期开始，愈早效果愈佳。用以丙烯酸酯制成的假眼模型安入结膜囊内，模型由小到大，定期更换，持续扩张，直至青春期，最终可以塑造出适当大小和形状的稳定眼窝，并可激发眼眶及其周围组织的正常发育。睑裂过于狭小，首次在麻醉状态下亦难安入模型时，可行外眦切开术或局部黏膜移植成形术。模型的前面应埋置栓桩，以便更换和清洗时的装卸操作，或将栓桩借金属杠杆和戴在头部或牙齿上的装置相连接，赖以对眼窝施加压力及保持模型稳定不致脱出。后天性狭窄，程度较轻者也可以试行扩张法治疗。

眼窝再造术(reconstruction of contracted socket)：适用于后天性因结膜大部或全部缺损瘢痕愈合所形成的狭窄闭锁，手术原则为经切开、剥离、切除瘢痕等步骤，以形成下至眶下缘，两侧越过内外眦角，向上也有适当深度的宽阔腔穴。为使假眼不致滑出，下穹隆部剥离的深度较上穹隆更为重要，应以显露眶下缘部的骨膜为准。剥离上穹隆部时不可过深，以免误伤上睑提肌。除睑缘和睑板部如尚残留有正常的结膜需要保留外，应将所余支离破碎的结膜和瘢痕组织一起完全清除，力求松解彻底。

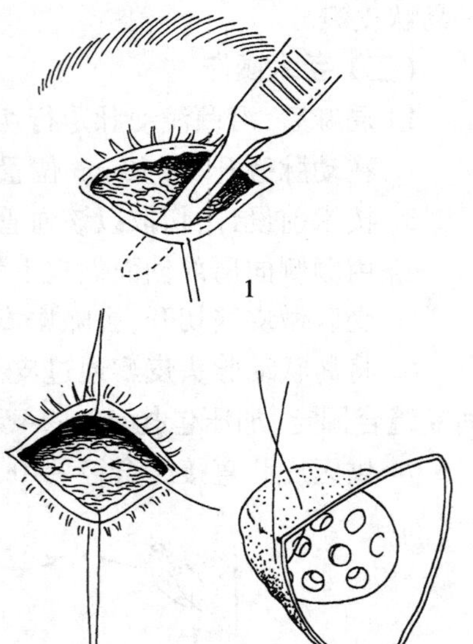

图13-32　眼窝再造术

1. 切开剥离形成腔穴；2. 用皮片底层朝外包裹有孔假眼模型植入剥入腔穴的内嵌植皮术；3. 睑缝合术；4. 内嵌植皮术和睑缝合术的纵断面

腔穴创面面积往往甚大，黏膜移植受取材限制，故一般均以较薄的中厚皮片移植衬覆。皮片不宜太厚，否则皮脂腺和汗腺等的分泌物积存，日久会有恶臭，且毳毛丛生也不易清洗干净。皮片的移植以采用较大假眼模型固定的内嵌植皮法较为可靠，即将皮片的肉面朝上，相接的边缘用细丝线缝合，然后植入所剥出的腔穴内。为防止模型脱出和对抗皮片存活后的收缩，需行睑缝合术(图13-32)。可将模型钻穿几个互以浅沟相连的孔洞，以供日后在睑缝合期间用无尖注射针头或细聚乙烯管插入，冲洗再造的眼窝，保持洁净，防止继发感染。且一旦发生感染，亦可借以引流，而无需提早解除睑缘的粘连缝合，以免因皮片收缩使手术失败。4~6个月后，再造的眼窝已趋稳定，即可将睑缘的粘连解除，安配假眼。

后天性因肿瘤行眼球摘除术和术后放射治疗所致眼窝狭窄，由于发育障碍，睑裂短小，有时还需同时施行外眦切开术、外眦成形术，或外侧眶缘骨部分凿除术以扩大之。

（薛红宇　李　东）

第十四章 鼻部美容外科

第一节 概 述

鼻位于面部中央隆起呈三角形锥状，富有很强的立体感，是人体的重要器官，具有呼吸、嗅觉、防护、反射、共鸣等生理功能。鼻分为外鼻、鼻腔、鼻窦三部分，外鼻上端狭窄，向下逐渐宽大丰满，是面部最突出器官。由于鼻位于面部正中的显要位置，其形态完整、比例协调对容貌的端正完美至关重要，鼻子的形态美与丑不但决定着人的容貌特征，而且还表现出人的智慧和性格，故鼻区美容整形手术为美容外科的重点之一。

正常鼻的形态、大小、长短因民族不同而不同。白种人的鼻梁较高，鼻子较大；黄种人的鼻子较扁；黑种人的鼻翼较（宽）大。同一民族也因人而异。美的鼻子必须与整个脸形及其他五官形态相协调才是最恰当的。

第二节 隆 鼻 术

隆鼻术是鼻区美容术中最常见的手术，这与东方民族鼻梁偏低和习惯爱好有关。中国男性以鼻梁挺拔近似直线来表现出男子汉的阳刚气质，女性则以鼻梁微具凹弧，鼻尖微翘来显示东方女性含蓄阴柔之美。

一 适应证与禁忌证

（一）适应证

1. 身体健康，精神正常，鼻梁局部凹陷偏低，鼻结构基本正常或无鼻腔生理功能障碍者。
2. 单纯性鞍鼻者。
3. 鼻尖低塌、鼻小柱短小者。
4. 鼻背软组织量充足者。

（二）禁忌证

1. 生长发育阶段的儿童。
2. 复杂性鞍鼻。
3. 周身健康状态不佳，怀疑有心理障碍者。
4. 局部有感染病灶以及经常反复鼻出血者。

正常人鼻梁可分为高、中、低鼻梁，最后一种表现为从鼻根部至鼻尖，整个鼻梁都较低平，多见于先天性鼻部发育不良者。在我国隆鼻术中除鞍鼻外，还有相当一部分是低鼻梁或中鼻梁者，通过隆鼻都能改善其容貌，增加美感。鞍鼻和低鼻梁者是隆鼻的绝对适应证，而中鼻梁者是隆鼻术的相对适应证，在临床实践中对此应给予重视和区分。施隆鼻术必须符合国情，要参照我国民族标准的鼻美学参数来设计手术方案，术前与患者充分沟通达成共识以避免日后发生纠纷。

二 隆鼻充填材料的选择

隆鼻术已有百余年历史，曾先后使用过多种充填材料。美容隆鼻术，如果设备条件较好，多可在门诊施行，选材以方便、不易变形或吸收、硬度适中、生物相容性和组织相容性好、无毒性、无刺激性、无致癌性、无免疫性、必要时容易完整取除的组织或组织代用品为上乘。隆鼻的材料曾报道有很多种，目前尚无尽善尽美的充填材料：有自体肋软骨、耳软骨、自体骨、自体筋膜、真皮、固体硅橡胶、液体硅胶、羟基磷灰石微粒人工骨、膨体聚四氟乙烯（ePTFE）、高密度聚乙烯（medpore）等，异体软骨以及冻干骨、脱钙骨也可作为隆鼻材料。

国内外几十年来的临床应用证明，固态医用硅橡胶是目前较为理想的充填材料。其理化性质稳定，生物相容性好，植入人体后对组织无刺激，没有毒性，不会导致畸形，也不会致癌。植入的硅橡胶不会被组织吸收，并且还较柔韧而具弹性，软硬度与鼻背部基本一致，不易弯曲变形，易雕塑成形，价格低廉，因而被临床广泛采用。复杂鼻整形术仍以使用自体骨或肋软骨为宜。羟基磷灰石微粒人工骨虽无排异反应，但不易加高鼻尖，故鼻尖高度不足者术后外形欠佳，且万一需要取除时甚为困难，故目前较少使用。近十余年来，ePTFE 因材料质地柔韧，支撑鼻尖时不易穿破皮肤，术后鼻外形自然美观等优点受到受术者的青睐，但价格较为昂贵，且长期效果有待进一步随访观察。液态硅橡胶隆鼻只能稍微加高鼻梁，并不能形成完美的鼻外形，在使用过程中如发生固化不全，可能导致皮肤坏死的严重后果，彻底清除十分困难。因此应摒弃选用此种材料，以免给受术者带来无穷后患。

三 术前准备

在美容隆鼻术之前，首先要了解受术者心理和精神状况，有无心理障碍和精神疾病。然后详细了解其对鼻部美容手术的具体要求，根据受术者的要求仔细观察鞍鼻形态、脸形和眼形，应将鼻形和整个脸形结合起来，整体规划，这样术者在雕刻假体及手术时能有明确的目标。在某种程度上来说，设计构思也是一种创造，设计思想的正确及巧妙合理，是取得良好手术效果的关键。术前设计可根据受术者面型确定鼻部充填后的外形，在设计鼻形时要有整体协调性，力求真实自然。东方人的鼻较欧洲人的鼻小巧细窄，不宜设计得过于高大；圆脸型不适合大而高的鼻子；长脸及方形的脸配细长而高的鼻较适合；前额部低者鼻根部不宜填得过高，反之额弓较高，眼窝凹陷者可以鼻根部填得高些。隆鼻术只能在原有鼻形的基础上加以改善，不可能异想天开地捏出一个“理想”中的鼻。理论上理想的鼻形是：从鼻根部到鼻尖，在男性可做成直线形，而在女性则应设计成鼻梁微凹鼻尖微翘的流畅曲线。为让受术者也了解一下自己鼻形的术前情况和术后效果，有些学者采用彩色电脑美容整形显像系统进行设计。其方法是术前将受术者面部图像通过摄像机输入电脑显示屏幕上，医师在屏幕上为其进行模拟隆鼻，直到受术者和医师均满意为止。实际手术时医师可根据电脑自动计算出要隆鼻的高度及大小的参考数据进行雕刻鼻模型及隆鼻手术。采用彩色电脑美容显像系统进行设计理论上似乎近似完美但有可能存在纠纷的隐患，毕竟鼻模型雕刻由术者手工完成，不可能如电脑般精确无误。

四 手术方法

（一）植入假体定位

为防止鼻假体植入后出现偏斜，在手术前可以画出鼻部标准正中线。黄金点确定：受术者取平卧位，两眉间连线的中点和两眼内眦连线的中点间连线的中点，即为黄金点，假体上端应放在此位置。正对唇珠的鼻尖上确定一个中点，连接鼻尖和黄金点画一条线，即鼻梁的中线，假体置入后有无偏斜以此线为准（图 14-1）。

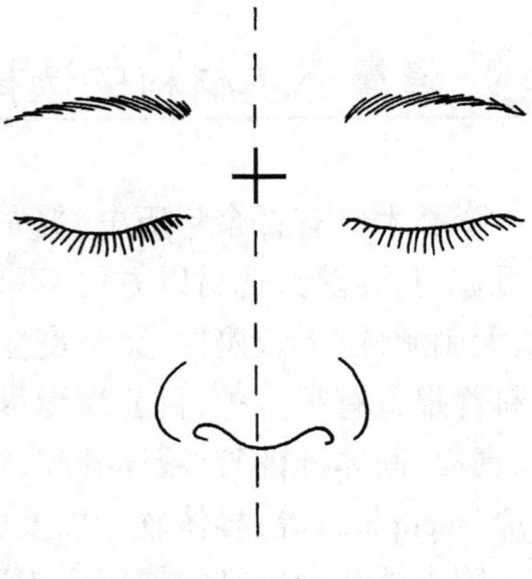

图 14-1 隆鼻假体起点

（二）植入切口选择

隆鼻切口入路有鼻内入路法和鼻外入路法，且有多种变异切口（图 14-2）。

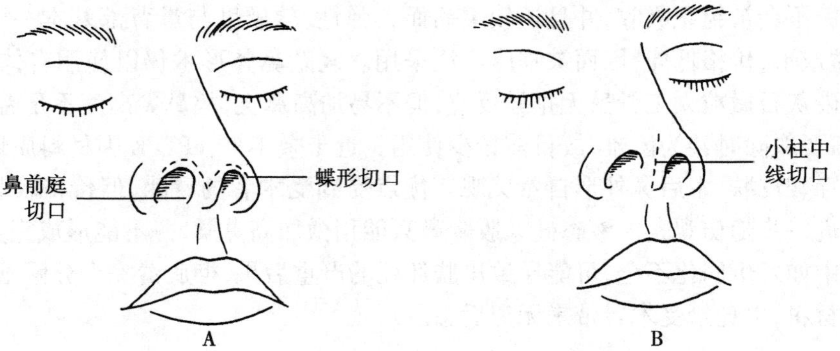

图 14-2 隆鼻各种切口

A. 鼻前庭切口和蝶形切口；B. 鼻小柱切口

1. 蝶形（飞鸟形）切口 沿双侧鼻孔内侧缘切开，然后会合于鼻小柱中下部。优点是暴露充分，操作方便，还可以通过 V-Y 形式将鼻小柱皮肤向上推以抬高鼻尖。缺点是短期内瘢痕较明显。

2. 鼻前庭切口 沿一侧鼻前庭缘的切口。优点是切口隐蔽，操作方便，是硅胶假体隆鼻术的最佳切口。缺点是初学者对切口对侧分离往往不到位，假体鼻根部容易向对侧偏斜，假体置入稍困难。

3. 鼻小柱切口 有多种横行、纵行切口，暴露充分，操作方便；切口瘢痕短期内较明显。

（三）麻醉

用 2% 的利多卡因或普鲁卡因，局部浸润麻醉或双侧眶下神经阻滞麻醉。局部浸润麻醉在切口处进针注射麻药少许，然后边进针边注射，直至鼻根区，愈近鼻根区麻药量应愈少．这样便于术中观察，并可减轻术后肿胀。当鼻根区注射后，将针头退至近原进针点时转向鼻小柱根部注射少许麻药。

（四）分离

用圆钝弯头小剪刀紧贴鼻软骨向上剥离超过拱点（鼻骨与鼻软骨交界处）2mm，剪开鼻骨骨膜，用鼻骨骨膜剥离器从骨膜剪开处以45°将鼻背筋膜从骨膜表面掀起，直至黄金点上1～2mm，左手拇指和示指在鼻根区触压辅助下操作，以防剥离方向偏斜，此时可感到整层鼻背筋膜组织从骨面分离。

（五）假体置入

以蚊式钳夹住已雕刻合适的假体放入分离好的腔隙内。放入假体的正确层次是在分离好的鼻背筋膜与鼻骨之间，其标志是假体置入后轻摇鼻根区假体无移动。观察高低、宽窄是否合适，有无偏斜等直到满意后挤出腔隙内积血，缝合皮肤。

（六）术后处理

一般无须外固定，6～7天拆线。拆线前勿推碰鼻背，以防假体移位。告知避免鼻部遭受外来撞击。

五　并发症及处理

（一）感染

隆鼻术后早期感染极少发生，只要认真处理假体，遵守无菌操作原则一般都能顺利愈合。如果假体穿破皮肤或黏膜，则可发生继发感染，遇有此情况时应及时取出假体并应使用抗生素。术后早期发生血肿须立即进行相应处理，以免继发感染。

（二）假体外露

假体过长或过厚可穿破皮肤或黏膜，出现假体外露。只要遵循假体长度合体，厚薄适中，置入L形假体时鼻小柱部假体不应长于鼻小柱实际长度等原则，这一并发症就不难避免。

（三）假体移动、偏斜

分离腔隙过浅或歪斜是其主要原因。因此，手术操作时应确定在鼻背筋膜下分离并向上垂直分离腔隙。

（四）隆鼻过高

东方民族在鼻根区有一自然弧度，若隆鼻过高，使人一眼即可看出是手术隆高的鼻梁，表现不自然。术中须结合面区整体与鼻部外观情况精心雕刻假体，使其置入后妥帖、美观、自然。

（五）皮肤发红和“光照阴影”

其出现是由于剥离的皮瓣较薄，或厚薄不一致，或剥离的腔隙较小所致。如果使用钝头眼科小剪，准确掌握剥离层次，开始紧贴软骨表面操作，越过拱点后剪开骨膜，再贴骨面推剥，上述并发症即可避免。

（六）鼻假体移动及“漂浮感”

主要是将假体置入皮下，位置过浅引起。改正的方法是将假体取出，重新置入到鼻背深筋膜下。

（七）排异反应

主要表现为无痛性肿胀、抗生素治疗无效、切口不愈合，甚至有皮肤破溃流淌血浆样液体。遇有此情况发生，应及时取出假体，以免病情加剧。

第三节　驼峰鼻及鹰钩鼻美容术

鼻梁部呈棘状突起者统称为驼峰鼻(hump nose)，重度驼峰鼻鼻梁部宽大、成角突起，并伴有鼻尖过尖过长或向下弯垂，形似“鹰钩状”，也有称其为鹰钩鼻。

驼峰鼻多系先天性鼻骨、鼻中隔软骨、侧鼻软骨、鼻翼软骨发育过度造成，也有因外伤后鼻骨错位愈合或后期骨痂增生过度、感染或手术等原因引起。中国人驼峰鼻的发生率远远低于白种人。驼峰鼻在鼻骨和鼻侧软骨交界处呈“驼峰状”凸起，鼻自然轮廓线消失。重度驼峰鼻常伴有鼻尖过长或向下弯曲，侧面观鼻小柱与上唇夹角变小呈钩状弯曲。先天性驼峰鼻患者多无生理功能障碍，外伤后出现的驼峰鼻，因鼻中隔过多偏曲，可阻塞一侧鼻孔，影响呼吸。特别轻度的患者，可通过鼻部的化妆来掩盖鼻背过高的缺陷。而根本的办法仍然需要进行手术矫正治疗。

一　驼峰鼻整形术

(一) 术前准备

除必要的常规检查外，医生应对患鼻进行仔细观察和测量。观察鼻中隔有无弯曲或偏斜，鼻腔与鼻旁窦有无感染，如有异常则需治疗后，方可进行手术。术前3天用消炎液滴鼻，修剪鼻毛。测量鼻梁隆起的高度，以及鼻尖异常的长度。先在鼻根至鼻尖顶部的下方2mm画一连线，连线的上部即为手术应切除多余的鼻骨及鼻中隔软骨(图14-3)，再推动鼻尖使鼻唇角达到90°～100°左右，然后标明其与静止状态鼻尖位置的差距，即为要缩短的鼻尖长度，也就是要切除鼻中隔软骨的量。术前应和受术者共同商量设计手术方案，达成共识后用亚甲蓝将上述设计线标记在鼻背部相应的部位。

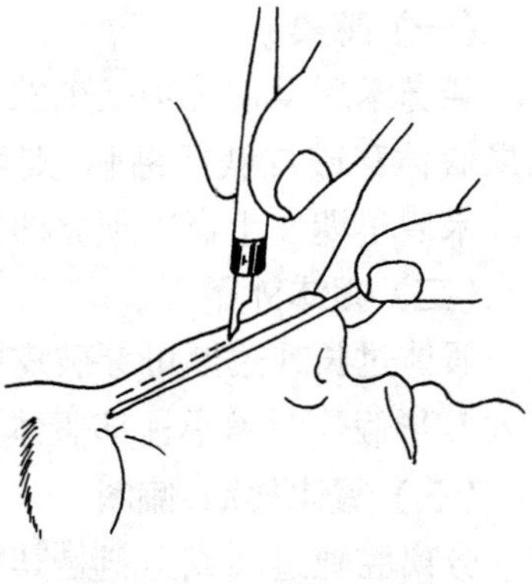

图14-3　画出截骨标志线

(二) 手术步骤

手术矫正的基本方法是遵循Joseph鼻孔内进路的全鼻整形术，或Anderson与Ries鼻孔外路全鼻整形术的术式原则进行。手术原则包括截取骨峰、缩窄鼻背、修整鼻下部。若伴有严重鼻中隔偏曲时，应先行鼻中隔矫正术。

1. 标出骨峰预截除线　从鼻根至鼻尖画一连线，线以上部分即为应截除部分。

2. 切口　在鼻翼软骨和鼻侧软骨之间做双侧鼻内切口，对棘状凸起较高者，可选鼻小柱下1/3和双侧鼻前庭切口，以使术区充分暴露，便于操作。

3. 剥离　用圆钝弯剪在鼻翼软骨和鼻骨表面做广泛的全鼻梁的皮下分离。在预截除的骨峰部位应行骨膜下分离。

4. 截除骨峰　用鼻锯从右向左，再从左向右锯断骨峰，钳出骨块。术者站于右侧，助手在头位固定，用力应稳、准、轻、快，截开线力求左右一致，不平整处用骨凿或骨锉修平。骨峰也可用骨凿直接铲除。

5. 缩窄鼻背　通过鼻孔内或鼻端鸟状切口，于梨状窝的边缘做一小切口，插入骨膜剥离子，将上颌骨额突与其表面的骨膜、肌肉同皮肤一起分离，凿断上颌骨。凿骨时应注意保护鼻腔侧的骨膜和黏膜，以维持骨片的稳定性。双手执纱布将两侧鼻骨向中间推压至造成骨折，缩窄鼻背(图 14-4)。

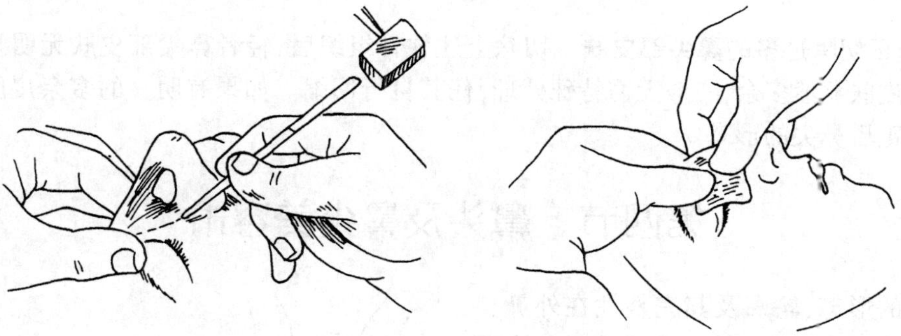

图 14-4 驼峰鼻整形术

A. 上颌骨鼻突截骨；B. 缩窄鼻背部

6. 鼻尖修整 鼻尖过长者，将鼻侧软骨下端自切口内拉出，参照术前测量所需要缩短鼻尖的量，适当切除鼻侧软骨下端；鼻尖下垂者，可在鼻翼软骨内侧脚的后面将鼻中。隔软骨前端适当去除一部分，再将鼻翼软骨与鼻中隔软骨缝合固定以抬高鼻尖；鼻翼宽大者，可将鼻翼软骨上缘自切口内拉出后，将其上缘和外侧适当去除一部分。

7. 术后处理 鼻腔内碘仿纱条填塞做内固定，鼻外用牙模胶塑形固定。患者头高脚低位卧床，应用抗生素预防感染。术后第 3 天抽出鼻腔内纱条，鼻外固定 2 周后去除，数个月内防止外鼻碰撞。

8. 并发症及处理

(1)出血、感染：术中止血、消毒不彻底，术后抗感染不及时均可造成此并发症。处理宜用止血药物及抗生素，并保持鼻腔引流通畅。

(2)矫正不足：骨与软骨去除不足是主要原因。术中仔细检查、及时处理。必要时可在术后 3 个月重新手术矫治。

(3)阶梯畸形：缩窄鼻背时，外侧截骨位置过高造成。术中两侧截骨应在鼻骨基底部进行，可避免此畸形发生。

(4)鞍鼻畸形：术中鼻骨与软骨去除过多所致。可行隆鼻术矫正。

二 鹰钩鼻整形术

鹰钩鼻的临床表现主要有鼻小柱过长、鼻尖下垂，面部表情肌运动时下垂更加明显，鹰钩鼻常常伴有驼峰鼻畸形。它产生的主要原因有：①鼻翼软骨中间脚向下过度生长，或内侧脚过长；②鼻中隔软骨过长；③鼻中隔降肌过大。

手术方法：

1. 切除过长的鼻翼软骨 经鼻孔缘切口，适量切除鼻下端两侧鼻软骨或鼻翼软骨外侧脚上端及外侧部。通常东方人的鹰钩鼻以中间脚过长为多见，内侧脚过长为少见常伴有鼻中隔软骨过长。

2. 切除过长的鼻中隔软骨 通过鼻中隔前缘纵行切口，切除不同方向过长的中隔软骨，纠正相应部位的隆起畸形。

3. 切断肥大增生的鼻中隔降肌 在口轮匝肌深层紧贴上颌骨切牙窝上方切断鼻中隔降肌。

4. 修正切除过多的鼻尖部皮肤 切除上述软骨组织后，轻者鼻尖部皮肤无明显变化；重者鼻尖部皮肤显然多余，一般无需特殊处理，任其自行回缩。如果有明显的多余皮肤，可将其修剪成纠正后鼻尖的形态。

第四节 鼻头及鼻尖美容术

鼻尖的形态、轮廓及其完整性在外鼻整体的形态中占有重要地位。鼻尖具有非常明确的界限定义，即：纵向为鼻背前端最凹点到鼻头与鼻小柱的折返点；横向为鼻背前端左右最高凸起点，4 点之间连线形成正菱形（图 14-5）。有关鼻头的概念，目前尚无明确的定义，它是指鼻前端部分，同时包括了鼻尖及部分鼻翼范围。

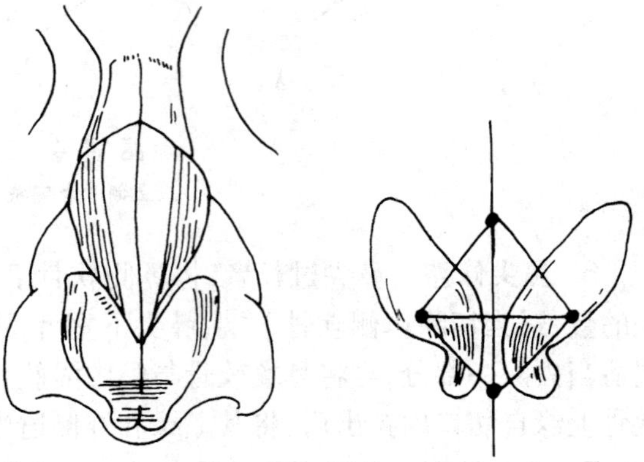

图 14-5 鼻尖的界限

鼻尖鼻翼的整形正引起越来越广泛的重视。鼻尖畸形多系先天性，有家族遗传倾向，也见于后天性原因如外伤、感染、肿瘤切除所致的缺损等。鼻尖肥大、圆钝、低平，鼻尖过高、鹰钩鼻、鼻尖隐裂等均需进行美容整形。西方人的鼻尖、鼻头畸形较常见，人们对生活的水准追求又较高，因此鼻尖、鼻头美容手术在欧美国家开展的较为普及。近几年来我国要求手术者逐渐增多，今后其增长趋势会越来越明显。

一 鼻尖美容术

（一）鼻尖圆钝及低平

一般认为鼻尖的美学高度为鼻梁长度的 1/2，黄种人和黑种人的鼻尖往往达不到理想的高度，表现为圆钝、低平，是种族特征之一。此种畸形可以单独存在，也可伴有鼻小柱过短或鞍鼻同时存在。其手术原则是使鼻尖抬高、变窄，并延长鼻小柱。

手术方法：

1. 缩窄鼻翼抬高鼻尖做鼻尖部蝶形切口，分离解剖出鼻翼软骨，在鼻翼软骨外侧脚内、中 1/3 处将其切断，以延长鼻翼软骨内侧脚长度；将两内侧脚顶部靠拢作褥式缝合固定，形成鼻尖支架，皮肤切口可行 V-Y 推进以延长鼻小柱（图 14-6）。V-Y 鼻小柱切口在延长鼻小柱的同时可能会遗留较明显的瘢痕，影响美观，手术时应慎重选择。

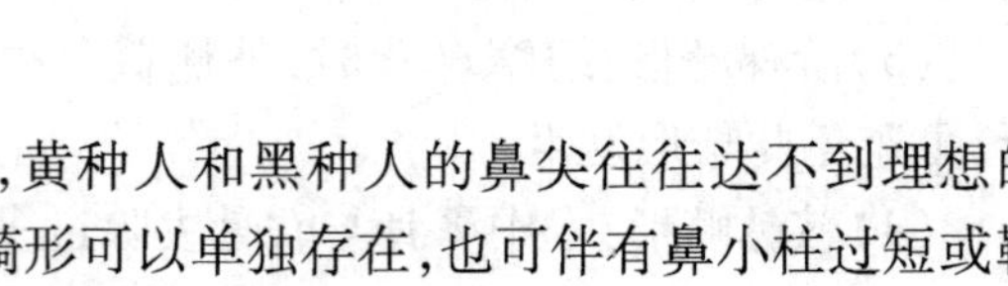

图 14-6 鼻小柱 V-Y 推进缝合

2. 鼻尖部支撑物植入东方人的鼻翼软骨比较单薄,支撑功能较差,通常需在鼻尖和鼻小柱内移植一块鼻中隔软骨或耳软骨作为鼻尖、鼻小柱的支撑(图14-7),以取得较理想的美容手术效果。支撑物也可选用组织代用品如L形硅胶假体、ePTFE等。

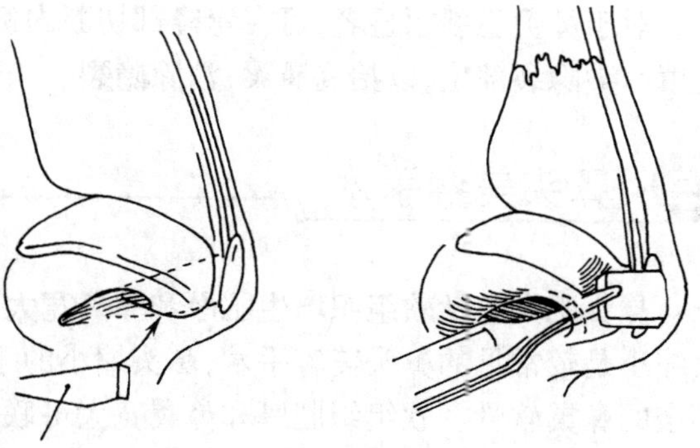

图14-7 鼻中隔软骨移植支撑鼻小柱、鼻尖或单独支撑鼻尖

切口有鼻小柱旁或鼻小柱垂直切口。鼻翼软骨或组织代用品应在鼻外先行雕刻,并选择合适的植入部位。充填的支撑物可选用块状,即鼻尖一块、鼻小柱一块,也可用雕刻成鼻尖、鼻小柱相连的L形,手术时充分分离鼻尖、鼻小柱间隙,支撑物良好的就位和固定(与鼻翼软骨内侧脚缝合)是保证手术效果的关键步骤之一。

(二)鼻尖过高

鼻尖过高多见于白种人,其形成机制主要是鼻翼软骨增生过长。一般认为当鼻尖高度超过鼻长度的1/2,即可视为鼻尖过高。其手术原则是降低鼻尖高度,同时缩短鼻小柱。

手术方法:

1. 经鼻孔内切口用分离剪刀将鼻软骨与皮肤及黏膜分离,将鼻翼软骨外侧脚挑出切口外,在软骨表面做数行平行软骨切断,使软骨支撑张力减弱,以降低鼻尖高度(图14-8)。必要时还可适量切除鼻翼内侧脚软骨,鼻小柱皮肤多余不明显时可不做任何处理,皮肤多余明显时可利用Y-V推进或切除部分皮肤以缩短鼻小柱。

2. 将鼻软骨与皮肤和黏膜分离后,直接部分切除鼻翼软骨外侧脚的上部和内侧脚的下部以缩短鼻尖高度(图14-8)。

(三)鼻尖隐裂

正常情况下鼻尖部具有隐约的双角,当双角过于明显时就是一种鼻形矫正的鼻尖隐裂畸形。手术方法:①切除两鼻翼软骨内侧脚之间的软组织,包括脂肪、纤维组织等。②将两内侧脚行贯穿褥式缝合,缝合时尽量靠近穹隆部,达到提高鼻柱高度(图14-9)。

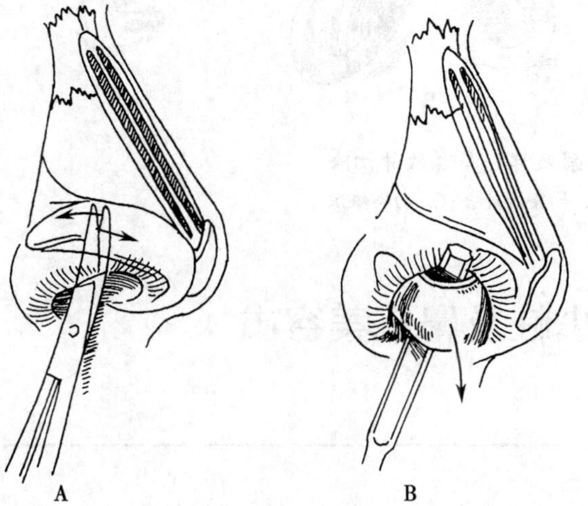

A B

图14-8 将鼻翼软骨分离后抽出,在软骨面做数行平行软骨切断,部分切除等处理

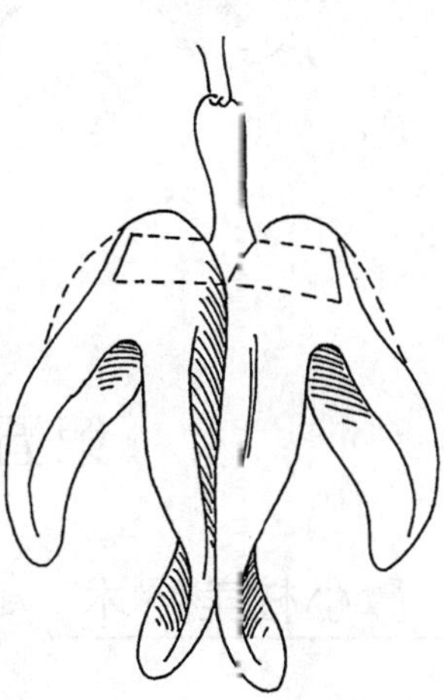

图14-9 将鼻翼软骨两内侧角行贯穿褥式缝合

对于鼻尖隐裂明显者，可在穹隆部切断内侧脚软骨，或充填肋软骨、耳软骨及组织代用品充填鼻尖隐裂部位，以抬高鼻梁，消除隐裂。

二 鼻头美容手术

鼻头肥大包括软组织增生肥厚和鼻翼宽大和(或)肥大，有人将其称之为蒜头鼻。鼻头肥大缩小是较常见的鼻头美容手术，鼻头缩小的手术原则为切除鼻头增生、肥厚的软组织；切除多余的鼻翼软骨。软组织肥厚和鼻翼宽大可联合或分别手术。

手术方法：

1. **软组织切除** 采用鼻小柱和鼻孔联合切口，将鼻翼软骨和皮肤、皮下组织分离，切除鼻头部分的过多皮下组织，使皮肤直接包裹鼻翼软骨，鼻头即可缩小。

2. **鼻翼基底部切除** 适用于鼻翼宽大而皮下组织肥厚不明显者(图 14-10)。

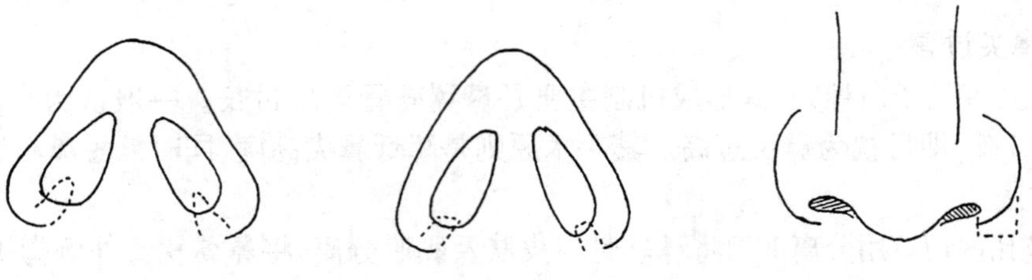

图 14-10 鼻翼基底部分组织切除

3. **鼻翼及部分鼻翼软骨切除** 沿鼻翼软骨外侧脚的前缘做鼻孔边缘及鼻翼基底切口，视鼻翼肥厚及宽大情况酌情切除部分肥厚软组织及鼻翼软骨(图 14-11)，对鼻翼肥大者，常用的方法是将其鼻翼软骨切除一部分，使两鼻翼间距缩小，从而达到鼻翼变小的目的。

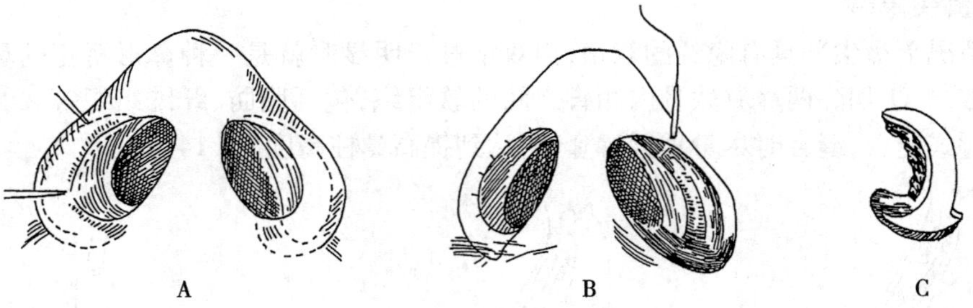

图 14-11 鼻翼及部分鼻翼软骨切除

A. 切口设计；B. 切除后缝合；C. 切除组织

第五节 鼻小柱及鼻孔美容术

一 鼻小柱美容术

鼻小柱畸形常见的有鼻小柱过宽过短、鼻小柱倾斜、鼻小柱下垂等，多系先天性畸形。

（一）鼻小柱过宽过短

对于单纯的鼻小柱过宽者，只需在鼻孔内缘将新月形的过多组织切除即可（图 14-12）；同时有鼻小柱过宽过短者可在做梭形切除的同时将两侧鼻翼软骨内侧脚拉拢缝合，使鼻柱宽度减少，同时增高鼻柱高度（图 14-13）。

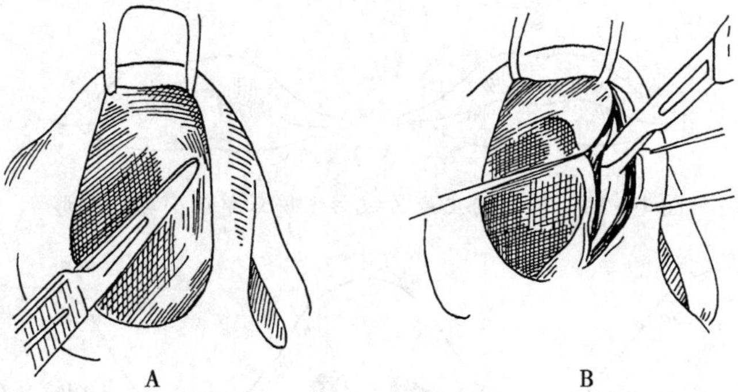

图 14-12 切除鼻孔内侧过多组织

A. 切口；B. 新月形切除

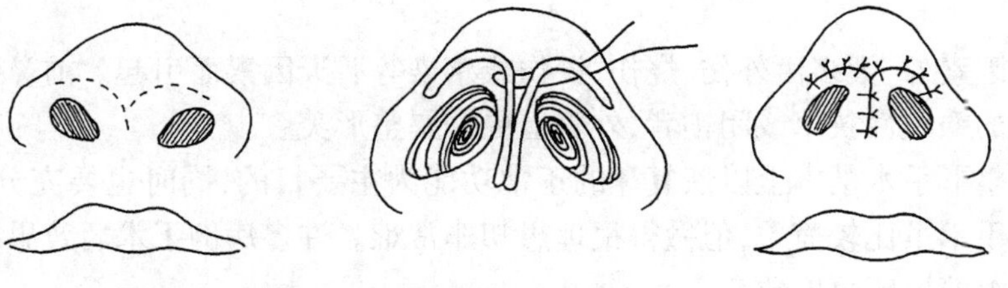

图 14-13 鼻翼软骨内侧脚拉拢缝合，增加鼻小柱高度

（二）鼻小柱过低

鼻小柱过低有多种手术方法，常用的为 V-Y 成形法，以及局部皮瓣法（矩形瓣、四叶皮瓣、推进皮瓣、鼻翼皮瓣等）。在缺损组织较多的情况下，可以采用耳廓全层复合组织移植法，即移植鼻柱基底部，使鼻柱增高。

二 鼻孔的美容整形

（一）鼻孔大小不一的矫治

鼻孔大小不一，可能是先天性的，例如唇腭裂的患者常同时伴有鼻孔大小不一。后天性鼻孔大小不一，可由疾病、外伤、烧伤、瘢痕挛缩等原因而引起。矫正鼻孔大小不一时，必须设计好手术方案。常用的手术方法有鼻唇沟皮瓣 Z 成形术（图 14-14）、双弧成形松解术等（图 14-15）；若一个鼻孔狭窄，则首先是解决狭窄问题，同时兼顾矫治两鼻孔大小不一。

若只是一侧鼻孔比正常标准大，则可将大鼻孔缩小，使两鼻孔大小一致。手术方法有多种，简单而基本的方法是在大鼻孔的底部做一梭形皮肤切除，缝合后鼻孔即可缩小。

（二）前鼻孔狭窄及闭锁的矫治

鼻孔狭窄和闭锁不仅影响呼吸、嗅觉和发育，而且影响整个面部的发育。鼻孔狭窄和半球

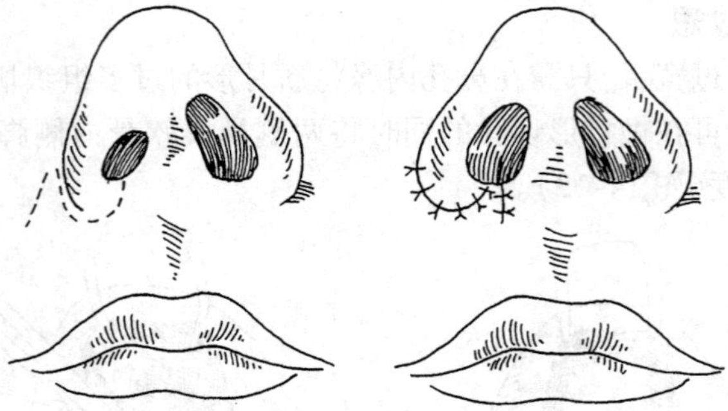

图 14-14　鼻唇沟皮瓣 Z 成形术矫正单侧小鼻孔畸形

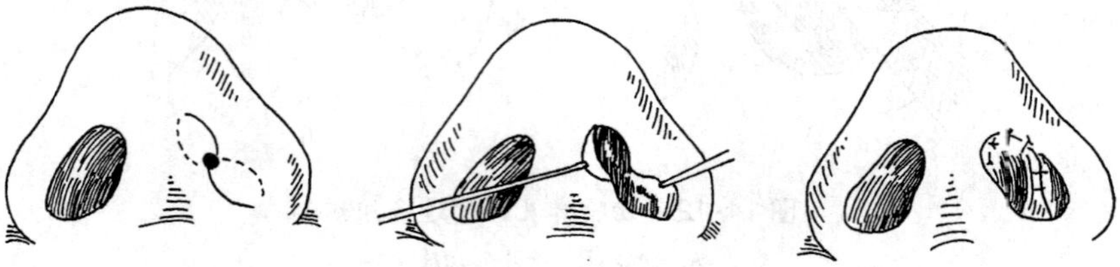

图 14-15　双弧形成形术松解鼻孔瘢痕

闭锁除有先天因素外，大多由外伤、烧伤、烫伤或感染等后天因素而引起。前鼻孔狭窄或闭锁，尤其是前鼻孔的瘢痕性狭窄或闭锁者，外貌上更需要整形美容。

此项美容整形手术基本上以恢复鼻的正常功能为主要目的，同时也要充分考虑照顾到鼻的美容。此种手术虽比较简单，但做得很理想却非常难。许多病例手术后效果很好，时间稍长又由于瘢痕收缩等原因再度狭窄。

对轻度狭窄或闭锁者，可在鼻孔缘处施 Z 成形术，以将鼻孔开大，术后于鼻孔塞外包凡士林纱布的硅胶管固定，防止收缩而再度狭窄。若瘢痕组织较多时，则只能将其切除，然后在鼻孔处做皮瓣，取耳后断层皮片移植，皮片内面向外裹于选择好的与鼻孔大小相当的硅胶管上，在皮片的上缘再缝合几针以固定牵引线，通过管内自下口穿出来，然后放入移植处，使皮片的下端与鼻孔缘缝合固定良好。术后 10 天拆线，硅胶管应再放置半年，以防止植皮再度收缩，引起狭窄。每天取出管子清洗干净后，再放至鼻孔，以防止感染。

第六节　鼻翼缺损修复术

鼻翼是由皮肤、皮下纤维组织、鼻软骨和鼻前庭鳞状上皮层所构成。鼻翼缺损常见于烧伤、创伤（包括外伤、咬伤、肿瘤切除）、感染及先天性畸形，少数见于动物咬伤。鼻翼缺损程度有鼻翼边缘缺损、部分缺损及全部缺损（洞穿性缺损），因鼻翼缺损的性质和程度不同，其修复方法也有很大差别。

（一）V-Y 成形术及 Z 成形术

适用于鼻翼边缘小的切迹样缺损或条索状皮瓣挛缩引起的鼻翼边缘外翻、缺损，通过 V-Y 成形术或 Z 成形术（图 14-16）可使鼻翼边缘皮瓣下降至正常位置。

（二）局部皮瓣翻转法

适用于鼻翼缘缺损，残存鼻翼缘瘢痕组织已软化。自缺损鼻孔上方设计一大小与形态适当的皮瓣，以残存鼻翼缘为蒂，将皮瓣向下翻转形成鼻翼衬里及鼻翼缘，若下降的鼻翼缘仍不够理想，可再进行剥离，于鼻骨下方切断黏骨膜，使之成为衬里。其外部缺损用全厚皮片修复（图 14-17）。

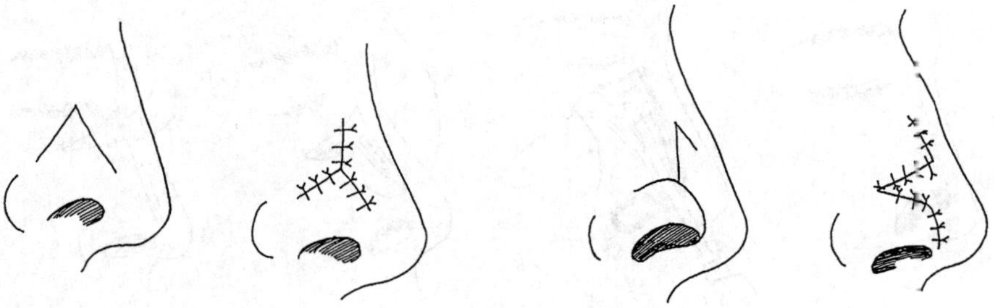

图 14-16　V-Y 成形术和 Z 成形术

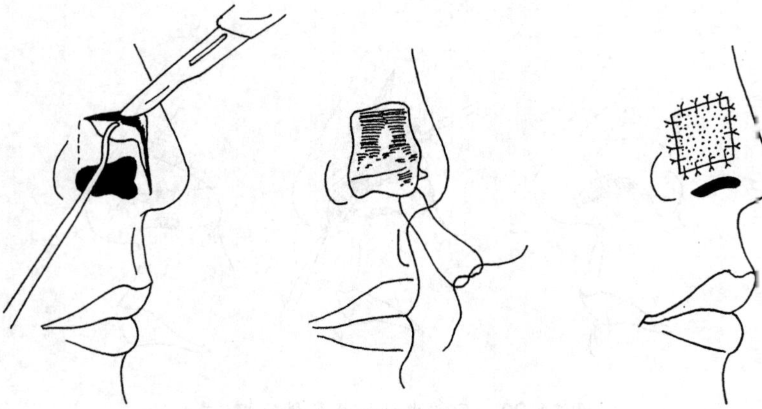

图 14-17　局部皮瓣翻转及全厚皮片移植修复鼻翼缺损

（三）鼻下端皮瓣转移法

此法适用于鼻翼小缺损或裂隙形缺损，较大缺损忌用。自缺损一侧 2mm 处做一切口并向上延伸至鼻唇沟，将缺损处皮肤向内翻转，作为衬里。于缺损的另一侧切除瘢痕组织，缝合好衬里。于切口内侧沿鼻孔缘作平行切口，在健侧鼻孔上缘剥离鼻尖部皮瓣，并将鼻小柱上端正中切除一三角形皮肤，将鼻尖部皮瓣向患侧滑行覆盖于缺损外，分层缝合（图 14-18）。

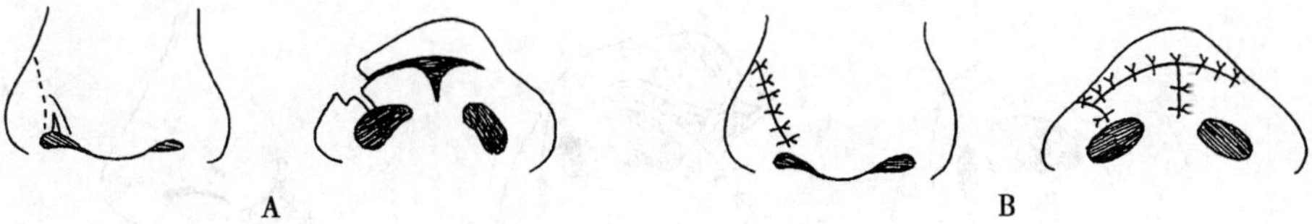

图 14-18　鼻下端皮瓣修复鼻翼缺损

A. 设计切口；B. 缝合后

（四）缺损边缘皮瓣修复鼻翼

适用于较小的或裂隙形的缺损而黏膜完好者。手术时在鼻尖部向上切开鼻翼全层，并在内眦处沿下睑弧形走向切开，将掀起的皮瓣下推形成正常鼻孔，下睑部创面用中厚或全厚皮片修复(图 14-19)。或在缺损侧鼻翼设计 Z 形切口，切开皮肤及皮下，将局部组织向下转移形成圆形鼻孔，再由 Z 字上部的皮瓣转移到供区(图 14-20)。

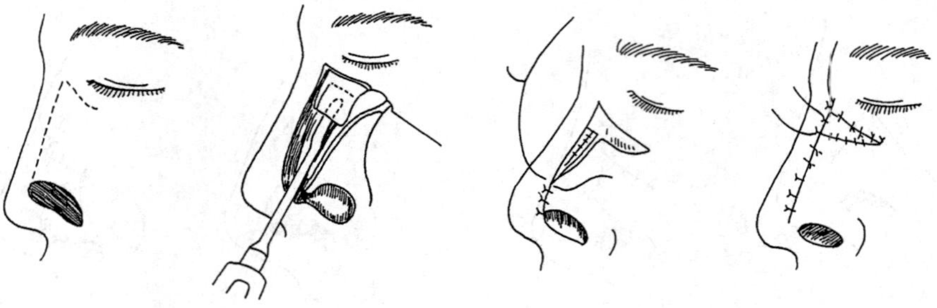

图 14-19 局部皮瓣修复鼻翼缺损(一)

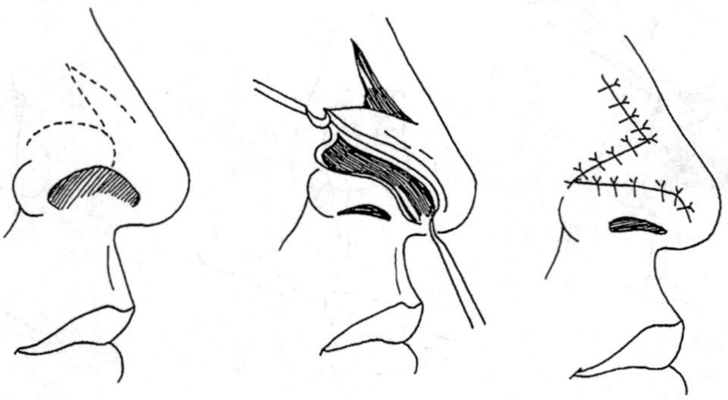

图 14-20 局部皮瓣修复鼻翼缺损(二)

(五)鼻唇沟皮瓣法

适用于鼻翼缺损范围大者，鼻唇沟部皮肤紧张者忌用。按鼻翼缺损大小在鼻唇沟处作舌状皮瓣，掀起皮瓣，待切除缺损处 2～3mm 瘢痕组织后，将鼻唇沟皮瓣转移至缺损部位缝合。若为洞穿性缺损时，需植皮修复衬里；伴有骨缺损时，还需行骨移植术。一般需两次手术才能完成：即先切开并剥离设计的鼻唇沟区皮瓣，将适当大小的全厚皮片移植至鼻唇沟区皮瓣创面上，或将包含耳廓软骨的缝合组织瓣移植于鼻唇沟皮瓣创面上(皮肤面作衬里)，再将皮瓣原位缝合。第二次手术按正常步骤于两周后进行(图 14-21)。

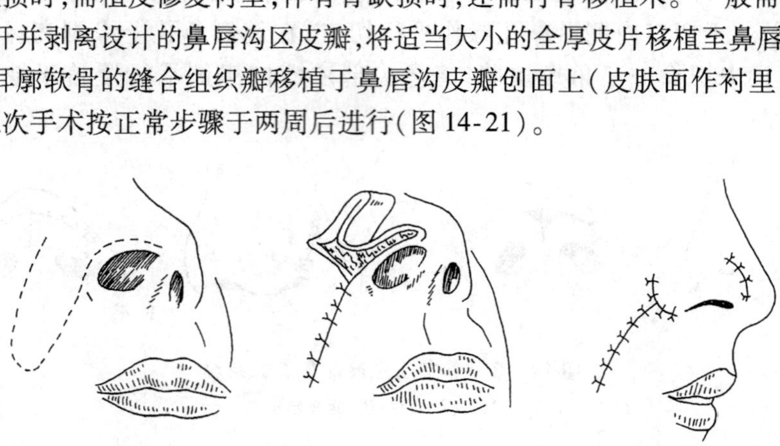

图 14-21 鼻唇沟皮瓣修复鼻翼缺损

（六）耳廓复合组织移植

当鼻翼全层部分缺损不能采用局部或邻近组织修复时，采用耳廓复合组织移植是一种比较理想的修复方法。本法适用于面积较小的鼻翼缺损。手术方法：先将鼻翼瘢痕组织切除并形成良好的受床；根据创面的大小、形状及要修复的程度，选择同侧耳廓的耳轮脚、耳廓上段或耳后耳甲窝部位按设计线切开、修整切下的复合组织块；将耳廓复合组织片移植于鼻翼创面，先用5-0丝线或可吸收线将鼻翼软骨和耳廓软骨缝合固定数针后再分别缝合皮肤面和黏膜面，使移植组织与受床密切对合；鼻孔内适当填塞，鼻翼部伤口覆盖凡士林纱布敷料，用纱布固定。术中应注意受床创面应有良好的血运，切取耳廓复合组织块应整齐，缝合时使复合组织与受床面密切对合严密（图14-22）。

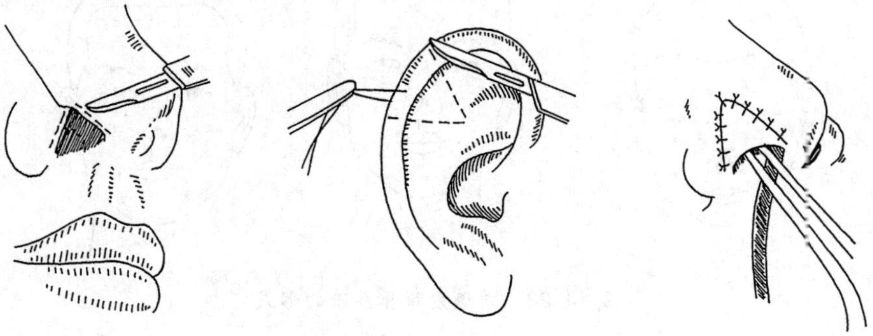

图14-22　耳轮复合组织修复鼻翼缺损

第七节　鼻缺损修复术

鼻部遭受严重外伤、烧伤、感染或肿瘤切除造成大部、全部缺损或毁损畸形时，均应考虑作全鼻再造。该手术包括衬里、外被皮肤和鼻支架三个主要组成部分修复。一般说全鼻再造的效果要比局部组织修复的效果更好，但这一点有时患者难以理解，需耐心说服。

鼻缺损的原因较多，局部情况不尽相同。治疗时应全面考虑，统一计划。一般应首先修复其他部位，如唇、颊、睑或颌部畸形，然后再进行全鼻再造，以确保获得稳定的外形。

全鼻再造的方法较多，所需的皮肤组织主要是皮瓣或皮管移植，常用的为额部皮瓣、上臂皮管、肩胸皮管以及带血管蒂或吻合血管的游离前臂皮瓣等。额部皮瓣与鼻部邻近，色泽相仿，质地适中，易于塑形，为鼻缺损修复的最佳供区。近二十年来由于皮肤软组织扩张术的普遍开展，使额部的皮肤预先扩张，然后再行全鼻再造，不仅鼻尖鼻翼不易出现血运障碍，且额部供区创面不需植皮，能直接缝合，避免了植皮术后色素沉着、凹陷性瘢痕，在全鼻再造上是一个新的进步。目前扩张后额部皮瓣法已逐渐成为全鼻再造的首选方法，有取代传统的额部皮瓣法的趋势。

额部皮瓣组织薄、致密而坚韧，该区接受颞浅动脉、眶上动脉、滑车动脉等多血管血液供应，血运丰富。因此，前额部可以形成多种形式皮瓣用于全鼻再造（图14-23），术后色泽和功能恢复较为理想，外形稳定，后期挛缩小。

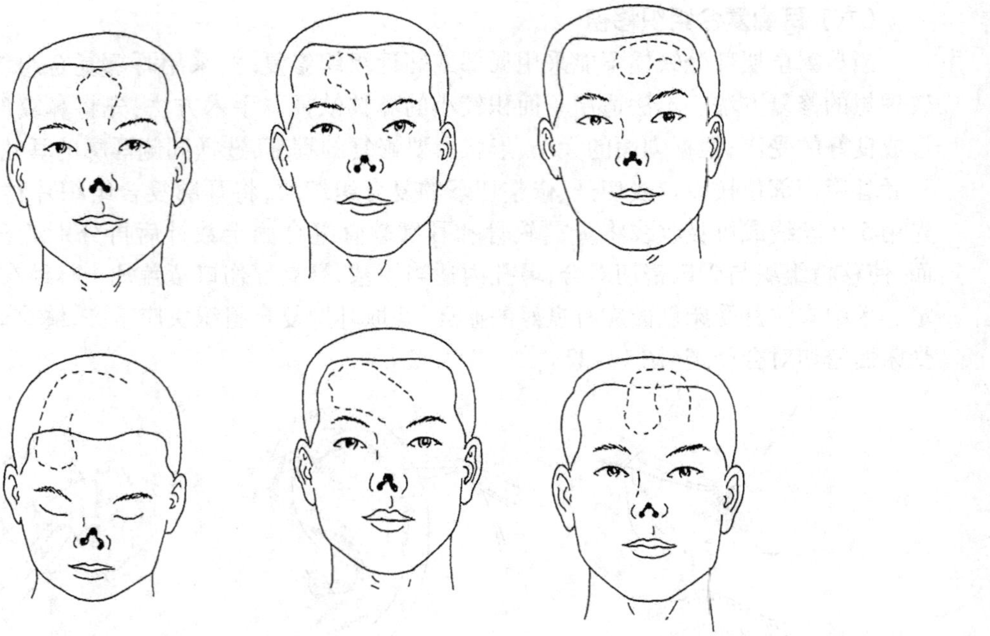

图 14-23 前额皮瓣鼻再造的形式

一 额部皮瓣鼻再造

（一）二期额正中皮瓣法

1. 第 1 期手术

（1）皮瓣设计：以鼻形稍加放大的布样，皮瓣的瓣部宽度为 6.0～7.5cm，其远端呈三叶状，每个叶状瓣横径应为 2.0～2.5cm，叶状瓣的根部至远端约 1.5～2.0cm，其中间一个叶状瓣用于形成鼻小柱，两个侧位叶状瓣形成鼻翼。反复试验转移，检查其长度是否合适，然后在额正中描画皮瓣轮廓，蒂部位于眉间（图 14-24）。设计要点是：先测量颜面宽度，其 1/4 宽为鼻基底宽，再通过颜面横宽的中点，选出鼻小柱的基点，然后经此点做面部的垂直正中线；再通过鼻小柱基点做面部水平线，定出鼻小柱、鼻孔和鼻翼外侧角的宽度。

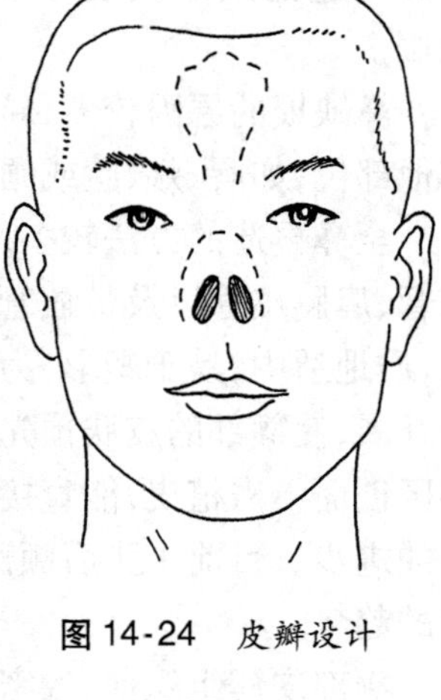

图 14-24 皮瓣设计

（2）形成额部皮瓣：按术前布样设计线切开皮肤、皮下组织直至额肌下，边切边止血。在切开时应略向皮瓣边缘外侧偏斜，使皮瓣边缘的皮下组织略超出皮肤切缘，以便转移后与鼻部受区缝合时创缘接触增大，有利于愈合。在颅骨骨膜浅面剥离，至眉间部用钝性剥离，此时要特别小心勿损伤供血动、静脉。掀起皮瓣后观察其血运情况，如血运良好，手术操作继续进行，将皮瓣内相当于鼻翼沟部的脂肪组织切成脂肪瓣，缝于皮瓣内相当于鼻尖部的皮下组织上（图 14-25），创面止血。

（3）鼻部的衬里：于鼻根部起始处，沿鼻两侧切开并翻转残鼻局部皮瓣，从上方翻下的皮瓣创缘与两侧翻转的黏膜侧创缘缝合。如鼻中隔尚完整，则将其两侧黏膜适当分离，与下翻皮瓣所做纵切口两缘缝合，如此可使再造全鼻左右鼻道及鼻孔相分隔（图14-26）。延长翻转皮瓣时做的切口至鼻翼脚基部的位置，于鼻前棘部向上翻转一弧形皮瓣。

（4）皮瓣转移鼻成形：先将鼻部创缘稍事分离，然后将额部皮瓣远端三个叶状瓣折叠形成鼻翼及鼻小柱，旋转至鼻部，调整位置与鼻部创缘缝合，再用直三角针将新形成的鼻翼上部相当于鼻翼沟处横形贯穿缝合一针塑形。额部创面另取全厚皮片移植覆盖（图14-27），鼻部塑形包扎。

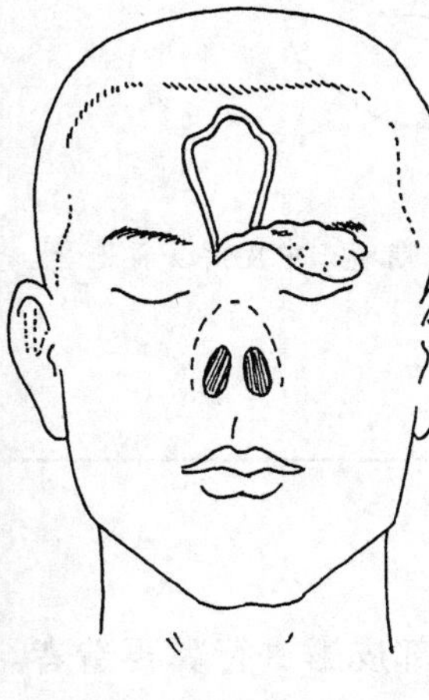

图14-25 皮瓣形成

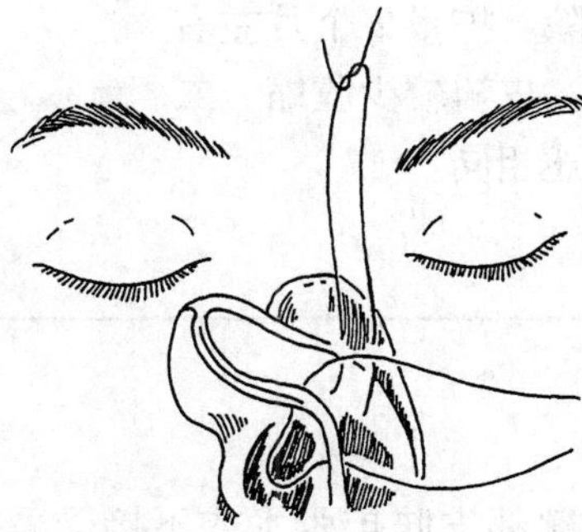

图14-26 鼻部衬里

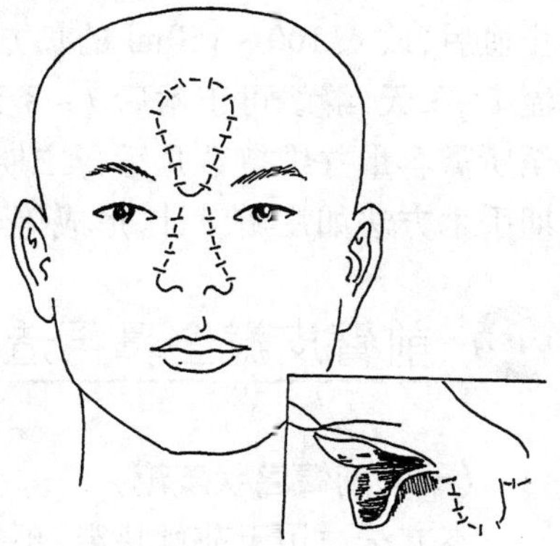

图14-27 再造鼻形成

（5）术中注意要点：设计的额部皮瓣远端不宜过狭窄，使其经塑形后鼻翼基部创面能与原鼻翼基部创面对合为度。掀起皮瓣时勿损伤蒂部血管。皮瓣转移鼻成形后蒂部创口如难以缝合，可暂以刃厚皮片覆盖。

（6）术后处理：鼻孔内置卷有碘仿纱条的橡皮管，以维持鼻孔形态及鼻道的通气，鼻背两侧置纱布卷固定，防止血肿，有利于伤口愈合，维持鼻体形态。额部以绷带缠扎，10天拆线。

2. 第2期手术　在第一期手术后3～4周进行。手术将额部皮瓣的蒂部切断，如原来在鼻上部做斜行切口时，应注意保留原来的皮肤，以利修整鼻根部。术后鼻孔内以预制的塑料管置于其内支撑3个月。鼻外形多能达到较满意程度。

额部供皮区在短时间内有低凹现象，但经过一段时间后可逐渐丰满，表面皮肤色泽可随时间而改善。

（二）一期额正中皮瓣法

一期额正中皮瓣再造全鼻是不需另行断蒂手术。适应证、禁忌证、术前准备、麻醉与体位，以及皮瓣设计、成形、衬里制作等与上法相同，所不同的是在鼻根部制造成皮下隧道，皮瓣经隧道转移至鼻部。

手术操作：将前额皮瓣掀起至眉间或稍下方时，于该处做一横切口，仅切透皮层，然后紧贴真皮下层进行锐性剥离。在眉间与鼻根创缘间形成一菲薄的皮桥及宽松的皮下隧道，并将额正中皮瓣通过隧道旋转180°至鼻部，与鼻部创面相应部位缝合。皮桥上缘与覆盖额部创面的皮片边缘缝合（图14-28）。术中分离至眉间时，注意勿损伤血管蒂。为防止旋转时张力过大、皮桥下组织过多，在看清楚并保护好血管蒂的情况下，适当剪断一些皮下组织。包扎时千万注意皮桥部位受压情况。

（三）扩张额部皮瓣鼻再造

由于扩张后额部皮瓣具有供区皮肤充裕、供区创面无需植皮的优点目前已逐步成为全鼻再造的首选方法。一期手术时根据缺损情况及局部条件设计皮瓣，于额部埋植扩张器。在前额发际上方2～3cm处做一弧形切口，于帽状腱膜或额肌下进行钝性剥离，直达眉间骨膜浅层，彻底止血后，放入100～150ml的长方形或圆形扩张器，负压引流1～3天，缝线可于术后7～8天拆除。扩张2个月左右至所需容量并维持数月后行二期手术，皮瓣较少收缩。二期手术方法如皮瓣设计、形成等与前述相同。

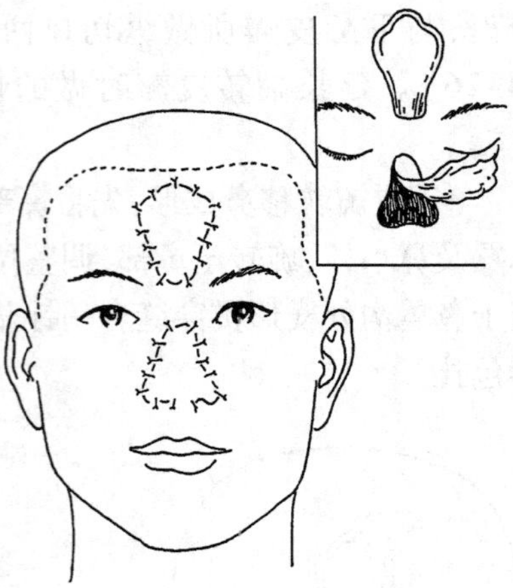

图14-28　一期额正中皮瓣法再造鼻

二　前臂皮瓣全鼻再造

（一）前臂岛状皮瓣

本方法适用于前额狭窄，不接受额部皮肤扩张术或不接受采用额部皮瓣进行鼻再造者。前臂远段皮肤广泛瘢痕或桡动脉、尺动脉、掌动脉弓有损伤者不宜使用。

1. 手术方法

（1）皮瓣设计：前臂远侧以桡动脉为轴，依鼻形及大小纵向设计三叶状皮瓣，约（4～7）cm×9cm，为使转移后肢体固定方便，皮瓣尾端可酌情向上延长。

（2）掀起皮瓣：手术可在驱血止血带下进行。沿标线切开皮瓣周边，结扎切断桡动脉及其伴行静脉远端，向近侧掀起包括桡动脉及其伴行静脉在内的前臂岛状皮瓣（图14-29）；向桡侧旋转90°，蒂部皮缘缝合数针固定；松开止血带止血；前臂创面及岛状皮瓣蒂部裸露面另取中厚皮片移植覆盖。

（3）皮瓣转移鼻成形：翻转并缝合残鼻皮瓣，形成衬里，必要时植入支持物。将前臂置于额部，岛状皮瓣覆盖鼻部创面，远端折叠成鼻翼、鼻端及鼻小柱，分别与鼻部相应位置缝合，全鼻成形（图14-30）。

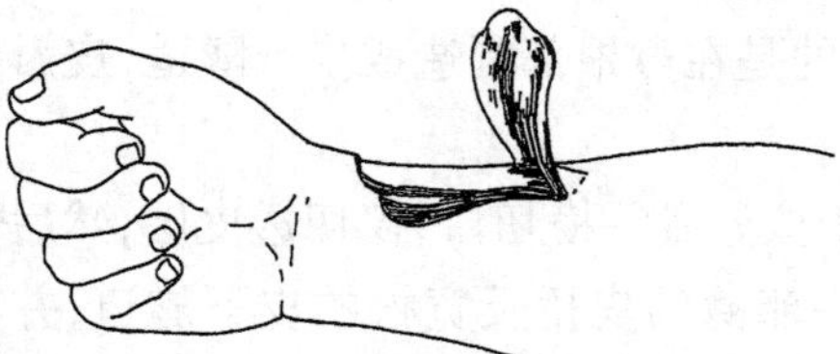

图14-29　前臂岛状皮瓣形成

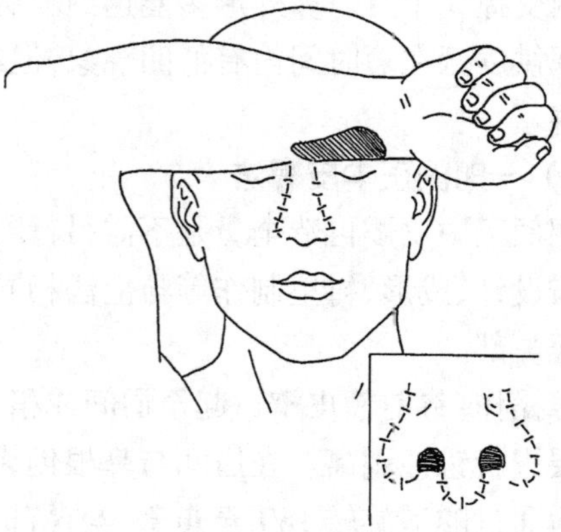

图14-30　皮瓣转移再造鼻成形

2. 术中注意点 分离血管蒂不必过长，以防止转移后蒂部迂曲。鼻部、前臂以及皮瓣创面彻底止血。

3. 术后处理鼻 孔内置卷有碘仿纱条的橡皮管，拆线后改用预制的塑料管。前臂与额间垫纱布后用绷带固定，不宜缠扎过紧，1 周后去除，进行关节按摩及限制性活动。术后 10 天拆线；3 周断蒂，修整复合鼻根及前臂创口完成全鼻再造。

（二）前臂游离皮瓣法

适应证为单纯鼻缺损，要求一次手术完成全鼻再造，前额发际低狭或不接受额部皮瓣进行全鼻再造者。但不适用于前臂皮肤广泛瘢痕，桡动脉、尺动脉、掌动脉弓损伤或血管性疾病，面颌部、颞部血管病损而无适宜受区血管者。

1. 手术方法

（1）皮瓣设计：依鼻形状及大小在前臂远段掌桡侧设计三叶状皮瓣，尾端向掌尺侧，三叶状瓣向桡侧。

（2）皮瓣切取：手术在驱血止血带下进行。切开皮瓣周缘，结扎切断桡动脉及伴行静脉和头静脉远端，在血管深面掀起皮瓣，继续向上游离桡动脉与伴行静脉及头静脉约 12～15cm，随时结扎切断其细小肌支（图 14-31），松驱血带止血。

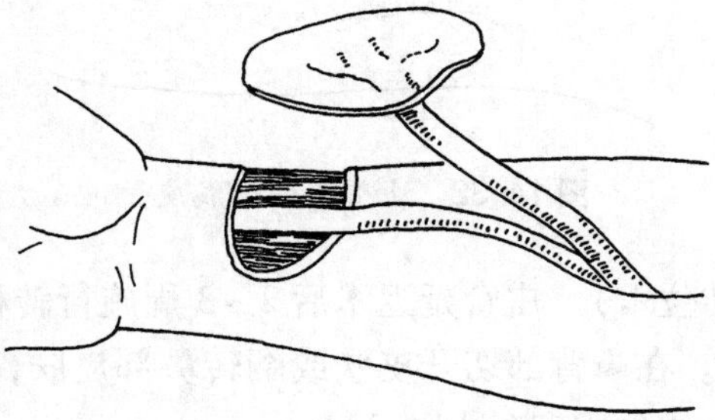

图 14-31 切取前臂皮瓣

（3）皮瓣移植鼻成形：翻转残鼻皮瓣缝制衬里，必要时植入支持物。在下颌缘处做切口，显露并游离面动脉、面前静脉及颈外静脉，并在鼻颌创口间剥离形成宽松的皮下隧道。结扎切断前臂皮瓣血管蒂近端，取下前臂皮瓣，前臂创面进行中厚皮片移植后压力包扎。将前臂皮瓣置放于鼻部，血管自皮下隧道引至颌部创口，依次吻合头静脉与颈外静脉、桡静脉与面前静脉、桡动脉与面动脉。皮瓣血运重建之后全鼻成形，缝合创口。

2. 术中注意点 为确保移植之皮瓣有良好的血运，除应保证血管吻合可靠以外，尚应注意鼻颌间皮下隧道要宽敞，防止组织水肿压迫血管。

3. 术后处理

（1）鼻孔内置卷有碘仿纱条的橡皮管支撑。

（2）给予血管扩张药物。如罂粟碱 30mg，每天 3 次肌肉注射；低分子葡聚糖 250ml 静脉滴注，每天 2 次，5 天后可停药。

（3）10 天左右拆除各手术区缝线。

三 皮管法

除额部皮瓣、前臂皮瓣的多种形式应用于全鼻再造以外，还有皮管法如上臂皮管、肩胸皮管、腹部皮管等。在前额皮瓣条件不满意，或患者不同意用前额皮瓣进行前臂再造时，可采用上臂皮管、肩胸皮管等部位皮管进行鼻再造。

皮管转移全鼻再造手术分期进行，大体上需经历皮管制备、皮管转移、鼻成形等，其步骤与前额皮瓣法类似，所不同的是先形成皮管，再转至鼻部。现以上臂皮肤为例介绍如下。

(一) 手术方法

1. **第1期手术**(皮管成形术)　按鼻形在一侧上臂前内侧设计一皮管，一般为(10～12)cm×(7～8)cm，设计确保皮管有足够的长度和宽度。蒂部以上臂中上1/3为宜(图14-32)。皮管形成后其创面应行中厚皮片移植覆盖。在皮管成形术后2～3周施行皮瓣延迟术，即将皮管的近端做弧形切开，然后再缝回原处，以训练血运。

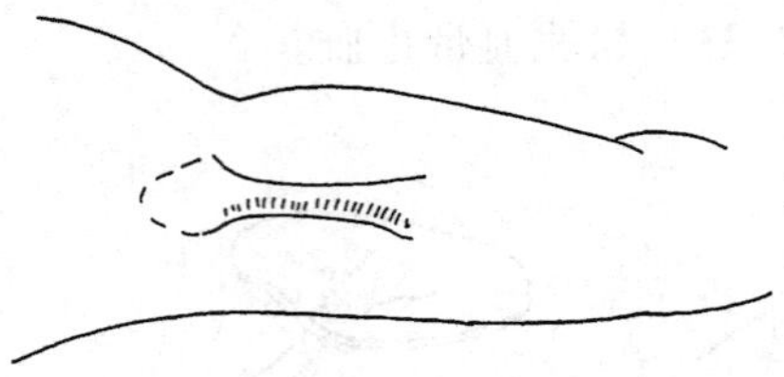

图14-32　上臂内侧形成皮管

2. **第2期**(管形皮瓣转位术)　皮管延迟术后2～3周施行转移于鼻部。将皮管上端完全切断，并解剖开修剪成斜面。在鼻背部切开皮肤或翻转鼻部皮肤，向下形成皮瓣，将其移至鼻部，行褥式缝合，外用石膏做体位固定(图14-33)。

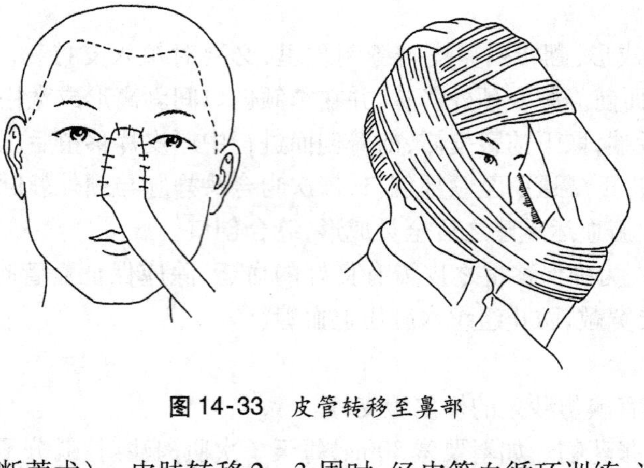

图14-33　皮管转移至鼻部

3. **第3期**(皮管断蒂术)　皮肤转移2～3周时，经皮管血循环训练，证实皮管血运良好时才可断蒂。将皮管自上臂处断蒂，缝合断端。为了让皮管获得更好的血运也可先不做手术，将皮管挂于鼻部，完全由鼻背供给营养3周。

4. **第4期**(全鼻再造术)　剖开皮管舒平，按预先设计的鼻三叶瓣与受区缝合，形成再造鼻(图14-34)。

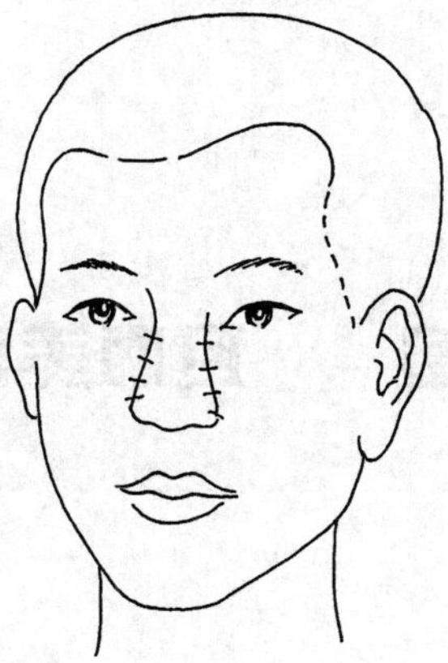

图 14-34　皮管全鼻再造术后

（二）术后处理

术后两鼻孔内填塞大小适当的橡皮管，外侧用纱布卷加压固定，以最后塑形再造鼻。术后一般 10 天左右拆线，橡皮管继续填塞鼻孔 6 个月左右，以通气与支撑。

该方法治疗时间漫长，受术者的体位难以让人耐受，故尽可能少使用。

（殷国前）

第十五章 耳廓美容外科

第一节 耳廓应用解剖

一 大体解剖

耳廓位于头颅两侧，左右对称，上端大致与眉上边缘的水平线平齐，下端达鼻底水平线，耳轮及耳屏构成的平面与颅侧壁成30°角。

耳廓分前外侧和后内侧两面，两侧面皮肤中间夹以薄而富有弹性的软骨支架，前外侧皮肤菲薄，皮下组织少，与软骨膜紧密粘连；后内侧皮肤稍厚，与软骨之间有少量皮下组织相隔，较为松动。耳廓软骨由黄色弹性纤维软骨板组成，表面不平，形状与耳廓相似，仅耳垂处无软骨。

耳廓主要由耳轮、对耳轮、耳甲腔、耳垂、耳屏及对耳屏等主要结构构成。耳廓卷曲的游离缘为耳轮，其前端向下后走行，终止于外耳道口上方之耳轮脚。耳轮前方有一与其大致平行走行的隆起，即为对耳轮，对耳轮向上前分成两叉，分别为对耳轮上脚及下脚，两脚之间的凹陷称三角窝。耳舟为耳轮与对耳轮及其上脚之间的舟状凹陷。对耳轮前下方较大的凹陷称耳甲，耳甲被耳轮脚分为上下两部分，上部为耳甲艇，下部为耳甲腔。耳甲腔前面一孔洞为外耳道口，后者前外方有一小三角形的突起称耳屏，在对耳轮的前下端与耳屏相对处有一隆起称对耳屏，耳屏与对耳屏之间的凹陷称屏间切迹。耳垂在耳廓的最下端，后下部分为耳轮的延续部，其内无软骨组织，主要由致密脂肪组织构成。耳廓各部的名称如图15-1所示。

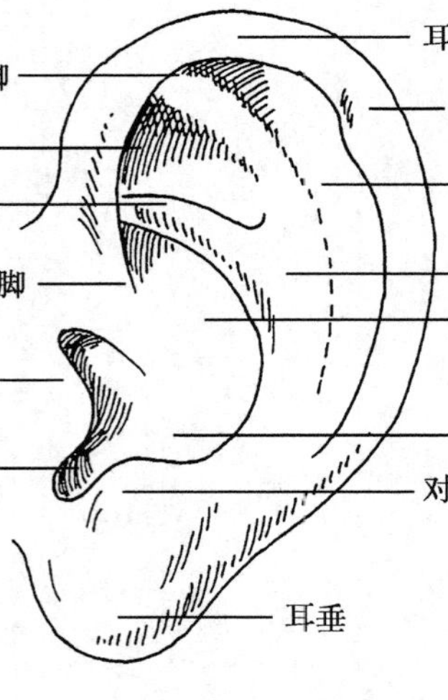

图15-1 耳廓外形及各部位名称

二 耳廓的血管分布

耳廓的血供丰富，颞浅动脉分出3~4分支供应其前面、耳屏及外耳道的外侧部；耳后动脉和枕后动脉发出数支分布于耳廓后内侧面，耳后动脉的部分分支穿过耳轮、三角窝及耳甲艇等处的软骨进入并分布于耳廓的前面（图 15-2）。

三 耳廓的神经分布

耳廓的神经丰富，来自颈丛的耳大神经是耳廓的主要感觉神经，从胸锁乳突肌后缘中点穿入皮下浅层，沿颈侧部上行，在耳垂高度发出耳前支和耳后支，分别主要分布于耳廓的前外面和后内面区域。来自三叉神经下颌支的耳颞神经、枕小神经分支、面神经耳支和迷走神经耳支也分布于耳廓部分区域（图 15-3）。

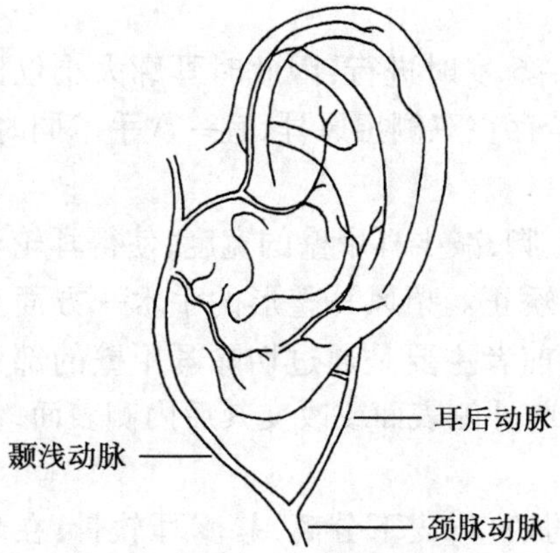

图 15-2 耳廓的动脉

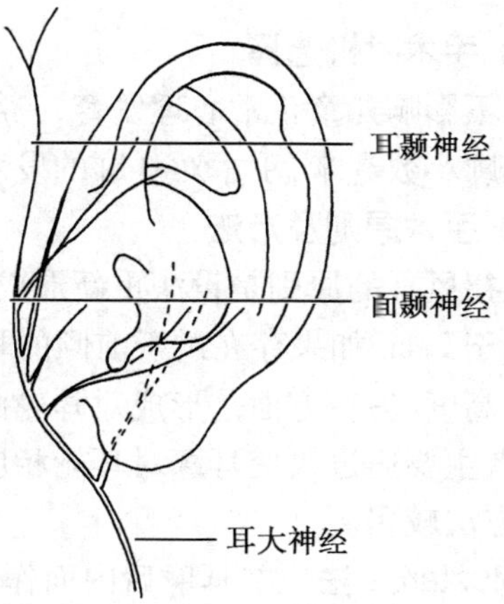

图 15-3 耳廓的神经分布

四 耳廓的淋巴分布

耳廓的淋巴呈网状分布，主要汇集于其周围的淋巴结，耳廓前外面的淋巴管汇入耳前淋巴结和腮腺淋巴结，耳廓后内面的淋巴结多汇入耳后淋巴结。

第二节 先天性耳廓畸形

一 招风耳

招风耳又称隆突耳，是一种常见的耳廓畸形，多由胚胎期耳轮形成不全或耳甲软骨过度发育所致，双侧多见，但两侧畸形程度往往不一。

（一）临床表现

正常耳廓的耳甲与耳舟成 90°角，而招风耳的夹角多大于 90°，通常为 15C°以上（图 15-4），重者耳甲与耳舟之间的夹角完全消失（180°），对耳轮及其上下脚亦完全消失，整个耳廓自耳甲至耳轮为一平板，且与颅侧壁成直角。极其严重者，耳轮缘亦无卷曲，形成茶碟样结构，称贝壳耳。

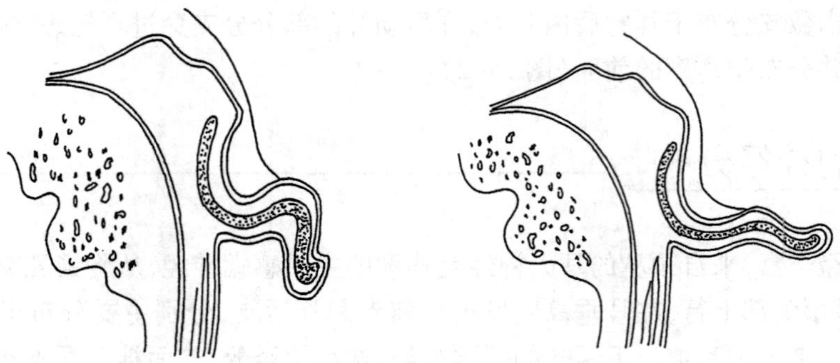

图 15-4　耳舟与耳甲的角度

(二) 手术时机选择

为了不影响儿童正常心理发育,一般手术可在 5 ~ 6 岁时进行,因此时耳廓大小仅比其成人后的耳廓小数毫米,手术对耳廓的发育几无影响,若存在双侧招风耳,宜一次手术同时矫正。

(三) 手术原则及方法

矫正招风耳的原则是设法重新形成对耳轮及其上脚,减少耳甲壁的宽度,使得耳轮至乳突的距离小于 2cm,如果存在过于前倾的耳垂则需同时矫正。招风耳整形的手术一方面是降低耳甲壁的高度,另一方面是形成对耳轮的折叠隆起。前者主要是通过切除耳甲壁的部分软骨实现,后者主要通过改变耳廓对耳轮相应位置软骨的前外侧表面或改变其后内侧表面,使其形成折叠,方法较多。

1. Mustarde 法　在耳廓后内面作顺耳廓长轴的切口;皮下分离,暴露耳软骨;在耳廓软骨背面作纵向褥式缝合,形成对耳轮;切除多余皮肤,缝合切口。该法适用于耳廓软骨比较菲薄的儿童,容易弯曲成形,对于软骨较厚的患者则不适用。其优点是软骨未被切开,如果效果不理想,可以采用其他术式再次修整;缺点是易复发。

2. Stentrom 法　软骨膜对维持软骨的形状非常重要,如果切开软骨膜及部分表层软骨,被切开侧软骨的表面张力就会自然释放,软骨随之向未切开的一侧弯曲。根据这一原理,采用特殊器械,经耳后内侧面耳轮尾部的皮肤小切口,进入对耳轮相应的软骨表面进行划痕,使软骨自然向背侧弯曲形成对耳轮,故该法亦称之为软骨前外侧面划痕法。该法手术切口小,操作时间短,而且因为未完全切透软骨,如果效果不佳,可以再次修整。

3. Converse 法　将耳廓向颅侧壁轻压折叠以显现对耳轮及其上脚的轮廓,用亚甲蓝标出。然后用带亚甲蓝的针头沿折叠耳廓轮廓刺入,穿透耳廓全层,以在软骨上形成标记,在耳廓后内面两排亚甲蓝标记中央切口,并向两侧分离显露软骨上的标记点。沿软骨标记点做两条切口,上方分开,下方逐渐靠拢,保持前面软骨膜完整,两侧切口间的软骨用细丝线作内翻缝合成管状,形成对耳轮及上脚。如存在耳甲壁过宽则同时在耳甲软骨的游离缘切除一椭圆形软骨片,拉拢缝合两外侧软骨游离缘,并固定上述软骨管数针。切除耳后内侧切口两侧多余皮肤,缝合皮肤(图 15-5)。术后用凡士林纱条填塞耳廓凹陷部分,用棉垫及绷带加压包扎。

对于仅有对耳轮形成不全的招风耳,可采用改良的 Converse 法,即切开软骨时,仅切开靠近耳轮的一侧标志线,在软骨的前外侧表面划痕后,将耳轮软骨游离缘向后折叠缝合于另一侧标志线,以形成对耳轮,切除部分多余皮肤后缝合即可。

术中需彻底止血,避免活动性出血,预防血肿形成。伤口一般不放引流条,术后可应用抗生素 3 天,10 左右拆除敷料及缝线。该法效果可靠,但如外形欠佳,再次修复难度较大。

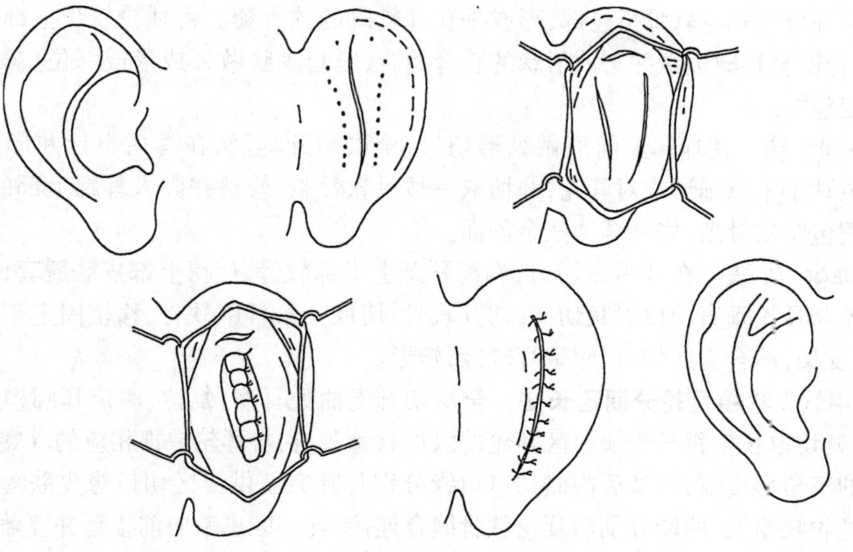

图 15-5　Converse 法招风耳整形术

二　杯状耳

杯状耳又称垂耳、卷曲耳或环缩耳，是介于招风耳和小耳畸形综合征之司的先天性耳廓畸形，双侧多见，部分患者有家族遗传史。

（一）临床表现

杯状耳的主要特征是耳廓卷曲，轻者仅有耳轮的向前折叠，重者整个巨廓上部下垂，盖住外耳道口。此外，杯状耳的耳廓前倾，耳舟、三角窝多狭窄而不显，耳廓的长度变短，位置较常人为低。根据畸形程度可分为三型：

Ⅰ型最轻，仅上部耳轮较宽并向下方呈锐角弯曲；

Ⅱ型耳轮缘弯向耳甲艇，对耳轮和对耳轮后脚发育不良或后脚不存在

Ⅲ型畸形最严重，整个耳廓卷缩呈小管状，耳舟和对耳轮形态消失。

（二）手术时机选择

一般 6 岁后即可进行矫正手术，双侧同时完成，以免影响容貌及听力。

（三）手术原则及方法

杯状耳的治疗首先应矫正卷曲的耳廓上部；耳廓长度的不足，可通过耳轮脚的 V-Y 推行来弥补；耳舟及三角窝的狭小，可通过对侧耳廓全层复合组织游离移植加以矫正。若为重度杯状耳畸形，则需行部分耳再造。杯状耳畸形的矫正方法较多，软骨瓣法、Barsky 法、Musgrave 法及耳轮脚 V-Y 推进法等。

1. 耳轮脚 V-Y 推进法　V 形切开耳轮脚部的皮肤及皮下组织，并剪断耳轮脚软骨，将耳轮脚向后上方推进，Y 形缝合切口。如对耳轮不显，可同时采用软骨管法形成对耳轮，并纠正耳廓上部前倾。

2. 软骨瓣法　于患者耳廓后距耳轮缘 1cm 处做一条与耳轮上缘平行的切口，切开耳轮后面皮肤及皮下组织，于耳软骨表面潜行分离，使卷曲于耳轮的皮肤脱套，暴露卷曲的软骨；向耳

轮脚方向切开分离耳轮软骨折叠部，形成蒂在耳轮脚的软骨瓣。将耳轮软骨上部做放射状切开，旋转软骨瓣至耳廓边缘并与放射状的软骨缝合，脱套皮肤做 Z 成形或邻位皮瓣转移，缝合切口。固定包扎。

3. Barsky 法 在耳廓上前部做纵形切口，全层切开耳廓，在耳后设计并形成一舌状皮瓣。按招风耳手术原则形成对耳轮，并切取一耳甲软骨条，修整并嵌入耳廓上部的缺口中，转移舌形皮瓣包绕软骨条，修复耳廓残余创面。

4. Musgrave 法 在耳后做切口，剥离耳廓上半部软骨，使得上部皮肤脱套，在暴露的软骨上作多个与耳轮垂直的放射状切口，切开软骨；切取一条耳甲软骨，移植固定于切开的软骨边缘，作为支架，缝合皮肤切口，固定耳轮缘，塑形。

5. 耳甲软骨移植耳轮分期延长法 全层切开卷曲处耳廓，复位，测定耳廓楔形缺损的面积，于耳甲处切取长度稍长于缺损区耳轮的弧形软骨条，在与耳轮缺损相应的乳突区作与缺损面积相当的三角形皮瓣，将耳后内侧切口边缘分别与乳突区供瓣区切口缘皮肤缝合。将软骨条移植于耳轮缺损处，两端分别与耳轮软骨缝合连接，乳突区皮瓣向前推行并覆盖于移植的软骨表面，修复耳廓前方皮肤缺损。至少 3 星期后行二期手术：于耳轮与乳突粘连区后方头皮上做 V 形切口，形成三角形皮瓣，将之向耳后折叠，缝合覆盖耳后创面。乳突供瓣区作皮瓣转移或植皮修复。该法与分期法耳廓部分缺损的修复方法相似。

6. Tanzer 法杯状耳整形术 在耳廓后内侧面，距离耳轮缘至少 1cm 处做一与耳轮上缘平行的切口，切开皮肤，暴露卷曲变形的软骨，然后弧形掀起，适当地放置于耳舟软骨的后内侧面，用细丝线间断缝合数针固定(图 15-6)，如形成的耳轮缘卷曲不明显，可采用划痕法使其卷曲。

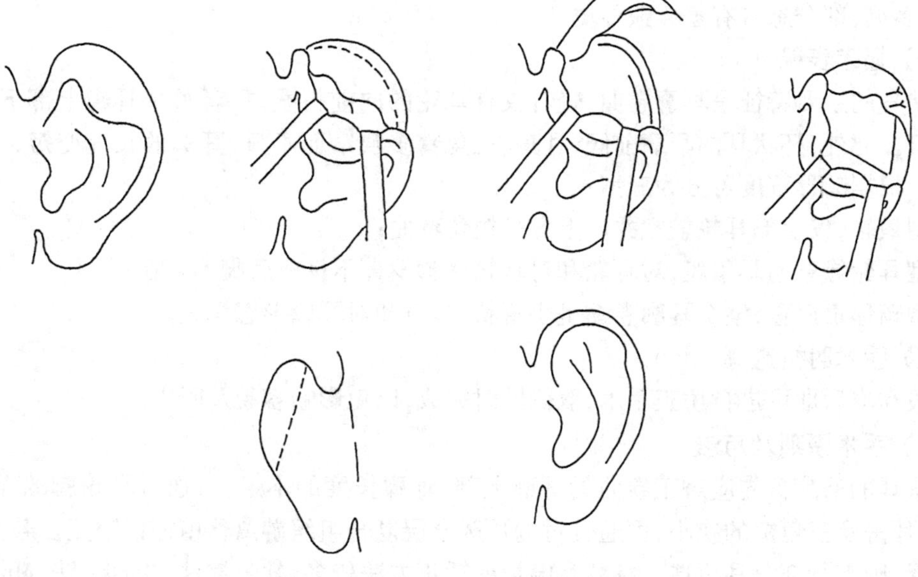

图 15-6 Tanzer 法杯状耳整形术

因各种手术均进行了软骨成形，所以术后要有良好的固定塑形。常规使用抗生素 3～5 天，拆线宜于术后两周进行。

杯状耳的矫正方法较多，应根据不同的病变程度选择相应的手术方法：V-Y 成形法适用于Ⅰ型杯状耳，仅仅有耳轮缘紧缩者；软骨瓣法适用于Ⅰ型杯状耳，耳轮缘轻度紧缩并耳廓上部耳软骨自行折叠者；Barsky 法适用于Ⅰ型杯状耳，耳轮缘紧缩者；Musgrave 法与复合组织瓣法适用于Ⅱ型杯状耳耳轮和耳舟均有不同程度的缺失或畸形者；耳甲软骨移植耳轮分期延长法适用于Ⅲ型杯状耳耳廓周缘紧缩较明显且组织缺损较多者。

三 隐耳

隐耳又称埋没耳、袋状耳，是较为少见的耳廓先天性发育畸形。有学者认为它是耳上肌纤维的异常使对耳轮和对耳轮脚间的颞部固定所致，另有学者认为隐耳与耳横肌、耳斜肌缩短附着异常有关。

（一）临床表现

主要表现为耳廓上半部埋入颞部头皮下，耳颅沟消失，用手指提起埋入部分，常可出现正常的耳廓外形，放松时又缩回原位。轻者仅耳廓上部皮肤短缺，耳软骨的发育基本不受影响；重者不仅皮肤严重短缺，耳廓上部的软骨也明显发育不良，表现为耳轮部向前卷曲，舟状窝变形，对耳轮亦常屈曲变形等。

隐耳畸形在日本和中国等亚洲人群中常见，在欧美地区则较为罕见。畸形以男性居多，男女比例约为2:1，右侧多于左侧，左右比例约1:2，双侧畸形者约占总数的40%。

（二）手术时机及选择

该畸形除对容貌产生一定的影响外，因耳廓上部无耳颅沟，患者无法配戴眼镜，淋浴时污水易流入耳道内，给患者生活带来很大的不便，宜及早治疗。1岁以前的患者可通过配戴矫正器，使耳廓上部保持持续的牵拉状态，终致该处皮肤逐渐松弛，耳廓软骨外形显露，1岁以后需手术矫正。

（三）手术原则及方法

隐耳畸形矫正的关键是解决耳廓上部的皮肤量的不足，手术的主要目的是将皮肤切开，把埋没的耳廓软骨充分显露出来，同时松解软骨与周围组织的粘连，如同时存在软骨发育不良或畸形，可以采用相应方法矫正。手术方法有：

1. 皮片移植法　沿耳轮软骨轮廓外约0.5cm处切开，掀起软骨形成正常的耳颅沟，耳廓背面及颅侧壁植皮修复，注意软骨表面应保留适量的软组织，以利皮片成活。

2. V-Y推进皮瓣法　做以乳突及隐耳的耳轮为基部的两倒V形切口，形成皮瓣，两V形切口分别行Y缝合，将上后方皮瓣向下前推移形成耳颅沟。在耳轮脚处设计一Z形皮瓣，交叉换位缝合（图15-7）。如有耳肌明显缩短者，应同时行肌肉的离断和松解。

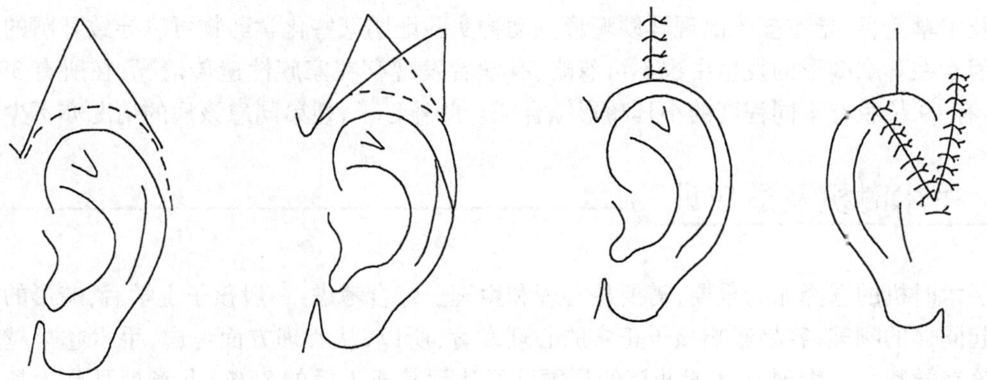

图15-7　V-Y推进皮瓣法隐耳整形术

3. **三叶瓣法** 在耳轮的上、后缘分别做三个相邻的倒V形切口，形成皮瓣后，向下后部折叠缝合封闭耳廓后创面，颅侧壁创面头皮分离后拉拢缝合，剩余创面植皮修复。

术中应彻底止血，预防血肿形成。严格无菌操作，术后可使用抗生素3～5天，预防感染。注意双侧外耳形态，力求双侧对称。局部皮瓣转移者伤口7天拆线，如加用植皮者术后14天拆线。

四 壳状耳

壳状耳也称贝壳耳，是最严重的一种招风耳，除了具备招风耳的对耳轮及其上下脚发育不良的特征外，耳轮缘亦无卷曲，整个耳廓无卷曲皱折，形成茶碟样结构。

治疗方法是按招风耳矫正的方法形成对耳轮及其下脚，然后在耳轮缘切除数个小三角形全层组织，分层拉拢缝合，使得耳廓外缘缩短收紧，出现卷曲耳轮。

第三节 先天性小耳畸形

先天性小耳畸形，是耳廓的先天性发育不良，伴有外耳道闭锁、中耳畸形及颌面部畸形。国外文献报道其发病率为1/20 000～1/2000，一般认为1/7000左右，在我国有报道称该病发病率约1/3500。男性多于女性，比例约为2∶1，右侧多见，左右比例1∶2，双侧发病者约占10%。

一 临床表现及病因

小耳畸形综合征根据耳廓发育情况可分为3度：

Ⅰ度：耳廓各部分机构尚可辨认，有狭小的耳甲腔及外耳道口，只是轮廓较小，耳道常为盲端；

Ⅱ度：耳廓大部分结构无法辨认，残耳不规则状，为花生状、舟状或腊肠状，外耳道闭锁；

Ⅲ度：残耳仅为小的皮赘或呈小丘状，或仅为异位的耳垂。

耳廓完全没有发育，局部没有任何痕迹的称为无耳症，极为罕见，有学者将之分为Ⅳ度。

多数小耳畸形综合征患者均无法发现特殊的致病因子，一般认为怀孕初期病毒感染、先兆流产等母体因素是小耳畸形的发生原因之一，亦有报道称妇女妊娠初期服用酞胺呱啶酮等镇静剂及中草药，可导致孩子出现耳颌畸形。动物实验证明某些化学药物可以导致耳廓的畸形。遗传因素在耳廓畸形的发生中也不可忽略，有学者发现存在家族性遗传情况，在所有39名亲属中，有19位患有不同程度的小耳畸形综合征。此外母子，姐弟同患该病的情况亦不少见。

二 手术时机及适应证

手术时机的选择尤为重要，需要从心理和生理上综合考虑：一般孩子上学后，畸形的耳廓，会引起同伴的嘲笑，容易影响孩子正常的心理发育，所以，从心理方面考虑，手术越早越好，至少应该在学龄前。生理上，3岁儿童的耳廓已经达到其成人后的85%，儿童期耳廓生长迅速，成人时则较为缓慢，10岁以后耳廓的宽度几乎不再增加，耳廓的长度在5～10岁时仅比成人小数毫米，主要为软骨部分较小，耳垂则与成人相近，在此期间进行耳廓的再造，成年后再造耳与正常侧耳廓比较接近，不会出现明显的不对称。从肋软骨的发育上看，一般认为6岁左右儿童的肋软骨已经足够用于雕刻耳支架。国外著名的耳再造专家Tanzer和Brent也认为耳再造的年龄以6岁左右为宜。

小耳畸形伴有外耳道闭锁的患者，中耳锤骨和砧骨常融合及发育不全，镫骨也多有畸形，气导听力明显减弱，内耳虽亦有轻微畸形，但骨导听力多不受影响。对于单侧小耳畸形伴有外耳道闭锁的患者，一般须先行耳廓再造术，后再根据需要决定是否进行中耳手术，否则局部组织被破坏或利用后，耳再造的难度将大大增加，甚至导致耳再造的失败。双侧小耳畸形伴有外耳道闭锁，听力明显减低者，则可先考虑外耳道及中耳手术以改善听力，以免引起语言障碍。当然，如果技术条件许可，也可联合耳科专家，同时行耳廓再造及中耳手术。

三 耳支架材料的选择

良好的支架是再造耳外形美观与否的关键，异体或异种软骨均曾被用于耳再造，但终因吸收率高及效果不确定等因素而被弃用。固体硅橡胶，因其不变形、富有弹性等也被使用过，但术后支架的外露及脱出，限制了其广泛的应用。应用自体肋软骨作为再造耳的支架是目前公认的最可靠及可取的方法，Tanzer和Brent耳再造成功的关键之一就是坚持使用自体肋软骨，且取得良好的效果。近年来，形态稳定美观、可“血管化”的Medpor支架的使用有增加的趋势，然而，术后易外露及其处理上的困难，有待临床上进一步的观察，目前仅作为软骨已经完全钙化的年长患者的替代选择。

四 手术方法

耳廓再造的方法较多，主要可分为非扩张法和扩张法两类。非扩张法根据手术的次数可分为分期手术法和一期手术法；而扩张法根据扩张器的大小及是否需要植皮，可分为部分扩张法及全扩张法等。

在皮肤软组织扩张器未在临床广泛运用之前，多采用非扩张法，Tenzer和Brent等报道的耳再造手术方法是分期手术法的代表；而一期法多采用蒂在残耳上部的乳突区耳后皮瓣覆盖支架前侧，采用颞浅动脉筋膜瓣或与乳突区耳后皮瓣共蒂的乳突区皮下组织蒂筋膜瓣包裹支架的后侧，再在筋膜面游离植皮一次完成再造。非扩张法的缺点是皮肤量不足，多需要移植40～50cm^2的皮肤，供区瘢痕明显，再造耳臃肿，再造耳易因皮片的挛缩而变形。为克服皮肤量的不足，有学者提出扩张的方法。

扩张法中以庄洪兴的部分扩张法最为常用，一期在耳后乳突区无发部位埋植50ml或70ml的肾形扩张器，扩张完成后行二期耳再造，应用扩张的皮肤覆盖支架前侧及后侧的一部分，以乳突区皮下组织蒂筋膜瓣包裹支架的后侧达耳轮缘，耳后及颅侧残留创面游离植皮。部分扩张法，扩张后皮肤菲薄，再造耳的细微结构较为明晰，需要植皮的面积明显减少，但美中不足的是皮肤量仍不足，需要取皮游离移植。为达到无需植皮的目的，全扩张无需植皮的全耳再造法已有报道。

双扩张器重叠扩张法是全扩张法中有代表性的一种，即在残耳后部上下各埋植一50ml及

70ml 扩张器,上部扩张器纵向放置,下部扩张器则斜形放置,两扩张器共一腔,二期将扩张皮肤各做一蒂部在残耳上部的上部扩张皮瓣,及蒂部在耳垂后下方的下部扩张皮瓣,采用乳突区组织筋膜瓣包裹支架达耳轮,以上部及下部扩张皮瓣分别包裹支架的前后侧,完成全耳再造。该方法中把一个扩张器放置于残耳上部后方无发区,扩张后用于覆盖支架前侧,另一扩张器置于残耳后下方无发区,扩张后用于覆盖支架后方,可克服再造耳上长有毛发的缺点,但操作复杂,费时,耳后存在手术切口痕迹等。全扩张法的优点是无需植皮,供区切口瘢痕细小,无因皮片挛缩而导致支架变形之虞。

(一)术前准备

男性患者术前最好剃除全部头发,女性则需剃除发际线以上约 10cm 范围的头发。

术前用透明胶片描下健侧耳廓的形状及大小,将它翻转后即成再造耳的模型。双侧小耳畸形患者,男性以其父之耳廓为准,女性以其母耳廓为准。

再造耳的定位,往往以常用的平行四边形来确定,即上端与眉水平平齐,下方与鼻底在同一水平,长轴与鼻梁平行。但临床上发现许多人的耳廓长轴与鼻梁并不平行,故多以健侧外眦至耳轮脚的距离确定患侧耳轮脚的位置,该点与耳屏的连线为再造耳廓的长轴,目测患侧耳垂的位置,如果与健侧等高,则将耳垂最低点确定为再造耳最低点,再以模型确定出再造耳廓的最上点。如耳垂位置异常,可予一期扩张器埋植的同时行耳垂的移位。

儿童患者宜在全麻下进行手术,成年患者可在局麻下完成,亦可在耳部术区采用局部麻醉,而在取软骨的供区采用连续硬膜外麻醉。

(二)非扩张法

1. 一期手术法

(1)取材:在右侧胸壁第 6、7、8 肋软骨联合处表面皮肤上做梭形切口,切取约 40 ~ 50cm^2 的皮肤,修薄皮肤使其成全厚或厚中厚皮备用。切开肌肉,暴露肋软骨膜,切取大小合适的软骨,一般 6 ~ 9 岁儿童取 3 块肋软骨,身高在 1.2m 以上儿童可取 2 根,成年后肋软骨较粗大者,则可仅取 1 根。应尽量保持联合部的完整性,取毕分层缝合软骨膜、肌肉,切口缘皮下适当分离松解后缝合即可。

(2)软骨支架的雕刻:按术前准备的耳膜雕刻并拼接耳支架,选取一弧度与模型的耳轮弧度相近的大软骨块作为基座,在舟状窝处雕刻去除一软骨片以加深舟状窝,在对耳轮下脚处另取一软骨块雕刻后缝合于基座相应位置以作对耳轮下脚。以一浮肋适当修整后,缝合于基座及对耳轮下脚边缘以作耳轮(如果仅取一根较大肋软骨,可将其外缘部分切取一条长度与耳轮相当的软骨条以作耳轮之用),再将剩余软骨中部分垫于基座下面以增加支架高度,部分修成细条状,缝合于耳轮相应部位以突出对耳轮(图 15-8)。

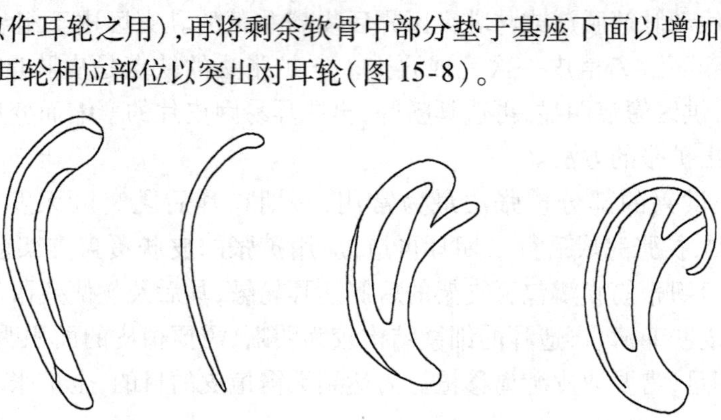

图 15-8　一根肋软骨雕刻耳廓支架

(3)耳垂移位及耳屏再造：在残耳垂上部保留部分带软骨的组织用于再造耳屏，将耳垂全层切开，形成蒂在下方的耳垂瓣，如果耳垂位置过高或过低，可根据情况，采月 V-Y 推进法上移或下移残耳耳垂。将其前后剖开备用。

(4)皮瓣及筋膜瓣的制作：根据耳膜的大小，在残耳上部后方设计蒂在残耳上部的皮瓣，自耳垂后侧切口最底端向后做一直线，轻度下斜，其长度比耳模宽约 1～2cm，再自直线最远端，反折约 90°向上，行走 3～4cm 后向前弧形弯曲，达耳上点处。切开皮肤达毛囊底面，在该层内分离，掀起皮瓣。在头皮上做长约 2cm 的辅助切口，相同层次分离暴露筋膜，再做一形状与皮瓣相似，但周边比皮瓣大约 2cm 的筋膜瓣切口，在浅深筋膜之间掀起筋膜瓣，两瓣共蒂。将皮瓣下边缘与耳垂瓣前侧上边缘缝合。

(5)支架固定及包裹：将雕刻好的支架置于皮瓣和筋膜瓣之间，以丝线或钢丝固定支架于相应位置，在支架表面放一引流管，以筋膜瓣包裹支架达耳轮缘，支架前侧以皮瓣覆盖，筋膜背面及部分颅侧壁创面以皮片游离移植，打包包扎。

(6)术后处理：将引流管接负压装置，保持引流通畅，一般 5 天后可拔除引流管，常规应用抗生素 3～5 天，术后 10～12 天可去除外包扎敷料，拆除缝线。拆线后耳颅沟处用一纱布卷填塞并继续包扎再造耳数天，术后 3 周可去除全部敷料，但需垫以软枕，避免再造耳过度受压。

2. 分期手术法

(1)Fukuda 二期法：第一期同一期法切取软骨雕刻成支架后埋入耳后乳突区皮下，同时行耳垂复位，耳屏、耳甲腔再造；6～8 个月后掀起软骨支架，耳后及乳突区植皮即完成耳廓再造。

(2)Tanzer 四期法：第一期采用 Z 字改型，将耳垂向后横向移位；第二期切取软骨，雕刻成支架，并将雕刻好的软骨支架埋植于耳后乳突区皮下；第三期再掀起软骨支架及其底面的部分筋膜组织，筋膜面及乳突区创面游离植皮；第四期再造耳屏及耳甲腔成形。各期相隔在 1 个月以上(图 15-9)。

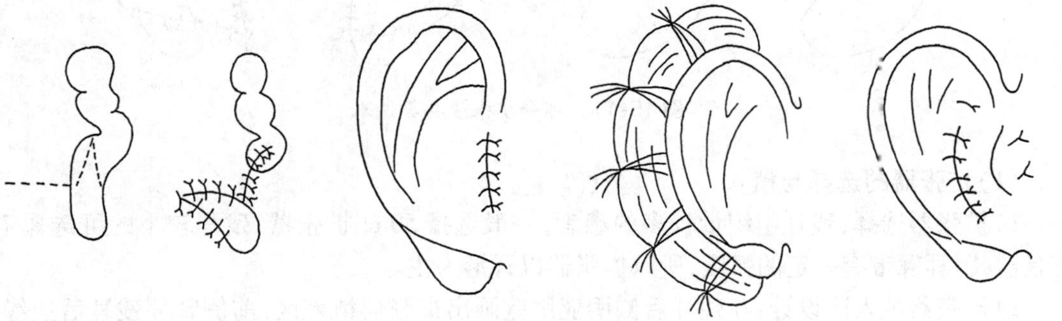

图 15-9　Tanzer 四期法耳廓再造术

(3)Brent 四期法：第一期完成耳再造的主要步骤，从侧胸壁切取软骨，雕刻成支架，在乳突区皮下剥离，形成腔隙，植入雕刻好的软骨支架；第二期行耳垂移位并与再造耳连接成形；第三期利用健侧耳甲软骨再造耳屏，耳甲腔成形；最后再从支架底部的筋膜底面掀起耳廓，耳后及乳突区游离植皮(图 15-10)。

(三)扩张法耳再造术

1. 部分扩张法　耳廓的再造不仅需要软骨支架作为支撑，还需要大量的皮肤用于覆盖支架，为解决皮肤量的不足，皮肤软组织扩张器出现后，很快就被庄洪兴等应用于耳再造术中，经

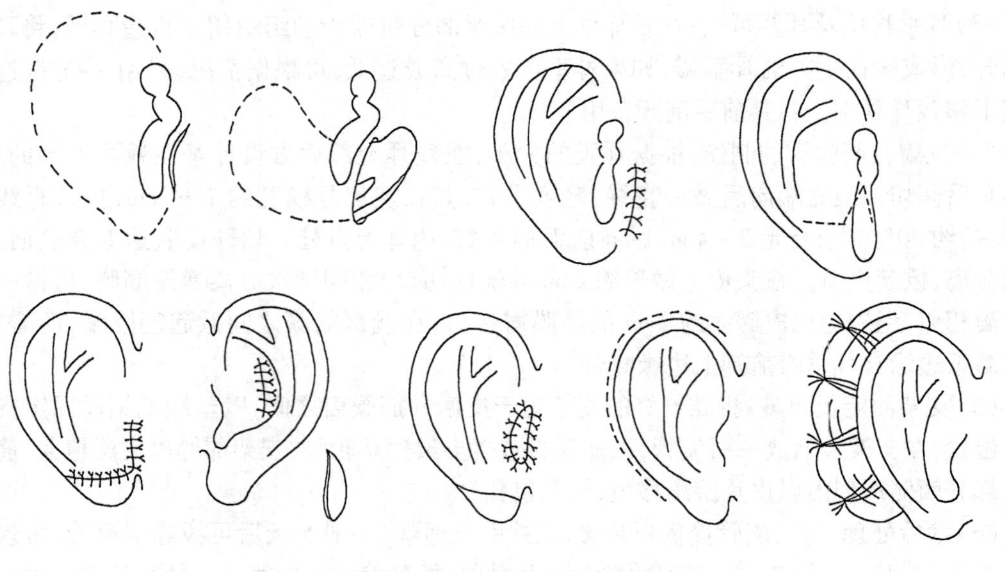

图 15-10 Brent 四期法耳廓再造术

扩张后的颅侧壁无发区皮肤,可足够用于覆盖支架的前侧,并达到耳轮的背面,避免非扩张法中再造耳廓上部带有头发的弊病。其次,因为在耳后发际内做切口,在皮肤扩张的过程中实际上起着皮瓣的延迟作用,耳再造时皮瓣远端极少出现血运障碍的问题。扩张后皮瓣菲薄,再造耳轮廓清晰,也是扩张法的优势之一(图 15-11)。

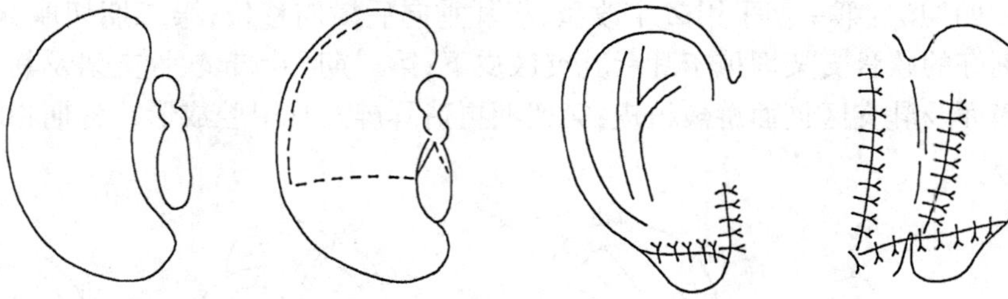

图 15-11 部分扩张法耳再造术

(1)扩张器的选择与植入

1)扩张器选择:残耳组织量较多的患者,一般选择 50ml 扩张器,残耳较小的可选择 70ml 扩张器,因耳廓带有一定的弧度,所以扩张器以肾形为主。

2)扩张器植入区设计:在残耳后侧用亚甲蓝画出扩张器植入区,前侧紧邻残耳后边缘,底部达耳垂最低点水平下约 1 ~ 2cm,植入区的边缘要比扩张器底盘边缘宽约 0.5cm,形状亦为肾形。再在植入区后边缘后约 1cm 处,做与后边缘平行,长约 4 ~ 6cm 的弧形切口线。

3)皮下腔隙的分离及扩张器的植入:在切口线处切开头皮达毛囊深面,在该层分离,形成皮下腔隙,止血,植入肾形扩张器一个,放引流管一根后,分层缝合切口。覆盖凡士林单层纱布,再用棉花及纱布外敷包扎即可。

4)术后处理:根据引流物的情况,一般 3 天后,引流物明显减少,颜色由红变黄变淡后,即可拔除引流管,继续加压包扎至术后 7 天拆线为止。拆线后第 3 天可开始扩张器注水,首次可注水 10 ~ 20ml,以后每隔 2 ~ 3 天注水一次,每次注水 5 ~ 7ml,一个月左右可以完成注水扩张。扩张完成后至少原位维持 1 个月,然后再准备行二期耳再造。

(2)皮瓣形成，扩张器取出，软骨支架植入耳廓再造术

1）术前准备：剃发、耳模制作、定位等均与一期法相似。

2）取材：与一期法相似，肋软骨的切取同非扩张法，皮肤要比非扩张法明显减少，一般仅需 30～40cm^2，将之修成全厚或中厚皮片备用。

3）耳垂的处理：同一期法，将其前后面剖开备用。

4）皮瓣的制作、扩张器取出及筋膜瓣形成：皮瓣的制作与一期法相似，但因为扩张器取出后，皮肤会出现即刻的回缩，所以皮瓣的宽度应比非扩张法宽约 1cm，比模型宽约 2～3cm，切开皮肤达扩张器包膜浅层，在该层内分离皮瓣达蒂部，再切开并去除包膜，取出扩张器，同一期法制作蒂在前方的筋膜瓣。

5）软骨支架的雕刻塑形固定及包裹：同一期法。

6）术后处理：基本同一期法，但拆线的时间略短，一般术后第 10 天即可拆线。因扩张后皮瓣菲薄，易回缩等，为防止支架的外露，在设计时，皮瓣要较一期法宽松，足以包裹整个耳轮至对耳轮后沟处，且缝合后无明显的张力，包扎时内层应垫有足够厚度的棉花，以防支架表面的皮瓣受压坏死。

(3)再造耳局部修整术：术后至少半年，根据患者的需要行耳甲腔加深与耳屏的成形，完成耳再造的全部步骤。

2. 全扩张法 部分扩张法虽可解决再造耳上部存在毛发的弊病，减少取皮量，但术中仍需要切取 30～40cm^{2}的皮肤，术后可因皮肤坏死出现支架外露及感染，皮片的后期挛缩可导致再造耳变形，供区切口瘢痕明显等。为解决皮肤量的不足，有学者提出埋植双扩张器的全扩张法耳再造术。

其基本程序与部分扩张法相似。选择 50ml 及 70ml 扩张器各一个，在残耳后乳突区用亚甲蓝画出扩张器植入区设计线：上部扩张区上达对侧耳最高点上约 2cm 处，前侧达残耳前侧垂直线；下部扩张区下达残耳最低点下方约 2～3cm 处，斜向后上。在离上部扩张区设计线后约 1.0cm 头皮内，做与设计线后缘平行的弧形切口，切开皮肤，在皮下层内分离，形成上下相通的腔隙，止血。先植入下方较大扩张器，展平；再植入上方扩张器，双扩张器交界处可有部分重叠，放引流管 1 根后，分层缝合切口，包扎。术后 3 天根据情况拔除引流管。

二期耳再造时，耳垂的处理、上部扩张器表面皮瓣及筋膜瓣的处理同部分扩张法，在作上部扩张器表面切口的同时，在下部扩张器表面做 L 形切口，形成蒂在耳垂后下方的下部扩张皮瓣。切取软骨雕刻成支架后固定，以筋膜瓣包裹支架达耳轮，以上部扩张皮瓣覆盖支架达对耳轮后沟，下部扩张皮瓣向后上推进缝合，覆盖筋膜表面创面及部分颅侧壁创面，包扎即可（图 15-12）。术后处理同单扩张器全扩张法。

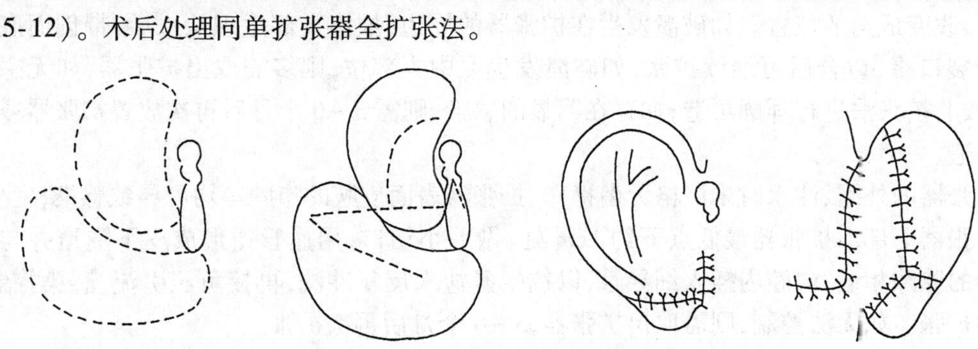

图 15-12 双扩张器全扩张法耳再造术

五 并发症及处理

1. 感染 移植的软骨支架感染是耳再造的最严重并发症，一旦发生将非常难以处理，并可导致软骨的吸收，支架变形。严格无菌操作是预防感染的关键，术前应保证术区皮肤无感染病灶，若存在应先处理后方可手术；如扩张器破溃、外露及感染，则感染的机会大大增加，可将扩张器取出，将扩张皮肤舒平，并折叠缝合于头皮下，3 个月后再考虑行耳再造；术中严格无菌操作原则，所有相关物品均应严格消毒；术后放置引流，也是预防感染的措施之一，常规使用抗生素可在一定程度上预防感染。一旦发生感染，通畅的引流是控制感染的关键，可于低位拆除部分缝线，扩大创口，以抗生素盐水冲洗，创口内放置引流条，每天更换，至分泌物基本正常，肉芽生长良好后，可考虑修复创面，同时行三期修整。如皮肤已成活或采用全扩张法，可将支架取出，进行浸泡处理后重新固定，再造耳上下各放置一根引流管，上部引流管接抗生素生理盐水，下部引流管接引流袋，持续冲洗 5 ~7 天，根据引流物情况，拔除引流。

2. 支架外露 软骨支架的外露是耳再造的另一常见并发症，多发生于耳后筋膜表面的植皮区及耳轮缘。发生在植皮区的外露，多因筋膜瓣的血运欠佳，皮片发生坏死后导致，预防的关键是制作筋膜瓣时解剖层次清晰，勿伤及筋膜的主要供血血管。耳轮缘的外露，多因包扎过紧引起，故包扎时再造耳表面应垫以足够厚度的柔软棉花。当然，减少皮瓣张力，良好的切口缘对合缝合也是防止皮片与皮瓣接合部裂开的必要措施。米粒大小的外露，一般可以自愈，保持清洁干燥即可。较大的外露往往难以愈合，如果是采用扩张法耳再造，因为皮瓣的回缩，裂口有逐渐增大的趋势，应及早处理，以免引起感染，一般需采用带颞浅动脉或其分支的筋膜瓣覆盖外露支架，再在筋膜面游离植皮，以封闭创面。

3. 胸膜损伤 如术中操作粗暴，软骨膜剥离不够充分，软骨一端断开后，过度牵扯软骨，则可能撕破胸膜，导致气胸的发生。一旦出现，应立即以圆针缝合胸膜裂口，必要时需行胸腔闭式引流。

4. 缝线或钢丝外露 缝线的外露多出现在耳轮缘，及时去除即可。钢丝的外露多出现在再造耳背侧，多因钢丝结隐藏不佳引起，支架塑形时应尽可能将钢丝结置于背侧，且将其塞入软骨接缝内，一旦外露，可予剪断后拔除，一般不会影响支架的稳定性。

5. 扩张器外露、感染 在采用扩张法的耳再造中可见，耳后乳突区皮肤菲薄，若存在扩张器某个部位折叠成角，则易刺破皮肤，导致外露。手术时，腔隙分离足够宽大，扩张器可在其中充分展平，是预防扩张器成角的关键，一旦出现成角，应抽出部分生理盐水，适当按摩，以舒平扩张器，改变成角的位置。如破溃发生在扩张器的周边，抽出大部生理盐水后，带创面底部组织缝合裂口缘，愈合后可继续扩张；如破溃发生在中央部位，则多需取出扩张器，如无感染迹象，可按非扩张法进行耳廓再造；如存在明显的感染，则需 3 ~6 个月后再次放置扩张器或直接行耳再造。

扩张器的外露、注水时未严格无菌操作、扩张器表面皮肤的疖肿等均可导致感染，发生后，应于扩张器下部离扩张器最低点下约 1cm 处，做一小切口，用血管钳形成皮下隧道并与放置扩张器的腔隙相通，向腔内插入细导管，以抗生素盐水反复冲洗，再接负压引流，感染控制后，可继续扩张。如无法控制，则需取出扩张器，3 ~6 个月后再次扩张。

6. 再造耳廓上的毛发及其处理 非扩张法耳再造时，由于皮肤量的不足，用于覆盖支架的皮瓣往往需要带有一块长有毛发的头皮，耳再造完成后耳廓上部不同程度的带有毛发。而且因为部分小耳畸形患者的发际线较正常侧低，即使采用扩张法也难以保证再造耳上不带有毛发。术前应对乳突区的皮肤有充分的评估，如发际线较低，在一期法术前或分期法及扩张法手术的过程中，使用强脉冲光进行脱除，一般需要3～5次，每次间隔30～45天，通常采用扩张法的耳再造术在一期手术前进行一次脱毛，在扩张的过程中进行2～3次脱毛，至二期再造时基本可将多余的头发去除。在耳再造的过程中，如果设计的皮瓣带有毛发，可将皮瓣底面的毛囊剪除破坏。如果还残留有毛发，可三期再造耳修整时，再次剪除或拔除，亦可让患者在院外采用拔毛镊自行拔除再造耳上之毛发。如仅在再造耳廓背面长有毛发，亦可在再造后与三期修整期间采用光子脱毛机器进行脱毛。

第四节　耳廓部分缺损

耳廓位于头颅的两侧，底部固定，周缘游离，易受切割、撕裂及咬伤等损伤，造成耳廓部分缺损畸形。耳廓的任何部位均可受伤缺损，一般按受损的部位分为耳轮缺损、耳廓部分缺损及耳垂缺损等。耳廓损伤后的早期处理尤为重要，对于早期裂伤可一期清创缝合，带有一定宽度的蒂部的组织撕裂伤，经判断血运良好者可直接原位缝合，如血运欠佳，则应将之当作完全撕脱伤处理：将撕脱的组织软骨与皮肤剥开，软骨断端与耳廓相应断端缝接，再采用局部皮瓣或筋膜瓣转移覆盖软骨，剩余创面游离植皮封闭。对于早期无条件即可修复的缺损，则需后期修复。

一　耳廓部分缺损的早期处理

(一) 原位缝合

耳廓的撕裂往往与头皮撕脱伤同时存在，只要有少许的皮肤组织蒂，特别是耳后动脉主干仍保留时，应行原位缝合。

(二) 再植

对于无明显挫伤、切口缘较为整齐的完全离断的小块耳廓组织，在长度不超过1cm的情况下，可行原位缝合再植，一般可成活。对于原位缝合难以成活的大块耳廓组织离断，如具备显微外科技术及条件，可行血管吻合，离断耳可望成活。

(三) 其他方法修复

如难以再植，可有几种方法进行处理：

1. 颞浅筋膜瓣法　剥除离断耳表面皮肤，将离断的软骨断端与残余耳软骨断端缝合，再翻转颞浅动脉筋膜瓣包裹离断软骨及部分残端软骨，筋膜面采用剥除的皮肤修成中厚皮后回植，如皮片不足可另取对侧耳后皮补充。

2. 乳突区皮瓣法　去除离断耳廓后内侧皮肤及皮下组织，暴露软骨，在软骨上开数个小孔，再将断端与残留耳廓断端缝合，于乳突区另设计一皮瓣，旋转并覆盖于后内侧创面，供瓣区拉拢缝合，或采用游离植皮封闭。

3. Converse 法　将离断耳软骨表面皮肤剥除后，缝合于残留耳廓的断端，再于耳后颅侧壁上做一切口，头皮下剥离形成腔隙，残留耳廓后内侧皮肤裂口与切口近耳颅沟一侧切口缘缝合成管状，将离断软骨端插入头皮下腔隙内，再将残留耳廓前外侧面裂口缘与头皮切口的另一侧缝合，3个月后，将带有部分软组织的离断软骨掀起，背侧植皮。

二 耳廓部分缺损的后期修复

如耳廓损伤早期处理不及时，或条件不允许，未做特殊处理，损伤部位会遗留不同程度的缺损，应进行手术修复。

（一）耳轮缺损修复

1. 直接缝合法 适用于耳轮中上部较小的缺损，切开缺损缘，适当修整，分层缝合皮肤及软骨即可。

2. 皮肤软骨瓣双向推进法 适用于小于全耳轮 1/3 且位于耳廓上部的缺损的修复，切开并适当修整切口边缘，顺舟状窝走向做切口达耳垂上部，切开皮肤及软骨，保留耳后皮肤完整，并于软骨面剥离松解后缝合切口缘。如切口仍有张力，可切开三角窝处耳轮边缘及耳轮脚前后皮肤与软骨，松解后再缝合缺损缘。

3. 耳后推进皮瓣法 适用于耳轮部分缺损，设计一蒂在缺损缘的矩形皮瓣，将之向前推行，适当折叠后缝合于缺损缘，耳后供瓣区游离植皮。若同时存在软骨缺损，可同时取肋软骨片或对侧耳甲软骨移植。

4. 耳廓复合组织游离移植法 适用于耳轮缺损较少，直接缝合后患侧耳廓明显较对侧小者。切取宽度为缺损宽度 1/2 的对侧耳轮复合组织，嵌入缺损处，分层缝合固定，供区分层缝合即可。

（二）耳廓部分缺损修复

以耳廓中部 1/3 的缺损最为常见，一般均需切取对侧耳甲软骨或肋软骨作为支撑，再进行皮瓣转移以覆盖支架。

1. 耳后推进皮瓣法 与耳后推进皮瓣法修复耳轮相似，只是所做皮瓣略大，而且术后蒂部容易留有皮肤的皱褶，需后期修整。

2. Converse 法 适用于耳廓上部较大的缺损，且乳突区皮肤完好者。将缺损耳廓贴近颅侧，依缺损范围大小在乳突区皮肤上做切口，切口皮肤，在皮下分离形成较缺损范围略大的腔隙。切开并修整缺损缘，将后内侧缺损缘与乳突区切口近耳颅沟一侧切口缘缝合，取软骨修成片状，插入并缝合于缺损缘两端的耳轮软骨上，软骨条两端插入的长度应足够，否则可能在连接处存在明显的切迹。缝合前外侧缺损缘及乳突区切口的另一侧。3～6 周后，在移植的软骨条外约 0.5～1.0cm 处弧形切开皮肤，在软骨底面，连同部分软组织一起掀起，软组织底面及乳突区创面游离植皮（图 15-13）。

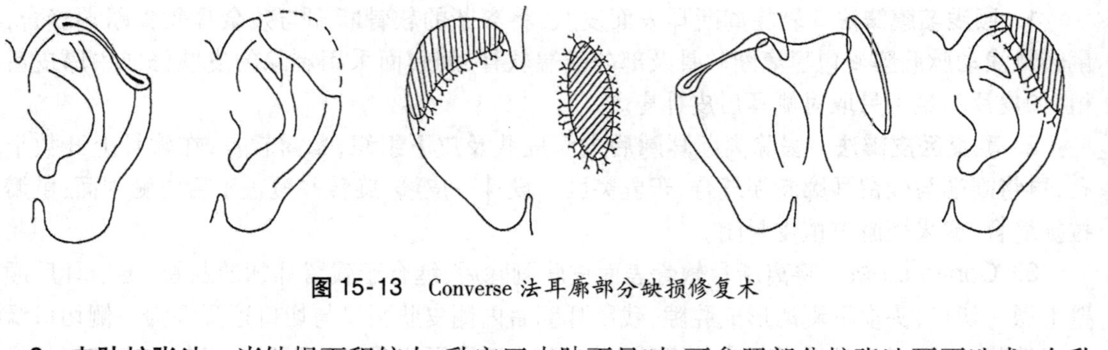

图 15-13 Converse 法耳廓部分缺损修复术

3. 皮肤扩张法 当缺损面积较大，乳突区皮肤不足时，可参照部分扩张法耳再造术，在乳突区皮下埋植扩张器，二期形成皮瓣覆盖支架。

4. 颞浅动脉分支筋膜瓣转移及植皮法 乳突区及颈部皮肤均不可用，且颞浅动脉未受破坏时，可在翻转带颞浅动脉分支的筋膜瓣包裹支架，再于筋膜面游离植皮。

（三）耳垂缺损修复

参照耳垂畸形中的方法进行修复。

第五节 耳垂畸形

耳垂位于耳廓的下部，内无软骨，根据形状大致可分为圆形、扁形和三角形等三类。它可与屏间切迹下方的面部皮肤完全游离、部分粘连、甚至完全粘连。其大小及形态种族间差异较大，一般认为只要不影响佩戴耳饰，即为正常耳垂。

耳垂的先天性畸形主要有耳垂过大、过长，耳垂尖角，耳垂粘连，耳垂裂，耳垂缺失等。获得性畸形主要有外伤性耳垂缺损，耳垂裂及耳垂瘢痕疙瘩等。

一 耳垂裂

切开裂缘形成新鲜创面后直接拉拢缝合，为防止术后直线瘢痕挛缩导致耳垂变形，可将裂缘锯齿状切开，交叉对位拉拢缝合。对于要求保留耳垂穿孔者，可从一侧边缘掀起皮瓣卷曲成耳垂孔，缝合时应用 Z 字改形缝合，以免形成直线瘢痕。

二 耳垂过大过长

1. 耳垂外侧部分切除法 即将耳垂外缘多余部分切除后缝合，但是容易因术后直线瘢痕挛缩，导致耳垂变形。

2. 耳垂内侧部分切除法 可在耳垂内部设计两个 Z 字切口，中间相隔的距离即为多余的组织宽度，两端相连接，全层切开耳垂组织后缝合切口。

三 尖耳垂畸形

V-Y 成形法。沿尖耳垂下部边缘做 V 形切口，切口皮肤，将耳垂向上推行后，做 Y 形缝合即可。

四 耳垂缺损

（一）折叠皮瓣法

在耳后乳突区设计一个双叶皮瓣，每叶均要比健侧耳垂稍大，后叶略大于前叶，切开皮肤，掀起皮瓣，将其折叠形成耳垂，切除原耳垂缺损下部边缘的瘢痕组织，创缘与再造耳垂上缘对位缝合，乳突区创面直接拉拢缝合或植皮修复（图 15-14）。

（二）易位皮瓣法

在乳突区设计一个略宽于缺损耳垂的皮瓣，切开皮肤形成皮瓣，将其上缘与缺损部的边缘

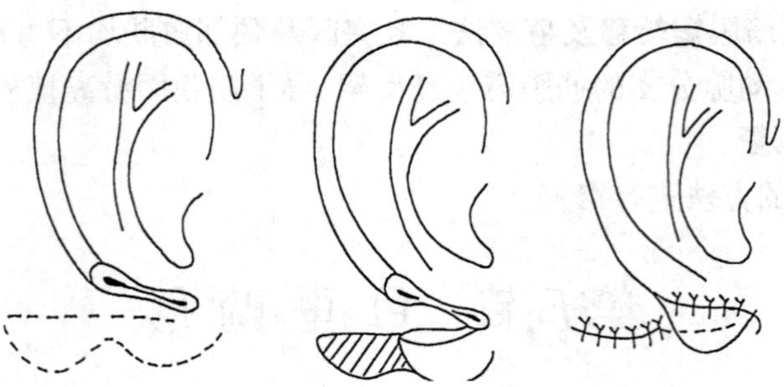

图 15-14 折叠皮瓣法

缝合，供瓣区拉拢缝合。3 周后皮瓣断蒂，并将其下缘向上翻转形成耳垂。

（三）Brent 法耳垂再造术

参照健侧大小及形态，在患侧耳后乳突区设计一“鱼尾”形分叉皮瓣；将皮瓣向上方掀起，相互折叠形成耳垂；乳突区创面可直接拉拢缝合，耳后创面植皮修复。

（四）Zenteno Alanis 法耳垂再造术

按健侧大小和形状，在相当于耳垂位置的下方，设计蒂在上方的纵行皮瓣，切开皮肤及皮下组织形成皮瓣，将皮瓣向前上方旋转形成耳垂，乳突区创面可直接拉拢缝合（图 15-15）。

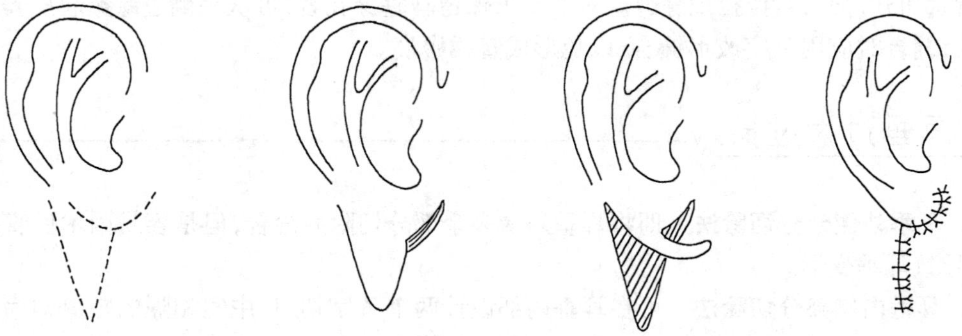

图 15-15 Zenteno Alanis 法耳垂再造术

（五）皮片皮瓣法

在乳突区或缺损耳垂后的瘢痕部位设计皮瓣，皮瓣大于缺损约 1/3，切开组织形成蒂在前方的皮瓣，将皮瓣的上缘与缺损创面前缘缝合，皮瓣背侧及供瓣区植皮修复。

（六）皮肤扩张法耳垂再造

在耳后乳突区放置扩张器，定期注水，扩张满意后取出扩张器，利用扩张的皮瓣进行耳垂再造，供瓣区可直接拉拢缝合。

第六节 副耳及耳前瘘管

一 副耳

副耳又称附耳，为耳廓的赘生组织，多位于耳屏上下及前部，尚可出现于耳屏与口角的连线上，部分可见于耳轮脚前侧。是第一鳃弓发育异常引起的。形状多样，多含有软骨组织。

副耳的治疗方法是切除包含软骨在内的多余组织，切口应与其所在位置的生理皱褶平行，如轮屏切迹处应与耳轮脚走行一致。如同时存在局部的凹陷畸形，可仅去除副耳的部分表皮，切断基底部软骨后，将副耳组织作为填充材料用于纠正凹陷畸形。小耳畸形患者，若同时伴有副耳者，前期应予保留，以便再造耳修整时，用于耳屏的再造或将其皮肤剥除后作为耳甲腔的创面覆盖材料。

二 耳前瘘管

耳前瘘管是因第一、二鳃弓的小丘状结节融合不全或第一鳃裂闭合不全所致的先天性耳部疾病。多有家族遗传史，可一侧或两侧同时存在。

瘘口可位于耳前的不同部位，以耳屏上前方、接近耳轮脚的部位最为常见。瘘管经皮下向内下迂曲延伸，偶有分支。瘘管的盲端多止于耳廓软骨或外耳道软骨，有时可达腮腺筋膜、鼓室或咽腔。瘘口内常有少许乳酪样并带有异味的分泌物溢出，如瘘口狭小不畅，可导致慢性感染，有时可发生急性化脓性感染。

耳前瘘管的治疗是手术切除，先向瘘管内注入亚甲蓝或甲紫溶液，使管壁着色，确定走向，再于瘘口处顺皱褶线做梭形切口，分离瘘管周围包裹组织，不剥破管壁的前提下尽量完整切除瘘管。同时应注意保护深部的神经、血管和腮腺，以免损伤。

（孙家明　刘嘉锋）

第十六章　口唇部美容外科

唇是人体面部的外露器官，除与进食和语言功能密切相关外，还有重要的美学意义。唇的完好与完美，对人体容貌美的作用和影响是至关重要的。嘴唇上任何微小的畸形都会引人注目，并将影响面部的整体美。然而唇的作用并不仅仅局限于对容貌的影响，对语言与进食也有重要的影响作用。唇的缺损将直接影响到部分语音及其他生理功能的完成，例如下唇缺损的患者，因不能完成口腔的封闭而影响正常的发音、咀嚼及吞咽过程，再加上容貌的缺损及终日外溢的唾液，这些都将给患者带来巨大的生理功能障碍和心理上的痛苦，并严重影响其正常的生活工作，极大地降低了患者的生活质量。

唇的结构特点与外鼻、外耳等最大的不同就在于它是一种"动态"器官，其正常的功能行使包括静态与动态两个方面。因此，在考虑唇的整复时，不能像外鼻外耳的整复那样，只考虑静止状态下的外形，还要考虑唇在行使各种功能（进食、语言、表情）时的位置关系及需要，从而在恢复良好的唇部外形的同时，尽可能最大限度的恢复其功能。另外，从软组织整复的角度看，唇组织的游离缘较长，组织柔软，供血丰富，弹性较好，易于移动和滑行，这些特点又为唇的整复提供了较为有利的条件。

第一节　口唇部应用解剖

一　唇的表面标志

唇分上、下两部分。上唇的上界为鼻底，下唇的下界为颏唇沟。习惯上将颏唇沟以下的部分称为颏部，但有些人的颏唇沟并不明显，因此下唇的下界是一个相对的概念。唇的两侧以鼻唇沟（唇面沟）与颊部相连。上下唇之间为口裂。口裂的两侧为口角。正常人的口角位置约位于平视时经瞳孔向下的垂直线与尖牙和第一前磨牙间的交叉点处（图16-1），这个关系的确定在施行口角开大和面横裂修复手术时有重要的参考意义。

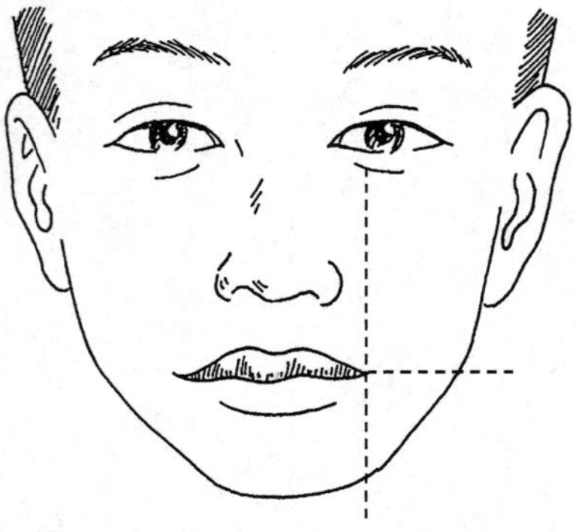

图16-1　正常人的口角位置

习惯上按唇部的颜色将其又分成红唇与白唇两部分。白唇表面覆盖有皮肤，红唇则是皮肤与黏膜的移行区域，两者交界处称为唇红缘。上唇的唇红缘形态非常重要，呈弓形，故又称唇弓。唇弓在正中线稍低略向前凸，形成人中低点，两侧的唇峰最高点称为唇峰点，与白唇的人中嵴相延续。两侧的唇峰与人中低点形成了人中切迹，其下方的唇红正中部呈珠状前凸，称为唇珠。唇珠对维持唇的颤颤欲启的静态美非常重要，如果缺失，将使唇部的生动感大打折扣。上唇鼻小柱以下至唇红缘的浅沟称为人中沟，两侧为人中嵴（图16-2）。此外，有时为了整复手术的测量需要，还把一侧口角至同侧唇峰的距离叫做该侧上唇的唇长，以便与对侧相比。以上这些点、线，都是重要的解剖标志，在唇部的整复手术设计中均具有重要的实际应用意义。

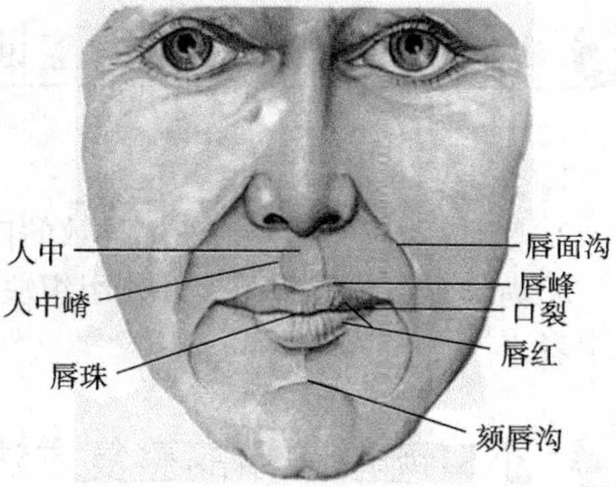

图16-2　唇部表面解剖标志

二　组织层次

唇的构造从外向内分为五层：

1. **皮肤**　较厚，与浅筋膜及表情肌紧密结合，含有大量的毛囊，皮脂腺和汗腺，易发生疖、痈。

2. **浅筋膜**　较疏松，在发生炎症和外伤时，常呈现明显水肿。

3. **肌层**　即口轮匝肌，对维持唇的动态功能至关重要。

4. **黏膜下层**　重要结构有上下唇动脉及黏液腺，唇动脉在平唇红缘处形成唇动脉环，距黏膜较近。唇部手术时，可用唇夹或手指夹住口唇暂时止血，便于手术操作。

5. **黏膜**　可分为干性黏膜及湿性黏膜，两者的分界线为上下唇在自然状态下闭合时的接触线，组织结构亦有不同。黏膜上有黏液腺开口，可分泌黏液，润滑黏膜。

第二节　小口畸形整复

小口畸形（microstomia）是指口裂过小，为口腔颌面部常见的畸形之一。分为先天性小口畸形和后天性小口畸形，先天性小口畸形是由胎儿发育障碍所致，较少见。后天性小口畸形多由口角瘢痕挛缩所致，表现为口角处蹼状瘢痕，上、下唇在口角处粘连，严重者伴有唇组织的缺失。小口畸形除对患者的容貌造成影响外，还可造成进食、语言、表情等功能受限，严重影响生存质量。

一　常见的原因

1. 发育障碍，表现为先天性小口畸形。
2. 严重的烧伤及烫伤后，多见于小儿。
3. 某些炎症性疾病后，如走马牙疳及严重的复发性坏死性黏液腺周围炎患者。
4. 肿瘤切除手术后造成的畸形。
5. 外伤后的组织缺损等。

二 小口畸形整复术的适应证

1. 先天性小口畸形。

2. 烧伤后,感染后瘢痕挛缩导致的口裂减小,且病程在半年以上者。

3. 局部组织瓣转移修复唇颊组织缺损后导致的继发性小口畸形,且距第一次手术3个月以上者。

三 小口畸形常用的整复方法

1. 黏膜瓣法口角开大术 主要适用于先天性小口畸形或口周瘢痕已软化的小口畸形。

方法:参照正常的口角位置及健侧的口角位置来确定再造的口角位置。方法为:患者端坐平视,以通过两侧瞳孔中点的垂直线与口裂延长线的交点作为再造口角的顶点。划出皮肤的切除范围(图16-3A),切除三角形切口内的皮肤及皮下组织,尽量保留肌肉组织,黏膜则应全部保留。划出Y形的黏膜切开线(图16-3B),将切开的黏膜瓣向外翻转滑行,Y形黏膜瓣的尖端与口角顶点的皮肤创缘相缝合,上下两块黏膜瓣则分别与上下唇皮肤的创缘缝合,完成口裂加大(图16-3C;图16-3D)。

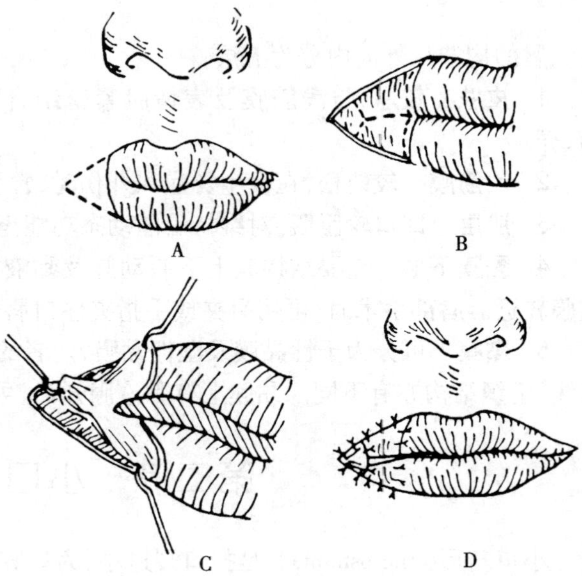

图16-3 黏膜瓣法口角开大术

A. 皮肤切除范围;B. 黏膜切开线;C. 黏膜瓣翻转;D. 缝合

2. 皮片移植法 主要适用于口周瘢痕挛缩引起的口裂缩小。

方法:以通过两侧瞳孔中点的垂直线与口裂延长线的交点作为再造口角的顶点,修整口周组织及黏膜。根据创面大小取上臂内侧处全厚皮片,将其缝合于唇部创面处,打包加压包扎。

3. 颊部黏膜滑行瓣法 主要适用于严重的双侧小口畸形。具体方法可参阅有关专著。

第三节 重唇、厚唇及薄唇的整复

一 重唇的整复

重唇(two-tier lip)是一类较为少见的先天性畸形,又称双唇或双上唇,为先天性发育畸形。一般仅发生于上唇,常在恒牙萌出后明显,在青春期表现最为明显,因影响美观方才引起患者的注意。患者红唇和口轮匝肌正常,口轮匝肌深层的外周部直接与红唇相连,结合过紧。红唇内侧的口腔湿性黏膜发育过度,松垂突出,从而与红唇之间形成一重叠的沟形。这种畸形在闭口时并不明显，而当开口或微笑时，在红唇内侧形成一明显的黏膜皱褶，形似双层红唇即重唇。重唇多发生在唇部两侧，唇正中部多无畸形。

重唇修复术的治疗原则，是作部分切除，使红唇恢复正常外形。术式有两种："梭形切除法"和"横纵梭形切除法"，梭形切除法是沿重唇周缘作梭形切口，楔形切除黏膜和黏膜下组织，然后分层缝合伤口。横、纵梭形切除法是在上唇两侧各缝一针，牵引两线使上唇外翻。在两侧重唇突出部位各做一横梭形切口，而中线部做纵形切口，切除多余的黏膜及黏膜下组织后分层缝合。5～7日后拆线。梭形切除法具体手术方法：在两侧唇黏膜各做横行的梭形切口，切口外端常需延伸至颊部，切除过多的唇红黏膜，切除的范围应根据上唇静态及动态时的唇外形确定（图16-4）。为避免直线瘢痕挛缩，可设计成连续的锯齿形切口，间断缝合伤口，如图16-5所示。

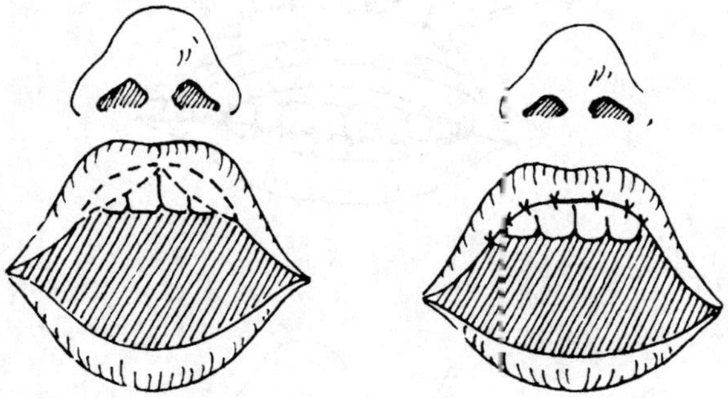

图16-4　重唇的梭形切口设计

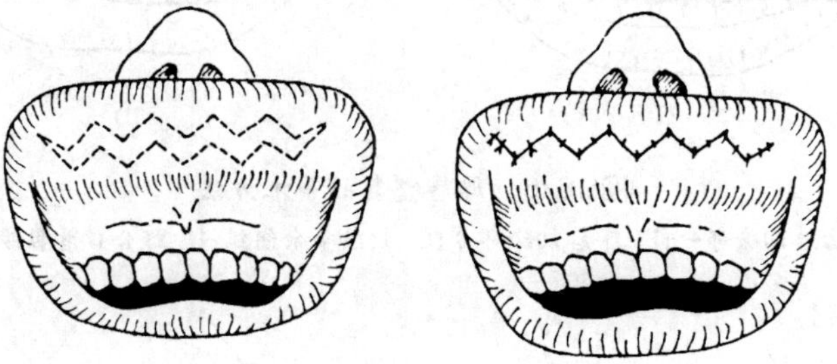

图16-5　重唇的连续V形切口设计

二　厚唇(thick labium)的整复

嘴唇的厚度与个体及种族关系密切，如黑色人种的嘴唇明显厚于白色人种。嘴唇的厚度与美学的关系相当微妙，其审美标准因不同的时代和文化背景而异。但无论如何，唇的厚薄的美学标准首先应以面部的整体及和谐为基础，并应充分体现出个性化的特点。

厚唇整复的患者除因为美观原因而就诊外，也可见于一些因病理原因引起的口唇肥大，如慢性唇炎引起的唇部组织增生，黏液腺高度增生引起的唇部增厚，某些细菌感染以及克罗恩病等原因引起的口唇肥大。

需要注意的一点是，在进行厚唇整复术前应明确厚唇是否是由脉管瘤所引起的病理性组织增生所致。

手术方法：首先测量出增生过多的部分，并用亚甲蓝标出，一般采用阻滞麻醉，以避免浸润麻醉后引起的组织变形。在唇红内侧唇黏膜与口腔黏膜交界处，设计切口线，为保证术后上唇的唇珠明显，增加美感，切口线应设计成弧形，与上唇唇弓缘平行，宽度一般为4～6mm，深度不超过6mm。两条切口的纵切面应成70°～90°角，切口两端可适当延长到颊侧，以免口角出现"猫耳朵"，并保持口角形态自然（图16-6）。立体去除切下的一条黏膜，并尽量将增生的黏液腺切除,予以整形缝合,即可使厚唇变薄。应注意闭口时缝合线应位于口内,并避免黏膜切除过多及缝合过紧。见图 16-7 所示。

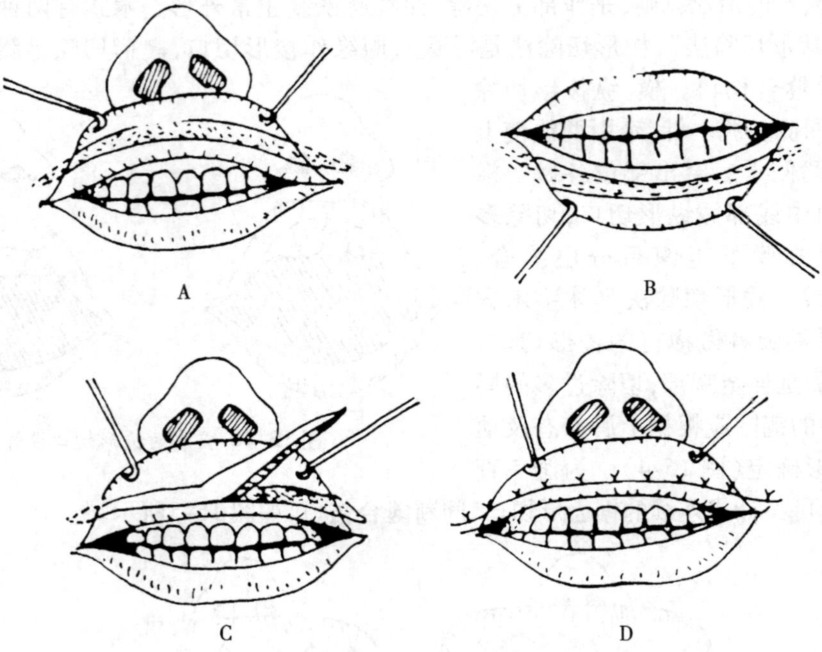

图 16-6　厚唇整复的手术方法

A. 上唇切除部分;B. 下唇切除部分;C. 切除多余组织;D. 缝合口唇黏膜切口

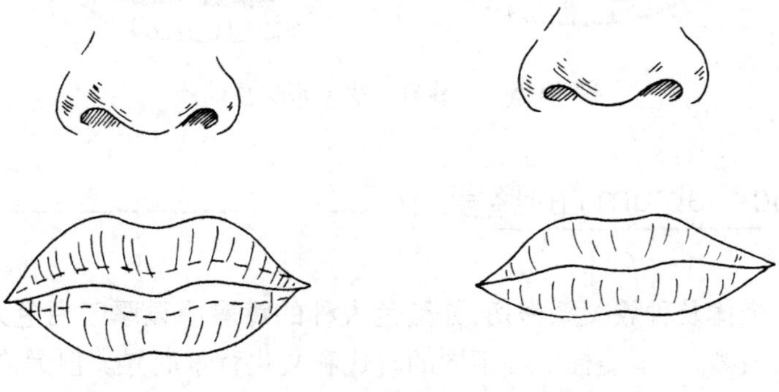

图 16-7　厚唇整复的切口设计

三 薄唇的整复

唇厚度在 4mm 以下为薄唇。薄唇是由于红唇部组织发育不足、薄弱或因增龄性的萎缩导致的红唇组织明显减少。比较常见的是一些中老年人因皮肤和肌肉的松弛,上唇高度增长,使红唇部分内卷,显露减少,呈现薄唇外观。严重时令人看上去面下部不够丰满,唇的动感不足,面相苍老,吸引力下降。这类丰唇美容手术在欧洲较为普遍,而我国近年来有增多的趋势,应该视为是面部年轻化手术的一个组成部分。手术整复可以采用局部黏膜瓣转移或组织衬垫的方法来改善。

黏膜瓣转移一般采用横向双 Y-V 法进行薄唇修复。

方法：常规消毒后，翻开上唇，以甲紫在上唇黏膜设计横向双 Y-V 切口，即中轴合一，两开口在外侧的双 Y 形。采用眶下神经阻滞麻醉，麻醉满意后按设计线切开黏膜及肌层，深约 5mm，将唇珠侧黏膜瓣分离，随后将两个 V 形三角瓣的尖端向内推进，两 V 形瓣尖端相连接或交错，用 Y-V 法缝合。交错量大则红唇增加较多。术后 3 天给予流食并口服抗生素。矫正特点：上唇两侧变薄，中段加厚延长。

组织衬垫法：多取患者的颞肌筋膜游离移植行唇部衬垫。

方法：可在局部麻醉下完成。口唇区及颞部常规消毒，在上下唇红近两侧口角处划定点标志，测量红唇的长度。一侧颞部耳轮上方发际内纵行切口，约 3cm。切开皮肤皮下，暴露颞肌筋膜。避开颞浅动脉，根据需要切取条形的颞肌筋膜。缝合颞部切口。根据需衬垫的厚度，修整颞肌筋膜，必要时可以重叠两至三层，并缝合固定。在一侧红唇缘定点处切开，在黏膜下向对侧定点处分离，穿出黏膜，以长弯钳引入修整合适的颞筋膜至对侧，并多点与唇肌缝合固定。术后两周内尽量避免唇部活动。

也可采用切取腹部的真皮筋膜瓣游离移植行唇部衬垫。

第四节 唇裂的修复

先天性唇裂（congenital cleft lip）是口腔颌面部最常见的先天性畸形，俗称“豁豁嘴”或“兔唇”。可单独发生或与腭裂同时发生。其发生率在不同的地区和不同的人种之间差异较大。黑色人种最少，白种人及黄种人较多。在我国，根据中国出生缺陷监测协作组在全国 29 个省，市，自治区监测的结果，先天性唇腭裂的发生率为 1.82‰，也就是说，发生率为 1∶549。按照这个数字估计，我国每年将有三万左右的唇腭裂患儿出生，可见这是一类绝对数量较大的先天性畸形。在所有先天性唇腭裂畸形的患儿中，单纯唇裂者及唇裂伴发腭裂者占了全部患者的 2/3。

唇裂不仅对患者的容貌造成较大的损害，还会因口唇环形收缩功能的丧失而导致患儿吸吮困难，发音障碍，以及上前牙槽嵴发育异常引起的牙颌畸形和继发性的鼻部畸形。目前，对于唇腭裂的治疗已趋于低龄化和序列化，并形成专门的治疗中心，治疗效果也在不断提高。

一 唇裂的发病机制

（一）胚胎发育和畸形形成

人的胚胎发育至第 3 周时，其前肠的前端有原始口腔出现。第 4 周时原始口腔呈多角状并形成五个突起，位于上方正中者为额鼻突，位于上方两侧者为上颌突，占据下方全部者为下颌突。额鼻突形成不久，其下端分为一个中鼻突和两个侧鼻突。胚胎第 6 周，中鼻突的下端又分出两个小球状突起，为球状突。胚胎发育至第 7 周时，上颌突在上方与侧鼻突相连，形成鼻侧部；在中线与球状突相连，形成鼻孔底部和上唇全部；同时，两个球状突也在中线相连，形成鼻小柱、人中及前颌。当球状突和上颌突在口外发展形成鼻部和上唇部时，亦向口内发展。球状突在口内，由前向后生长，形成前颌和鼻中隔。上颌突在口内，由牙槽嵴向中线生长，形成左右各一的腭突。胚胎发育至第 8 周时，两侧的腭突，由垂直的形式改变为水平的形式生长。约在第 8 周半时，其与前颌相连，形成完整的牙槽嵴。

胚胎在发育过程中，因某种因素的影响，使各突起的正常发育及互相连接受到阻挠而造成各种相应的畸形。如:左右下颌突未能在第5周时正常融合,则可产生下唇正中裂、下颌裂等。上颌突在第7周,未能在一侧与球状突融合,则形成单侧唇裂;如在两侧未融合,则可造成双侧唇裂。如两个球状突,未能正常融合,则可发生上唇正中裂。上颌突与下颌突未能融合,则形成面横裂。上颌突与侧鼻突未融合,则形成面斜裂。

(二)发病因素

按以上所述,唇裂是由于胚胎口腔唇部的中胚叶组织,在胚胎12周内发育暂停所致。发生唇裂的确切原因还不清楚,说法很多,但概括起来有遗传因素和环境因素两个大的方面。

1. 遗传因素 唇裂病员,可发现在其直系亲属或旁系亲属中,也有类似的畸形发生,因而被认为这类畸形与遗传有一定的关系。现已知由染色体畸变或单基因突变引起的唇裂、腭裂,常以多发性畸形的综合征出现。有的畸形则与环境有关,绝大多数畸形的发生是遗传与环境两种因素共同作用的结果。根据对唇腭裂患者亲属的家系调查结果,目前大多认为唇腭裂是一种多基因遗传和多因素影响的先天性疾病。

2. 环境因素 主要指胚胎生长发育的环境。胚胎在母体内发育环境比较稳定,母体的整个生理状态就成为胚胎发育的环境条件。如母体的生理状况受到干扰,就可以影响胚胎的生长发育。以下的一些因素都可以影响胚胎的发育。如:营养缺乏、病毒感染、机械损伤、内分泌失调、致畸药物及理化因素影响等。

二 唇裂的分类和临床表现

唇裂的分类方法很多,目前国内多采用按裂隙的程度分类的方法。

根据裂隙的程度,可分为三度:

Ⅰ度唇裂:只限于红唇部裂开。

Ⅱ度唇裂:上唇部红唇及部分白唇裂开,但未至鼻底。又可分为:浅Ⅱ度,指裂隙未超过唇高的1/2;深Ⅱ度唇裂,指裂隙超过唇高的1/2。

Ⅲ度唇裂:上唇红唇至鼻底完全裂开。

三 唇裂修复手术的基本治疗原则和要求

(一)手术应达到的基本要求

1. 建立两侧对称的上唇高度;
2. 唇红缘对称、连续,唇弓缘明显;
3. 皮肤、肌肉、黏膜的精确协调连接;
4. 良好的人中形态;
5. 两侧鼻孔、鼻底宽度的对称;
6. 唇珠部丰满;
7. 尽量小的术区瘢痕。

(二)手术时机

1. 单侧唇裂 应在6个月以前完成,以免影响上前牙的萌出。如手术技术及麻醉条件满足,可早在3个月左右完成手术。

不主张在新生儿期完成手术，以免因为定点不精确影响手术效果。

2. 双侧唇裂 应在一岁以前完成手术。条件好者可在6~8个月时完成手术。

（三）术前准备

1. 全身准备 患儿两周内应无上呼吸道感染，无咳嗽、流涕、腹泻及发热。血红蛋白应在100g/L以上。胸透无胸腺肥大。

2. 局部准备 上唇及周围皮肤应无疖肿、皮损、皲裂及湿疹。

3. 术前制作唇弓。

4. 喂养 术前3天应开始用汤勺喂养患儿，以免术后因唇部缝合伤口疼痛及唇弓戴用后影响患儿吸吮进食。

（四）手术麻醉

一般应在插管全麻下完成。没有条件者可在基础麻醉加局部麻醉下完成。

（五）术后处理

1. 伤口每日以3%过氧化氢和4%硼酸酒精清洗数次，保持清洁，不应结痂。
2. 喂养足量。
3. 上唇佩戴唇弓以减张并应确切有效。
4. 双侧上肢肘部夹板固定防止搔抓伤口。
5. 5天拆线，拆线后继续戴用唇弓数天。

四 唇裂修复的手术方法

唇裂的治疗只能采用外科手术方法。有关唇裂的手术方法很多，各有其优缺点，其基本的操作步骤，包括定点、切开、缝合。定点时要注意正常的解剖结构；切开时切口要整齐、准确。缝合时各层组织要对合准确，分层缝合，注意定点处的对合和唇缘结构的处理。要使用细针、细线。尽量做到操作轻柔、精细。

（一）单侧唇裂的修复

1. 下三角瓣法手术（图16-8） 此法由Tennison等提出的方法改进而来。其优点是定点明确，可以按几何学方法设计，保存了唇缘的主要结构，并能使两侧口轮匝肌纤维基本上一致。其缺点是切除了较多的组织，三角瓣尖位于上唇下份，破坏了患侧人中嵴，有损于正常解剖形态。

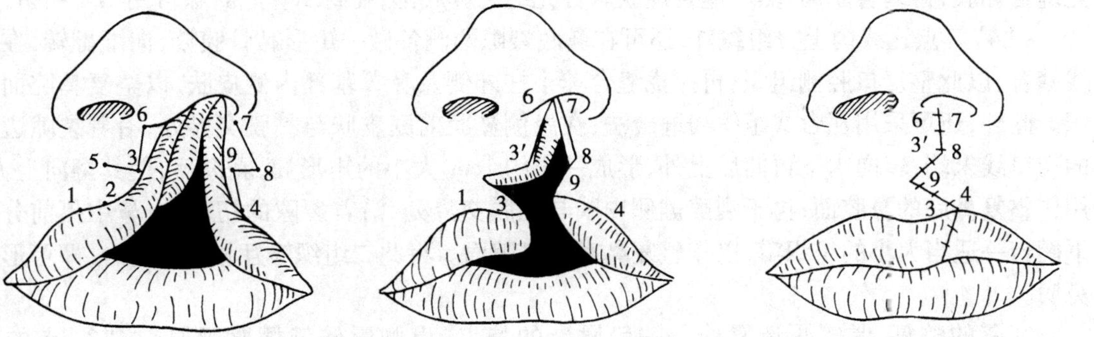

图16-8 单侧唇裂的整复——下三角瓣法

(1)定点：在健侧唇峰处定点“1”、人中切迹处定点“2”、在健侧裂隙的唇缘上定点“3”，使“2”~“3”的长度等于“1”~“2”。在患侧裂隙的唇线上定点“4”，使“4”至患侧口角的距离约等于“1”至健侧口角的距离。

在健侧鼻底线中点定a点，至健侧唇峰“1”点做一连线，a~“1”线即为健侧唇的高度，手术后，患侧唇的高度应与此等长。

以健侧鼻翼根部及鼻小柱根部为标志，测得健侧鼻底的宽度，再在患侧两旁鼻底线上定点“6”和“7”，使“6”、“7”缝合后的患侧鼻底宽度与健侧鼻底相等。

（a~“1”）-（“6”~“3”）=X，在手术后应使（“6”~“3”）+X=（a~“1”），即等于健侧的唇高。

从“3”做一水平线至“5”，“5”点不要超过健侧人中嵴，使“3”~“5”等于X的长度，“6”~“3”~“5”的连线通常约构成120°角。

在患侧鼻翼下方皮肤上，以“4”点为圆心，“3”~“5”长为半径划弧线，再以“7”点为圆心，“6”~“3”的长度为半径划弧线，两弧线的交点定为“8”点，则（“7”~“8”）+（“4”~“8”）=（a~“1”），即等于健侧唇高。

以“3”~“5”的长度为半径，分别以“4”、“8”点为圆心划弧线交于“9”点。

沿“6”~“3”、“3”~“5”、“7”~“8”、“8”~“9”、“4”~“9”，用亚甲蓝液画连接线。

(2)切开：用11号尖刀片，按所划连接线通过各点切开全层组织，多余的唇缘组织应暂保留，以便修复唇珠部用。在“7”~“8”~“9”~“4”连线内上方遗留的一小块组织，可经过修整后向上旋转，用以修复鼻底部的缺损。如鼻底部无此需要时，可以将其切除。

切开时，可用唇夹在两侧口角处夹住上唇，或用手指捏紧上唇外侧，阻断唇动脉，以减少出血。唇部小血管出血，一般钳住数分钟后，即可止住。如出血点明显，可采用电凝止血，一般不需要结扎止血，且不宜过多，以免影响愈合效果。

如裂隙较宽，为了减少缝合张力和恢复鼻小柱及鼻翼的正常位置，可在两侧口腔黏膜移行皱褶处做水平切口，一般仅做患侧即可。切口应透过黏膜和肌肉，直至骨膜上。切开后，用刀柄或骨膜分离器将唇部软组织与上颌骨骨膜分离。剥离至鼻翼基部梨状孔边缘。剥离的范围还应视裂隙大小、鼻小柱和患侧鼻翼移位的程度而定。向后可达磨牙区，向上可达眶下孔部位。唇颊沟的创面，一般用温热水纱布压迫片刻即可止血。如有必要，亦可填入油纱条暂时压迫或者缝合数针。

(3)缝合：应用3-0~5-0细丝线缝合。按照所定相应各点做皮肤、肌肉、黏膜分层缝合。先缝合黏膜，再缝合肌肉，然后缝合皮肤。首先缝合鼻底部，在封闭鼻底时除可用“7”~“8”~“9”~“4”等点连线内上方组织外，还可在鼻底裂隙两侧各做一矩形黏骨膜瓣，向下翻转，在中线缝合，以此整复口腔侧组织；再拉拢缝合鼻小柱外侧及鼻翼基部内侧皮肤，以整复鼻腔面组织。此外，还可采用瓦台式组织瓣缝合法：在患侧鼻腔前庭皮肤与黏膜交界处，沿着裂隙边缘的切口线末端，转向内下再向后上外，形成一个约$1cm^2$大小的矩形瓣，剥离后，使其翻向上方，用作整复鼻底的鼻腔面；再于裂隙健侧皮肤与黏膜交界处，沿着裂隙的切口，自鼻中隔前分往下翻转一适当大小的组织瓣，以作整复鼻底的口腔面。将此二组织瓣互相瓦合缝合，即可形成鼻底。

红唇的整复，常需再造唇珠。一般唇裂的特点，患侧唇较健侧唇肥厚，故“3”点的位置常位于红唇较薄处，而“4”点恰在最厚处。形成唇珠的方法，可按对偶三角瓣法进行。在“3”、“4”点以上多余的红唇组织切除后，于患侧缘做蒂在下方、健侧缘做蒂在上方的两个三角瓣，做换位交叉缝合。在切开时，应将原有红唇突起剖开，然后做换位缝合，能达到较好的效果。对于两侧红唇厚度相等的病例，做等三角瓣交叉换位或直接缝合即可。

(4)固定：唇裂修复术后的创口一般均采用暴露方法，以减少感染机会。为了减少创缘张力及防止外物触碰，可使用唇弓。

2. 旋转推进法手术(图16-9)　此法为Millard所提出，在其基础上，国内外皆做了不少改进。其优点是切除组织少，保留了唇部主要的自然结构，使上唇下部组织丰满而有足够的松弛度，患侧上唇下部瘢痕线与人中嵴相近似。其缺点是“3”点下降的程度和“8”点的具体位置灵活性较大，初学者不易掌握；在完全性唇裂有时出现唇高度不足；对二度唇裂则常发生唇高过长。

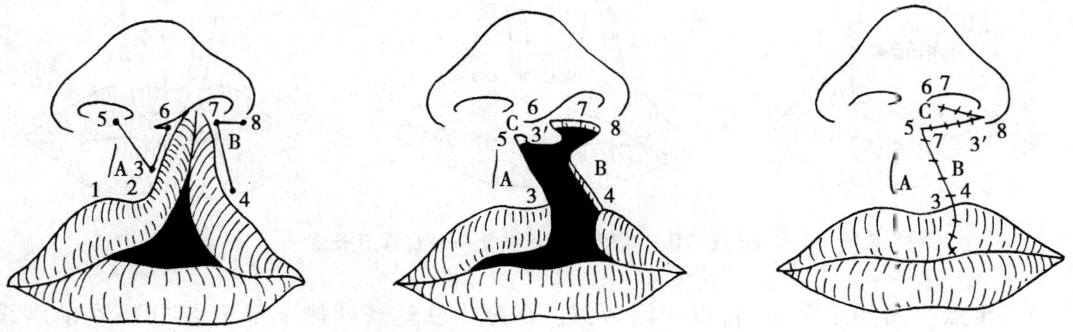

图16-9　单侧唇裂的整复——旋转推进瓣法

(1)定点：在唇红缘定4个点，即健侧唇峰定点“1”，人中切迹定点“2”，健侧裂隙唇线上定点“3”，使“2”～“3”等于“1”～“2”。在患侧裂隙唇红缘上定点“4”，使“4”至患侧口角的距离约等于“1”至健侧口角的距离。

在鼻底部也定4个点，即鼻小柱健侧根部定点“5”，此点不宜超过健侧人中嵴。患侧裂隙鼻底部两侧定点“6”和“7”，“6”至鼻小柱根部的距离与“7”至患侧鼻翼根部的距离相加应等于健侧鼻底的宽度。在患侧鼻翼根部下方，暂定一点“8”，此点待“3”～“5”切开后，视“3”点下降的程度再最后确定。

定点完毕后，从“5”横过鼻小柱根部下方向“3”划一弧线，此线下段约与健侧人中嵴平行。从“3”点皮肤、黏膜交界处向上至“6”点画连接线。如此，按上述两连接线切开后，则在健侧唇部形成A、C两个唇瓣。旋转C瓣，可以矫正鼻小柱的位置和封闭鼻底部的裂隙。旋转A瓣，可将“3”点降至与“1”点相同水平位置。待A、C两瓣旋转至预期的部位时，以“3”～“3′”的距离来确定“8”的位置，即使“4”～“8”等于“3”～“3′”。待“8”点确定后，从“7”向“4”、“8”各画一线，沿此线切开后，在患侧唇部则形成一个唇瓣B。

(2)切开：用11号尖刀片，先将健侧“6”～“3”和“5”～“3”全层切开，止血，向上、向患侧旋转C瓣，向下旋转A瓣。确定患侧“8”点，再于患侧沿“7”～“4”及“7”～“8”画线全层切开，则B瓣可向下旋转和向健侧推进。如裂隙过宽，缝合张力大，可做口腔黏膜移行皱折处松弛切口，以减少缝合张力。

(3)缝合：将C瓣向上旋转，并推进插入“7”～“8”切开后所形成的三角间隙内，将B瓣向下旋转，并推进至“5”～“3”切开后所形成的三角间隙内，分层缝合。缝合时，如“5”～“3”与

"7"~"4"距离的长度不等,可向健侧略延长"5"的切口或将"7"~"4"做成微呈弧形切口等法加以调整。唇红部的处理与三角瓣法手术相同。

(二)双侧唇裂的修复

双侧唇裂按前唇发育的情况,目前采用的整复手术,有保持原前唇长度和增加前唇长度两种类型手术。保留前唇原长法整复手术(图16-10)临床应用较多,以直线手术方法简单、效果好。这种方法,适用于正在发育中的婴幼儿和前唇较长的成年人,以前唇组织修复上唇人中部分。手术后短期内,虽然上唇显短,但随着唇功能的恢复和年龄的增长,上唇的高度则逐渐趋于正常,远期效果较好。

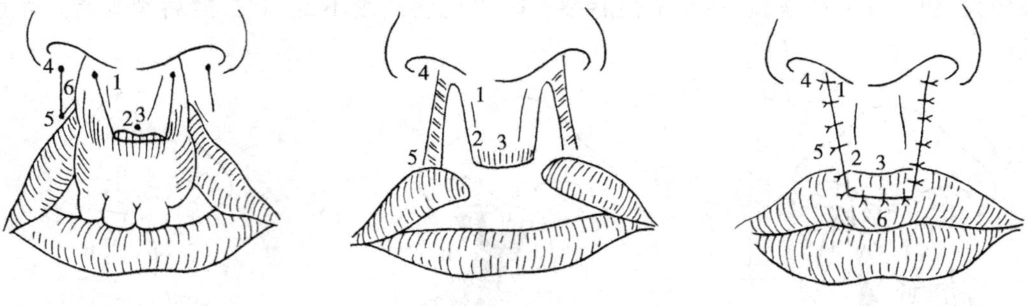

图16-10 双侧唇裂的整复——前唇原长法

1. **定点** 两侧定点相同,以一侧为例。在鼻小柱基底两侧下部定点"1";在前唇缘,相当于唇峰位置定点"2";在前唇缘中点,相当于人中切迹处定点"3";在鼻翼根部稍内定点"4";在两侧唇缘最厚部,相当于唇峰处定点"5",于"5"内侧上方定点"6",使"4"~"5"等于"1"~"2","5"~"6"等于"2"~"3"。作好设计后,用亚甲蓝液沿所定的点画线。

2. **切开及缝合** 沿"1"~"2"连线切开,但不切穿黏膜,沿线切开上唇全层组织,前唇缘处"2"~"3"沿水平方向在内侧将红唇剖开,可将两侧的口轮匝肌束上端部分游离后向下旋转在中线区对缝,完善止血后分层缝合。"1"与"4"对合后形成鼻底,两侧鼻孔大小应相等。"2"与"5"对合后形成唇峰。两侧唇缘点"6"与前唇缘中点即"3"处向下之唇缘黏膜对合,形成唇珠。应使两侧唇弓距离相对称。红唇处理基本与单侧唇裂相同。

五 唇裂继发畸形整复术

唇裂经过整复手术后,有的病例未能达到满意的效果,有的尚留有一定的缺陷,通常称这种手术后的畸形为继发畸形。造成继发畸形的原因可归纳为以下几点:①手术方法本身有缺点,选法不当;②畸形较严重,非一次手术能将其彻底修复;③病儿年龄过小,唇部细微结构和畸形尚不明显,以致术中未能将畸形全部整复;④术者缺乏经验,未能掌握手术要点,以致手术发生错误,⑤因缝合张力过大或因感染,造成创口部分裂开;⑥手术当时畸形尚不明显,但随着唇、鼻、上颌骨等区域的不断生长,出现新的畸形。

为了提高治疗效果,纠正一期手术的不足,施行二期或更多期的手术是必要的。对于唇裂继发畸形的整复时间，以患者面部发育基本完成后为宜。唇裂继发畸形整复的方法很多而且灵活多变，属于不定式手术，在此只介绍几种常见畸形的整复方法。

（一）红唇缘不整齐

因唇裂修复术中红唇缘定点不恰当，或因缝合时两侧创缘对合不准确所造成。一般采用对偶三角形组织瓣法来矫正（图 16-11）。

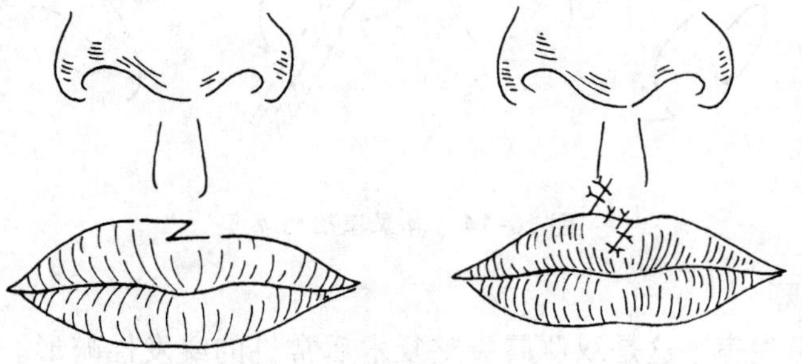

图 16-11　红唇缘不整齐的整复

（二）鼻孔异常

鼻孔异常可能是鼻孔过大，或鼻孔过小。鼻孔过大的特征是鼻孔过宽、过扁与健侧不对称。此常因在唇裂整复术时，鼻底裂隙两侧的定点过于接近裂隙边缘。在鼻孔底部重新选两点，并切去一小块菱形组织，然后缝合（图 16-12）。

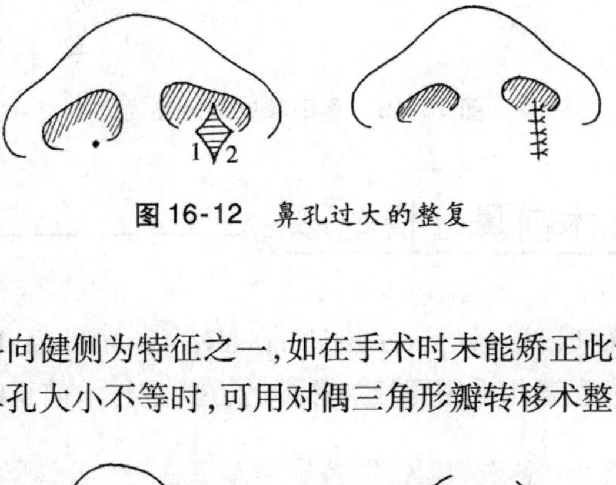

图 16-12　鼻孔过大的整复

（三）鼻小柱歪斜

单侧唇裂鼻小柱歪斜向健侧为特征之一，如在手术时未能矫正此缺陷，则使术后的鼻小柱仍为歪斜。对此如两侧鼻孔大小不等时，可用对偶三角形瓣转移术整复（图 16-13）。

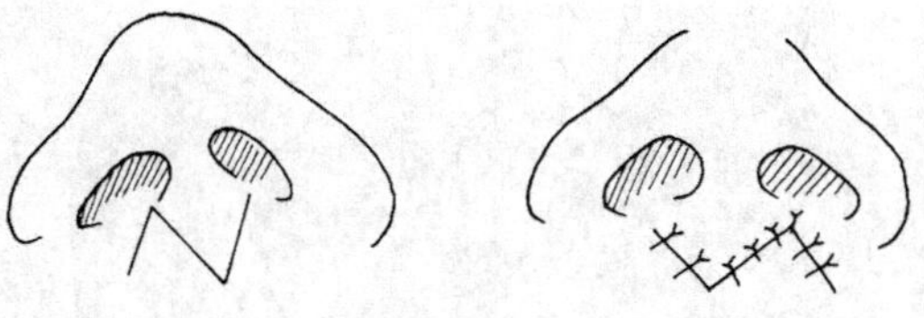

图 16-13　鼻小柱歪斜的整复

（四）鼻尖不正和鼻翼塌陷

鼻尖不正和鼻翼塌陷为唇裂的特征，而在一期整复术中又未能得到改正。对其矫正的原则，主要是使鼻翼软骨恢复至正常位置。在鼻尖和鼻翼边缘做互相连的弧形切口，通过切口分离，显露两侧大翼软骨，将患侧软骨弓背部进行分离，然后将分离的两侧大翼软骨在中线贯穿相互缝合，将患侧软骨上提，即可矫正此类畸形（图 16-14）。

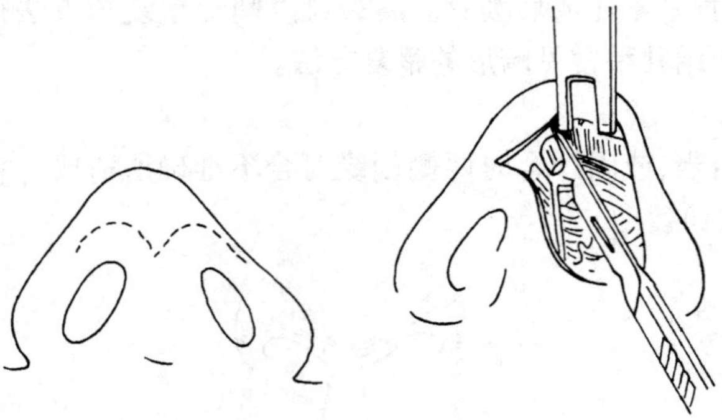

图 16-14 鼻翼塌陷的整复

(五) 鼻小柱过短

鼻小柱过短和鼻尖扁平这是双侧唇裂整复术后常见的继发性畸形。可用 V、Y 成形术矫正。沿鼻小柱两侧的前缘切开，使其蒂位于鼻尖部，其尖端达上唇中部，呈 V 形切开 Y 形缝合，上推加长鼻小柱(图 16-15)。

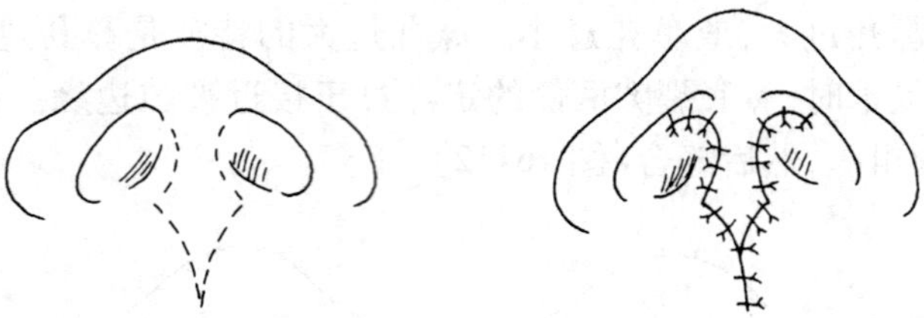

图 16-15 鼻小柱过短的整复

六 唇腭裂新生儿术前鼻牙槽塑形

唇腭裂新生儿术前鼻牙槽塑形(presurgical nasoalveolar molding，PNAM)最早由 Grayson 等于 1993 年提出，即对唇腭裂婴儿采用腭板加鼻撑的方式进行术前正畸治疗(图 16-16)。这种

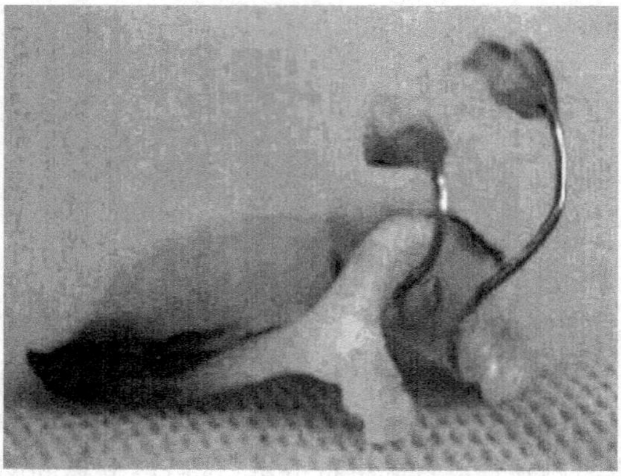

图 16-16 术前鼻腭矫治器

术前矫治治疗，可以有效阻止畸形发展，同时可减少原有畸形，为手术创造良好的组织条件，提高唇腭裂的外科修复效果。近年来，国外术前矫治器设计和应用发展较快，且应用较规范统一，国内虽有数家医院有过相关报道，但是具体操作方法、衡量标准等方面都欠准确统一，同时操作方法复杂，使此项技术一直处于研究求证阶段，尚没有广泛实施应用，但其在唇裂序列治疗中的作用不可忽视。

第五节　唇外翻的整复

唇外翻（lip ectropion）是指口周的上下唇或口周皮肤的浅层缺损，或瘢痕挛缩导致的红唇外翻畸形。唇外翻多由于颜面烧伤、外伤、感染、手术后遗症所造成，其中以烧烫伤产生的瘢痕挛缩导致的唇外翻最为常见。轻度的唇外翻或伴有口角轻度变形，影响患者容貌，有碍社交活动，给患者心理上带来压力，精神上带来痛苦，而对唇部的功能影响不大。严重的唇外翻不仅严重影响外貌，妨碍患者的正常工作和社交活动，而且造成局部功能障碍。如颌颈部或（和）胸部发生严重粘连时，下唇可极度外翻，并出现进食、咀嚼、吞咽、语言和呼吸等方面的功能障碍。如幼年时发生这样的畸形，可因瘢痕牵拉，常合并深部组织的广泛破坏或瘢痕挛缩，甚至发生骨及颞下颌关节粘连，使下颌骨生长中心功能丧失，患者唇部呈鸟嘴状改变。唇外翻可导致牙齿外露，口唇闭合不全，面部不对称及唾液外溢，对美观影响较大。上唇和下唇的组织结构有共同点，其外翻畸形的修复原则基本一致。但是由于下唇缺少支持组织和受到重力的影响，更易发生外翻畸形。

一　唇外翻整复的适应证

1. 口唇区或上下唇部皮肤浅层缺损，而红唇完整的唇部轻度外翻畸形。
2. 原有的瘢痕组织已经软化。
3. 局部无感染及炎症。

严重的唇外翻则主要应用游离植皮或游离皮瓣修复。当受条件限制不能应用游离皮瓣修复时，还可以应用皮管移植完成整复。

二　唇外翻整复的常用手术方法

1. **Z 字成形矫正术**　适用于条索状瘢痕牵拉形成的轻度唇外翻畸形（图 16-17）。

2. **V-Y 滑行皮瓣矫正术**　适用于上下唇小范围的皮肤缺损所致的唇外翻（图 16-18）。

3. **鼻唇沟皮瓣矫正术**　该法适用于上下唇缺损范围较广，瘢痕较深，游离植皮又难以达到满意效果的唇外翻畸形。测量并设计切口线。并根据需要设计对侧鼻旁辅助切口，切除瘢痕组织，按设计线切开并翻起鼻唇沟皮瓣，转移至缺损组织区，并用 3-0 的丝线缝合伤口。术中应特别注意保护皮瓣的血运，术后局部充分减张。缝合后情况如图 16-19 所示。

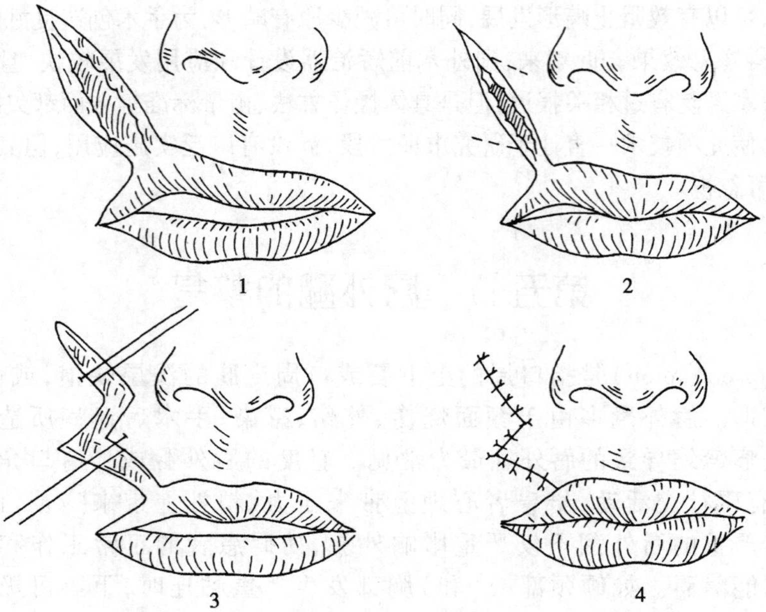

图 16-17　唇外翻 Z 成形矫正术

1. 切除瘢痕;2. 设计皮瓣;3. 皮瓣转移;4. 缝合切口

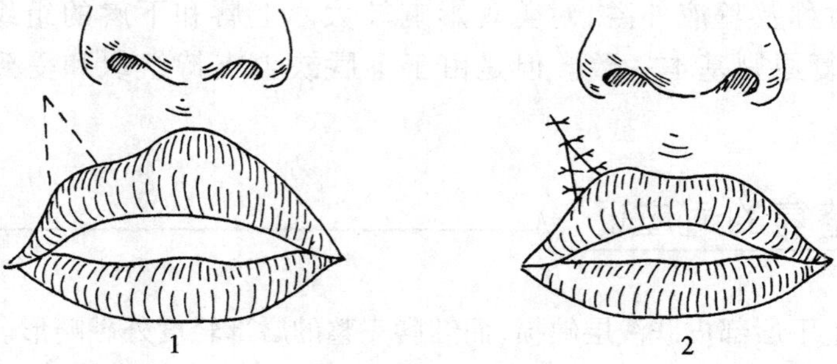

图 16-18　唇外翻 V-Y 成形矫正术

1. 切口设计;2. 缝合切口

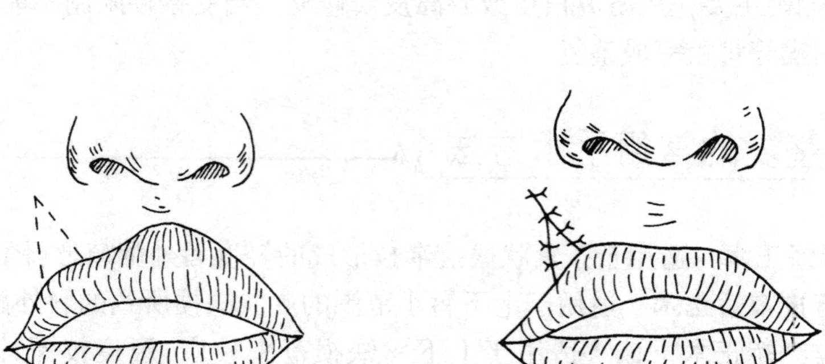

图 16-19　唇外翻鼻唇沟瓣矫正术

1. 切口设计;2. 转瓣缝合

第六节 唇缺损的整复

一 唇缺损及其整复原则

唇缺损(defect of labium)所指唇部的组织缺损主要由创伤、炎症及肿瘤切除所造成。唇是由皮肤、皮下组织、肌肉、黏膜组织共同组成的复合组织,因此在手术前一定要了解所缺损的是哪些组织以及缺损程度。虽然一般情况下唇缺损是指唇部组织的全层缺损,但是在临床工作中常常遇到各种组织的不等量缺损,这时就应当尽量利用残余的组织进行修复。

唇缺损整复一般情况下应遵循如下原则:

1. 唇缺损在唇部长度的1/3以内者,可以通过唇组织的弹性及邻近组织的顺应性,直接或经过辅助切口的延展后拉拢缝合。

2. 唇缺损超过唇长度的1/2,可考虑采用鼻唇沟瓣或颊瓣或对侧唇组织瓣交叉转移来修复。

3. 唇缺损超过唇长度的2/3,应考虑采用鼻唇沟瓣加对侧唇组织瓣交叉来修复。

4. 采用对侧唇瓣转移时,如为上唇中央区域的缺损,应在下唇的中分设计唇瓣,以免破坏口角的对称位置。如为下唇中央区域的缺损,唇瓣应设计在上唇两侧,以保持人中及唇弓的完好。

5. 如同时伴有上前牙及牙槽突的缺损,应尽可能先行义齿修复,以便为唇整复手术设计时留有合适的位置,使唇部的整复效果更理想。

二 上唇缺损的整复

(一) 上唇缺损整复原则

1. 根据上唇组织缺损类型来选用修复方法。

2. 修复时尽量珍惜和利用残存的唇组织,不可任意切除或摒弃,尤其是唇红组织。

3. 修复方法应首选邻近的唇组织、鼻唇沟、颊部的组织,或对侧正常的唇组织进行修复。只有在无法采用以上组织进行修复时,才可考虑应用远处的皮瓣或皮管移植。

(二) 上唇缺损整复方法

小的缺损可直接拉拢缝合(缺损在唇横径1/3以内者)。如大于1/3或接近1/2时,应设计鼻唇沟瓣。瓣的宽度应等于缺损部的高度,可根据需要设计成角形或矩形,两侧上唇残余部分加鼻唇沟瓣的底宽应约等于原上唇的长度(图16-20)。

当上唇缺损在1/2左右时,可采用上下唇交叉组织瓣法修复。此法又称Abbe-Estlander法,设计修复唇缺损时应注意如下问题:

1. 设计唇瓣的高度应与缺损区的高度一致;

2. 唇瓣的宽度应为下唇的全长减去上唇剩余唇长后,再减半,以使修复后的上下唇长基本协调;

3. 术后10~12天可开始行蒂部绑扎勒血训练,时间从数分钟开始,直至半小时如无血运

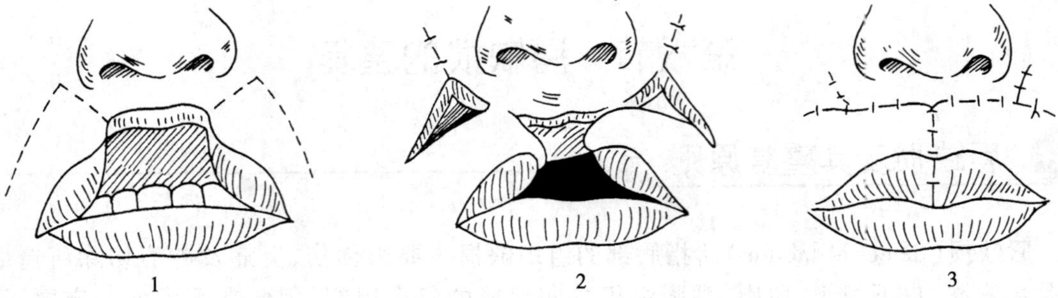

图 16-20　上唇缺损鼻唇沟瓣矫正术

1. 切口设计；2. 转瓣滑行；3. 切口缝合

障碍可提前断蒂。否则应到术后三周左右行断蒂修复术(图 16-21)。

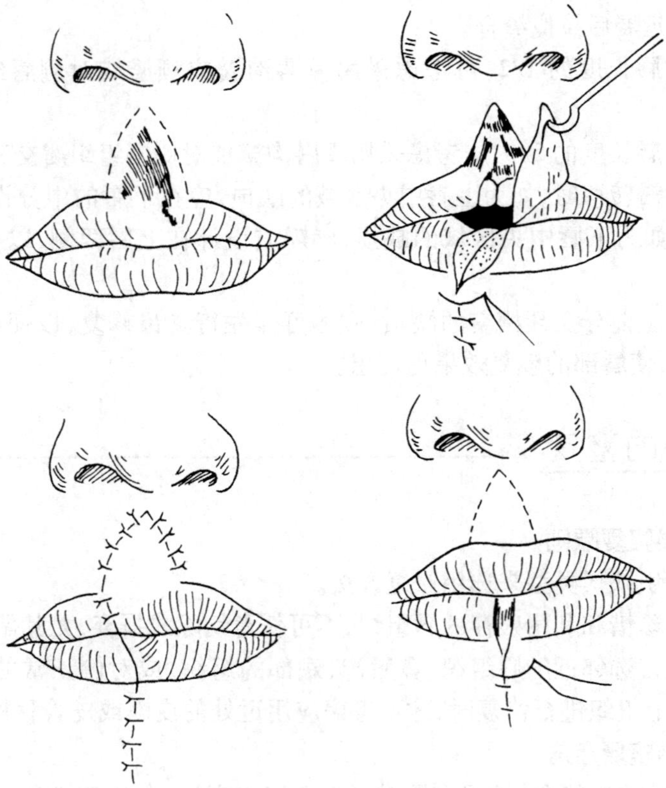

图 16-21　上唇缺损 Abbe 瓣修复

上唇正中白唇的缺损，可利用两侧的白唇及鼻唇沟组织瓣滑行来修复(图 16-22)。上唇侧方的白唇缺损，也可设计一侧的鼻唇沟瓣来修复(图 16-23)，或者采用下唇瓣来修复上唇侧方的全层缺损(图 16-24)，遗留的单侧口裂过小可行二期小口加大术进行整复。

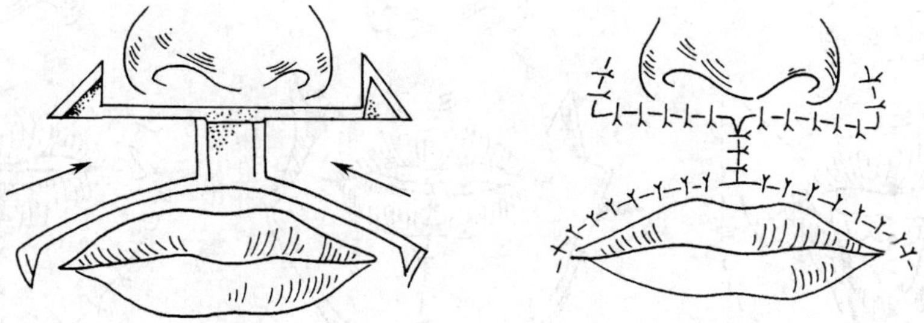

图 16-22 上唇缺损白唇及鼻唇沟瓣滑行修复

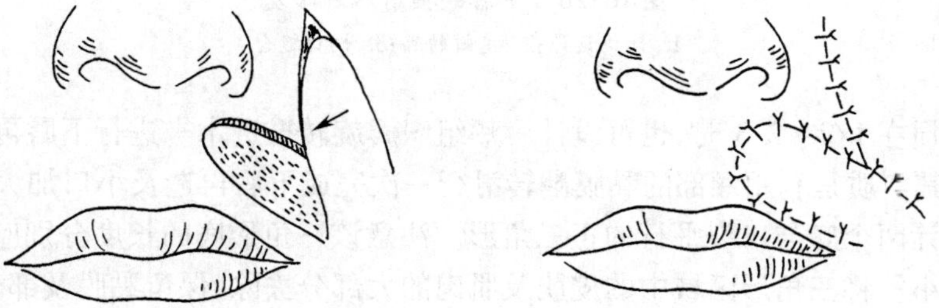

图 16-23 一侧上唇缺损鼻唇沟瓣修复

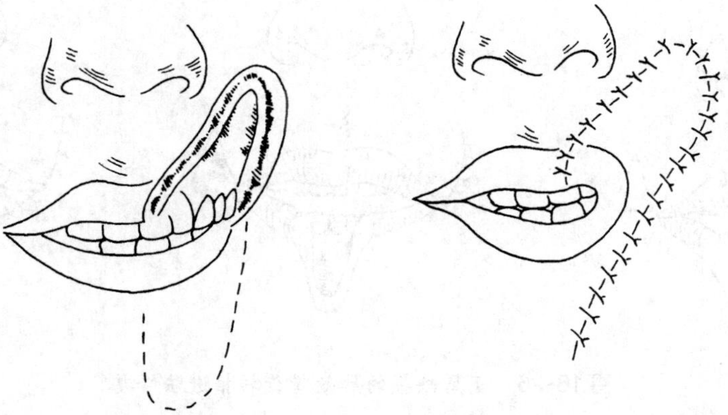

图 16-24 上唇侧方缺损下唇瓣修复

三 下唇缺损的整复

下唇缺损整复的一般设计原则与上唇缺损的修复相同，但在取材上应首选唇颊部可以利用的组织，在选用上唇部组织时，要尽量避免破坏人中和上唇结节。

方法：缺损在下唇长度的 1/3 以内的，都可以直接拉拢缝合，或设计辅助切口滑行后直接拉拢缝合。如缺损在下唇长度的 1/3～1/2 时，可采用唇颊组织瓣旋转推进术来修复。此法又称为扇形组织瓣法，是一种较常用的术式。唇红缘向外上方的直线切口的长度应等于再造的下唇高度，再造的下唇应为原上唇长度的一半。两侧切开后的组织瓣旋转靠拢及缝合后情况如图 16-25 所示。

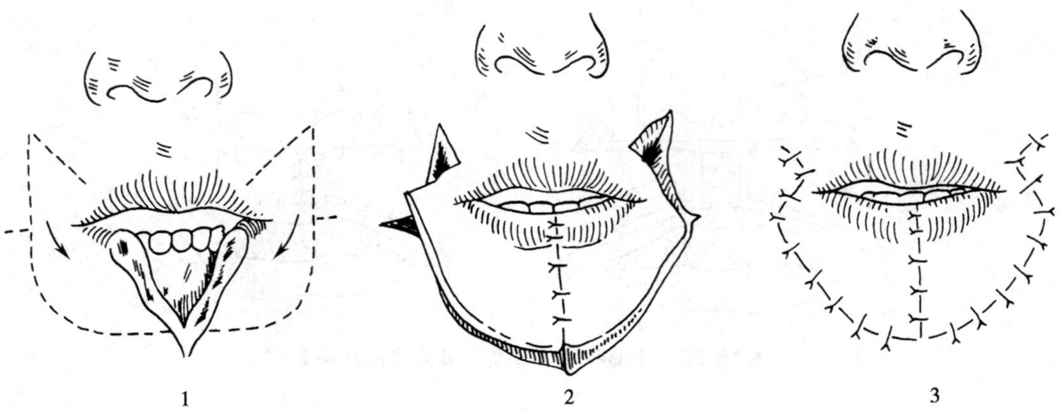

图 16-25　下唇缺损扇形瓣修复
1. 切口设计;2. 皮瓣转移;3. 切口缝合

当下唇缺损在 1/2 ~ 2/3 时,也可设计唇颊组织瓣旋转推进术来进行下唇再造。此法称为 Bernard 手术,其实质是利用颊部的黏膜翻转滑行一次完成下唇再造及小口加大术。在两侧的口角部分别设计两个底与口裂平行的正三角形。注意该三角形底的长度分别应为下唇缺损长度的 1/2 或略小。将三角形区域中的皮肤及肌肉的大部分去除,保留黏膜及部分肌肉,将其翻转向外,形成新的唇红黏膜,然后将形成的唇颊复合组织瓣向中线靠拢缝合(图 16-26)。还可利用一侧残存的下唇及同侧上唇组织设计双唇瓣转移修复(图 16-27)。

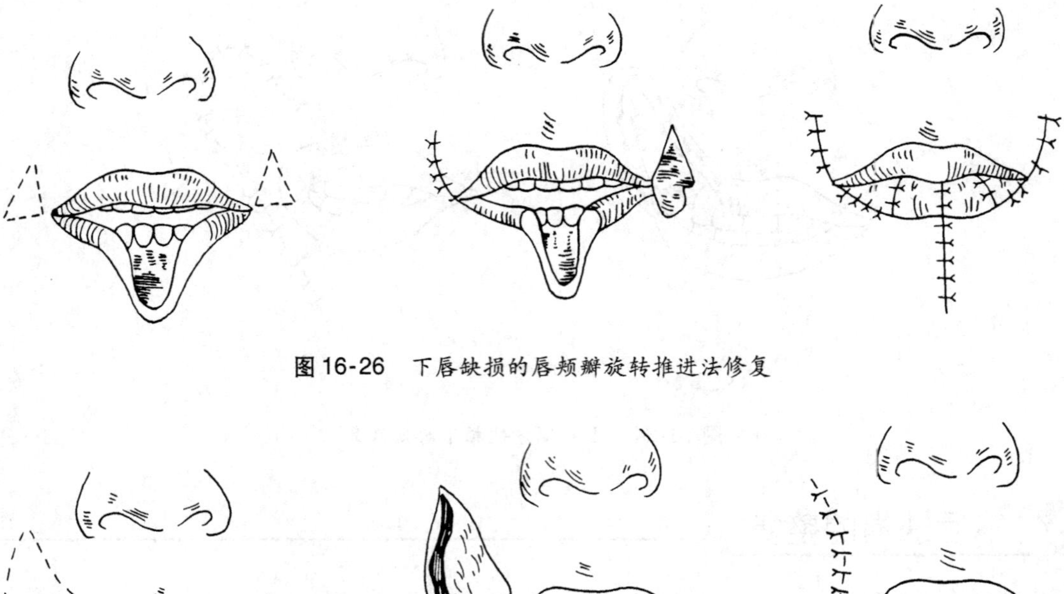

图 16-26　下唇缺损的唇颊瓣旋转推进法修复

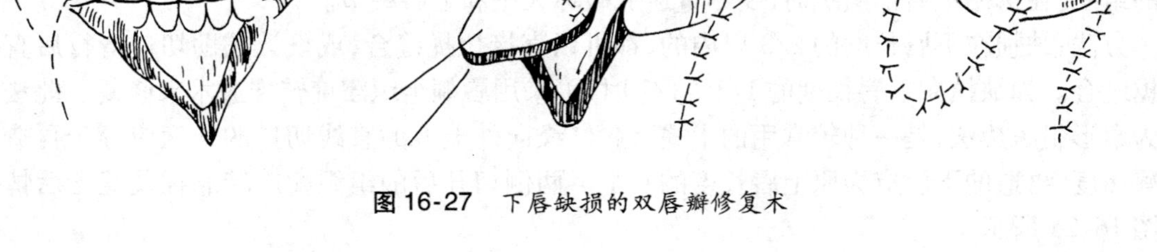

图 16-27　下唇缺损的双唇瓣修复术

第七节 面裂畸形的整复

面裂畸形(facial cleft)包括各种口腔颅颌面部的发育性异常裂隙畸形,主要的有:面横裂、面斜裂、上唇正中裂、下唇正中裂及颅面裂等。面裂畸形是口腔颌面部的严重先天性畸形,对功能及容貌影响均较大。应尽早完成修复手术,以使患儿的流涎,吮乳困难及发音障碍得到纠正,并减少面裂畸形对颌骨发育及牙齿萌出的影响。面裂畸形以面横裂较为常见,这里主要介绍此类畸形的修复方法。

面横裂又称大口畸形、巨口裂症(macrocheilia),是由于胚胎发育时期上下颌突未能融合或融合不全所致,可两侧同时发生,但以男性单侧裂为主,裂隙自口角沿口裂向外到达颊部甚至越过咬肌前缘。若同时伴有副耳,小颌及耳前瘘管等畸形则称为第一、二鳃弓综合征。仅限于口角部位的轻型面横裂也称为口角裂。

常用的整复方法:

(一)直线缝合法

1. 设计定点,确定口角位置,单侧裂者以健侧口角的位置为标准定位。双侧裂者应根据患者面形及美学测量标准确定口角位置,口裂宽度为内眦间距的1.5倍,口角位于平视时瞳孔的垂直线上。

2. 口角位置确定后,可在口角点上下的裂隙边缘各定出C和C′点(图16-28,1)。

3. 由面横裂的外侧端沿裂隙的上缘至C点,沿裂隙的下缘至C′点各做一切口。切口仅通过裂隙边缘的皮肤和肌肉,但不切穿黏膜,然后将其向内翻转缝合作为口腔黏膜衬里(图16-28,2)。

4. 分层缝合肌肉及皮肤(图16-28,3)。

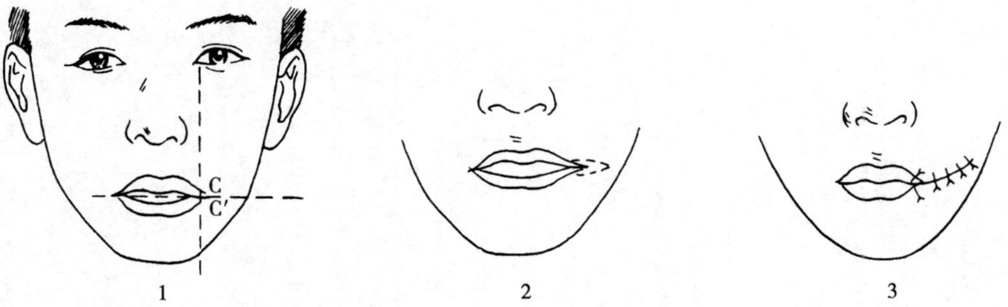

图16-28 面横裂整复术

1. 口角位置确定;2. 切口设计;3. 缝合切口

(二)Z成形术

此法适用于单侧大口畸形较长的病例。手术时确定口角的正常位置与手术方法,与直线缝合方法基本相同。不同点是当口内黏膜和肌肉缝合后,在皮肤上按Z成形术的原则,做1个或2个Z形补充切开,交错缝合,见图所示(图16-29)。此法的优点是可避免形成直线瘢痕挛缩牵拉口角,且术后的瘢痕也不明显。

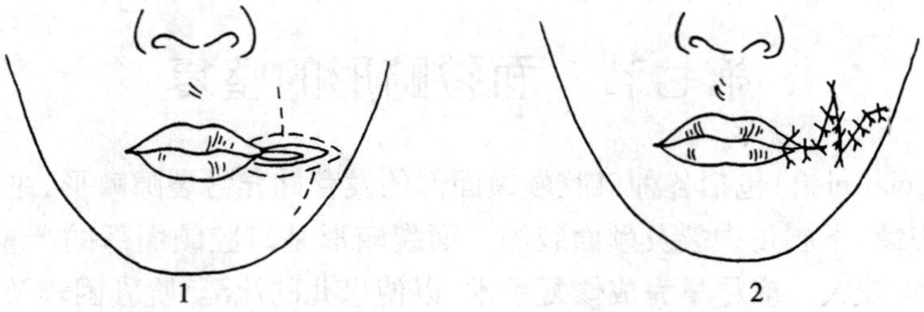

图16-29 面横裂整复术

1. 对偶三角瓣设计;2. 转瓣后缝合

术后应限制张嘴运动,给予流质饮食,避免小儿啼哭,以免造成伤口裂开。

(封兴华)

第十七章 头面颈部美容外科

第一节 头面部应用解剖

人类头面的正常解剖学结构形态是人的容貌基础，是个体容貌美的重要因素。面部的容貌轮廓主要是由头面部的软组织如皮肤、皮下组织、肌肉、筋膜组织，以及较坚硬的骨性组织构成。个体间的组织形态结构差异，质量和数量上的不同，体现出每个个体之间的不同特征。

一 皮肤

头面部皮肤区域间的差异较大，如眼、耳、鼻等不同部位的皮肤，其结构特点及质地、色泽亦不相同。

1. 面部皮肤 面部皮肤细腻、柔软、有光泽、血管丰富、皮下组织的疏密松紧由于部位的不同差异较大。

(1)色泽：皮肤色泽与表皮棘层所含的色素数量多少、皮肤结构毛细血管的开放量，血中血红蛋白含量，血氧饱和度、神经因素、情绪变化、年龄的大小，皮肤的弹性张力等有着明显的关系。

(2)皮肤弹性：与真皮内弹力纤维及胶原纤维的厚薄有关。

(3)皮肤的纹理：是由于皮肤内胶原纤维与弹力纤维束按照一定方向排列所形成，并与深部的肌肉筋膜系统有一定关系，但并不完全一致，但多数部位的皮纹方向与肌肉的运动方向呈垂直分布(图17-1)。

2. 头皮

(1)头皮的组织结构：头皮由覆盖于头颅骨表面的皮肤、皮下组织、帽状腱膜、疏松结缔组织、颅骨外膜以及皮肤附件等软组织构成，与身体其他部位皮肤相比较，具有一定特殊性(图17-2)。

1)皮肤：厚而致密，厚度因部位不同而异。颞顶部最薄，约为3～5mm，枕部最厚，达8～10mm，头皮含有丰富的毛囊、汗腺、皮脂腺等皮肤附件。

头发密度每平方厘米面积约为79～156根。毛发多以3～4根为束。其密度分布，与头皮部位有关，以颞部最稀，枕部次之，顶部最密集，其生长方向(即毛囊的排列方法)，以顶部为圆心呈旋涡状向外下斜行排列生长。

皮脂腺，位于真皮层，导管很短，开口于毛囊内鞘上部，具有排泄皮脂，滋润保护皮肤的

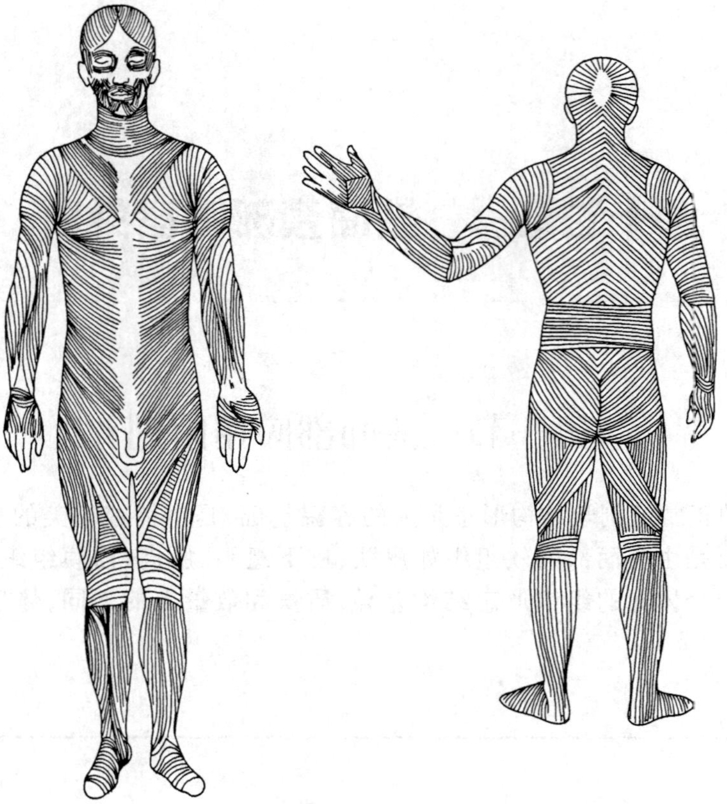

图 17-1　头面部及全身皮纹

作用。

2）皮下组织：较致密，由许多较短的纤维束，构成很多纤维间隔，内含脂肪组织。此层含有丰富的血管、神经及淋巴组织。

3）帽状腱膜：为一层较坚韧，富有张力的腱膜组织，前起于额肌表面，附着于眉弓脊处，后止于枕肌，两侧与颞筋膜相连。

4）腱膜下疏松组织：位于帽状腱膜与颞筋膜深层，为一层疏松的结缔组织，使帽状腱膜与骨膜之间形成一个潜在的组织间隙，内有许多与颅内静脉窦相通的导静脉垂直通过。

5）颅骨外膜：为一层较致密的结缔组织，紧密贴附于颅骨表面，在骨缝处与其结缔组织紧密连接。

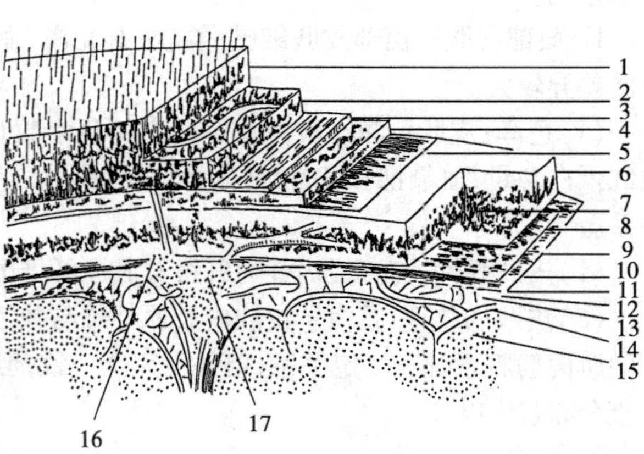

图 17-2　头皮示意图

1. 皮肤；2. 皮下组织；3. 帽状腱膜；4. 腱膜下蜂窝组织；5. 颅骨外膜；6. 颅骨；7. 板障静脉；8. 硬脑膜外层；9. 硬脑膜动脉；10. 硬脑膜内层；11. 硬脑膜下间隙；12. 蛛网膜；13. 蛛网膜下层；14. 软脑膜；15. 大脑皮质；16. 导静脉；17. 上矢状窦

（2）头皮的血管与神经分布

1）头皮血供：主要来自于颈外动脉，分为额、颞、枕 3 组。

额部:眶上动脉、颞浅动脉额支、滑车上动脉。

颞部:颞浅动脉、额支与颞支起始部。

枕部:枕动脉、耳后动脉。

头静脉:多与动脉伴行,汇入颈外静脉,部分静脉通过导静脉汇入颅内静脉。

2)头皮神经支配:神经与血管伴行。

额部:眶上神经、滑车上神经。

枕部:枕大神经、枕小神经、耳大神经。

二 筋膜与肌肉

1. 表浅肌肉筋膜系统 面部皮下脂肪组织的深层存在着一层肌肉、筋膜、腱膜样纤维结缔组织与颧面、颌颈部的支持韧带等形成了一个连续的解剖结构,该层解剖结构被称为表浅筋膜肌肉系统(superficial musculoaponeurotic system, SMAS)。起于颈阔肌,向上方行走与颞浅筋膜,颧肌、耳上肌、眼轮匝肌、额肌、帽状腱膜相连。SMAS 筋膜在除皱术中被用来提紧皮下组织。

2. 表情肌 表情肌属于皮肌,位于浅筋膜内,起于颅骨表面或筋膜表面止于皮肤,薄弱短小,集中于眼、耳、鼻、口周围。有的呈环形排列,有的呈放射性排列。表情肌肉的收缩舒张可产生不同表情。

(1)颅顶肌:由额肌、枕肌等组成。

(2)眼轮匝肌:为卵圆形薄的肌环,依存在眼部,分为三部分。

眶部:最宽,位于眶缘周围,为眼轮匝肌最外围部分。主要功能为关闭眼睑。

眼部:位于上、下眼睑皮下。司关闭眼睑。

泪囊部:细小,附于泪囊后面。司扩张泪囊,促使泪液流向鼻腔。睑裂周围的一些小肌及额肌等,可协助开大睑裂。

(3)口轮匝肌:在口裂周围有环形肌和放射状肌两组。环形肌能关闭口裂;放射状肌能开大口裂。

环形肌为口轮匝肌由数层环形肌束组成,收缩时关闭口裂,使唇靠近牙槽弓,并可使口向前突。

(4)上唇方肌、颧肌等上提口角。

(5)下唇方肌:在口角的下方,浅层有三角肌和颈阔肌,可下拉口角,在深层有下唇方肌,可使口角拉向外下方。

(6)颊肌:长方形,位置较深,在口腔两侧紧贴颊黏膜。肌腹中部,正对上颌第 2 磨牙处,有腮腺导管穿过。颊肌收缩时,将口角拉向后,并使颊和唇紧贴牙及上下颌牙槽,以协助咀嚼。

3. 咀嚼肌 咀嚼肌位于下颌支的内外面,运动下颌骨,包括咬肌、颞肌、翼内肌和翼外肌。

(1)咬肌:长方形,位于下颌支外面,起于颧弓,止于下颌支的咬肌粗隆。作用是上提下颌骨。

(2)颞肌:扇形,起自颞窝,肌束聚向前下方,通过颧弓的深面,止于下颌支的肌突。作用是上提下颌骨;后部肌束后拉下颌骨。

(3)翼外肌:位于颞下窝,起自翼突外侧板,向后外分成上下两个头,其上头止于颞下颌关节盘，其下头止于下颌骨髁突。作用是单侧收缩时，拉下颌骨向对侧移动；两侧交替收缩时，使下颌骨左右侧动；双侧同时收缩时，向后拉下颌骨，与颞肌后拉下颌骨相拮抗。

(4)翼内肌：四方形，位于下颌支内面，起自翼突外侧板的内面，肌束斜向下后方，止于下颌骨内面的内斜线。作用：单侧收缩时同翼外肌，双侧同时收缩时，上提下颌骨。

三 血管与神经

1. 血管 头面动脉起源于颈总动脉分出的颈外动脉。主要分支有：

(1)面动脉：又称颌外动脉，在舌动脉稍上方起于颈外动脉，经二腹肌的深面走向下颌下腺，经其深面或穿过腺实质向前，在咬肌前缘越过颌骨下缘至面部，继向口角迂曲而行，经鼻翼外侧至内眦，改名为内眦动脉，与眼动脉的分支吻合。面动脉沿途分支供养腭扁桃体、下颌下腺、面肌和皮肤等。此动脉在咬肌前缘下颌体下缘位置表浅，可摸到其搏动。

(2)枕动脉：与面动脉同高处起于颈外动脉的后壁，沿二腹肌后腹下缘行向后上方，在斜方肌与胸锁乳突肌止点之间浅出，供养项部和枕部的肌肉和皮肤。

(3)耳后动脉：在枕动脉的上方起于颈外动脉，行向后上，经乳突和耳廓之间至耳廓后面，分支供养腮腺、耳廓后部的肌肉和皮肤等。

(4)颞浅动脉：为颈外动脉终支之一，在外耳门前方穿过腮腺，越过颧弓根至颞部，分为额支和顶支，供养腮腺、额部和顶颞部。此动脉位置表浅，耳前为动脉触摸点之一。

(5)上颌动脉：又称颌内动脉，为颈外动脉的另一终支，沿下颌颈深面向前，经翼外肌表面行向前内，至翼腭窝分支而终。其主要分支有：

1)脑膜中动脉：在下颌颈内侧由上颌动脉发出后，沿翼外肌深面上行，经棘孔入颅，沿脑膜中动脉沟走向前外，分为前、后两支，供养硬脑膜。翼点附近的颅骨骨折时，易造成脑膜中动脉前支的损伤，引起颅内血肿。

2)下牙槽动脉：由上颌动脉发出后行向外下方，进入下颌孔，经下颌管出颏孔，改名为颏动脉。分支供养下牙槽、下颌牙齿、牙龈以及下唇和颏部的肌肉、皮肤。

3)上牙槽后动脉在近翼腭窝处从上颌动脉发出，经上颌骨体后面的小孔穿入骨内，供养上颌后部牙齿和牙龈。

4)眶下动脉：为上颌动脉的终支，经眶下裂入眶，沿眶下沟、眶下管向前，出眶下孔至面部。途中发出上牙槽中动脉和上牙槽前动脉，在上颌窦前壁内下降，供养上颌中部和前部的牙齿和牙龈。

2. 神经

(1)三叉神经：是以感觉为主，伴有部分运动神经的混合神经。自颅内颞骨岩部的半月节处分为三个主支。

1)眼支：支配眼球、眼睑、泪腺、前额皮肤及鼻旁窦、鼻腔黏膜。主要分支有眶上神经、滑车上神经、滑车下神经、鼻睫状神经、泪腺神经等。

2)上颌支：主要分布于眼裂与口裂之间面部皮肤。主要分支有眶下神经、上齿槽神经、蝶腭神经等。

3)下颌支：是混合神经，运动神经主要支配咬肌、颞肌、翼内肌、翼外肌等。感觉神经分支主要有耳颞神经、颊神经、舌神经和下齿槽神经等。

（2）面神经：是以运动为主伴有感觉神经和副交感神经的混合神经。运动神经分支主要有颞支、颧支、下颌缘支和颈支（图 17-3）。

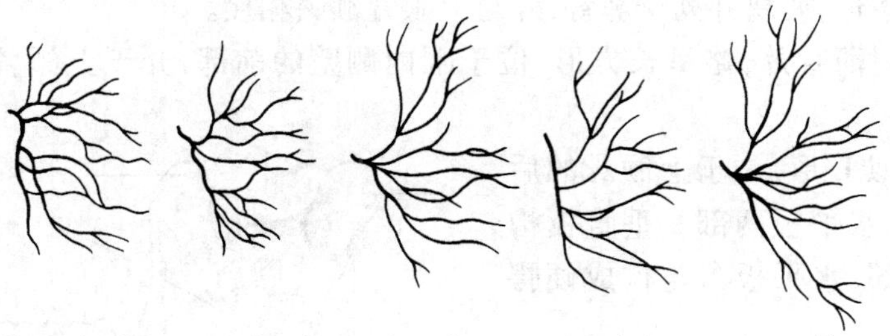

图 17-3 面神经类型

1. 二叉型；2. 三叉型；3. 四叉型；4. 干线性；5. 五叉型

感觉神经分支分布于舌前 2/3 黏膜，司味觉，副交感神经支有浅神经鼓索神经，前者主要分布于泪腺、鼻、腭黏膜的小腺体。后者主要分布于颌下腺及舌下腺。

四 颅面骨

是头部各器官的支架和保护装置。人颅由 23 块骨（不包括三对听小骨）构成，除下颌骨和舌骨外，都彼此牢固地连接在一起。颅可分为脑颅和面颅两部分。脑颅居上后部，主要围成颅腔，容纳脑及其被膜等。面颅居下前部，是颜面的骨性基础，并构成眶腔和骨性鼻腔等重要结构。

1. 脑颅诸骨 共 8 块，单块的有枕骨、额骨、蝶骨和筛骨；成对的有顶骨和颞骨。

2. 面颅诸骨 面颅骨 15 块，单块的有下颌骨、舌骨和犁骨；成对的有上颌骨、颧骨、鼻骨、泪骨、下鼻甲和腭骨（图 17-4）。

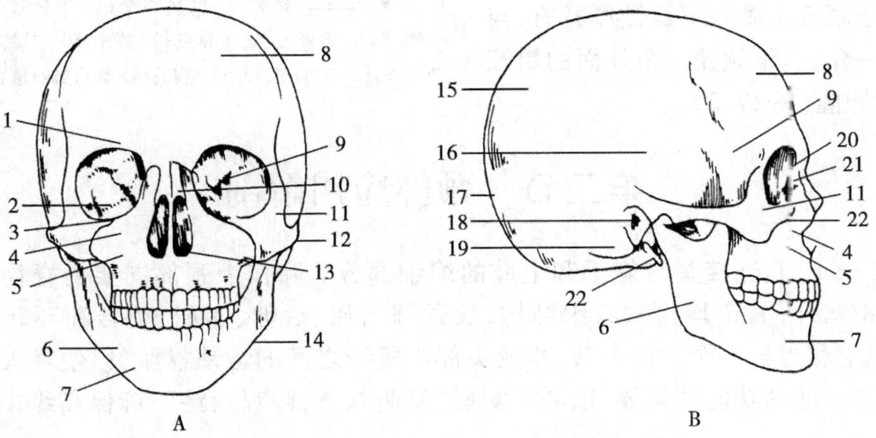

图 17-4 颅骨

1. 眶上孔；2. 眶下裂；3. 眶下缘；4. 眶下孔；5. 上颌骨；6. 下颌骨；7. 颏孔；8. 额骨；9. 蝶骨；10. 鼻骨；11. 颧骨；12. 颧弓；13. 鼻腔；14. 下颌角；15. 顶骨；16. 颞骨；17. 枕骨；18. 外耳门；19. 乳突；20. 额颧缝；21. 泪骨；22. 茎突

(1)上颌骨:分列于鼻腔的两侧,是面部的主要骨块,一体有四个突起。

(2)颧骨:位于上颌骨的外方,呈菱角形,分别与上颌骨、额骨、蝶骨及颞骨连接。

(3)鼻骨:长条形,两块并列于鼻背,外与上颌骨额突相接。

(4)泪骨:一对薄骨片,略呈长方形,位于眶内侧壁的前部,介于上颌骨额突和筛骨眶板之间。

(5)腭骨:状似 L 形,位于上颌骨的后方,可分垂直板和水平板两部。垂直板构成鼻腔外侧壁后部,水平板参与构成硬腭的后部。

(6)下鼻甲:是一对卷曲的骨片,附于鼻腔外侧壁的下部。

(7)犁骨:是一块薄骨片,构成骨性鼻中隔的后下部,上方与筛骨垂直板相接。

(8)舌骨:是一块蹄铁形小骨,位于颈前肌群中,介于下颌骨与甲状软骨之间。舌骨可分为中间的舌骨体和由体向后外方伸出的一对大角及向后上方伸出的一对较短的小角。

(9)下颌骨:呈蹄铁形,位于面下部,分为下颌骨体和下颌支。下颌骨体呈水平弓状,有内外面及上下缘。外面在第 2 前磨牙的下方有一孔,名颏孔。下颌支左右各一,为向上伸的方形骨板,分内外 2 面及 4 个缘。内面中央有一下颌孔,由此孔开始,斜向前下方穿行于骨内的管道,称下颌管,此管开口于颏孔。颌骨下缘钝厚且直,与后缘交成一角,名下颌角。角外面的粗涩面,名咬肌粗隆(图 17-5)。

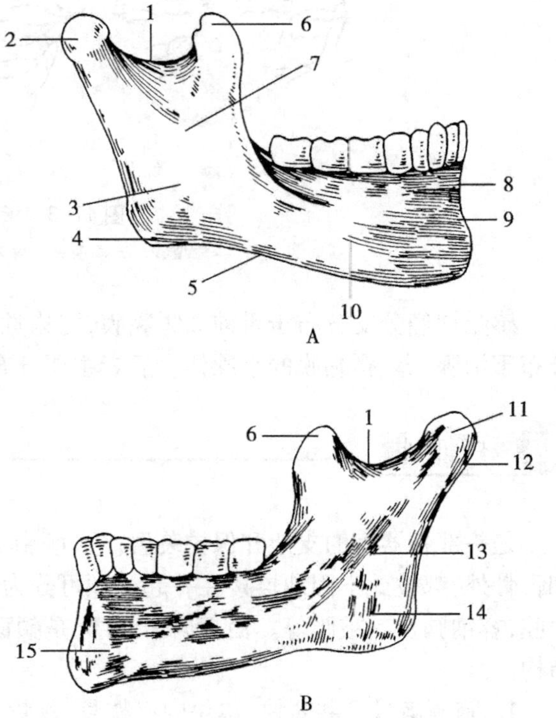

图 17-5 下颌骨

A. 外面观;B. 内面观

1. 下颌切迹;2. 髁突;3. 咬肌粗隆;4. 下颌角;5. 下颌底;6. 喙突;7. 下颌支;8. 牙槽突;9. 颏孔;10. 下颌骨体;11. 下颌小头;12. 下颌颈;13. 下颌孔;14. 翼内肌粗隆;15. 颏棘

第二节 颈部应用解剖

颈部(neck)是连接头与躯干和上肢的缩细部分。除作为颈部支架的脊柱颈段为骨和软骨性结构外,其余均为软组织结构,故颈部前屈、后伸、侧屈、旋转和环转都极为灵活,在功能上相当于一个大的关节,构成头部与躯干之间的运动枢纽,以便最大限度地满足头部各器官活动功能的需要,以利于实现"耳听八方,眼观六路",确保高级中枢功能的全面实施。

缩细的颈部还是一个极为重要的交通要道。食管和气管,分别是人体所需营养物质、水分、氧气和二氧化碳的必经之路;颈部的大血管是心脏将营养物质送到头部和上肢,又是将在新陈代谢过程中所产生的废物和二氧化碳运回心脏的唯一途径;脊髓颈段、交感神经干和迷走神经则是神经中枢向全身发送指令以便随时调节各部生理功能和获取身体各部发回的各种信息的专门通道。

喉部是重要的发音和语言器官。

男性喉结，一般较女性大30%左右，而女性甲状腺则比男性更为发达。这些特点在进入青春期后逐渐明显地表现出来，是人类富有性感的美学特征之一。

缩细的颈部连接着较大而多动的头部与最大而相对较少动的躯干，从而在头与躯干之间显得特别突出，赋予人体清晰的曲线美。

一 境界和分区

（一）境界

上界接头部，以下颌骨下缘、下颌角、乳突尖、上项线和枕外隆凸的连线为界。下界的两侧接上肢，前后接躯干，以颈静脉切迹、胸锁关节、锁骨上缘和肩峰至第7颈椎棘突的连线为界。

（二）分区

以斜方肌前缘为界，可将颈部分为前方的固有颈部和后方的项部，固有颈部即一般所说的颈部。

颈前区内侧界为颈前正中线，上界为下颌下缘，外侧界为胸锁乳突肌前缘。

颈侧区位于胸锁乳突肌后缘、斜方肌前缘和锁骨中1/3上缘之间，又称颈后三角。

胸锁乳突肌区即该肌所在的区域。

项部的上界是枕外隆凸和上项线，下界是第7颈椎棘突至肩峰的连线。

二 表面解剖

颈部的表面解剖包括体表标志和体表投影两部分。

（一）体表标志

1. 舌骨 两眼平视时，舌骨体恰平颏下点，其后方平第3颈椎，为颈前二部最凹陷之处，用手扪之可触及舌骨体和舌骨大角。舌动脉即在此平面起自颈外动脉，故舌骨大角上缘是显露舌动脉的标志。舌骨上、下肌群附着于舌骨，舌骨又借甲状舌骨膜与喉相连，故舌骨可随吞咽和发音上、下移动。

2. 甲状软骨 位于舌骨下方。两侧呈方形的甲状软骨板在正中线相交合成甲状软骨前角，前角的上端明显前凸，形成在颈部正中线上最显著的突起称喉结（laryngal prominence），是男性发育成熟的特征之一，而儿童和女性的喉结则不明显，但扪之亦清楚。甲状软骨上缘平对第4颈椎，恰平颈总动脉分叉处。在此平面有颈总动脉末端和颈内动脉起始处膨大形成的颈动脉窦和分叉后方的颈动脉小球，前者的管壁内有感受血压高低的压力感受器，后者是感受血液中二氧化碳浓度高低的化学感受器。颈动脉窦若持续受压，可很快导致心搏减慢甚至心搏停止而危及生命，故在此附近做手术时应尽量减少对颈动脉窦的刺激作用。在此平面也是甲状腺上动脉发自颈外动脉的起始处。该平面的两侧恰对胸锁乳突肌后缘中点，是颈神经皮支穿出深筋膜处，称神经点，是行颈神经皮支阻滞麻醉的穿刺点。

3. 环状软骨 位于甲状软骨的下方，形如戒指，由前2/3呈蹄铁状的环状软骨弓和后

1/3 呈方形的环状软骨板构成,是支撑喉腔不致塌陷的唯一装置。环状软骨向后平对第 6 颈椎体,其下缘平面是喉与气管、咽与食管的分界线,也是计数气管软骨环和触摸甲状腺的标志。椎动脉在此平面穿入第 6 颈椎横突孔。甲状软骨下缘与环状软骨弓之间有环甲膜(也称环甲韧带)相连,触诊时可感知一条小横沟,是紧急处理因喉梗阻所致之呼吸困难的进针之处。

4. 颈动脉结节(carotid tubercle)　为第 6 颈椎横突前结节,恰对环状软骨两侧的后方,相当于胸锁乳突肌前缘中点的深面,颈总动脉由此结节的前方上行。在此平面将颈总动脉压向后方的颈动脉结节,是头面部出血的暂时止血法压迫部位。

5. 第 7 颈椎棘突　当头部前屈时,项部下方最突出的一点,是项部与背部的分界线,也是向上、下方计数椎骨的体表标志。

6. 胸锁乳突肌　当头向一侧倾斜,面部转向另一侧时,由头部倾斜侧的胸锁关节至颞骨乳突的肌性隆起即为胸锁乳突肌。是颈部分区和寻找颈部神经点与确定颈总动脉压迫止血点的重要标志。在其起点两头之间的小凹陷称锁骨上小窝,位于胸锁关节上方,其深面左侧有颈总动脉,右侧有头臂干的分叉。该肌浅面有颈外静脉下降;深面有颈动脉鞘,鞘内有颈总动脉、颈内动脉、颈内静脉和迷走神经。

7. 锁骨上大窝　为锁骨中 1/3 上方较大的凹陷。在窝的深部可扪及第 1 肋、锁骨下动脉的跳动和臂丛。触及臂丛时,腋或臂部有酸胀感,是臂丛麻醉进针之处。

8. 胸骨上窝　为胸骨颈静脉切迹上方的凹陷,是触诊气管的部位。

(二)体表投影

1. 颈总动脉和颈外动脉　上方以下颌角与乳突尖连线的中点向前下画线,右侧至胸锁关节,左侧至锁骨上小窝。以甲状软骨上缘为分界线,上段为颈外动脉,下段为颈总动脉。

2. 锁骨下动脉　右侧自胸锁关节,左侧至锁骨上小窝,向外上至锁骨上缘中点所做的弧形线,线的最高点距锁骨上缘约 1cm。

3. 颈外静脉　下颌角至锁骨中点间的连线。该静脉位于皮下,沿胸锁乳突肌表面下降,是行颈外静脉穿刺抽血或输液的常选部位。

4. 副神经　乳突尖与下颌连线中点与胸锁乳突肌后缘上、中 1/3 交点及斜方肌前缘中、下 1/3 交点等 3 点的连线。

5. 神经点　即颈丛皮支浅出颈浅筋膜(封套筋膜)之集中点,约在胸锁乳突肌后缘中点处。颈丛皮支阻滞麻醉即在此进针。

6. 臂丛　胸锁乳突肌后缘中、下 1/3 交界处至锁骨中、外 1/3 交点稍内侧的连线。

7. 肺尖和胸膜顶　位于锁骨内 1/3 上方,相当于锁骨上小窝处,最高点距锁骨上缘 2 ~ 3cm,若伤及此处有引起气胸之危险,针刺治疗或行臂丛阻滞麻醉时切勿由此进针。

三　颈部的层次结构

颈部的层次由浅入深是皮肤、浅筋膜、深筋膜及其包绕的颈部脏器。

(一)皮肤

颈前外侧部皮肤较薄,色泽接近面部,活动性较大,故可切取颈部皮肤修复面部皮肤缺损。皮纹呈横向走行,故行横向切口可有利于伤口的愈合和减小瘢痕。项部皮肤较厚,活动性亦小。

（二）浅筋膜

颈部浅筋膜含有较多脂肪，颈前部较项部更为疏松。在浅筋膜内含有颈阔肌、浅血管、皮神经和面神经颈支。

1. 颈阔肌

(1)颈阔肌的形态：颈阔肌为宽阔扁薄的皮肌，位于颈前外侧部脂肪层的深面。起自锁骨下方的胸大肌筋膜，向上越过锁骨和下颌骨下缘的全长，前部纤维附着于下颌骨下缘，达中线部纤维与对侧纤维交叉；后部纤维移行于腮腺咬肌筋膜和附着于面下部皮肤，部分纤维移行于降下唇肌和笑肌。由于颈前外侧部皮下组织疏松，颈阔肌菲薄，当此肌被切断以后容易回缩卷曲和产生瘢痕，故应行缝合固定。

(2)颈阔肌的动脉：均来自深动脉的穿支，主要有上、中和下3个来源：①上部，以颏下动脉为主，还有直接起自面动脉的小分支。颏下动脉是面动脉在颈部的最大分支，在面动脉即将转至面部时发出，沿下颌舌骨肌浅面前行达颏部，沿途发支布于下颌下三角及颏部诸肌和皮肤。②中部，为甲状腺上动脉的穿支和颈外动脉的直接小分支，分布于颈阔肌及其表面的皮肤。③下部，主要为颈横动脉的浅支（颈浅动脉），也可有甲状颈干和锁骨下动脉的小分支，分布于颈阔肌下部及其皮肤。

上述血管之外径，一般不超过1.0mm，如做带蒂的颈阔肌皮瓣，可选用颏下动脉或颈浅动脉为血供来源，对修复面部缺损甚为方便，也可作成旋转肌皮瓣。

(3)颈阔肌的神经：颈阔肌的运动神经为面神经颈支，由下颌角下方入肌。做肌瓣或肌皮瓣时，与颏下动脉一并成蒂，可修复面部表情肌缺损。

颈阔肌区皮肤的感觉神经为颈丛发出的颈横神经，在修复面部缺损时可将其与眶下神经或颏神经吻合缝接。

2. 浅静脉 颈部浅筋膜内的静脉具有如下特点：①其位置和组合变异较多，但颈前静脉和颈外静脉的位置多较恒定；②无伴行动脉；③除注入处外无静脉瓣；④在穿经深筋膜时，其管壁与周围深筋膜连接紧密，故损伤时不能自行闭合而出血不止，还有招致空气栓塞的危险；⑤浅淋巴结沿静脉排列。

(1)颈前静脉（anterior jugular vein）：为颈外静脉的属支，由颏部和下颌下方的颈上部的小静脉汇合而成，沿颈前正中线的两侧下降达颈根部，在胸锁乳突肌前缘处穿入胸骨上筋膜间隙（由封套筋膜在胸骨柄上方分为前、后两层分别附着于胸骨柄上缘的前、后方所围成），左、右静脉在间隙内常有一横行交通支称颈静脉弓（jugular venous arch），并接纳甲状腺下静脉。两侧静脉各自继沿颈静脉切迹行向外，经胸锁乳突肌深面达该肌后缘注入颈外静脉，少数注入锁骨下静脉。

有时，颈前静脉可只有一条，则位于正中线附近，称颈正中静脉，向下多分为大小不等的左、右两支而注入颈外静脉。

(2)颈外静脉（external jugular vein）：是颈部较恒定的浅静脉。主要由下颌后静脉的后支和耳后静脉在下颌角处汇合而成。沿胸锁乳突肌表面向下略向后行，至该肌后缘距锁骨约2.5cm处穿深筋膜注入锁骨下静脉（占46.7%±2.7%），或静脉角（占33.4%±2.5%），或颈内静脉（占14.3%±1.9%）。

颈外静脉在上、中和下1/3的外径分别为4.1mm、5.3mm和6.3mm。沿途还收纳枕静脉、颈横静脉和颈前静脉。

由于颈外静脉的管径较大，位置也较恒定而表浅，深部无重要结构，故临床应用方便。可行静脉穿刺输液或注药，或行上腔静脉插管测定中心静脉压和其他治疗措施。穿刺或切开的部位可选在锁骨上方6cm处的胸锁乳突肌浅面至该肌后缘的一段。

3. 颈丛皮支 颈丛皮支均于胸锁乳突肌后缘中点即神经点处穿出深筋膜，然后向上、前和下方呈放射状散开，分布于上至耳廓和腮腺区、前至颈正中线、下至第2肋以上的颈胸部和后至枕区外侧部的皮肤。

(1)枕小神经：勾绕副神经，沿胸锁乳突肌后缘上行，布于枕区外侧部皮肤。

(2)耳大神经：为颈丛最大的皮支。沿胸锁乳突肌表面伴颈外静脉上行，布于耳廓和腮腺区的皮肤。

耳大神经较粗，横径平均为2.7(1.8~3.7)mm；位置表浅；切取后不致引起较大功能障碍。故可作为神经移植的供体，供体长度可达6cm左右。其近侧段的营养血管为枕动脉，远侧段的营养血管为耳后动脉。做成带血管蒂的神经移植体，可修复面神经、喉上或喉下神经、膈神经或舌下神经等。

(3)颈横神经(transverse nerve of neck)：沿胸锁乳突肌中部的浅面和颈外静脉的深面前行，布于颈前部皮肤。

(4)锁骨上神经(supraclavicular nerves)：向下和下外呈扇形展开，分为内侧支、中间支和外侧支，先行于颈阔肌和封套筋膜的深面达锁骨上方，穿出封套筋膜和颈阔肌达皮下。内侧支较小，经胸锁乳突肌起点两头的浅面下降，布于胸锁关节和胸骨柄上部的皮肤。中间支较大，跨过锁骨前面，布于第2肋以上的胸大肌(或乳房)和三角肌上2/3范围的皮肤及肩锁关节。外侧支亦较小，向外行，越过肩峰，布于肩上部和后部皮肤。

4. 面神经颈支 由位于腮腺内的面神经终末主干发出，经腮腺下缘达颈阔肌深面，分布于该肌。

(三) 颈深筋膜

颈深筋膜位于浅筋膜和颈阔肌的深面，包绕肌肉和颈部的各器官，形成肌鞘或血管神经鞘，将肌肉和各器官隔开，既对肌肉和器官有保护作用，又便于各肌肉和器官单独活动，也为在外科手术时寻找各器官和辨认血管、神经提供方便条件。

颈部深筋膜按其所在部位和包绕结构的不同，由前而后、由浅入深可分为浅、中和深3层。

1. 颈深筋膜浅层 位于浅筋膜和颈阔肌深面，围绕颈部肌肉形成完整的筒状套子，故又称封套筋膜(envelope fascia)。该筋膜的上方附着于下颌骨下缘、颧弓、乳突、上项线和枕外隆凸；下方附着于胸骨柄上缘、锁骨和肩峰，向后覆盖斜方肌，于后正中线附着于项韧带和第7颈椎棘突。

封套筋膜在项部斜方肌和颈部胸锁乳突肌的边缘均形成两层，分别包绕两肌而形成两肌的肌鞘。在腮腺和下颌下腺处亦形成两层，分别包绕两腺而形成两腺的筋膜鞘。腮腺鞘的内下方和下颌下腺鞘的后上方均附着于茎突下颌韧带。在颈前部，封套筋膜在舌骨下方又分为两层，前层向下附着于胸骨柄上缘和锁骨，后层包绕舌骨下肌群而形成该肌群的肌鞘，向下亦附着于胸骨柄和锁骨。在胸骨柄上方，前、后两层之间形成一间隙称胸骨上间隙，其间有沟通两侧颈前静脉的颈静脉弓。

2. 颈深筋膜中层 系包绕颈部各器官(喉、气管、咽、食管、甲状腺、甲状旁腺和位于呼吸道与消化道两侧的颈部大血管及神经)的颈筋膜，故又称颈脏筋膜。该筋膜在喉和气管前方形成气管前筋膜和甲状腺鞘(甲状腺假被囊)，在两侧形成颈动脉鞘，后上部形成颊咽筋膜。

(1)气管前筋膜：为颈脏筋膜的前部，上方附着于舌骨，向下先后经喉、甲状腺和气管三者的前方而进入胸腔，在上纵隔与纤维性心包融合。

(2)甲状腺鞘：系颈脏筋膜在甲状腺侧叶的后外方分为前、后两层，分别经甲状腺的前面和后面包绕甲状腺而成，前层较厚而致密，后层较薄弱。该鞘在甲状腺侧叶上端与环状软骨连接紧密，并增厚形成甲状腺悬韧带，有固定甲状腺的作用。

(3)颈动脉鞘：颈总动脉在上纵隔内起始后，沿气管食管沟上行，达甲状软骨上缘平面分为颈内、外动脉。颈内动脉紧邻脊柱颈段的前外侧上行达颅底，经颈动脉管入颅内；而颈内静脉于颈静脉孔处接续乙状窦，先后伴行于颈内动脉和颈总动脉的外侧下降达胸廓上口；迷走神经亦由颈静脉孔出颅，下行于上述动脉和静脉之间的后面直达胸腔。颈脏筋膜在颈部两侧形成包绕颈总动脉、颈内动脉、颈内静脉和迷走神经的颈动脉鞘，上端围绕颈动脉管外口和颈静脉孔而附着于颅底，下端续于纵隔。在鞘内的动脉和静脉之间有一纵行的纤维隔将动、静脉隔开。此鞘包绕动脉的部分较包绕静脉的部分为厚。

(4)颊咽筋膜：属于颈脏筋膜的后部。包被于咽壁的后外侧面和颊肌的外侧面，向下续于食管后筋膜。

3. 颈深筋膜深层 位于脊柱、椎前肌和斜角肌的前方，呈冠状位。向上附着于颅底，下至第3胸椎平面与前纵韧带和胸内筋膜融合，故又称椎前筋膜。斜角肌间隙处的筋膜并包绕臂丛和腋动脉而在腋窝形成腋鞘（即颈腋管）。

四 颈前区

颈前区主要为位于舌骨下方的肌三角，与颈部美容有关的器官主要是甲状腺。甲状腺的前面由浅入深的层次是皮肤、浅筋膜、封套筋膜、舌骨下肌群和气管前筋膜。

（一）舌骨下肌群

舌骨下肌群被封套筋膜在颈前部的后层包绕，可分为浅、深两层。浅层有位于中线两侧的胸骨舌骨肌和该肌外侧的肩胛舌骨肌，深层两对位于胸骨舌骨肌的深面，甲状软骨以下为胸骨甲状肌，以上为甲状舌骨肌。

（二）甲状腺

1. 甲状腺的形态 甲状腺是成人最大的内分泌腺，由左、右两个侧叶和中间连接两个侧叶的峡部以及由峡部向上伸出的锥状叶构成，占55.8%；锥状叶缺如者占35.5%；峡部缺如者占5.7%。

甲状腺侧叶多呈上小下大的三棱锥形，峡部连于两侧叶的下部。锥状叶多由峡部向上伸出，也可由侧叶伸向中线；若锥状叶不与甲状腺本部相连，则为副甲状腺，占17%。

甲状腺前面宽约5.0cm，侧叶高约5.1cm，侧叶厚约2.0cm，峡部高约1.6cm。幼儿甲状腺相对较大，老年人相对较小；男性甲状腺大于女性，但女性在妊娠和授乳期可显著增大。

2. 甲状腺的位置 甲状腺侧叶上极一般位于甲状软骨后缘中下1/3交界处，下极多在第4~6气管软骨环高度，峡部在第1~3或2~4气管软骨环。当行气管切开时，可将峡部剥离推向上，或将峡部切断，断端行贯穿缝合结扎。

3. 甲状腺的被膜和固定装置

(1)甲状腺的被膜：甲状腺有内真、外假两层被膜，均由较致密的纤维结缔组织构成。深层被膜较浅层更为致密，直接贴附于甲状腺表面，称甲状腺纤维固有囊，称真囊。由囊发出许多纤维小隔伸入腺实质，将腺体分成许多小叶。故真囊与甲状腺形成一个整体，无法分离。浅层被膜即由气管前筋膜包被于甲状腺真被膜外面而成，称假囊。真、假囊之间为薄层疏松结缔组织称囊鞘（真被膜形成的纤维囊，假被膜形成的甲状腺鞘）间隙。其间有血管网。手术时虽易分离，但容易撕破血管而出血，故假囊又称外科囊。

（2）甲状腺的固定装置：均由甲状腺被膜与喉或气管之间的结缔组织束构成。在甲状腺侧叶的上端与甲状软骨之间增厚的纤维束称甲状腺悬韧带，系由甲状腺假被膜的纤维形成，在甲状软骨板斜线处附着尤为牢固。此韧带有悬吊甲状腺的作用。在甲状腺侧叶中部的内侧面与环状软骨侧面下缘和第 1、2 气管软骨环侧面之间相连的纤维束称甲状腺外侧韧带，又称 Berry 悬韧带，有从中部固定侧叶的作用。喉返神经可穿经此韧带或经韧带后部上行，术中应防损伤。在甲状腺峡部与气管之间的纤维束称甲状腺峡部固定带，其作用顾名思义。

4. 甲状腺的血管 甲状腺的血管极为丰富，这是内分泌腺的特点之一，在甲状腺囊鞘间隙内和甲状腺实质层内均形成丰富的血管网。

（1）甲状腺的动脉：①甲状腺上动脉 53.1% 起自颈外动脉，32.8% 起自颈总动脉分叉处。起始处高度多位于甲状软骨上缘与舌骨之间，起始处平均外径为 2.2mm，平均长度（起始处至分叉点）为 3.0cm。途中伴同名静脉和喉上神经（迷走神经的分支）下行，在距甲状腺上极约 1.0cm 时与神经分开，然后分成前、后两支经甲状腺上极入腺内。②甲状腺下动脉，94.2% 起自甲状颈干，经前斜角肌内侧缘上升，于甲状腺侧叶下极转向内后至侧叶后缘中点或稍下方，分为上、下两支穿入甲状腺被膜。在甲状腺下极处，该动脉常与喉返神经有复杂的交叉关系，手术中应予特别注意。甲状腺下动脉一般无静脉伴行。③甲状腺最下动脉，其出现率为 10.9%，多为单支。78.1% 起自头臂干，其余可起自主动脉弓等。其外径平均为 2.6mm，常横行于颈内静脉和气管的前面，术中应注意。④气管动脉和食管动脉的分支，多为较细小的许多分支，经甲状腺的后部进入甲状腺，并吻合成丰富的血管网，这具有重要的实用意义。在行甲状腺次全切除术时，即使结扎了甲状腺全部主要动脉也不致引起残留甲状腺和甲状旁腺的缺血。

（2）甲状腺的静脉：甲状腺上静脉在甲状腺上极汇集而成，甲状腺中静脉起自甲状腺侧叶外侧缘中下部，二者均注入颈内静脉。甲状腺下静脉起自甲状腺下极和峡部下缘，向下经气管前面入胸腔，汇入左、右头臂静脉。

五 胸锁乳突肌

胸锁乳突肌位于胸锁乳突肌区，对于颈部的美容整形、治疗先天性斜颈和利用胸锁乳突肌肌皮瓣修复面、胸部缺损等都有重要的作用。

（一）形态和作用

胸锁乳突肌的起点有两个头：胸骨头为一圆形短腱起于胸骨柄前面；锁骨头为肌性结构，起自锁骨内 1/3。两头向外上会合成一个肌腹，胸骨头肌纤维排在浅面，锁骨头肌纤维排在深面，向后上止于乳突外侧面和上项线的外侧部。起点两头与锁骨内侧段之间围成一三角形间隙称锁骨上小窝，窝的浅面有锁骨上神经内侧支下行，深面有颈总动脉上行。胸锁乳突肌全长约 16cm。该肌两头的肌纤维之间可适当向上相互分离达 8 ~ 9cm，为制作肌皮瓣提供了有利条件。

一侧胸锁乳突肌收缩，使头侧屈向同侧，面部转向对侧；两侧同时收缩时，由于该肌止点位于寰枕关节冠状轴之后，故使头后仰。

若一侧胸锁乳突肌病变，引起该肌痉挛时，则导致斜颈，可采取胸锁乳突肌切断术或副神经切断术以解除斜颈。

（二）肌鞘

胸锁乳突肌的肌鞘是由颈筋膜浅层（封套筋膜）在该肌的前、后缘分为两层，分别经肌的浅、深面包绕该肌而成。

（三）毗邻

1. 肌的浅面 肌浅面的毗邻有颈丛的皮支、颈外静脉和沿静脉排列的颈浅淋巴结，已如前述。

2. 肌的深面 肌深面的毗邻主要是颈动脉鞘，但在胸锁乳突肌下段与颈动脉鞘之间尚隔有肩胛舌骨肌、胸骨舌骨肌和颈前静脉的终末横行段。

（四）动脉

胸锁乳突肌的动脉主要来自颈外动脉的分支，可分为上、中和下 3 个来源：①枕动脉的胸锁乳突肌支，多分为上、下两支。枕动脉经胸锁乳突肌深面，跨越颈动脉鞘和副神经浅面，向后上达枕部。当跨越副神经时发出上支，伴副神经的胸锁乳突肌支入肌；下支于枕动脉起始处发出，向后下进入该肌。②胸锁乳突肌动脉，约在舌骨大角稍上方平面，起自颈外动脉的后壁，约在该肌上、中交界处，从其深面入肌。③甲状腺上动脉的胸锁乳突肌支，由甲状腺上动脉起始处发出，斜向后下外方，经颈动脉鞘的浅面，从肌深面的中部入肌，起始处外径约 1.1mm，干长约 2.6cm；也有颈外动脉的直接小分支分布。另外，甲状颈干也可有小分支布于该肌的锁骨头。

（五）神经

胸锁乳突肌的神经支配较简单。其躯体运动神经即副神经，该神经伴迷走神经出颈静脉孔后，经颈内静脉的前外侧下降，于胸锁乳突肌上部的深面，伴枕动脉的分支一同入肌，司该肌的运动。动脉和神经入肌处称第 1 肌门，约位于该肌上、中 1/3 交界平面与前、中 1/3 交界处，这在治疗痉挛性斜颈行副神经切断术时，可作为寻找神经的依据。该肌虽还接受第 2、3 颈神经前支，但一般认为这是该肌的本体感觉神经，与运动无关。

副神经先后分支支配胸锁乳突肌和斜方肌。当副神经穿过胸锁乳突肌时，其分支类型有：肌外分支型和肌内分支型。①肌外分支型，占 52.5%，胸锁乳突肌支在副神经未进入该肌时即已分出，然后单独入肌；②肌内分支型占 47.5%，副神经进入胸锁乳突肌之后再分出胸锁乳突肌支。故在治疗痉挛性斜颈，切断胸锁乳突肌的神经支配时，肌外分支型者可只切断胸锁乳突肌支。但因斜方肌还受第 3、4 颈神经运动纤维的支配，即使副神经全部被切断，斜方肌也不会完全瘫痪。

（六）胸锁乳突肌肌皮瓣的解剖学基础

将胸锁乳突肌作为肌瓣或肌皮瓣的供体，其解剖结构的有利条件是：①其胸骨头和锁骨头的纤维之间可行较大长度的分离，做肌瓣或肌皮瓣时只选其一头即可，对肌的功能影响不大或无影响。②此肌较长，可覆盖较大的面积。③紧邻面部，是面部旋转皮瓣的方便供区。④由于胸骨头纤维位于内侧浅层，故更适于作面部修复的供体；而锁骨头纤维位于外侧深层，故更适于作颈前部修复的供体。⑤胸锁乳突肌区的皮肤血供丰富。上、中部有枕动脉和甲状腺上动脉的穿支；由肌前缘出来的肌皮动脉缘支由上而下分别来自枕动脉、颈外动脉和甲状腺上动脉；由肌后缘上端出来的肌皮动脉缘支来自枕动脉，下端出来的缘支来自甲状颈干的分支。肌下部的穿支和缘支下行可达上胸部的皮肤。由于有了上述穿支和缘支布于皮肤，在临床应用时，皮肤的成活面积远比肌肉表面积为宽，而且在必要时，还可将皮瓣扩大到锁骨下方4cm范围。⑥由于颈部皮肤移动性较大，较大范围的皮肤缺损也可行剥离后直接缝合。⑦颈部皮肤色泽与面部接近，故更适合作面部皮肤修复的供区，有利于改善容貌。

由于至胸锁乳突肌的血管和神经主要由肌的上、中部进入，故做成带血管神经蒂的肌瓣时，则应取上、中段为妥，以利于肌瓣的成活。

（七）胸锁乳突肌区的层次

该区的层次由浅入深是：皮肤、浅筋膜（内有颈阔肌、颈外静脉、颈丛皮支和颈浅淋巴结）、封套筋膜及胸锁乳突肌、胸骨舌骨肌和肩胛骨肌、副神经和颈动脉鞘等。但上部、中部和下部的层次还略有差别，应区别对待。在解除先天性斜颈、切断胸锁乳突肌下端时，应注意勿伤及行于起点两头后方的颈前静脉横部；切断胸锁乳突肌上端时，注意勿伤及行于止端后面的枕动脉。

第三节　面　　瘫

面瘫顾名思义，系面神经的完全或部分病损导致的一侧面部完全或部分瘫痪所表现的症候群。面神经属混合神经，主要为运动神经，仅有很少一部分感觉神经，它支配面部的表情肌。面神经核上部的细胞接受两侧皮质脑干束的纤维，其轴突组成面神经运动纤维，支配同侧眼裂以上的表情肌。面神经核下部的细胞只能接受对侧皮质脑干束纤维，其组成的面神经运动纤维，则支配同侧眼裂以下的表情肌。当上位神经元病变时，可引起对侧眼裂以下表情肌障碍（瘫痪），但肌肉不萎缩，常被称为中枢性面瘫。而下位神经元病变久治不愈时可出现表情肌的萎缩，被称为周围性面瘫。

一　病因

1. 感染和寒冷　贝尔面瘫（Bell瘫痪），通常为寒冷刺激，病毒性感染引起神经鞘膜发生炎症，导致面神经管内神经受水肿压迫局部缺血所致。贝尔面瘫占面神经病变的75%左右，有10%～20%不能治愈。临床还可见到体温高热、中耳炎、腮腺炎等疾病也可造成面神经麻痹。

2. 脑肿瘤，颅内出血　颅内的肿瘤，如听神经瘤，颅内动脉瘤，颅内的血管意外压迫或侵及面神经中枢，均可引起面神经不同程度的损伤。

3. 外伤及手术损伤　面部外伤，如切割伤、挫裂伤。手术损伤主要是面神经部位的手术误伤，以及由肿瘤侵蚀难以手术剥离造成。

二　主要症状

面神经麻痹分为中枢性瘫痪和周围性瘫痪。中枢性主要出现在对侧面下部的瘫痪症状，其表现为口角下垂，鼻唇沟变浅。周围性病变则出现患侧全部的表情肌丧失功能，典型表情为：口角下垂，不能鼓颊和吹口哨，上下睑闭合不全，额抬头纹消失。

三 治疗方法

主要是根据病因制订治疗方案。局部炎症，寒冷刺激，病毒性及发热引起的面瘫，早期不考虑手术，应及早行药物疗法、针灸和理疗，继续观察病情变化，2～3 年后方可手术治疗。外伤性损伤，颅内肿瘤压迫所致应及早采取适当手术治疗。治疗方法主要分为神经的修复与重建、静力性悬吊和动力性悬吊。

1. 面神经的修复与重建

（1）神经吻合：因外伤和手术引起的面神经断裂应立即施行手术，找出断端在无张力下行对接吻合，若神经短缩可行神经部分游离松解移位拉拢缝接。吻接神经时应在手术显微镜下操作，同时要详细检查神经的断端有否神经瘤，如有须用胡须刀片切至正常神经组织后，断端用无损伤线 10-0～11-0 缝合，不可过密，一般为 3～4 针即可。吻合神经方法有三种：神经束膜吻合，其主要目的使神经束相互对合准确，希望早日恢复支配肌肉功能；神经外膜吻合，手术方法是找到神经断端后，去除残端的增生纤维组织待正常神经束显露后，行神经外膜吻接缝合，可以不考虑神经束的对合；应用微孔胶将神经断端黏合对接，此种方法必须在神经松弛，无张力下采用，不然出现神经对接不好，功能不能恢复而失败。

（2）面神经架桥术：多因手术过程中无法找到离断的神经近端或中枢性的神经损伤，必须通过神经游离移植与健侧面部面神经的分支断端近侧端吻接，从而利用正常侧面神经轴突沿移植的神经生长到患侧，支配已瘫痪的表情肌恢复功能。

临床常用腓肠神经，因此神经在下肢走行浅，可切取长达 25cm 左右截为 2～3 段备用。分别在健侧供区行神经末梢探查。①眶外缘 1cm 处切开皮肤皮下组织，找出颧支末梢神经。②颊区，沿鼻唇沟做 2～5 cm 切口切开皮肤，在肌肉深部找到颊支末梢。③下颌缘区，面动脉前做切口找出下颌缘支的神经束，然后将腓肠神经在显微镜下按束分开，通过皮下引入面两侧，正常侧与分离出的神经分支近端吻合，患侧可将神经埋入所要支配的肌肉即可。另一种方法是在患侧耳屏前做切口，分别做隧道将游离神经引至健侧的眶、鼻唇沟、下颌缘区与正常侧的分支神经吻接，患侧则将游离神经固定在耳屏皮下，待 4～6 个月后，植入的神经在患侧部有针刺样感觉，即可找出埋入的神经残端，切除神经瘤后分别与患侧的颧、颊和下颌神经吻合（图 17-6）。

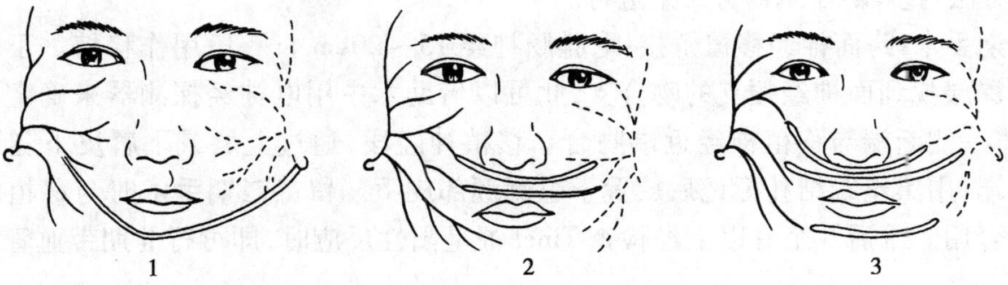

图 17-6　跨面神经移植

1. 单眼神经跨面移植；2. 双眼神经跨面移植；3. 三眼神经跨面移植

2. 静力性悬吊

(1)筋膜悬吊:由于面神经瘫痪,导致患侧的闭眼不全、鼻端偏歪,口角下垂,笑时更为严重,经多年治疗不愈者可考虑筋膜悬吊。手术先在大腿外侧,膝关节上5cm处横切3~4cm切口,暴露阔筋膜后用抽剥器切取20cm×2.5cm长筋膜条并分成3~4条备用。然后沿颞部发际缘或发际内做5cm长斜行切开,暴露出颞肌,继而行患侧口角,上下唇人中偏健侧唇红缘各做一小切口,用筋膜针将筋膜条从口角切口引入上唇中部切口,筋膜另一头用同样方法引入下唇中部切口并扯成等长后用筋膜针取另一肌层隧道,将筋膜的两头再穿出口角形成"8"字形,收紧筋膜条注意不要使上下唇出现皱折,缝合筋膜。取另一筋膜条从颞部切口用筋膜针引至口角(如筋膜对折后从口角到颞肌长度够长一根即可,如不够可再对接一根)扣住口角处筋膜条反折拉至颞部,收紧筋膜调整口角下垂程度,应矫枉过正,将筋膜条编入颞肌缝合固定,口角处的筋膜扣接部必须缝合固定,防止受力不均口角矫正不对称。鼻翼部矫正,在患侧鼻翼旁做一切口深至肌层,将筋膜一头缝合固定于肌层,另一头通过皮下编入颞肌。下眼睑下垂不能完全闭合者,在患侧内眦角处上方做一切口,筋膜条从颞部穿过下睑固定于内眦收紧托起矫正下垂。术后5-0线关闭皮肤切口,上下唇,面颊部的皮肤用宽胶布向颞部方向提紧固定,并给予包扎以减少对筋膜吻接部的拉力。

(2)颞肌筋膜瓣悬吊:在患侧头、颞部发际内做S形切口,沿皮下向两侧游离暴露颞肌,颞筋膜及部分帽状腱膜。然后游离足够长度的筋膜及帽状腱膜瓣,以颞肌为蒂将筋膜、帽状腱膜下翻,并分成2~3条,经过隧道缝合固定于下睑内眦鼻翼及口角收紧矫正畸形。手术效果较为理想,在颞肌收缩时可使瘫痪侧的下垂口角有上提功能。

近年来随着科学技术的发展,已研究出不少医用筋膜代用品,以膨体聚四氟乙烯"e-PTEE"最有代表性,其质软、薄、拉力强度高,并呈网状结构。植入人体后能与组织相融,血管、纤维组织可长入代用品内,基本无排斥反应,在临床上可省略再取自体筋膜的繁琐手术。

3. 动力性悬吊 临床上可利用显微外科方法,移植一片带血管神经的肌肉或用咬肌、颞肌的部分肌瓣转移,以取代瘫痪的表情肌,部分恢复患侧面部表情的方法称为动力性悬吊。

(1)吻合神经的胸小肌移植:胸小肌位于胸大肌深面,呈扁平三角形,长12~14cm。起自于第3~5肋骨肋软骨结合处,向上外汇成了腱性组织止于肩胛骨喙突。功能主要为拉肩胛骨向前下方,上提肋骨,助吸气。血供主要来自3支动脉,即胸外侧动脉、胸肩峰动脉,或直接起自腋动脉的分支。其静脉回流与动脉相对应,但并不一定与其伴行,甚至可形成2~3支单独的回流静脉直接汇入腋静脉。胸小肌的神经支配主要来自于胸内侧及胸外侧神经,胸内侧神经是其主要的运动神经。

手术方法与步骤:手术需分二期进行。

1)Ⅰ期手术:跨面神经移植桥接:取腓肠神经15~20cm长一段用作移植。于健侧面中部肌筋膜深层找到面神经颊支的吻合支,此可以借助术中用电神经探测器来确定。将吻合支切断,将一侧断端与移植神经近端吻合。移植神经段,通过上唇或下唇皮下隧道将移植神经的远端,用黑丝线结扎标记后放置于患侧颊部皮下。留待二期手术时与移植肌肉的运动神经吻合用。术后6个月以上经检查Tinel征呈阳性反应时,即可行Ⅱ期带血管神经的肌肉移植。

2)Ⅱ期手术:带血管神经的胸小肌移植:①胸小肌的切取:取平卧位于腋前皱襞胸大肌外侧缘设计8~10cm长弧形切口。切开皮肤皮下组织找到头静脉沟,在头静脉内侧三角肌胸大肌间隙钝性分离,掀起胸大肌。完全显露胸小肌在喙突的止点及肋骨上的起点。仔细解剖探查胸外侧动脉进入胸小肌的分支及入肌点，于胸小肌的下缘翻起并逐步切断在胸廓上的起点。找到胸小肌内表面的血管蒂及胸前神经进入胸小肌的内侧支及外侧支。沿血管神经干向近端分离，切取尽量长的血管神经蒂便于吻合。切断胸小肌在喙突处的止点，结扎切断血管神经蒂至胸小肌完全与本体游离。②受区的准备：取耳前切口于 SMAS 筋膜浅层向面中部分离，找到跨面移植神经的远端。在下颌缘处解剖出面动静脉备用。③肌肉移植血管神经吻合将胸小肌移植于面瘫侧面颊部，将胸小肌起点部分分成 3 条肌束分别缝合固定于上下唇近中线部的上轮匝肌表面及口角处口轮匝肌上。将胸小肌止点腱性部分向颞部提拉至患侧口角水平略高过健侧 2mm 左右，维持提拉位置将止点固定于颧骨颧弓筋膜上。修剪胸小肌血管神经断端，在显微镜下分别将神经及动脉静脉与受区血管神经吻合（图 17-7）。④彻底止血，缝合供区及受区创面切口，放置引流包扎。

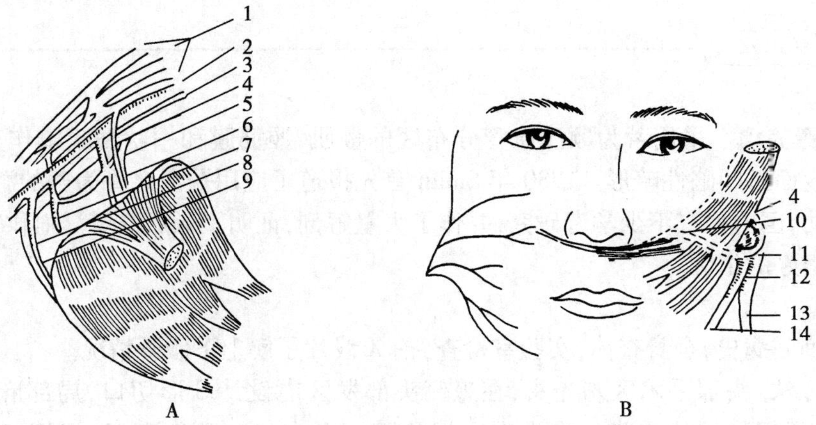

图 17-7　胸小肌移植

A. 胸小肌解剖；B. 胸小肌移植

1. 臂丛神经；2. 腋动脉；3. 腋静脉；4. 胸内侧神经；5. 胸小肌静脉；6. 胸小肌动脉；7. 胸外侧神经；8. 胸外侧动脉；9. 胸外侧静脉；10. 跨面移植血管；11. 胸内侧静脉；12. 胸内侧动脉；13. 颈外静脉；14. 面动脉

（2）咬肌瓣悬吊：此方法是将咬肌深层形成一蒂在上的肌瓣，将咬肌深层连同在下颌缘附丽的腱性组织一起翻起，将肌瓣的远端分成三支，分别悬吊在口轮匝肌外侧及上下唇。修复后患者在微笑时轻轻咬牙可使患侧有微笑动作。

第四节　半侧颜面萎缩的手术治疗

半侧颜面萎缩（Romberg 综合征），它是以皮肤、皮下脂肪、肌肉萎缩为特征的一种进行性退行性疾病。其病程缓慢多单侧性，女性多于男性，发病年龄多在青春发育期，部分儿童有额颞及颧部碰击等外伤史。发病初期仅可出现局部退行性变，而后逐渐加重，软组织萎缩，皮肤变薄并凹陷，重者可累及骨骼甚至失去正常咬合功能。

一　病因

其发病机制尚不明确，Rogers 提出几种学说：感染或外伤、交感神经系统病变、硬皮病、三叉神经炎。但多数学者认为半面萎缩与三叉神经及其分支营养障碍有关,少数患者有明显的外伤史。

二 主要症状

半侧颜面不明原因的进行性皮肤皮下脂肪肌肉骨组织萎缩不超过面部中线,同时可伴有皮肤色泽毛发分布等皮肤附件的病变。双侧面部明显不对称,严重者可呈患侧面部皮包骨样改变,皮肤菲薄。患侧上下颌骨发育短小,呈现偏颌,咬合关系偏斜。部分患者可伴有同侧鼻翼、上唇、下唇萎缩。

三 治疗方法

1. 颞筋膜充填 采用蒂为颞浅血管分布区的颞肌,颞筋膜和帽状腱膜瓣作充填组织,一般适用于轻度面部凹陷性畸形。1980 年 Smith 首先报道了应用颞浅血管为蒂的游离移植帽状腱膜取得成功,国内也有不少学者研究,并作了大量解剖,证明了颞肌筋膜瓣血供丰富,血管口径粗是一个很好的供区。

术前准备:

1)详细询问病史,全身查体,实验室检查,拍 X 线片了解上下颌骨情况。

2)手术方法:头部手术区剃光头,在患侧头部发区内设计 S 形切口,局部麻醉或全麻下切开头皮,不要损伤帽状腱膜。将头皮在帽状腱膜上向切口两侧翻开,根据所需大小在骨膜上翻起帽状腱膜,以颞肌为蒂不要损伤颞区血管。然后在颞部发际缘切口处将面部凹陷区做皮下分离,通过颞部把带蒂的帽状腱膜翻折 180°充填于凹陷区,如有凹陷重区可行帽状腱膜折叠充填,远端可缝合 3 ~4 线做牵引固定。头部供区切口行头皮原位缝合,术后面部不遗留瘢痕。

3)注意事项:受区剥离皮下腔隙时,由于无皮下组织,皮肤菲薄,易剥破皮肤,剥离范围广,可造成剥离区中央部位血运障碍。

2. 胸锁乳突肌瓣充填 此种手术是利用胸锁乳突肌的乳突段为蒂,胸锁段充填面部各种原因引起的凹陷性畸形。胸锁乳突肌的血供三分之二来自耳后动脉和枕动脉的分支,其胸锁段的三分之一为甲状腺上动脉和甲状腺颈干的营养血管。由于上部动脉网的血供丰富,胸锁段游离后肌组织瓣不会发生缺血现象。

(1)手术方法:沿胸锁乳突肌轴线 S 形切开皮肤,皮下组织显露出此肌肉后,在锁骨部切断胸锁乳突肌的附着点,从颈动脉鞘浅面向乳突部游离翻起肌组织,游离过程中要注意保护蒂部血管。然后在耳后下切口向凹陷部位的皮下分离,形成皮下隧道,将胸锁乳突肌的锁骨段断头引至凹陷区展平充填,皮外做褥式缝合固定。颈部切口做曲线细小针线缝合,以防后期瘢痕增生或挛缩而影响外观或导致颈畸形,如欲同时修复下颌骨畸形,可根据需要设计携带部分锁骨(纵行劈开)的复合组织瓣。

(2)注意事项:胸锁乳突击前缘肌皮动脉较多,剥离时易出血,止血要彻底。

3. 骨及软骨充填 面部严重的先天性畸形,多伴有眶骨、颧骨以及下颌骨的发育不良。后天性凹陷性畸形主要由外伤性骨折、恶性肿瘤术后造成。手术一般采用自体肋、髂骨游离移植或用带血管的肌肉、肋、髂骨、真皮复合组织游离移植。后者因有丰富的血供，被移植的组织不会出现吸收现象。骨的来源，多采用自体7~9肋软骨或肋骨、髂骨。手术过程：根据修复区骨、软组织缺损情况，以及范围的大小、形状，制订供区的部位。如果单纯行骨质移植，则需在供区取与缺损区等大或略大骨一块移植受区，用医用钢丝做内固定即可。但必须要求移植骨周围软组织血运丰富，无瘢痕组织，不然会出现骨吸收外露或坏死。在合并有软组织缺损或凹陷较重者，应采取真皮、肌组织、骨质的复合游离组织一同移植，可一次解决多种畸形。

第五节 颧骨整形美容

颧骨位于面中部上份，其高低及宽窄直接影响面中部形态。颧骨肥大可至颧骨高耸，面中部增宽呈菱形面容。其发育不良，可至面中部上份塌陷，眼球外突。临床上要求进行颧骨整形的美容患者较多，仅次于下颌角肥大者。常用的手术方法分颧骨降低及颧骨增高两大类。

一 颧骨前移增高术

1. 适应证 单纯颧骨颧弓发育不良，颧骨后缩，凹陷畸形者。

2. 术前准备 除常规实验室检查外，应测量面型宽比值，计算出需要增高数据，局部石膏取样，了解需要增加的高度。

3. 手术方法

(1)鼻腔插管全麻。

(2)口内切口显露颧骨：采取上颌前庭沟切口，切口前起自尖牙，后止于第二磨牙切口。先行1%利多卡因(含1:500 000肾上腺素)局部浸润以减少出血，切开黏膜后，用电刀切开黏膜下组织及骨膜，用剥离器向外上方剥离显露颧骨体，并在尖牙窝上方找到眶下孔及孔内穿出的眶下神经血管束予以保护。

(3)眶下缘切口显露眶下壁：于眶下缘处做一与眼轮匝肌平行的弧形3cm长切口，局部浸润麻醉止血，切开皮肤皮下组织，在切口平面下缘0.5~1.0cm平面剥离出眼轮匝肌下缘并向上拉起。用手指在切口深部触及眶下缘，钝性剥离至骨膜表面。用刀对准眶缘切开骨膜，用剥离器向眶下内侧、外侧及眶下壁剥离在眶下孔外侧与口内切口相通。

(4)截骨前移：用亚甲蓝自犬齿根尖上1.0cm犬齿窝外侧斜向上颌骨外侧颧骨后侧面标出一由内斜向外上方的横行截骨线。在该截骨线内侧端点垂直向上至眶下缘，而后在距眶下缘0.5cm处平行向外向上达眶外侧壁中上1/3处横行走向颧骨外缘，对于眶壁亦有塌陷或发育不良者，眶部截骨线应设计在眶底距眶下缘1.0cm处，自眶下孔、眶下裂外侧与眶缘平行向外及外上方的眶外侧壁眼裂水平线下方2~3mm处横行通过眶外侧壁外缘处。下面截骨线，与犬齿根尖上截骨线相连。

截骨：用裂钻(1.5~2.0mm)沿标定的截骨线截骨。截骨时应用注射器，紧跟钻头喷水，吸引器随时吸净渗血及冲洗水。截断后，用骨凿自犬牙槽嵴后下方向内上方凿入，直至与上方截骨线相通，撬起颧骨后可使颧骨达到增高高度。

(5)植骨及固定：取髂嵴切截为原拟增高度相等的骨块三块，分别嵌植入眶下壁内侧、眶外侧及犬齿根尖上截骨断端。用钢丝结扎固定或用微型钢板螺丝钉固定。植骨时注意两侧对称性。

二 自体骨、赝复体植入颧骨增高术

1. **适应证** 单纯颧骨、颧弓窄小者。

2. **术前准备** 测量面宽比值,计算加高高度石膏取模,测算植入体的大小及形态。

3. **手术方法** 自体肋骨、肋软骨或髂骨的切取同常规方法,将切取的骨块用塑型钳塑型备用,如为肋软骨或人工材料则需进行塑形雕刻至所需形态。

(1)口腔插管全麻。

(2)口内上颌、前庭沟入路,先用亚甲蓝在颧部标出颧骨增大的位置形态。在前庭沟,顶部切开黏膜及黏膜下组织达骨膜下。用骨膜剥离器沿标定范围剥离出移植腔隙。

将植入体试行植入后观察整复效果,满意后在植入体两端及中央打孔后微型螺丝钉固定。缝合切口,面部弹性绷带包扎 5 ~7 天,10 天拆线,术后 3 天内进全流食。

(3)眶下缘切口:在眶下缘处设计 2 ~3cm 与眼轮匝肌平行的弧形切口。手术可在局麻下进行。切开皮肤皮下组织在切口平面下 0.5cm 剥离眼轮匝肌及眶隔组织达眶下缘骨膜。而后沿标定移植范围剥离出移植腔隙。将骨块或人工假体植入腔隙内,调整好位置,用钢丝或螺丝钉固定于眶下缘及颧骨上。分层缝合切口。适当加压弹性绷带包扎。皮肤缝术后 4 ~5 天拆除。

三 颧骨降低术

颧骨降低术是面部轮廓整形中最常见的手术,仅次于下颌角肥大的整形。手术不甚复杂,但要求术者熟悉颅面解剖,术前详细制订手术计划,做好术前准备,让患者了解术后效果。

1. **适应证** 面上 1/3 凹陷,面中 1/3 突出,面上部与面中部面型宽比值小于 0.75 颧骨颧弓肥大。中部面型宽比值小于 0.75 颧骨颧弓肥大。

2. **术前准备** 测量面型宽度比值及骨性面宽比值。计算出颧骨降低的高度,并在三维 CT-X 线片上标出截骨线及截骨的宽度。向受术者详细解释手术前后的注意事项和手术效果。

3. **手术方法** 可分口内与口外两种方法(口内采用上颌前庭沟入路,口外采用发际内冠状切口)。

(1)手术在全麻进行,口内入路自颊龈沟顶端切开黏膜及黏膜下组织达骨膜,切口长 4 ~5cm,止血后用骨膜剥离器沿骨膜下向眶下缘及眶外侧缘剥离,接近眶下孔时,注意勿损伤眶下神经。而后沿颧骨外侧向颧弓剥离显露颧弓内 1/2。

(2)用深直角拉钩显露眶外侧缘及眶下缘,用亚甲蓝在眶外侧壁距眶缘 8mm 处向内下方达颧骨体上颌突的外下缘标出一弧形截骨线,截骨断面呈由内上斜向外下的一斜面,截骨宽度为 10 ~15mm。

(3)用微型锯或裂钻沿截骨线将颧骨体截断,截骨面应与骨面呈 45°左右。去除截下骨块，以利于两断面的紧密结合(图 17-8)。

(4)颧骨体截断后在鬓角发际前缘皮肤切一 5mm 小口，用蚊式钳向深部钝性分离至颧弓骨面，而后将小骨凿插入切口内轻轻凿断颧弓远端，按压颧弓使其向下陷落至需要降低的高度，注意保持断端不移位。此时整个颧骨颧弓呈游离状。

(5)将颧骨体、眶壁外侧缘及眶下缘处用钻打孔后细钢丝结扎固定。

(6)用磨头将颧骨体断端结合部不平整部分打磨平整，将颧骨骨膜与颧骨上缘颞肌筋膜固定一针，此可以预防颧骨降低后面中部下垂的并发症发生。

(7)充分止血后用 1-0 缝线缝合黏膜下组织，3-0 缝线缝合黏膜。

(8)包扎时轻度加压注意颧弓远端勿加压。避免颧弓塌陷。

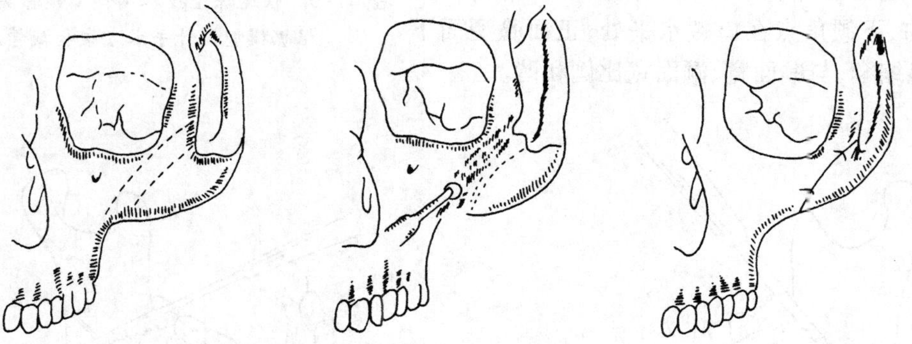

1　　　　2　　　　3

图 17-8　颧骨截骨

1. 颧骨截骨线；2. 颧骨截骨；3. 颧骨固定

第六节　下颌角肥大矫正术

下颌角肥大，多伴有咬肌肥厚，患者面形较宽大，多呈梯形面形，侧面看成男性的下颌角，缺乏柔和、流畅的轮廓。美容外科要求行下颌角矫正的患者较多。治疗是以下颌角截骨或伴部分咬肌切除为主。手术的方法主要分为口内入路与口外入路两种方法。

一　口内切口下颌角截骨术

1. 手术在全麻或强化局麻下进行。

2. 切口及剥离　于颊龈沟底部自第一双尖牙至翼下颌韧带中部切开黏膜、黏膜下组织及骨膜，使用带角度的冷光源拉钩牵开软组织，用剥离器沿骨面向后下方剥离显露下颌角。于下颌缘部分剥开咬肌附着处，沿下颌缘向前剥离达第一双尖牙处时，注意勿损伤颏神经血管束。

3. 骨线设计　根据截骨线设计方法，在下颌曲面断层片或在下颌骨侧位片上，标出下颌骨升支前缘的垂线与咬合平面的平行线与下颌骨下缘及升支后缘交点的连线为安全的截骨线。目前将计算机辅助设(computer aided design, CAD)与快速原型技术(rapid prototyping, RP)应用于下颌角截骨术，可行下颌骨 CT 扫描及三维重建，三维测量后决定截骨范围，应用快速原型技术制作下颌骨实体模型，根据模型设计手术方案(图 17-9)。手术方法包括下颌角部分截除、外板矢状劈开切除及自体下颌骨移植隆颏等。

4. **截骨** 先用裂钻或瓜形磨头沿截骨线磨出一骨槽，而后用摆锯将下颌角截除，再用磨头将截骨后创基打磨平滑。外板矢状劈开切除法：包括下颌角截骨与外板切除，以减少双侧下颌间的距离，对缩窄面下1/3具有重要作用（图17-10，图17-11）。

通常是将这两种方法结合起来，达到较好的效果，即侧面脸型下颌角处弧线优美，流畅，角度在120°左右，下颌角点在口裂水平处；正面脸型面下1/3明显缩窄，与颞面宽、颧面宽比例和谐。

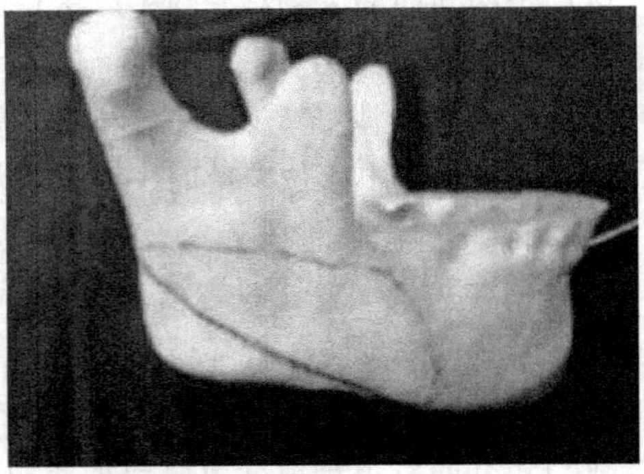

图17-9 快速原型技术制作下颌骨实体模型，根据模型设计手术方案和截骨线

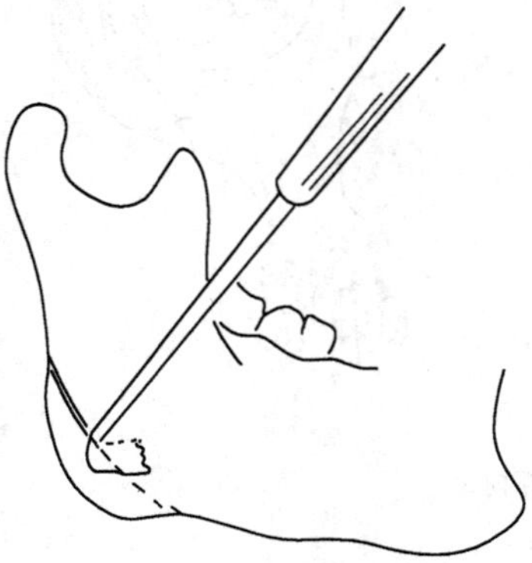

图17-10 用摆动锯截除下颌角全层

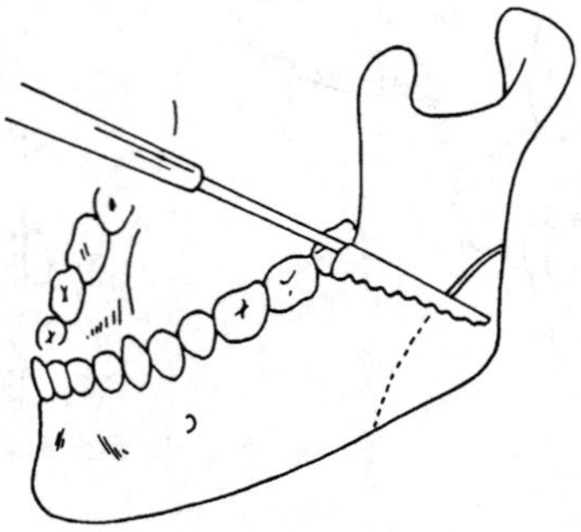

图17-11 用来复锯截除下颌角外板

5. 咬肌肥大者将咬肌中层用组织钳提起后，用7号丝线缝合3～4针牵引线，提起牵引线，电刀切除中层咬肌。

6. 彻底止血后缝合切口加压包扎，必要时可放置负压引流48小时。

二 口外切口下颌角截骨术（目前已少采用）

1. 耳后切口下颌角截骨术

（1）切口设计：自耳垂下皱襞处沿耳后基部上行至中上1/3处向后延伸至发迹，沿发迹向下达下颌角平面。在皮肤表面用亚甲蓝标出下颌角位置，下颌缘以及颏孔的体表投影位置。截骨线同前依Kamishi线在皮肤表面标出截骨线体表投影。

（2）颌角的显露：首先沿耳后切口线在耳后筋膜浅层平面翻起耳后皮瓣，到达胸锁乳突肌前缘后，在腮腺咬肌筋膜浅层向前分离至下颌角表面。用左手示指触及下颌角中心部位，用蚊式钳顺下颌缘平行方向钝性分离咬肌筋膜达骨膜表面，切开骨膜后用骨膜剥离器沿下颌骨下缘在骨膜下分离起咬肌附着点，并用下颌缘剥离器或剥离子将下颌内侧缘软组织略剥离1.5～2.0cm宽，用深部直角拉钩拉起咬肌游离端，用浅直角拉钩将下颌角后软组织拉开，用胸压板沿下颌角后缘内侧面插入已剥离好的腔隙内保护深部软组织。至此,下颌前后缘均已充分显露,依术前曲面断层 X 线片设计的截骨量,用亚甲蓝在下颌角上方标出截骨线。

(3) 用来复锯、切割钻或小瓜形钻沿截骨线截除肥大的下颌角,截骨时注意保护周围的软组织勿受损伤,尤其当用钻切割时,不可使软组织进入手术野,否则高速旋转的钻头将造成软组织的撕裂伤。

用小骨刀沿截骨线轻轻凿断部分骨连接处,取出截下的骨块,用手指触摸截骨面是否平整,用瓜形钻磨削平整截骨断端的锐利面,并将截面修至较圆滑为止。

如伴有咬肌肥大者,可在咬肌后缘中部用 4 号丝线纵形缝合 2 ~ 3 针作为牵引线,而后在牵引下将咬肌中层分离出,用电刀切断去除。切断咬肌时注意保护咬肌的附着部不被切除,以保证所保留的咬肌能重新与下颌缘牢固结合。

截骨面用骨蜡止血后冲洗伤口,确认无活动出血后放置负压引流管,逐层缝合切口。缝合耳后皮瓣时,可将皮瓣向后上方提起,切除多余部分后缝合,可起到颌颈部皮肤提紧术的作用。

(4)缝合切口后加压包扎。

2. 下颌缘切口下颌角截骨术(目前已少采用)

(1) 切口设计:以下颌角顶点为中心,在顶点下方约一厘米处,设计一与下颌下缘及下颌升支后缘平行,长约 2.5cm 的弧形切口,并用亚甲蓝在皮肤上标出截骨线。

(2) 下颌角的显露:切开皮肤及皮下组织后,钝性分离颌颈部筋膜组织达下颌角骨膜,切开并分离骨膜至截骨线远端。

(3) 截骨:同耳后切口法。

第七节 小颏畸形的矫正术

小颏畸形(chin microsomia)系因遗传或内分泌障碍、炎症、外伤等因素造成颏联合处发育畸形,颌骨其他部位可以是正常的,但较少见,多数是小颏伴小颌畸形,即除颏畸形之外,尚有下颌体和升支发育不良,临床上可以见到下颌前突但颏部反而发育不足。颏部的形态越来越被人们所重视,正常或上翘的颏,不但被视为美的标志,而且被看成智慧和魄力的象征;相反则是怯懦和优柔寡断的反映。因此,人们十分重视颏的成形研究。在软组织的鼻根点和鼻下点,通过这两点做两条与眶耳平面垂直的线,正常人颏点应在这两条垂线之间,超出此范围则被视为巨颏或小颏。

协调的面容,可采用黄金分割法将其分为三等份。发际到鼻根为面上 1/3,鼻根至鼻小柱下缘为面中 1/3,鼻小柱下缘至颏下点为面下 1/3,可以此距离来判断面部垂直距离是否合适,设计截骨线和颏部骨段移动的方向与距离,当然尚需根据个体情况作相应调整。此外,临床上还研制出正颌外科的计算机辅助设计和预测疗效系统,可以存储大量的测量数据,在头颅 X 线片上设计手术方案,作为手术时参考;在荧光屏上可以随意移动、切割和旋转局部形态,以供医生和患者共同讨论,选择最佳方案,达到理想的效果。

颏部成形术的方法较多,但最常用的是颏部水平截骨,手术中应保留广泛的肌肉附着,以保证颏骨段的充分血供,要求对舌侧、下缘和截骨线以下部分不做剥离。

手术方法:在口腔前庭做切口,切口应位于唇沟底部,斜向切至骨膜,以便保留更多的颏肌附着于骨面上。用骨膜剥离子在骨膜下剥离至下缘,如显露不清楚,可以适当延长切口，是颏部软组织可以脱套，两侧可见颏神经孔，予以充分保留，防止损伤，舌侧可将二腹肌前腹分离，而颏舌肌不做分离。在根尖下约 4 ~ 5mm 或颏孔下 3 ~ 4mm，设计一截骨线，并且以裂钻将其标志在密质骨上，用微型电锯或骨凿沿截骨线自唇侧至舌侧做全层切开，但需准确，勿损伤舌侧软组织，以免发生水肿或血肿，用骨凿向下松动颏骨段，使其带肌肉蒂游离。将颏骨段沿设计方案进行移动，达到理想的位置，要使肌肉和骨膜充分松解，不能牵拉骨段，否则容易复发。结扎固定是最常用的方法，分别在上下骨段的左、中、右钻孔，上段在唇侧密质骨钻孔，下段在舌侧钻孔，钢丝在结扎孔之间行“8”字结扎固定。这样可以防止颏骨段向上下和左右移动。

通常采用三层缝合方法，由于骨移动后拉拢缝合有一定困难，故应尽可能缝合骨膜、肌层和黏膜，防止内翻缝合。术后创口作适当的包扎和冷敷，有利于术后的止血和塑形。而微型钛板固定则更为稳固。颏水平截骨应注意的事项：首先应保持颏神经的完好无损；骨下段应尽量多地保留软组织附着；大幅度地移下骨段，可出现上、下骨段无接触面，影响骨创面愈合，所以应当在上段的唇侧植入松质骨，或者采用双台阶截骨术，从而使骨段间充分接触，达到良好的愈合，也有利于防止出现颏褶过深。

植骨的大小、骨块放置的位置均因人而异，确切按照术前设计进行植入。如果仅需增加颏突度，可将植骨块放在颏前方；需要增加面下 1/3 高度，可将植入物制成 L 形，植入颏前下方，使其植入后既能与下缘相贴合，又能与前方骨面相结合，可以同时增加颏突度和颏高度，效果良好。

植骨术时注意黏膜切口应呈斜向切开，使黏膜与骨膜切口不在同一平面上，植入物不易外露。植骨块应尽量与骨面贴合，而且要用松质骨与骨面相接触；若骨面高低不平，可用钻头予以磨平，以增加贴合面积，创口可以早期愈合。然后加以牢固的固定，以避免下颌运动和肌肉牵拉后，造成颏段骨块的移动；若植骨块压住颏神经，则应做一切迹避开颏神经，以免术后麻木。缝合时软组织应尽量松弛，使其没有过大的张力，否则植入体表面软组织变薄，会有穿孔的危险。临床资料表明，前徙颏骨段后，软硬组织的移动比率为 1∶1，有的在 1∶0.97 ~ 1∶0.9 之间，这可以做术前设计的参考。

本手术是在下颌前部区域，暴露较清楚，并发症大多可以避免。临床上较多出现的并发症有出血、颏神经的损伤和移动骨段的骨折。出血多数是剥离时的软组织渗血和骨髓腔的出血，应及时予以电灼或结扎止血，或以骨蜡压迫止血。手术过程应暴露清楚，防止神经损伤。截骨要充分，防止由于截骨不彻底，使用暴力撬动，或在凿子劈开时因用力不当而造成骨段两端骨折。术后并发症主要有感染、血肿、下唇和颏部麻木。感染在临床上并不多见，主要是因缝合时有内翻，或过度的电刀切开和烧灼，使创口愈合不佳，而发生感染。经过氧化氢溶液冲洗和碘仿纱条覆盖，通常在 1 ~ 2 周内愈合。严密止血可防止口底血肿。麻木可因损伤、牵拉过度和局部水肿压迫而发生。若为颏神经切断者，麻木时间持续较长，甚至是永久性的；若为其他原因所致的，麻木是暂时的，可以恢复的。

另外，目前流行的假体置入隆颏术亦是一种较常见的小颏畸形整形术。其方法如下：术前用亚甲蓝标出需充填的范围及位置，挑选合适的充填材料（硅胶，e-PTFE 等）并作简单的修整备用。

1. 口内切口　在齿龈沟处纵形或横行切开黏膜层，肌层至下颌骨，然后用组织剪紧贴骨质分至颏部并按预先设计范围分离出皮下组织腔隙，将雕好的充填材料放入其间隙内，并认真调整位置，观察是否合适对称。术后行肌层及黏膜两层缝合，用胶布皮肤外固定以防充填物移位。术后每日用复方硼砂含漱液（朵贝尔液）漱口4~5次，用抗生素预防感染。

2. 颏下缘切口 此切口在距颏缘的2cm颌下皮肤处，切口长度一般为1.5~2.0cm。切开皮肤，皮下组织至骨膜层，沿骨质表面分离需充填区，造成一个椭圆形皮下间隙，其范围略大于充填材料，这样可使充填物放入后皮肤无张力，也可避免形成较大的死腔，从而使充填物稳固在所放置的位置，如腔隙过大可用3-0线缝合固定充填物，分层缝合切口，术后加压包扎，常规应用抗生素，7天拆线。

第八节 酒窝成形术

酒窝也称笑窝，学名叫面靥，是位于口角外侧面颊皮肤上的凹窝。人笑时或表情愉快之时，此凹窝出现或更明显，因此为人们所喜爱。酒窝形成原理类似于重睑，是由于表情肌纤维直接附丽于真皮下，当表情肌运动时，牵拉局部皮肤并使其表面形成一个凹陷，尤其在微笑时更为明显。酒窝形成的位置，多位于口轮匝肌外侧与腮腺咬肌筋膜前缘之间。天然的酒窝一般应呈椭圆形或半月形，因此应在垂直位置上下缝合2~3针，形成椭圆性的酒窝。如果只缝一针只能是圆形酒窝。

1. 定位（宋氏法） 酒窝形成的位置很重要。邱武才医师认为，酒窝的标准位置应该为由口角向外画的水平线和由外眦向下划的垂直线的交叉点。笔者认为，如果在此标准位置稍向上并稍偏向内侧一点，可能更为理想（图17-12）。

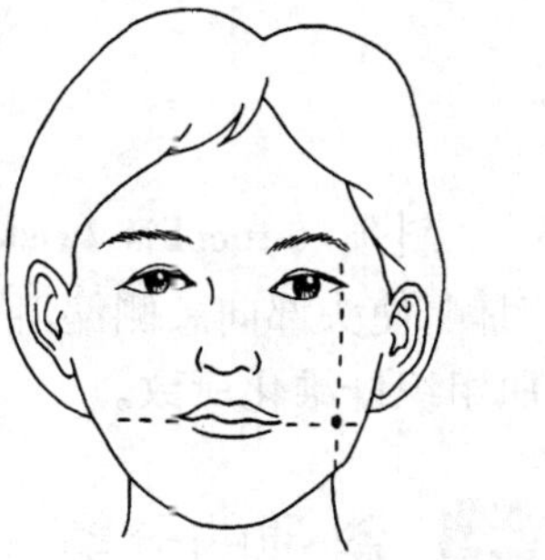

图17-12 酒窝成形术的定位

标准位置应该在由口角向外画的水平线和由外眦向下划的垂直线的交叉点上。

在口内颊黏膜与面部定点相对处，做一3mm长的垂直小切口；先将带有细丝线的直针，由口内小切口的上端刺入，从面部皮肤定点线上端穿出；再将针线由同一穿出点刺入并在皮下真皮层走行约3mm，然后从皮肤定点线下端穿出；此后，从第二个穿出点，第二次刺入皮肤；最后，从口内颊黏膜小切口的下端穿出；将丝线在黏膜切口内结扎，使皮下的真皮层与颊黏合。

2. 手术方法

(1) 皮下结扎法：此法的操作与重睑成形术的宋氏结扎法相似，并且也是在局部麻醉下施行。

1）在面部定点画3~5mm长的短线，用刀尖在短线的上下端各刺一小孔。在口内颊黏膜与面部定点相对处，做一3mm长的垂直小切口。

2）将带有5号细丝线的直针由口内颊黏膜上的小切口的上端刺入，从面颊皮肤上定点线上端穿出。

3）将同一针线由同一穿出点再刺入皮肤并在皮下真皮层走行3mm，然后从皮肤定点线下端穿出。此后从第二个穿出点第二次刺入皮肤，最后从口内颊黏膜上的小切口的下端穿出。

4）牵拉针线如果面颊皮肤定点处出现凹窝，即可将丝线在黏膜切口内结扎，使皮肤真皮层与颊黏膜黏合。

5）在口内颊黏膜的小切口处缝合一针。

皮下结扎法对于颊部脂肪较多的人不甚适用，这样的人需用口内切开法。

(2)口内切开法(鬼冢氏)：在口内颊黏膜与面部定点相对处，做8mm长的横行小切口，再将切口内的肌纤维剪除一小块；用带有细丝线的小弯针，将颊黏膜与定点处的皮下真皮层缝合；将线结扎，使酒窝成形(图17-13)。

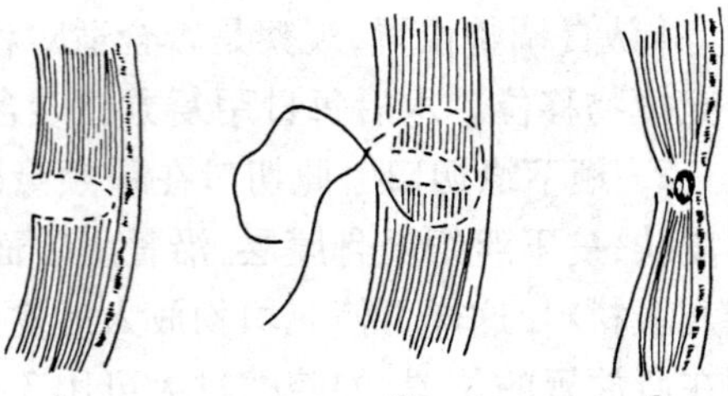

图17-13 酒窝成形术

1. 切口；2. 缝线；3. 结扎

1)与术前选好的定点的相对处，在口内颊黏膜上做8mm的横行小切口。

2)用小弯止血钳分开小切口，露出颊肌纤维。

3)先用组织钳夹住切口内的颊肌纤维(夹时要注意面部肌肉有无抽动，避免损伤面神经纤维)，然后用弯剪将夹住的肌纤维剪除。

4)用带有细丝线的小弯针将口内颊黏膜与面颊定点处皮下的真皮层缝合一针。

5)最后，将口内伤口缝合。

口内切开法有损伤面神经或腮腺导管的可能，手术时必须注意。

第九节 斜颈的矫正

斜颈(torticollis, twisted neck, wryneck)是一种常见的先天性颈部畸形，指颈部的一侧短于对侧，使头部向患侧偏斜，颏部偏向正常侧并上移的一种畸形。主要是由于患侧的胸锁乳突肌肌组织纤维化所致。

一 斜颈的分类

(一)先天性斜颈

1. 肌性斜颈(此为本节主要讨论的内容)。
2. 脊椎发育畸形。

(二)后天性斜颈

1. **继发性或急性斜颈**(冷风侵袭，感染，创伤)　发病急促，病史短暂，多有冷风侵袭，咽部或颈部感染，外伤等原因可寻。常有较明显的疼痛。

2. **眼性斜颈**　有上斜眼或下斜眼等眼部症状，而无胸锁乳突肌的短缩，头部可以主动或被动地放置到正位。

3. **痉挛性斜颈**　常因胸锁乳突肌痉挛所致。

4. **精神性斜颈**　多见于成人，常反复加重和减轻。面部常有愁眉苦脸的怪相，并常有睑痉挛。

二 病因及发病机理

先天性肌性斜颈最为多见，其发病原因是胸锁乳突肌纤维化和挛缩。关于胸锁乳突肌发病的原因，有产伤学说、基因学说、宫内受压学说和肌始基学说等多种，却均未得到公认。

先天性肌性斜颈的发病率在2/1000～5/1000之间。男女发病数基本相同，左右侧发病也无明显差别。双侧斜颈极为罕见。

三 临床表现

先天性肌性斜颈的典型临床过程为：婴儿出生后10～24天患侧的胸锁乳突肌部位发现坚实的，软骨样的“瘤样”椭圆形包块。其病理切片由“闪光”的纤维组织和成纤维细胞组成，并夹杂有受压迫的肌肉纤维残余，这些肌纤维多数无核，内有空泡，呈退行性变。患侧的胸锁乳突肌变短，失去弹性。头向患侧偏斜，下颌和颏指向健侧，头向健侧旋转受限。检查颈椎正常。2～4周后“瘤样”包块逐渐增大，可持续发展2～3个月之久。4～8个月时多数病例的“瘤样”包块逐渐消退，以至完全消失。但少数病例患侧的胸锁乳突肌遗留短缩，形成典型的斜颈。其中少数在3～4年后挛缩的胸锁乳突肌又可以逐渐舒展，斜颈的症状逐渐消失。凡在婴儿期斜颈持续3～4周以上的都有面部发育不对称，患侧的面部和颅骨均较健侧为小，双侧眼裂水平不对称等。如在2岁以前能解除胸锁乳突肌的挛缩，则颅骨不致发生明显畸形。

四 诊断

根据典型的临床症状及体征即可做出诊断，但应与其他原因引起的斜颈进行鉴别。

五 治疗

（一）保守治疗

对于2岁以前的先天性肌性斜颈患者，国内外学者均主张应用保守疗法，如用各种器械限制头部向患侧偏斜，对胸锁乳突肌上的“瘤样”包块进行按摩理疗等。因为多数病例在1岁以前“瘤样”包块可以自行消退。治愈率在70%左右。

（二）手术治疗

对于2岁以后，斜颈畸形明显者，需进行手术整复，常延期至4～5岁时手术。手术的目的在于切断挛缩的胸锁乳突肌锁骨头肌腱或胸骨头肌腱，或将两个肌腱同时切断，以解除胸锁乳突肌的挛缩。

1. **麻醉** 4～5岁患儿多采用基础麻醉加局麻或全麻，成人用局麻即可。

2. **手术适应证** 斜颈较重，早期推拿及理疗无效者，应尽早手术。

3. **手术方法** 包括胸锁乳突肌切断术及胸锁乳突肌延长术。

4. **术前准备** 术前拍摄X线片，以鉴别颈椎畸形，手术切口设计在锁骨上缘，做横形切口。

5. **手术操作**

（1）胸锁乳突肌切断术：沿设计切口切开颈阔肌，切断胸锁乳突肌下端，并向上分离，松解挛缩组织，严重者尚需作乳突下切口，切断肌肉上端，甚至切除一段肌肉，使头部在无张力情况下转向正中。术中应避免损伤局部的神经，血管，淋巴管等组织。术毕只缝合皮肤，石膏托固定4～6周(图17-14)。

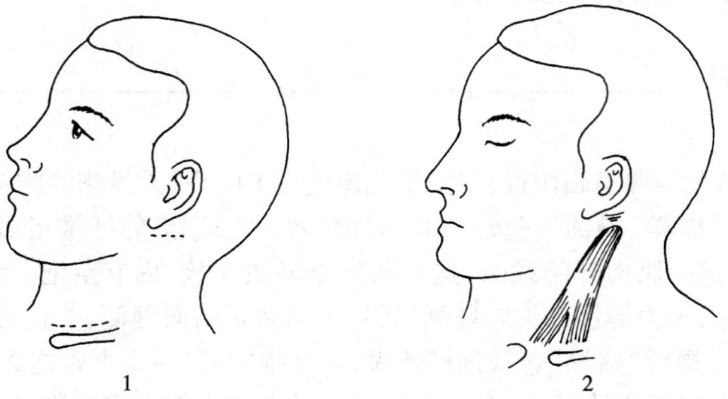

图17-14　胸锁乳突肌切断术

1. 切口(锁骨上、乳突)；2. 胸锁乳突肌上下端离断

(2) 胸锁乳突肌延长术：术前测得两侧胸锁乳突肌长度之差，作为患侧需延长的长度，手术的前半部分同切断术，在切开肌肉下断后，分离出中部的两条纵形肌束，上束在肌肉中下1/3处，下束在肌肉下段与肌腱交界处切断，彻底松解挛缩后，两断端Z形缝合。止血后缝合皮肤。放置引流条，第二天拔除，7天拆线。海绵颈圈固定2～3周(图17-15)。

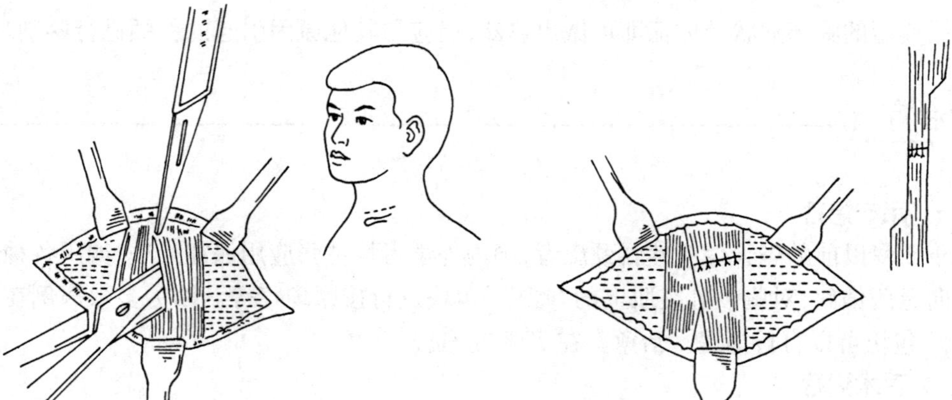

图17-15　胸锁乳突肌延长术

1. 肌肉切开示意；2. 肌肉延长缝合示意

6. 注意事项　术后常规应用抗生素5～7天。病程在一年以上的患者，术后将头部放在过度矫正位，至少6～8周，以防复发；待去除石膏或颈圈后即开始进行功能锻炼。

成人肌性斜颈的手术治疗有其不同于小儿肌性斜颈的特点，成人肌性斜颈，颈部畸形严重，挛缩的组织广泛，术中除常规松解胸锁乳突肌外，往往还需要切断颈部其他挛缩组织，必要时还需将斜方肌的乳突起点切断，或者更深层次的软组织。由于松解组织较广泛，术者要熟悉局部解剖，操作时解剖层次要清楚。切断胸锁乳突肌乳突头时，切勿在乳突头尖之下切断该肌，以防损伤面神经和副神经。松解胸锁突肌锁骨头后方肌鞘时，注意勿损伤深面外侧的臂丛神经，甚至锁骨下大血管。因为畸形明显，皮肤缝合后，皮下局部形成较大间隙，不易用敷料压迫止血，所以术中止血要确实。成人术后能较好的配合维持矫正后的位置，所以术后仅用颈托修整一下，适当加垫固定即可。

（张海钟　艾玉峰）

第十八章 面部老化的美容外科

第一节 概 述

一 面部年轻化手术的发展简史

数千年来，人们一直渴望青春永驻。从古埃及到古希腊和古罗马均对面部年轻化手术进行了广泛的记载。在提到面部年轻化手术时，除皱术首当其冲，因为早期人们对于面部老化的概念仅限于皱纹，而随着解剖学和研究手段的不断发展，人们发现面部老化除了皱纹，还有松垂、萎缩、异位等问题。现在的“除皱术”只是沿用了这个名词，更多的作用却是面部提升，所以，将除皱术称为面部提升术(face lifting)更为贴切。可见，除皱术的发展史是随着面部解剖学的发展和对面部老化认识的不断深入而逐步优化的历史。

目前普遍认为德国的外科医生 Hollander 在 1901 年率先开展了现代除皱手术。1907 年 Miller 发表了一系列文章阐述了通过皮下处理某些肌肉来改善面部皱纹的外科技术。1919 年，法国人 Passot 介绍了多处皮肤切除结合少量皮下分离的面部提升术。美国人 Bettman 在 1920 年首次发表了带有术前术后照片的除皱手术文章。1926 年，法国皮肤学家 Suzanne Noel 出版了《La chirurgie Esthetique: Son Role Sociale》(美容外科的社会影响)一书，并在书中介绍了其开展的除皱手术。

1927 年，Bames 首先设计了面部皮下分离平面，辅以缝合固定筋膜的技术。法国医生 Bourguet 也在 20 世纪 20 年代发表文章强调广泛皮肤分离的作用。

1949 年 Brown 发表了题为《外科矫正年老下垂的颊部》的文章，提出利用耳部掩盖面部提升术切口。1950 年 Mayer 和 Swanker 创造了“皱纹整形术(rhytidoplasty)”一词。他们不仅强调广泛皮下分离对保证长期的除皱效果的重要性，还描述了折叠浅表筋膜脂肪的方法。墨西哥整形外科医生 Gonzalez- Ulloa 发表了一系列面部提升术方面的文章，这些文章对除皱术的影响时间长达 30 年之久。

1961 年，Pangman 和 Wallace 首次描述了浅表筋膜在面部提升术中的重要性。这就是人们后来认识到的表浅肌肉腱膜系统(superficial musculoaponeurotic system, SMAS)。巴西著名的整形外科专家 Pitanguy 在 1966 年发表了他的第 1 篇除皱术方面的文章，强调了 SMAS 折叠、颧脂肪垫复位和面神经保护的重要性。

1974 年，瑞典人 Skoog 首创了 SMAS 悬吊技术，将皮肤和 SMAS 作为一个单位推进，产生强力持久的牵拉效果，并在 1975 年发表了在下面部分离浅筋膜的技术。1976 年，Mitz 和 Peyronie 对 SMAS 的解剖学研究肯定了 Skoog 的技术。他们强调了 SMAS 的重要性。

1990 年，Hamra 阐述了深层面部提升术，他将之命名为复合面部提升术(composite rhytidectomy)。1981 年，Tessier 借鉴了其深厚的颅面外科技术和经验，开展了骨膜下除皱手术。而法国巴黎的 Krastinova-Lolov 和巴西人 Psillakis 推广了这一技术。

1991 年，Ramirez 等将内镜技术引入骨膜下面部提升术并将之称为扩大的骨膜下面部提升术(extended subperiosteal face lift)。1997 年，Hoefflin 提出了扩大的颈阔肌浅面面部提升术。他认为颈阔肌和 SMAS 是一个连续的解剖单位，因此他的手术以颈阔肌和 SMAS 浅面连续分离为主要特点。

我国的除皱术以 1984 年张涤生教授发表的"面部提紧术 112 例报告"为序幕，此后迅速发展。1987 年，高景恒教授首次在国内开展了 SMAS-颈阔肌除皱技术。1988 年，宋业光教授首次在国内开展骨膜下分离的除皱术。1992 年，王志军教授开始致力于研究除皱术的相关解剖，首次提出了 SMAS 的三种不同构成区域、SMAS 的解剖学定义，并提出 SMAS 腱膜性部分作为表情肌的"中间腱"假说。此后，将上述理论应用于临床实践，提出了"两级递进式 SMAS 除皱技术"以及以其为核心的各种面部年轻化术式。我国目前的除皱技术水平已接近或达到国际先进水平。

现代面部提升术已开展了一个多世纪。相关技术仍在不断改进。除了手术理念和术式的不断进步外，各种相关技术，如化学去神经技术(肉毒素注射疗法)、脂肪移植、激光、射频等的不断发展，将从各个方面解决面部老化的问题。未来，面部年轻化将成为一个系统工程。相信随着技术的不断进步，"返老还童"将不是梦想。

二 除皱术临床解剖学

(一) 面颈部皮下脂肪分布

面颈部各区的皮下脂肪量有较大差异，可分为多脂肪区、少脂肪区和无脂肪区(图 18-1)。

1. 多脂肪区 鼻翼外平均 1.9cm、口角外上平均 1.8cm 处，是皮下脂肪最厚的部位，均厚 0.8cm。一般在鼻唇沟外上方，这里的皮下脂肪位于由表情肌围成的三角形凹窝内，窝的上界是眼轮匝肌下缘，内侧界是上唇的表情肌，外侧界是颧肌。窝底有面动脉、上唇动脉以及面神经颊支分支等通过。此凹窝的下内方恰是多脂肪区和无脂肪区的分界线，该界线的体表解剖标志是鼻唇沟。

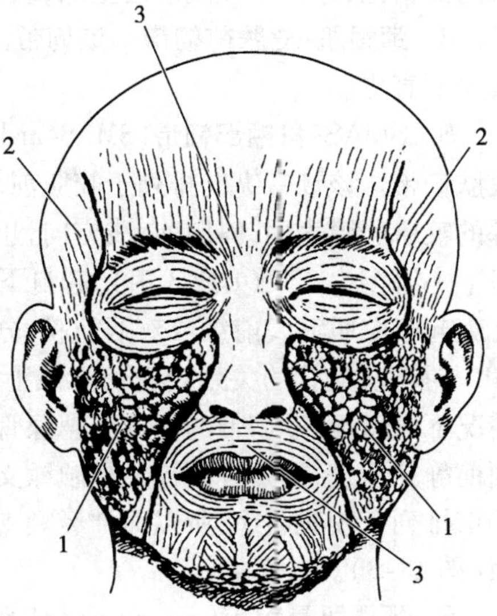

图 18-1 面颈部皮下脂肪分布情况

1. 多脂肪区；2. 少脂肪区；3. 无脂肪区

2. 少脂肪区 颞区缺乏皮下脂肪。在皮肤和颞浅筋膜之间，仅有少量的薄层脂肪分布。耳垂下及乳突下区域是第 2 个少脂肪区，其深面的耳大神经、颈外静脉等结构仅有薄层的 SMAS 组织覆盖。

3. 无脂肪区 口轮匝肌和眼轮匝肌表面几乎无皮下脂肪分布，真皮和口轮匝肌纤维直接连接。另外，额肌表面也几乎少有皮下脂肪分布。上述部位皱纹明显。

（二）面部皮肤固定韧带的特点及意义

面部皮肤固定韧带（retaining ligaments）是皮肤和 SMAS 与周围组织结构的固定装置。Furnas（1989）描述了颧弓韧带、下颌骨韧带、颈阔肌-耳韧带和颈阔肌-皮肤前韧带。王志军和高景恒（1992）以国人材料为基础证实了上述 4 种韧带，并另观察到了 SMAS-颧颊部韧带和颈阔肌悬韧带。除皱术中，有必要通过断离和重建某些韧带，释放 SMAS 和皮肤的附着，达到最大限度地提紧效果（图 18-2）。

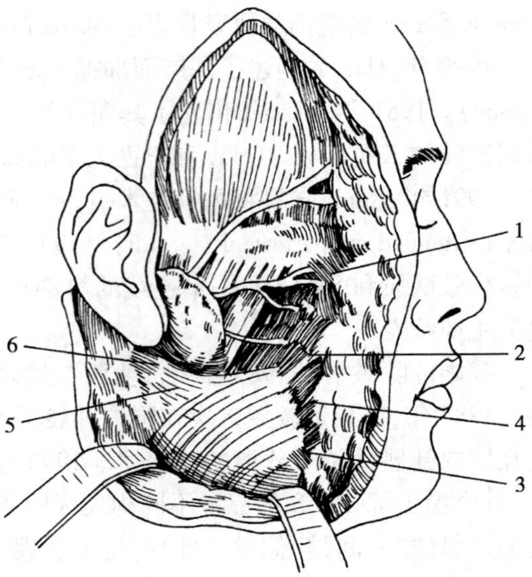

图 18-2　面部皮肤支持韧带

1. 颧弓韧带；2. 颈阔肌-皮肤前韧带；3. 下颌骨韧带；4. 笑肌；5. 颈阔肌-耳韧带；6. 致密区

1. 颧弓韧带（zygomatic ligaments，ZL）颧弓韧带是起于颧弓前端下缘或颧骨颊面，止于其相对应的真皮的腱性致密结缔组织束。它距耳屏间切迹游离缘的水平距离为 4.29 ± 0.39cm。平均 2 ~ 3 束。颧弓韧带与邻近的神经血管关系密切，面神经颧支在其上方、下方甚至是中间通过，到达韧带前方的颧小、大肌和眼轮匝肌深面。面横动脉多数经过其下方，少数穿过韧带中部。

2. 下颌骨韧带（mandibular ligaments，ML）　位于下颌体前 1/3 的条状区域，在下颌体下缘之上 0.6cm，距下颌角点 5.3cm。ML 起始于下颌体骨面，穿过肌层和皮下脂肪抵止于真皮。它由双排平行并列的结缔组织小带组成，平均 12 束。

3. 颈阔肌-耳韧带（platysma-auricular ligaments，P-AL）　是指将颈阔肌后上缘连于耳附近的结构。颈阔肌后缘、上缘均与 SMAS 相接，此处的 SMAS 愈近耳垂愈薄且愈致密。在耳垂的下后方，真皮、极少量的皮下组织、SMAS 及腮腺包膜等组织结构紧密相连，融合为一个三角形的致密区，连接于颈阔肌后上缘，组成了颈阔肌耳韧带。

4. 颈阔肌-皮肤前韧带　该韧带出现率低，约 20%。起于颈阔肌前上缘，斜向前上，止于浅层的真皮。

5. SMAS-颧颊部韧带（SMAS-malar ligaments，SMAS-ML）　国外文献后来报道称其为咬肌皮肤韧带。该韧带纵向排列于咬肌前缘。最上一组偏后，位于耳下基点前 4.2cm 的咬肌起始部的咬肌筋膜表面，斜向前、浅方向，止于 SMAS。其余的均位于下颌角点前 3.9cm 的垂线上。最下一组多为 2 束（1 或 3 束），起自下颌体近上缘骨面，斜向上、浅方向，止于颈阔肌。中间的几束起于咬肌筋膜前缘或颊咽筋膜，分别在颊脂肪垫的上、后、下缘走向浅面的 SMAS。SMAS-ML 与神经、血管的关系较密切。最上一组的上方紧邻面神经颧支和面横血管的分支。少数情况下，血管经过韧带的下方。腮腺管也横行于最上一组的附近。最下一组的上方有面动脉、面前静脉经过，下方有面神经下颌缘支经过。有时血管、神经通过韧带的束与束之间。中间的几束排列于咬肌前缘，所以面神经颊支由后向前通过这种栅栏样结构到达前方的颊脂肪垫浅面（图 18-3）。

6. 颈阔肌悬韧带（suspensory platysma ligaments，SPL）　该韧带位于腮腺、颌下腺与胸锁乳突肌前缘之间。上段位于腮腺与胸锁乳突肌之间，附着在 SMAS 的深面；下段位于下颌角及颌下腺与胸锁乳突肌之间，附着在颈阔肌深面。颈阔肌悬韧带前有面神经颈支下降一段距离后，进入颈阔肌；韧带后有颈外静脉在胸锁乳突肌浅面下降，耳大神经上行进入腮腺。面前静脉沿颌下腺上缘后行，穿过 SPL 中、下段，汇入颈外静脉。另外，颈丛的部分皮神经也向前穿过 SPL 下段（图 18-4）。

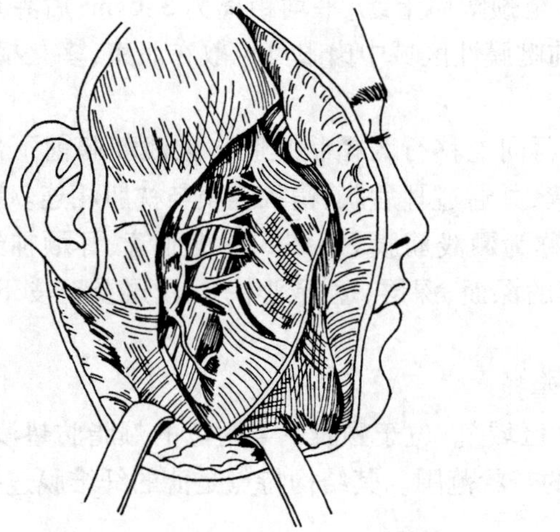

图 18-3 SMAS-颧颊部韧带（SMAS-ML）

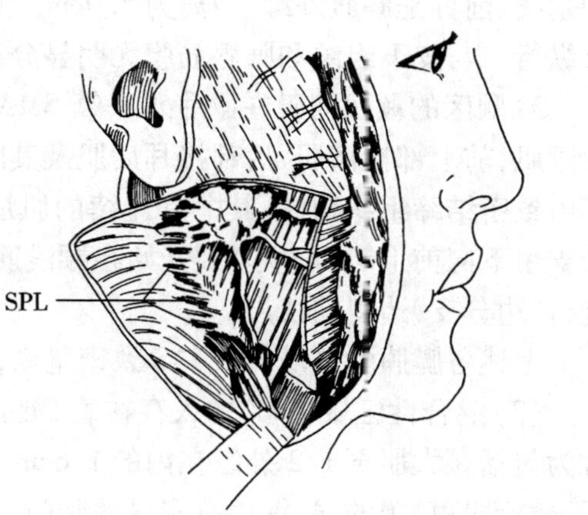

图 18-4 颈阔肌悬韧带（SPL）

（三）表浅肌肉腱膜系统

在面部皮下脂肪层的深面，存在一个明确的连续的解剖结构，它主要是由肌、腱膜组织排列构成，我们沿用国外资料的名称：表浅肌肉腱膜系统（superficial musculoaponeurotic system，SMAS）。下面分别叙述 SMAS 的延伸范围、各区域构成以及和深浅面组织结构的关系等问题（图 18-5）。

1. SMAS 的延伸范围 SMAS 向上过颧弓和颞浅筋膜延续，进而通过颞浅筋膜再向上和帽状腱膜连续，向前上接眼轮匝肌、额肌，向后上接耳上肌、耳后肌和帽状腱膜。SMAS 向下移行为颈阔肌。颧颊区的 SMAS 向前接眼轮匝肌和颧肌的外缘；颈阔肌向前连接颧肌和口周肌。耳垂下方颈阔肌后缘以后移行为胸锁乳突肌浅面的颈浅筋膜；耳前 SMAS 向后渐薄，并融入耳-面移行处的皮下和耳廓、外耳道的软骨膜。在耳-面移行的纵行带状区中，SMAS 与深面的腮腺筋膜和浅面少量的致密皮下组织紧密结合，形成纵行致密区，也称为为腮腺皮肤韧带。

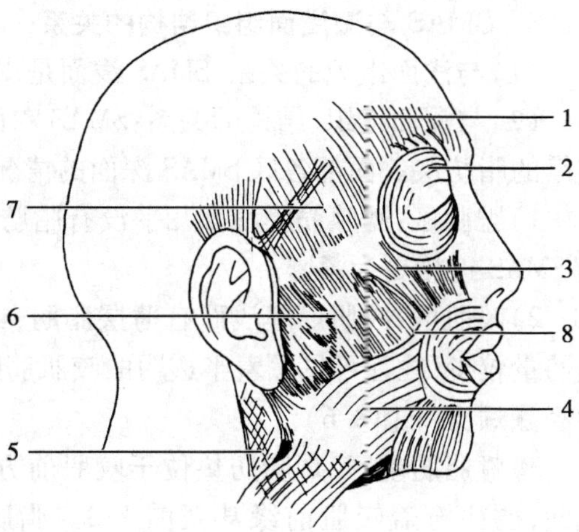

图 18-5 SMAS 的延伸范围和各部分构成

SMAS 上自颅顶、下至颈部，有肌性区域：1. 额肌；2. 眼轮匝肌；3. 颧肌；4. 颈阔肌、腱膜性区域；5. 胸锁乳突肌区；6. 耳前区；7. 颞区；8. 混合性区域

2. SMAS 的各部构成 广义的 SMAS 可将其分为 3 种区域：

（1）肌性区域：SMAS 的肌性区域包括额肌、眼轮匝肌、颧大小肌和颈阔肌所占据的范围。颈阔肌上缘能到达的高度个体差异极大，绝大部分的颈阔肌上缘位于耳下点以下 1.8cm 的水平。耳屏游离缘距颧大肌外缘是 5.0cm（图 18-5）。

(2)腱膜性区域:腱膜性区域包括:①胸锁乳突肌区;②耳前区;③颞区。

1)胸锁乳突肌浅面的颈浅筋膜与颈阔肌连续。由多纤维的致密结缔组织构成,薄且与深浅面界线不清,内有不连续的肌束。称为胸锁乳突肌区 SMAS。

2)耳前区 SMAS 腱膜性范围上至颧弓,下至颈阔肌上缘,平均距离为 3.6cm;后界是耳屏的垂线,前界是颧肌外缘,距离为 5.0cm。耳前腱膜性区域中肉眼可见散在肌束,多是横行,也有纵行。与皮下组织和腮腺筋膜无明显分界。

3)颞区的颞浅筋膜在颧弓水平续 SMAS,再向上移行为帽状腱膜。颞浅筋膜前下部接眼轮匝肌,前上部接额肌,后部接耳后肌及其腱膜,并通过耳后肌、帽状腱膜与枕肌相连。颞浅筋膜由致密结缔组织构成,其中有连续的肌层,称为颞浅筋膜 SMAS。颞浅血管、耳颞神经及其分支由下向前上走行过程中,开始在颞浅筋膜的深面、深层,逐渐到中层、浅层及至皮下,即边走行,边分支,边斜向浅层。

上述各腱膜性区域的 SMAS 致密坚韧,耐牵拉。

(3)混合性区域:40% 的人存在着"混合性区域"。位于颧肌下半附近的颊脂肪垫浅面,通常为包括颧大肌下 1/2 外缘在内的 1.6cm 宽的带状范围。其结构特点是薄的纤维膜连接着纵行、横行肌束,膜的浅、深面有多量的脂肪。

1)纵行肌束:颧大、小肌下半薄弱且渐分束,终编入口轮匝肌。另一纵行肌束是笑肌,与颧大肌后缘之间也分开一段距离,并以薄膜和脂肪连接。

2)横行肌束:颈阔肌的前缘已渐薄弱且分束,编入口轮匝肌。

3)膜浅面的脂肪:鼻唇沟外上方的丰富皮下脂肪即鼻唇隆起的外下部分。

4)膜深面的脂肪:是颊脂肪垫,有面神经颊支通过。

3. SMAS 与深浅面组织结构的关系

(1)与浅面组织的关系:SMAS 浅面是皮下脂肪层,其厚度不均。

(2)与深面组织、结构的关系:SMAS 深面的脂肪量很少(颊脂肪垫区除外),不能构成一个连续的脂肪层。面部各区 SMAS 深面的情况叙述如下:

1)腮腺区:腮腺筋膜浅面几乎没有脂肪,SMAS 和腮腺筋膜连接紧密,耳屏前的腮腺筋膜与 SMAS 连接更为紧密。

2)咬肌区:咬肌筋膜浅面有薄层脂肪,或者分布在咬肌上端,或者分布在咬肌下端,中段脂肪量较少,往往可见隔着半透明的咬肌筋膜深面的面神经颧颊支(图 18-6)。

3)颊脂肪垫区:颊脂肪垫位于咬肌前方,颊咽筋膜浅面,往往掩盖咬肌前缘甚至前 1/3。脂肪垫外被薄膜。此区的 SMAS 有两种情况,一是耳前腱膜性部分在此区上半浅面和颧肌外缘相接,二是此区下半浅面恰是 SMAS 的混合性区域(40%,详见前述)。

4)颧弓区:SMAS 与颧弓浅面附着较疏松,原因是面神经颞支过颧弓浅面时被颞中筋膜衬覆。在神经支周围有多量脂肪包绕。SMAS 与颧弓骨膜间存在着颞中筋膜、颞深筋膜浅层。

5)颞区:颞浅筋膜 SMAS 深面的组织结构以颞浅动脉额支为界,上下有所不同:上方是帽状腱膜下疏松结

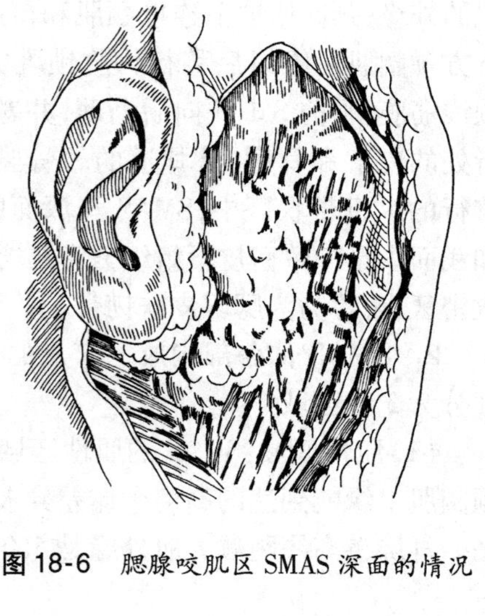

图 18-6 腮腺咬肌区 SMAS 深面的情况

缔组织，下方是颞中筋膜及其中的面神经颞支。颞浅筋膜与颞中筋膜只是结构上的不同，浅筋膜是致密结缔组织，中筋膜是疏松结缔组织，两者之间无明显的分界。

6）胸锁乳突肌区：在胸锁乳突肌区SMAS与胸锁乳突肌纤维鞘紧密附着，需锐性分离。耳大神经行于两者之间。近乳突区时，SMAS和胸锁乳突肌纤维鞘及胸锁乳突肌抵止腱纤维三者几乎融合为一体，不能解剖分离。

7）下颌、颌（颏）下区：颈阔肌SMAS深面除各种韧带外，余部与深面组织结构连接疏松，尤其是下颌缘下方，很容易钝性分离。值得注意的是，颈阔肌深面和下颌体骨膜之间有一紧密的附着点，位于下颌角点前3.9cm处，是在SMAS-颧颊部韧带最下束的下方。下颌缘支及其分支通过该附着点之间走向前方。

（四）颞区筋膜结构特点

颞区的皮下组织和颞肌之间存在着下述由浅入深的结构：颞浅筋膜、颞中筋膜、颞深筋膜浅层、颞浅脂肪垫、颞深筋膜深层和颞深脂肪垫等（图18-7）。

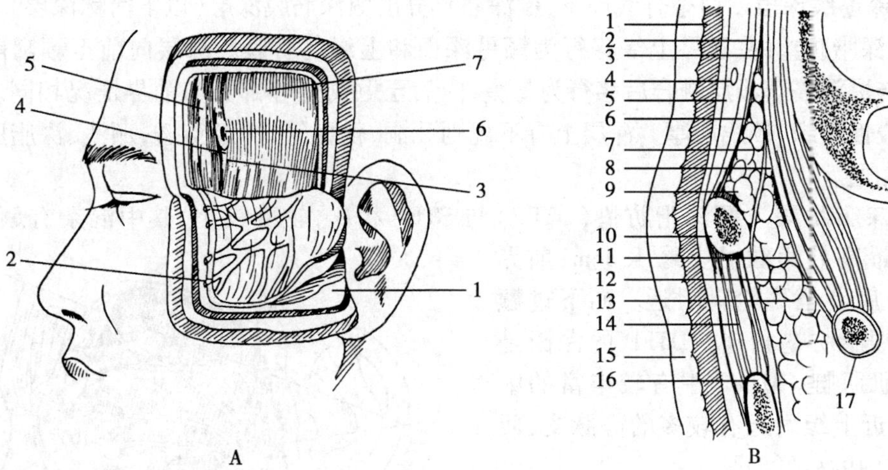

图18-7　颞区筋膜结构

A. 1. 颞浅筋膜；2. 颞中筋膜；3. 颞深筋膜浅层；4. 颞深筋膜深层；5. 颞浅脂肪垫；6. 颞中静脉；7 融合线

B. 1. 颞浅筋膜（SMAS）；2. 颞深筋膜；3. 融合线；4. 前额支；5. 颞中筋膜；6. 颞深筋膜浅层；7. 颞深筋膜深层；8. 颞深筋膜深层的浅层；9. 颞浅脂肪垫；10. 颧弓；11. 颞深筋膜深层的深层；12. 颞肌；13. 颞深脂肪垫（颊脂肪垫上段）；14. 咬肌；15. 皮肤；16. 下颌骨；17. 冠状突

1. 颞浅筋膜　颞浅筋膜是SMAS过颧弓向颞区的延伸。颞浅筋膜SMAS富含血管，其浅面与真皮之间、在耳-眼之间有少量皮下脂肪组织。在颞浅动脉及其额支的后上方，颞浅筋膜借腱膜下疏松结缔组织与颞深筋膜相隔，极易钝性分离。

2. 颞中筋膜　颞中筋膜是一层多脂肪的筋膜性结构，由疏松结缔组织构成。后下方在腮腺上缘和颧弓浅面附近较厚，向上、向前渐薄，至颞浅动脉及其额支的后上方时消失在腱膜下疏松结缔组织中。在眼轮匝肌外缘附近亦较薄，移行为眼轮匝肌深面的筋膜。颞中筋膜来自腮腺筋膜。从腮腺上缘起始，包覆着面神经颞支及各神经支之间的脂肪，走向前上方。颞支先是在其中偏深层，斜向前上方时渐浅出。后位颞支先浅出到耳前肌和额肌，前位颞支在眼轮匝肌外缘稍外方浅出到眼轮匝肌和与眼轮匝肌相接处的额肌。颞中筋膜的重要临床意义在于面神经颞支行于其中。

3. 颞深筋膜浅层　颞深筋膜起始于颞上线，向下覆盖颞肌。在颞浅脂肪垫上缘处，颞深筋膜分为浅深2层,位于颞浅脂肪垫浅面的称为颞深筋膜浅层(以下简称浅层)。它在颞浅脂肪垫上缘与深层附着处称融合线。因脂肪垫上缘形态不同,融合线可呈斜向后下的直线状、弓向上的弧线状和曲线状。最高点距颧弓上缘3.7cm。浅层沿脂垫浅面向下,过颧弓浅面后与咬肌筋膜连续。向前方在眶上缘和外缘处与颞深筋膜深层融合后移行为骨膜,向后至颞窝后界骨膜。浅层在颧弓上1.0~1.5cm范围内较薄弱。

4. 颞浅脂肪垫 颞浅脂肪垫(STFP)位于颞深筋膜的浅深层之间。其前上大部分由脂肪组织构成,后下部分是致密结缔组织筋膜板,它来自STFP中的横行脂肪间隔。STFP上界和融合线一致,下界是颧弓上缘,前界到达颞窝的前界,后方至耳屏点前2.4cm时移行为上述的致密结缔组织筋膜板。浅垫的后、上部较薄,前、下部较厚。STFP中有两种特别成分:①横行脂肪间隔;②较粗的弓形颞中静脉。弓形颞中静脉的最高点距颧弓上缘2.4cm,整个情形如同框架围绕着STFP,它接受眼轮匝肌、颞肌、颞浅脂肪垫和颞深脂肪垫的静脉属支,最后注入颞浅静脉。此外,STFP中有较多的微小动脉分支。

5. 颞深筋膜深层 由融合线向下,颞深筋膜分出颞深筋膜深层(以下简称深层)。它向下分隔颞浅、深脂肪垫,在颧弓上缘移行为颧弓深面和上缘的骨膜。深层向前至颞窝前界和眶上、外缘,与颞深筋膜浅层融合后移行为骨膜,向后至颞窝后界部分与前界情况相同。深层为致密的腱膜性组织,较浅层厚。深层上有不规则孔洞,供血管、神经穿透,颞浅、深脂肪垫通过这些孔洞相通。

6. 颞深脂肪垫 颞深脂肪垫(DTFP)与STFP相比,较薄较小,其中混杂有颞肌肌束。DTFP上界最高处距颧弓上缘1.8cm,前界近眶外缘,后界至耳轮脚附近。向下过颧弓深面与颊脂肪垫相连。DTFP的深面是颞肌和颞肌肌腱。DTFP中有较丰富的细小动脉网,近上缘附近有较多的静脉支,回流到STFP中的弓形静脉。

(五)面神经腮腺外分支

面神经分支走行平面及毗邻关系:

1. 颞支 各颞支出腮腺上缘进入颞区后有来自腮腺筋膜的包覆,各神经支之周围有亮黄色的脂肪。此层结构即颞中筋膜。各颞支在颞中筋膜中斜向前上,开始是后前排列关系,渐转变成上、下排列关系。随着颞中筋膜愈向上前愈薄,各颞支也渐走向浅层。在额肌、眼轮匝肌外缘附近,后位颞支及其分支由耳前肌进入额肌深面;前位颞支及其分支陆续浅出颞中筋膜进入眼轮匝肌深面(图18-8)。

2. 颧支 各颧支在腮腺上前缘浅出后,在颧弓下前行,走行很短的行程即到达颧肌。颧支一般位于咬肌筋膜间,菲薄的咬肌筋膜浅面是SMAS的腱膜性部分。上

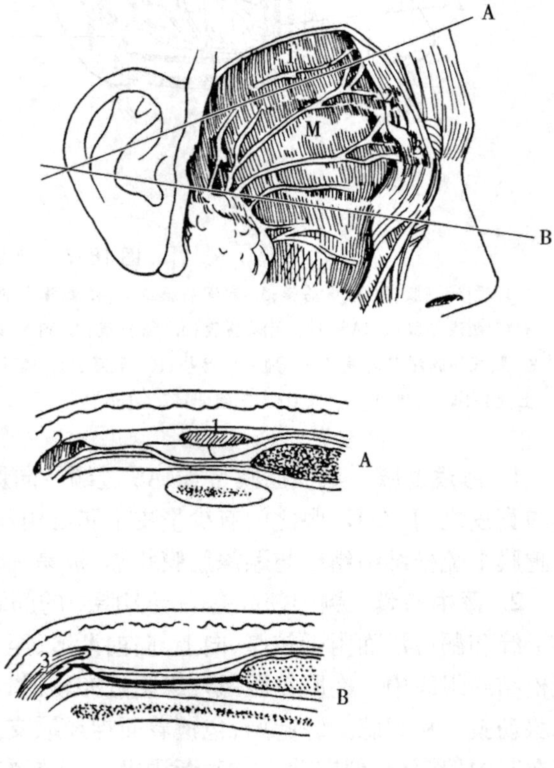

图18-8 面神经颞支与颞中筋膜的关系

颞支Ⅰ提前穿出颞中筋膜分支到耳前肌(1)和额肌(2)(A),颞支Ⅲ、Ⅳ后穿出并分支到眼轮匝肌(3)(B);M示颞中筋膜

位颧支分支经过颧弓韧带的束间走向前方，下位颧支分支经过颧弓韧带下缘附近走向前方。面横动脉主干及其分支伴随着颧支。此区SMAS下分离时面横动、静脉可作为颧支的标志。

3. 颊支 各颊支与咬肌筋膜关系最密切，也较复杂。咬肌筋膜上前部分较薄弱，下后部分较厚韧。各颊支与咬肌筋膜的关系有两种情况：①颊支位于筋膜的深面，至咬肌前缘时穿出，到达颊脂肪垫浅面(65%)；②颊支位于筋膜间，在咬肌中、前带时陆续浅出到SMAS深面，而且上位颊支要比下位提前穿出咬肌筋膜(35%)。在颊脂肪垫区，较多的颊支分支进行吻合，形成颧颊支吻合结、颊支吻合结。又有更多的分支走向表情肌深面和颊脂肪垫中。

4. 下颌缘支 在面血管后方的下颌缘支均有厚韧的咬肌筋膜覆盖，咬肌筋膜与SMAS之间尚有薄层脂肪间隔。跨面血管时下颌缘支穿出咬肌筋膜，有多数分支经过面血管的深浅面。在面血管前方附近神经穿过颈阔肌在下颌体上的附着点和SMAS-颧颊部韧带的最下组，到达颈阔肌和下颌体之间，陆续分支入下唇肌。

5. 颈支 刚浅出腮腺的一段距离是垂直下降，浅面与颈阔肌之间有薄层疏松结缔组织。越过面前静脉的浅面斜向前下到达颌下腺鞘膜与颈阔肌之间。陆续分支进入颈阔肌。颈支在下颌角至颌下腺的一段距离毗邻颈阔肌悬韧带的前方。

(六)表情肌的解剖特点

面部的表情肌属于皮肌，起自面颅部诸骨，止于皮肤，收缩时直接牵动皮肤，使面部呈现各种表情。它们多分布于眼裂，口裂和鼻孔周围。根据肌纤维的排列和功能不同，通常分为环行肌和辐射肌两种，前者起关闭作用，后者起开大作用。此外，各组表情肌之间的运动方式，收缩强度不同，又表达出了各种各样的面部表情(图18-9，图18-10)。

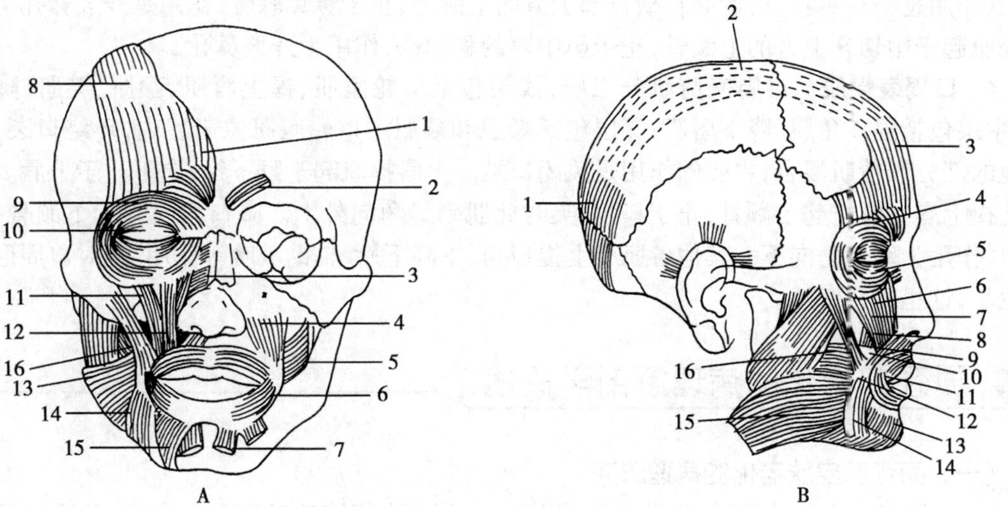

图18-9 表情肌

A. 正面：1. 降眉肌；2. 皱眉肌；3. 鼻肌；4. 提口角肌；5. 颊肌；6. 口轮匝肌；7. 颏肌；8. 额肌；9. 眼轮匝肌；10. 眼轮匝肌腹部；11. 小颧肌；12. 提上唇肌；13. 笑肌及颈阔肌；14. 降口角肌；15. 降下唇肌；16. 大颧肌

B. 侧面：1. 枕肌；2. 帽状筋膜；3. 额肌；4. 眼轮匝肌眶部；5. 眼轮匝肌睑部；6. 提上唇肌；7. 提上唇、鼻翼肌；8. 小颧肌；9. 大颧肌；10. 提口角肌；11. 口轮匝肌；12. 蜗轴；13. 降下唇肌；14. 降口角肌；15. 颈阔肌、笑肌；16. 颊肌

1. 前额部的表情肌 前额部的肌肉包括额肌和皱眉肌。额肌是额枕肌的一部分，它起于发际线的帽状腱膜，向下止于前额部的皮肤，其主要作用是抬眉。额肌收缩是产生前额皱纹的主要原因。皱眉肌起自额骨鼻部下端的前面，斜向外上，跨眶上血管神经浅面止于眉区内侧半

皮肤，恰被眼轮匝肌眶部和额肌止端的内侧部所覆盖。皱眉肌与眉间垂直皱纹的形成有关。

2. 眼周表情肌 眼周表情肌主要为眼轮匝肌，呈同心圆分布于眼周及眼睑，主要作用是使睑裂变窄，促进泪囊内的泪液排出。眼轮匝肌分为三部分，①睑部：环绕睑裂，起自睑内侧韧带及其周围骨面，上、下睑部纤维至外眦相互交织。主要作用为眨眼，保持角膜湿润。②眶部：环绕眶部，起于额骨鼻突、上颌骨额突和睑内侧韧带，上部纤维与额肌和皱眉肌融合，下部纤维与提上唇肌融合，外侧纤维止于颞区的帽状腱膜，内侧纤维连于降眉间肌。主要作用为闭眼，防止强光和灰尘进入。③泪部：位于泪囊后方，肌纤维附于泪囊筋膜和泪骨。作用为扩大泪囊，使泪液流通。当三部分同时收缩时，可使眼睑紧闭，并使皮肤出现皱纹。30～35 岁之后，这些皱纹成为永久性的皱纹，其中最为明显的是鱼尾纹。

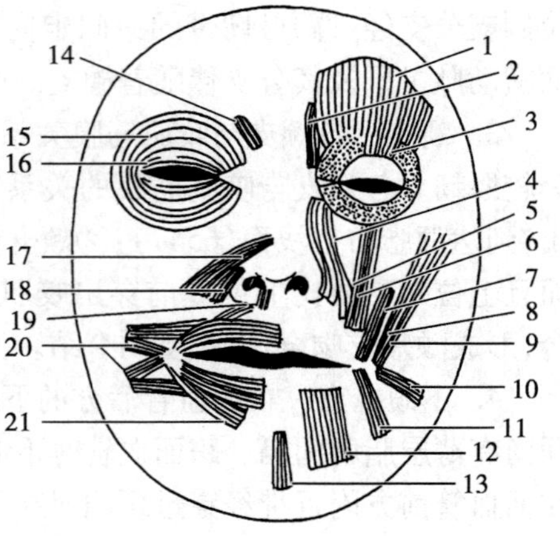

图 18-10 表情肌示意

1. 额肌；2. 降眉肌；3. 提上睑肌；4. 提上唇鼻翼肌；5. 鼻孔开大肌；6. 提上唇肌；7. 提口角肌；8. 小颧肌；9. 大颧肌；10. 降口角肌；11. 降口角肌；12. 降下唇肌；13. 颏肌；14. 皱眉肌；15. 眼轮匝肌眶部；16. 眼轮匝肌睑部；17. 鼻横肌；18. 鼻翼肌；19. 鼻中隔降肌；20. 颊肌；21. 切牙肌

3. 鼻周表情肌 鼻周表情肌包括降眉肌、鼻肌和降鼻中隔肌。降眉肌是与额肌相绕的一小块肌肉，它从前额鼻根部下降止于鼻背部，与鼻根部的横行皱纹的形成有关。鼻肌分为横行部和鼻翼部两部分，前者起自上颌骨，向上止于鼻背部，其作用是缩小鼻孔，后者起自横行部上方的上颌骨，止于鼻翼软骨，作用是开大鼻孔。降鼻中隔肌起于中切牙上方的上颌骨，止于鼻中隔的移动部，作用为开大鼻孔。

4. 口周表情肌 口周表情肌分三层，浅层包括口轮匝肌、提上唇肌、颧肌、笑肌，降口角肌；中层包括提口角肌、降下唇肌；深层包括颊肌和颏肌。口轮匝肌位于唇内，环绕口裂，并与其他的部分表情肌混合，主要的作用是关闭口裂。上唇提肌起于眶下缘，向下止于上唇。作用为上提上唇。颧肌起于颧骨，止于口角，笑时此肌牵口角向外上。降口角肌起于下颌骨，止于口角，作用为牵口角向下。其他各肌有上提口角、下降下唇、辅助吸吮等作用，因对口周形态影响较小，这里不再细述。

三 面颈部老化的病理解剖学概述

（一）面颈部皮肤老化的病理改变

1. 自然老化 总的来说，皮肤自然老化是一个皮肤萎缩的过程。在表皮，角质层的厚度几乎没有变化，但黑色素细胞和 Langerhans 细胞数量减少，真皮则有乳头层的厚度明显变薄。整个皮肤的最重要的自然老化发生在真皮层的上 1/3，主要是下列三种成分的变化：①糖胺多糖；②弹性蛋白；③胶原。糖胺多糖和蛋白多糖随年龄的增加而减少。

弹力纤维占真皮总体积的 2%～4%，它的作用是维持皮肤具有一定的弹性。弹力纤维的变性从 30 岁左右开始，其直接后果是皮肤松弛。正常人真皮的主要成分为胶原，占其干重的 70%～80%，正常成人皮肤中的Ⅰ型和Ⅲ型胶原的比例为 6∶1。随年龄的增长，这一比例逐渐减少，表明Ⅰ型胶原的合成减少，从而导致真皮变薄。

2. 光化学损伤 光化学损伤皮肤的改变与自然老化明显不同的是皮肤增厚。典型特征是皮肤中出现粗大,变性的弹力纤维。病理学上将其称之为嗜碱性变性或弹性组织变性。此外,基质中糖胺多糖含量明显增加,胶原含量减少,不成熟的Ⅲ型胶原增加。

3. 遗传性皮肤病变 早衰性综合征多有皮肤松弛性改变,这些综合征包括:hlers-Danlos(Hlers-Danlos)综合征、皮肤松弛症、弹性假黄瘤、早老症(Hutchinson-Gilford 综合征)、Werner 综合征、Meretoga 综合征、特发性皮肤松弛症等。

(二)老化的表现形式

在各种老化因素的作用下,除皮肤的改变外,面部深层软组织同时发生进行性萎缩、松垂和皱褶,颊部的鼻唇沟变得明显,颏下和颈部下垂的皮肤与颈阔肌松垂呈羊腮样改变(也称火鸡脖子)。一般说来,约 30 岁后开始有上下睑皮肤松弛,渐形成三角眼和眼袋,在外眦外侧形成鱼尾纹;约 40 岁后眼睑皮肤松弛加重,鼻唇沟明显,眉间和前额开始出现皱纹并渐加重;50 岁后颊、颌、颏、颈部皮肤及软组织显现松弛下垂,鼻尖渐变扁平;60 岁后颞、颊区皮肤和皮下组织明显变薄,各部位皮肤及软组织松垂皱纹更趋明显(图 18-11)。

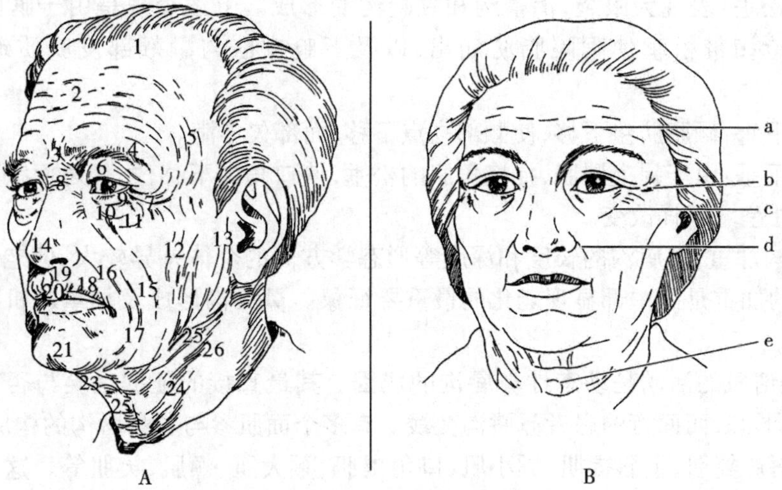

图 18-11 面颈部老化皱纹示意

A. 1. 毛发稀和发际后退;2. 前额皱纹和下垂;3. 眉间皱纹;4. 眉下垂;5. 颞部皱纹和下垂;6. 上睑松垂;7. 外眦皱纹;8. 鼻根皱纹;9. 下睑松垂和皱纹;10. 下睑脂肪假性疝出;11. 颧袋形成;12. 颧颊皱纹;13. 颞前皱纹;14. 鼻尖下垂;15. 颊袋和脂肪萎缩;16. 深的鼻唇沟;17. 面部皱纹和囊袋;18. 口周皱纹;19. 上唇变薄和变长;20.. 唇红变薄和萎缩;21. 颏垫下垂和后退;22. 颈部皱纹;23. 颏脂肪堆积;24. 颈阔肌囊袋;25. 皱纹和中颈沟;26. 颌下腺下垂

B. a. 自然性皱纹;b. 动力性皱纹;c. 重力性皱纹;d. 混合性皱纹;e. 自然性皱纹

1. 面颈部皱纹 面部老化的皮肤皱纹分为自然性皱纹(或称体位性皱纹),动力性皱纹,重力性皱纹和混合性皱纹。

(1)自然性皱纹(体位性皱纹,orthostatic lines):多位于婴儿的颈部,呈横向弧形,与生理性皮纹一致。自然性皱纹与皮下脂肪堆积有关。伴随年龄增大皱纹逐渐加深,纹间皮肤松垂。

(2)动力性皱纹(dynamic lines):由于表情肌的长期收缩所致。额肌收缩产生前额横纹,在青年即可出现。鱼尾纹是由于眼轮匝肌的收缩作用所致,也称笑纹,某些女性在 20 岁时已开始显现鱼尾纹,可能与多笑和遗传有关。眉间垂直皱纹是由于皱眉肌的作用。鼻根部横纹是降眉肌的作用。鼻中隔降肌收缩产生鼻小柱横行皱纹,严重者呈鼻尖弯长与较短的上唇相抵。口轮匝肌收缩产生口周的细密纵向皱纹,多在 40~50 岁时出现。

(3)重力性皱纹(gravitative lines):在皮肤及其深面软组织松弛的基础上,再由于重力的作用而形成皱襞和皱纹。重力性皱纹多分布在眶周、口角外侧、下颌缘区和颈部。上睑皮肤松弛形成细密皱纹,严重者下垂形成三角眼,甚者影响视力。颈部皮肤、皮下和颈阔肌松弛形成羊腮或称火鸡颈。

(4)混合性皱纹(combination lines):由多种原因引起,机制较复杂,如鼻唇沟。口周皱纹也是由多种因素引致。

2. 面颈部组织的松垂移位

(1)眉下垂:眉脂肪垫的下垂移位使眉位于眉弓以下,额部高度增宽,眉毛失去原有的年轻态眉形,表现为双眉呈八字形,眉峰消失,眉尾下垂。

(2)上睑松垂:眼睑皮肤薄,抗老化能力弱。老化后,眼睑松垂明显,外眦低于内眦,失去年轻态的眼裂外形。上睑皮肤松垂多以外侧为重,呈"三角眼"外观;上睑皱褶增多,可呈多重眼睑。

(3)下睑松垂:表现为眼袋,泪槽沟和颊睑沟的形成。上述表现是由于眶内容物体积缩小,下睑缘支持韧带松垂使眶隔脂肪疝出,以及下睑皮肤与颧颊部皮肤质地差异等原因造成。

(4)颧部下垂:颧脂肪垫下移,使颧部高点下移,面部欠丰满。

(5)口角下垂:由于提上唇肌,提口角肌的松垂,使口角向下移位,加之面颊下颌区脂肪垫下垂,使口角处呈木偶样改变。

(6)鼻唇沟加重:鼻唇沟的长度和深度等形态学方面的个体差异较大,但老化使它们均会加深,鼻唇沟的加重是面中部显现老化的最重要征象。鼻唇沟形成及加重的机制可归纳为如下两点:

1)上唇表情肌的活动是动态性鼻唇沟的成因。其最直接的证据是笑与否和笑的程度影响着鼻唇沟的形态,而面瘫的患者鼻唇沟变浅。有多个面肌参与了鼻唇沟的构成,按其重要性依次为:提上唇鼻翼肌、上唇提肌、颧小肌、口角提肌、颧大肌、颊肌、笑肌等。这些表情肌的长期、持续的活动,最终可导致鼻唇沟加重。

2)两侧解剖学和组织学的差异是静态鼻唇沟的成因。鼻唇沟是一条交界线。鼻唇沟外(上)侧区域无表情肌附着,因此也就没有肌肉支持;在沟的内(下)侧,表情肌伸入皮肤,支持该区域抵抗重力和老化过程中的松弛效应。老化过程中,没有受到支持的鼻唇沟外侧皮肤和软组织的下降速率,远大于内侧的皮肤和软组织。这种两个相邻皮肤区域下降速率的差异是导致鼻唇沟加重的重要原因。在面部脂肪分布中,鼻唇沟内外侧分别为无脂肪区和多脂肪区。沟内侧,口轮匝肌和提上唇鼻翼肌表面,几无皮下脂肪,真皮与肌纤维紧密连接;沟外侧区域为多脂肪区,皮下脂肪最厚,其深面还有颊脂肪垫。老化时,鼻唇沟外侧脂肪松垂下移,使鼻唇沟进一步加深。

(7)木偶线形成:随着老化,面上外侧的软组织斜向内下方移动,集中;最终在口角外侧形成几乎垂直的皱褶,如同木偶的嘴沟,称木偶线。有些木偶线与下外侧的鼻唇沟接续,参与形成此区的皮肤袋样隆起。

(8)颌颈角角度变钝:颈阔肌悬韧带在下颌角上下向深面牵拉悬吊颈阔肌-SMAS,保持了颈侧区具有的从低到高的圆滑美感曲线。老化使该韧带松垂,皮肤和颈阔肌的松垂破坏了此区域的曲线美。

(9)颏颈角变钝:由于颈阔肌的延长,松垂,破坏了原有的年轻态的颏颈角角度,使其变钝，如火鸡颈样。

3. 面颈部组织的萎缩

（1）毛发萎缩：表现为毛发稀疏，发际后退。

（2）软组织萎缩，骨性轮廓突出，面部轮廓欠圆润：深部有脂肪的区域，脂肪组织萎缩吸收，具体表现为颞部凹陷（颞部脂肪垫萎缩）；颧骨突出（颧脂肪垫萎缩，下移）；眼窝凹陷（眶隔脂肪萎缩，下移）；颊部凹陷（颊脂肪垫萎缩）。

（3）唇部干瘪：口唇黏膜萎缩，变薄，口唇突出，唇周明显老态。

第二节 受术者的术前评估与沟通

一 适应证

除皱手术并非“来者不拒”，要严格地掌握适应证。其标准的确定要考虑如下几方面：

（一）面颈部老化状况

面颈部老化状态的正确评估基于对除皱手术的理解和认识。一般来说：

1. 除皱术对于动力性皱纹的治疗效果总体上是“较好”。其中眉间纵纹与鼻根横纹的效果“最好”，额横纹效果“较好”，鱼尾纹效果“一般”。

2. 除皱术对于软组织松垂的治疗效果总体上是“较好”。其中，面上部的眉与上睑松垂的治疗效果“最好”，面下部的下垂效果“较好”，面中部的效果“一般”或“无效”，较不恒定。颧脂肪垫松垂的矫治“一般”，鼻唇沟上部的矫治“无效”，对上唇的各种老化矫治效果均“无效”。

3. 除皱术对色泽不良性改变的治疗效果是早期“较好”，晚期“一般”。

简单的拉皮除皱术，仅是紧缩皮肤，效果也只能保持 2 年左右。效果差的半年即复发，效果最好的维持时间不超过 5 年。目前的除皱技术针对老化机制和解剖结构特点所设计，矫治了松垂、萎缩和异位等问题，国内外普遍认为术后效果可维持 5 ~ 10 年。

（二）年龄

除皱术不存在最佳手术年龄，但是以 40 ~ 60 岁年龄段较为适宜。手术不能阻止老化的发展，但能治疗和改善老化的征象。随着主客观需求的变化，30 ~ 40 岁者要求做除皱术的人增多，但只应将其列为小范围局部手术的相对适应证。

手术的时机取决于：①患者的愿望；②患者总的健康状态；③患者的心理状态；④患者的老化表现在医生可矫治的能力之内；⑤阳光照射及环境对患者皮肤的损伤情况。

（三）全身状况

无重要脏器如心、脑、肝、肺、肾病变；非瘢痕体质；无皮肤病和血液系统疾病；高血压病和轻度糖尿病经内科治疗已有效地控制。处于消瘦期时效果优于处于肥胖期．长脸型者优于宽脸型者。

（四）心理状况

美容手术是锦上添花的手术，手术效果的判定不仅取决于术者从专业角度的衡量，也取决于患者的心理预期效果。甚至还受患者所处的社会环境的影响。稳定的心理状态是美容外科手术的一个重要条件。术前仔细了解求术者的要求、动机，排除存在异常心理状态者，如：①期望值过高，要求脱离实际者；②为解决爱情、婚姻或事业中存在的问题者；③顺应周围人的要求，等等。另外，对于正处在人生重要转折点的求术者，劝其度过这段时期后再来手术。

二 术前评估

选择好适应证之后要对患者进行充分的术前评估，包括以下三点：

1. 明确患者存在的问题或患者希望改变的外形特征。

2. 告知可供选择的治疗手段与方法，包括它的预期效果、局限性、及恢复到正常情况所需要的时间。

3. 权衡各种手术方案所需的恢复时间及风险，根据患者的求美目的，选择最适合的手术方法。

三 与患者的沟通

除皱术前与患者的交流与沟通有许多作用。首先，充分了解可能影响手术的疾病史与治疗情况；其次，医生通过与患者充分的交流而建立良好的医患关系。当患者看到医生愿意花费时间耐心解答疑问、讲述手术方法、舒缓其焦虑情绪时，患者会更加信赖医生。医患双方均应对新建立的医患关系感到愉悦，医患双方术前交流中的任何不愉快均提示着术后可能存在的隐患；最后要对术后处理、恢复所需时间、预期效果在首次会面和以后的会面中反复强调，以确保患者以一种现实的态度看待术后结果。

四 术前准备

包括常规的询问病史、体格检查及除皱术前特殊准备3项内容。

1. 询问病史 常规询问病史。应特殊注意以下几点：①出血性疾病史；②用药史，如曾服用阿司匹林、双嘧达莫、维生素E和激素类药物史者，应停用10天方可手术；③吸烟史，如是吸烟者应于术前2周戒除；④月经史，手术时间必须避开月经来潮期。

2. 术前检查 术前检查项目要依据患者病史、年龄、麻醉计划来进行。所有患者均需做全血象、凝血功能检查。全麻住院患者需做如下检查：①血常规、血型；②凝血功能；③肝肾功能、血糖；④病毒性传染病筛查（艾滋病毒，梅毒病毒，乙、丙型肝炎病毒）；⑤心电图；⑥胸部X线检查。

3. 特殊准备

（1）术前照相：包括面颈部正位、侧位及45°角斜位。根据情况可加拍颈阔肌位，显示颈阔肌索带：头微仰，牙咬紧，口略张，此时颈阔肌处于收缩状态。如要观察对比动力性皱纹分布和程度，则拍静、笑状态片。

（2）术前用药：术前3天始每日肌注维生素K或术前1天肌注巴曲酶。术前30分钟肌注阿托品、地西泮和巴曲酶各1支，各药剂量分别为0.5mg、10mg和1000U。精神紧张者，术前夜应酌情口服镇静安眠药。

(3)术区备皮:术前3天始每日2次1:5000苯扎溴铵(新洁尔灭)温水洗头。术前1天备出发际内切口区头发,宽度根据头皮切除量而定,约为1~1.5cm。将切口周边的头发扎成整齐小辫,以便术中充分显露术野。

第三节 除皱术的切口与麻醉选择

一 除皱术切口的选择

除皱术切口因患者的老化情况不同、患者的要求不同及术式不同等多种情况而灵活选择或结合应用,但均应遵循以下原则:①切口尽量隐蔽;②切口依皮纹走向,尽量减小张力;③切口不影响面部各组织器官的正常位置;④切口避免长直线,可采用W形切口。

根据手术入路,有如下切口(图18-12)。

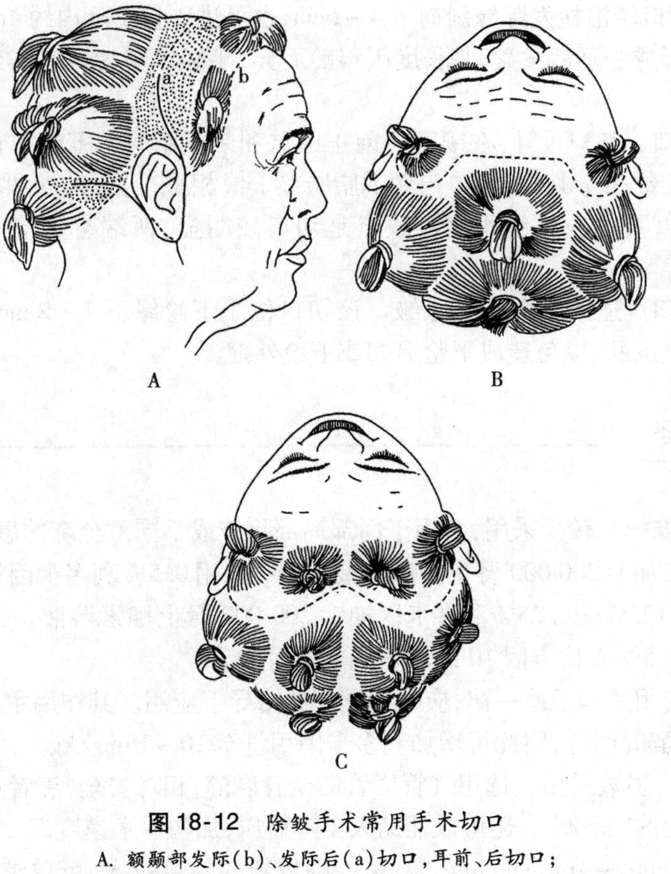

图18-12 除皱手术常用手术切口

A. 额颞部发际(b)、发际后(a)切口,耳前、后切口;

B. 额发际切口,颞发际后切口;C. 发际后切口

1. 额部切口

(1)发际缘切口:适于前额高(6~7cm以上)者。切口设计:沿额发际或发际内1~2mm,直线型或锯齿状切口。在额颞发际交界处进入发际内(颞发际内切口),或接颞发际切口。可

使前额高度降低。缺点：分离范围相对少，切口暴露。

（2）发际内切口：适于前额低（6cm 以下）者。切口为沿额发际后 5～6cm 的冠状切口。能使前额增高，切口隐蔽。缺点：因分离范围相对增大，出血亦相对增加。

2. 颞部切口

（1）发际缘切口：适于眉梢与鬓角之距离较大者。切口沿鬓角发际或发际内 1～2mm 弯向下后。术后眉梢与鬓角之距离明显变小。缺点：切口较暴露。

（2）发际内切口：适于各种患者，而鬓角与眉梢距离较小者只能选此切口。切口设计：沿颞发际内 4～7cm 的凸向后的弧形切口。该切口隐蔽。缺点：术后鬓角缩窄、向后上方移位或消失；分离范围增大、术中出血增加。

3. 耳屏区切口 耳屏前或耳屏后切口，均可采用，但均需注意保护耳屏软骨免受损伤。耳屏后切口的缺点：术后耳屏外观不自然、耳屏前平滑、外耳道外露、耳屏前倾。耳屏前切口可避免上述缺点，但瘢痕较暴露。

4. 耳后区切口

（1）耳后切口可设计在颅耳沟的下 1/2～2/3，在颅耳沟稍上方的耳廓侧。

（2）由耳后切口转沿枕发际缘斜向下 4～6cm，也可进入枕发际内约 4cm。

上述两切口形成一耳后皮瓣，其长度因年龄而异，年轻体健者可适当延长；年老体弱者应适当缩短。

5. 颏下区切口 切口设计：在颏下缘前正中点和颏下脂肪垫下缘前正中点做一连线，再经该线中点做一长约 3cm 切口，切口与颏下脂肪垫下缘相平行。其长度取决于做脂肪抽吸还是做颏下成形术以及皮肤松弛程度。缺点是切口较明显，两端有可能形成皱褶或"猫耳"畸形。

6. 下睑缘切口 适用于面中部除皱。该切口位于下睑缘下 1～2mm。该切口瘢痕不明显。注意去除适量皮肤，以免造成下睑退缩或下睑外翻。

二 麻醉选择

1. 局部浸润麻醉 较少采用，多用于面部局部除皱或不同意全麻的患者。

常用利多卡因加 1∶200 000 肾上腺素溶液。切口采用 0.5% 利多卡因加 1∶200 000 肾上腺素液；分离区用 0.125%～0.25% 利多卡因加 1∶200 000 肾上腺素溶液。也可用 0.125% 利多卡因 100ml 加入 0.5% 布比卡因 10ml 以增强麻醉时效。

肾上腺素的使用并非千篇一律，应在麻醉师的指导下应用。其作用主要是止血、延缓局麻药的吸收、延长麻醉时间等，因此可增加利多卡因用量至 10～15mg/kg。

2. 全麻插管 多数采用。选用气管插管的全身麻醉，相对安全，患者免受注射局麻药、长时间视听手术过程的"折磨"。还可以辅助人工降血压，加快手术速度。

3. 肿胀技术（tumescent technique） 是一种较新的局麻技术，可单纯用于局麻或与全麻配合使用。使用的利多卡因浓度为 0.1%～0.05%。肾上腺素多为 1∶500 000 浓度。由于局部低浓度麻醉药的超量注射（肿胀注射），麻醉效果不减且增加，止血效果增强，分离更容易。其局麻药用量可增至 35mg/kg。其缺点是增加术中评估手术效果的难度。

第四节　除皱手术操作技术

一　额颞部除皱术

额颞部除皱术也称上1/2除皱术。方法是先行颞部的皮下层分离，后行额部的帽状腱膜下或骨膜下层分离。两个平面分离结束后形成额部头皮瓣及颞浅中筋膜蒂瓣，称为"颞支蒂瓣"，内含颞浅血管、面神经颞支。同时对皱眉肌、降眉肌、额肌和眼轮匝肌等进行处理。

（一）适应证

1. 额横纹、眉间纹、鼻根皱纹、鱼尾纹；眉与上睑皮肤松垂。
2. 前额高度与面部比例不良，前额形态不佳。
3. 颞部形态欠佳。

（二）手术操作要点

1. 头皮切开分离　按前述的额颞部切口线平行于毛根毛囊斜行切开头皮至帽状腱膜下疏松结缔组织。颞区在颞浅筋膜浅面锐、钝性分离。正确地掌握分离层次：过浅损害毛囊毛根可致术后秃发；过深如进入颞浅筋膜内可致出血较多。严格注意不要进入颞中筋膜内，以免损伤面神经颞支。正确分离时，分离的皮瓣侧可见致密的脂肪颗粒，而创面侧则是包被在菲薄筋膜中的疏松组织。隔着筋膜可见颞浅血管及其分支。

2. 处理眼轮匝肌　该处理对于鱼尾纹较重者，短期内比较有效，远期由于眼轮匝肌收缩持续存在，故效果欠佳。具体操作：在颞浅筋膜浅面向前下分离，至额肌、眼轮匝肌外缘处时，在眼轮匝肌浅面再做细心分离，断开肌纤维与真皮下的连接。止血后可直接折叠缝合，或在外缘外1.0cm处切开，少量分离后重叠缝合固定。

3. 颞支蒂瓣分离　在颞发际内耳轮上弧形切口前0.5cm处，切开颞浅筋膜至颞深筋膜浅面、颞中筋膜深面，在此层次向前下钝性剥离，至颧弓上缘；至此，颞支蒂瓣形成。

4. 头皮瓣分离　额区在帽状腱膜下、骨膜浅面锐、钝性剥离。至眶上缘2.0cm时，以手指卷纱布钝性剥离，到达眶缘、鼻根处（图18-13）。

5. 处理表情肌　将头皮瓣连同颞支蒂瓣向下翻转，充分显露眉间及鼻根部。钝性分离眶上神经血管束和滑车上神经血管束，避免损伤。翻转头皮瓣时可用多层纱布铺垫于折叠区保护眼部。在鼻根附近分离出降眉肌，在眉内侧附近分离出皱眉肌。仔细辨认后，细心地将它们切断或部分切除（图18-14）。

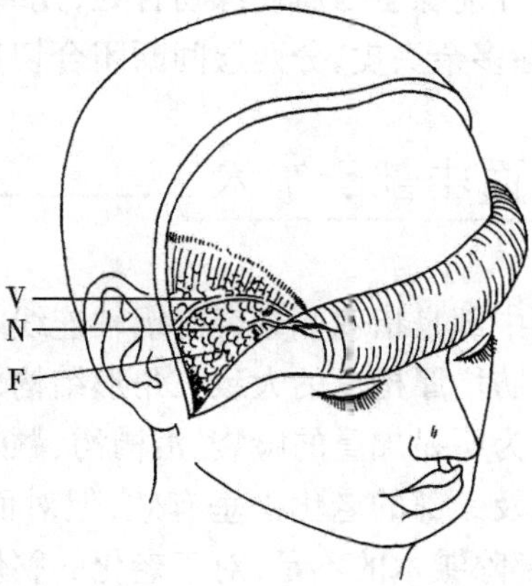

图18-13　颧颞额蒂形成，内含颞浅血管(V)，面神经颞支(N)和颞中筋膜(F)

然后，在眶上缘水平以上的额肌明显处纵横切断帽状腱膜和额肌，注意避开眶上神经血管束。如额纹过深，可以电刀切除眶上缘以上部分的额肌，此法还可增加额瓣延展长度和提供附着创面（图18-15）。额肌切除者的术后效果优于单纯切断者。但需注意切除额肌时层次准确，不损害脂肪组织，以防术后额区凹凸不平。与此同时适当保留一定的眉上额肌宽度(1.5～2cm),以保存眉周的表情活动功能。

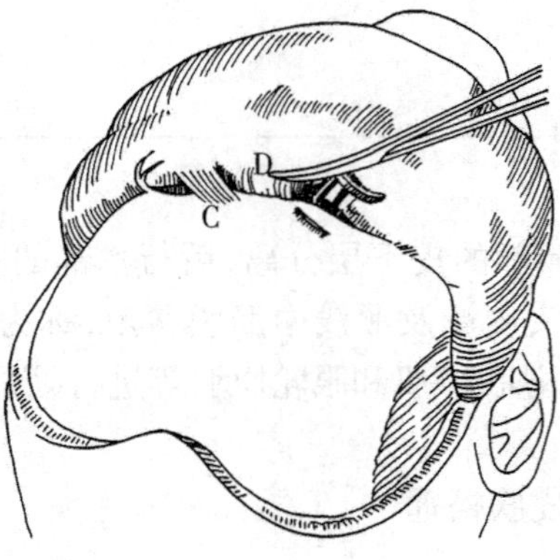

图18-14 额部除皱术时切除降眉肌(D)和皱眉肌(C)

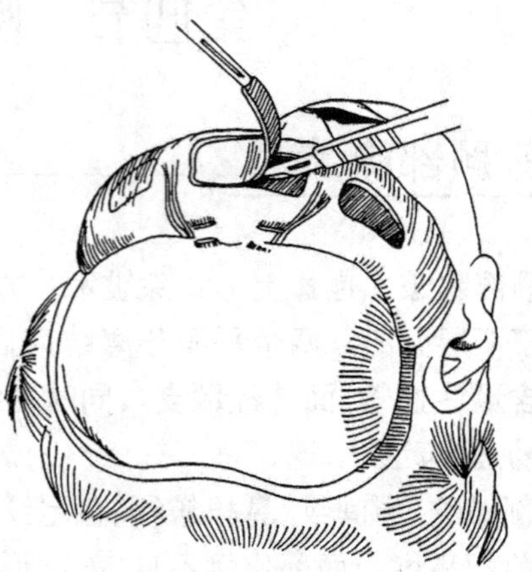

图18-15 额部除皱术时切除额肌

在此层次下,可于额部、颞部填充自体SMAS-复合组织瓣或膨体聚四氟乙烯补片等材料。根据需要,塑造额部及颞部形态。

6. 提紧颞支蒂瓣,缝合固定 在颞支蒂瓣远端用3-0涤纶线向外上方悬吊,锚点在切口附近的颞深筋膜上。注意双侧提紧的力度和距离要一致、对称。

7. 拉紧头皮瓣,缝合切口 首先缝合颞部皮瓣。先在外眦水平对应处固定一针,这一针决定了外眦的高低(术前已和患者商定术后外眦的高低程度)。拉紧头皮皮肤瓣,边切边缝,分皮下、皮肤两层缝合切口。发际外皮肤缝合用6-0号尼龙线。缝合额部皮瓣时,行4点固定:第1点在中央,此点张力较小;第2点在双侧眉梢垂直对应处,此点张力最大;第3点在双侧眉梢水平对应处(耳轮脚附近);第4点在双侧眉中点垂直对应处。第3、4点处张力适中。上述几个固定点可调整眉的高度并十分注意双侧的对称性。固定的方法:拉紧头皮瓣,在预固定点切开前缘至与后切缘吻合处,先缝合帽状腱膜和皮下组织,再缝合皮肤。固定并双侧对称后,切除多余头皮,分两层间断闭合切口,针距不可过密(5～6mm),边距宽些为宜。

二 面中部除皱术

面中部是指双侧颧突与蜗轴连线之间的区域。颧脂肪垫在此范围内。颧脂肪垫是一个由皮下脂肪增厚构成的大致三角形结构,它的下移是面中部重力性老化的原因。面中部老化主要表现为明显加重的睑袋、泪槽沟、颧颊沟和鼻唇沟。传统的面部除皱术对额部、面外侧区、下颌缘区及颈部的老化松垂有效,但对面中部的效果不佳。所以中面部除皱技术可以补充额、颞、面部除皱术的不足,对于老化的整体性治疗十分重要(图18-16)。

(一) 适应证

明显的睑袋、泪槽沟、颧颊沟,明显的鼻唇沟,颧部高点下移,下睑外翻。

(二) 手术操作要点

1. 切开分离 沿下睑睫毛下2mm横行切开皮肤,在眼轮匝肌浅面向下锐性分离,保留睑板前宽约3mm的横行条状肌束后,沿眼轮匝肌走行分离眼轮匝肌,在其深面向下分离达眶下

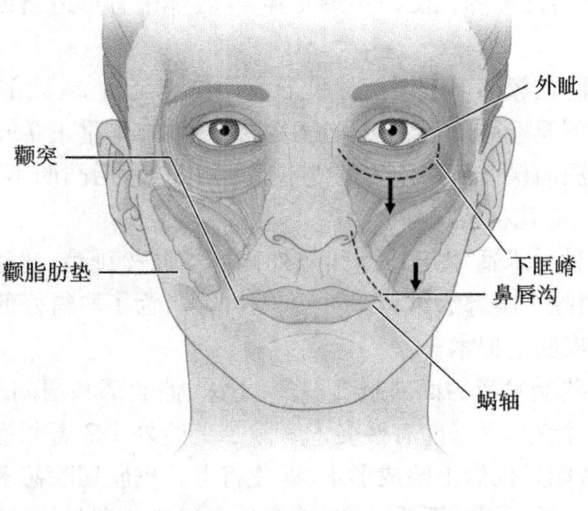

图18-16 颧脂肪垫的下移是面中部重力性老化的原因

缘。切开眶缘骨膜,在骨膜下分离上颌骨与部分颧骨体的表面。注意勿损伤眶下神经血管束。

2. 上提软组织 上提的方法有几种:①埋没导引法:在鼻唇沟上缘,将缝线从分离的骨膜深面向浅面逐渐走行,固定在真皮深层,选取 3 点,分别是鼻基底水平线与内、外眦垂线的交点及眼裂中点垂线与鼻唇沟上缘交点。线尾预留待固定用。②生物性材料法:应用生物性材料,如锯齿线、五爪勾等悬吊,向上提紧骨膜及软组织。上述方法悬吊的软组织还包括眼轮匝肌下脂肪垫(SOOF)和提上唇鼻翼肌。上提组织时切忌拉力过大,以免组织切割,造成效果不稳定。

3. 锚定 埋没导引法上提的软组织可将 3 点分别缝合固定于:①外眦韧带上或眶外上缘的骨膜上;②眶下缘中点;③眶内下缘处。固定点可辅以钛合金钉,更加可靠。

4. 处理眶隔脂肪 根据具体情况可将脱出的部分眶隔脂肪转移充填泪沟、或切除部分脱出脂肪并将剩余眶隔脂肪还纳后,加强性眶隔重叠缝合。

5. 缝合切口 软组织上提后,可见多余下睑皮肤及眼轮匝肌。将多余眼轮匝肌切除或重叠缝合,下睑皮肤应在无张力情况下切除后以 6-0 尼龙线缝合。

三 面颈部皮肤分离技术除皱术

面颈部皮肤分离技术除皱术又称“拉皮术”,是在全面和颈部的皮下脂肪层进行分离的单纯皮肤提紧切除术,是早期的第 1 代除皱术。操作简单、安全,术后反应轻微,对鼻唇沟治疗效果较好。但因其未将老化松垂的深部组织复位,故术后显牵拉外貌。如皮肤提拉过紧,会招致切口瘢痕较明显,同时皮肤如被拉脱,则可能加快老化。远期效果不良。

(一)适应证

面颈部皮肤皱褶较多,下垂不十分明显。较年轻的患者,或患者要求尽快恢复者。

(二)手术操作要点

除皱术前常规检查。常规头部准备。

1. 切口设计

(1)典型设计:前述的额发际内切口向下接续颞发际内切口,再向下接续耳前切口,转向耳后及耳后发际内。耳后皮瓣的长度因年龄而异，年轻体健者可适当延长；年老体弱者应适当缩短。

典型设计分离范围：在额部多于帽状腱膜下潜行分离至眉上；颞部在颞深筋膜浅面分离，向前至眶外侧缘、向前下至颧弓附近；在耳前6～7cm范围，耳垂下7cm的范围及耳后乳突区在皮下潜行分离，并在深面保留薄层均匀的皮下脂肪，以免术后凸凹不平。

(2)个别设计：有以下几种情况：

1)颞部上提术：这种手术适用于外眦和颊外侧部皮肤松弛者，也适用于做上睑皮肤松弛治疗术后仍不能完全消除上睑部皱纹者。对后一种情况，为了取得好的疗效，常在做上睑成形术的同时，一并做颞部皮肤上提术。

2)额部上提术：有些受术者的面部皱纹不多、不深，但额部和眉间的皱纹特别明显，因此，必须做额部上提术进行治疗。另外，有些受术者除了上睑外1/3部松垂以外，尚有眉部外1/3下垂。对于这种受术者如果仅做上睑成形术，即使将上睑皮肤切除甚多，甚至达到使睑缘与眉距离过近的程度，也不能矫正眉的下垂，此时治疗的方法之一即是施行额部上提术。

3)面上部上提术：有些受术者的额部和颈部皱纹不多或不明显，其老化情况主要表现在眼睑和面颊部。此类受术者可仅做面上部上提术，不必做全面部除皱术。

2. 常用技术

(1)额颞部皮肤提紧术

切口线：前额高者，额部切口线沿发际；前额低者，切口线设计在发际内2～5cm，相当于连接两侧耳轮脚的冠状线的部位。两侧颞部的切口都隐藏在发际内，切口自耳轮脚开始向上和稍向后转，再向中间与发际平行，两侧切口相同，连成一线。

潜行分离的层次：在额部，沿骨膜和帽状腱膜之间的帽状腱膜下疏松结缔组织平面进行分离。中间应分离达鼻根部，两侧达眶上缘。眶上神经血管束必须分离出来加以保护。如眉间纵行皱纹过深，可切除部分皱眉肌；额部横行皱纹过深者，可在距眶上缘上2cm处避开眶上血管、神经束分三段各切除一条2～3cm宽的额肌。在颞部，应沿着颞浅筋膜层潜行分离，以免损伤面神经颞支。

皮肤按照划定的范围分离完毕后，仔细止血。然后在颞部相当于发际处将颞浅筋膜向后上方做折叠缝合提紧。折叠缝合的宽度根据筋膜松弛的程度而定，一段缝合3～4针。然后将额部头皮向上，颞部头皮向后上方向提紧，提紧的张力应两侧对称。注意双侧眉毛和眼角位置的对称。最后将多余的头皮分段切除，皮内和皮肤分层间断缝合。

(2)面颈部皮肤提紧术

切口线：沿耳轮脚向下延伸紧贴耳前皱襞，绕过耳垂沿耳后皱襞向上达皱襞中段呈6°转向乳突部。切口向乳突部延伸约6cm左右。

潜行分离层次：沿皮下脂肪层，即SMAS-颈阔肌的浅层和颈浅筋膜的浅层进行分离。

潜行向前分离的范围：上部不超过颧突前方，下部可分离达鼻唇沟区。颈部分离的范围包括向下的颌下颈部，前界达颏与颏下部，下界达颈横线，后部包括整个乳突区。

当皮肤按预定范围分离完毕后，仔细止血。在耳前将面部浅筋膜游离，切除宽约1.5～2cm的浅筋膜条后，提紧缝合，或将其直接折叠缝合，提紧的方向应与鼻唇沟垂直，即向后上方向；然后将分离的皮肤也向后上方提紧，其拉力要两侧相等。注意口角的位置，多余的皮肤先从耳垂处剪除，暴露耳垂。首先缝合固定耳后乳突区皮瓣的顶端一针，然后将耳前和乳突区的多余皮肤分段切除。

四 面颈部SMAS-颈阔肌技术除皱术

此种技术是以提紧SMAS-颈阔肌为重点的全面颈部除皱术。手术特点：①术中操作的步骤较多；②分离平面各部位有别；③手术时间较长，达4个小时以上，创伤较大。因此，若选择全面颈部除皱术，要求有：①较高技术水平的术者；②较好身体状况的患者。如不具备上述条件，宜分期手术完成。

（一）适应证

全面颈部皮肤及其深层的软组织广泛松垂、老态。35~55岁为最佳手术年龄。

无重要器质性病变，无瘢痕体质倾向及出血倾向，局部皮肤无病症者。

（二）手术操作要点

1. 麻醉 全麻气管内插管。但仍辅以肿胀麻醉，以肿胀麻醉液先行皮下注射（每例约150~200ml），使皮下分离较易且出血量明显减少。部分病例可配合行面颈部吸脂术，还可辅以颏下颈阔肌成形术。

2. 切口设计 按上述额部、颞部、耳前、耳后设计切口。顺序切开耳前、耳后、颞部、额部切口线。

3. 皮下分离 皮下分离范围上下不同：颞区距离切口前约3.0~4.0cm；面颊部距切口向前约6.5~7.0cm；颈部距颌缘向下约6.5~7.0cm。具体如下：首先从颞部至耳垂切开皮肤，在颞颧颊区皮下潜行分离，范围大致是眼轮匝肌外缘、颧大肌外缘（耳屏游离缘前5.0cm）和鼻唇沟的曲线外侧。剪断颧弓韧带和下颌骨韧带，它们分别位于耳屏间切迹前方约4.3cm处和下颌角前约5.3cm处。颧颊区分离后湿纱布填塞止血，操作转向耳后与颌下颈部。耳后切开皮肤后，在乳突附近和胸锁乳突肌区分离。此处SMAS浅面很少的皮下脂肪与真皮连接，需锐性分离。到了颌下颈区则可钝、锐结合在颈阔肌浅面分离。颈部分离范围视松垂畸形程度确定，最大可达颈中线附近。面颈部皮下分离结束，直视下仔细止血。最常见出血部位是颧弓韧带处（面横动脉分支）、鼻唇沟附近（上唇动脉分支）和下颌角后的胸锁乳突肌浅面（颈外静脉属支）。采取电凝小出血点和缝扎较大出血的多种止血方法。

4. SMAS下分离 先进行颧弓下SMAS分离。沿耳前皮肤切口前0.5cm和颧弓下缘下0.5cm，切开SMAS形成三角瓣。在腮腺筋膜表面即安全区内锐性分离，尽量不剪破腮腺筋膜，以免术后并发腮腺瘘。过了腮腺周缘达危险区后，采取钝、锐结合方法在咬肌筋膜表面分离。在咬肌上、下端附近常有薄层脂肪覆于咬肌筋膜表面，而咬肌中段则可透过咬肌筋膜见到面神经颊支。SMAS-颈阔肌瓣的分离范围前可至颧大肌外缘，向下至颌下颈区上部。不可由SMAS下分离延至颧肌下平面，因如此定会损伤面神经颧肌支。胸锁乳突肌区SMAS剥离以锐性为主，所以更应注意避免损伤耳大神经。如SMAS瓣分离超出咬肌前缘时，在咬肌前缘附近切断SMAS-颧颊部韧带（或称咬肌皮肤韧带），注意勿损伤面神经颊支。除胸锁乳突肌区外，其他部位的SMAS-颈阔肌瓣剥离少有出血，宜谨慎电凝和结扎止血。

颞区的SMAS下分离实际上是在颞深筋膜浅面、颞中筋膜深面钝性分离，向前上通过固定带（zone of fixation），向前下在眼轮匝肌下分离并离断眶韧带（orbital ligament），向下分离至颧弓上缘甚至其表面。至此，形成了颞支蒂瓣。颞窝的前界有固定带，向下延为眶韧带，它们将浅面的软组织和眉外侧1/3紧密固定在骨上。颞浅筋膜浅面分离，再在颞深筋膜浅面分离，形成有颞浅筋膜、颞中筋膜组成的含有面神经颞支的颞支蒂瓣。

至此,一个较大的 SMAS-颈阔肌瓣才算分离完毕。

5. 在 SMAS-颈阔肌瓣深面、咬肌前缘,钝性分离出颊脂肪垫,以缝线将其悬吊固定于腮腺筋膜表面。该技术操作目的是治疗口角外侧的囊袋。操作时注意勿损伤面神经颊支和颧支(图 18-17)。

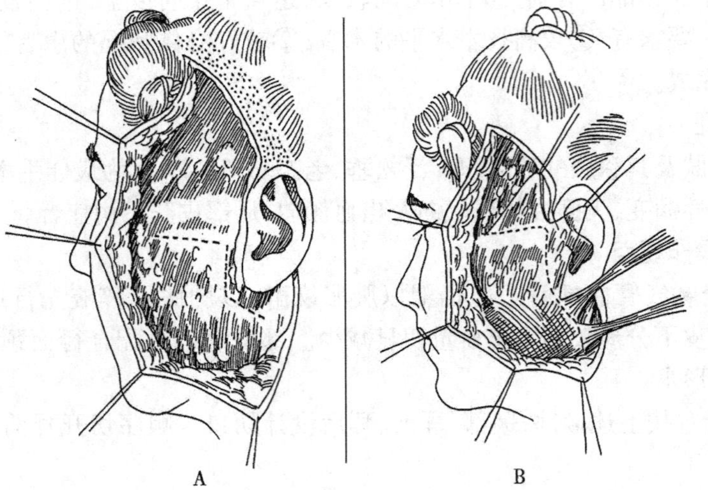

图 18-17 SMAS-颈阔肌瓣的形成

A. SMAS 瓣的形成,颈阔肌-耳韧带断离;B. SMAS 瓣的颧弓骨膜固定,韧带的重建

6. 两级递进提紧固定 提紧固定颧弓下 SMAS-颈阔肌瓣,在耳垂点前下将该瓣剪成前后两叶(图 18-18)。每叶都分远近两点提紧固定,两个远点(图 18-19)位于两瓣的最远处。横褥式拉拢缝合 B、B'两点,C、C'两点。后提紧固定两叶的近点(D、E):前叶近点(D)以较大张力固定在耳屏前 1.7cm 的颧弓根骨膜上;后叶近点(E)以较大的张力固定在胸锁乳突肌腱膜或乳突区骨膜上(图 18-20)。最后,将两叶的交点与耳垂下后方的三角形"致密区"缝合,以重建颈阔肌-耳韧带。悬吊提紧颧脂肪垫(远点):在颧弓下 SMAS 瓣横切口末端,即颧脂肪垫的外缘 A 处(图 18-21),缝合 1-2 针(3-0 涤纶线),过颧弓后固定在颞深筋膜的 A'点处。最后提紧固定颞支蒂瓣的游离缘(近点)。面颈部皮肤提紧缝合。如需同时行额部除皱术,则冠状

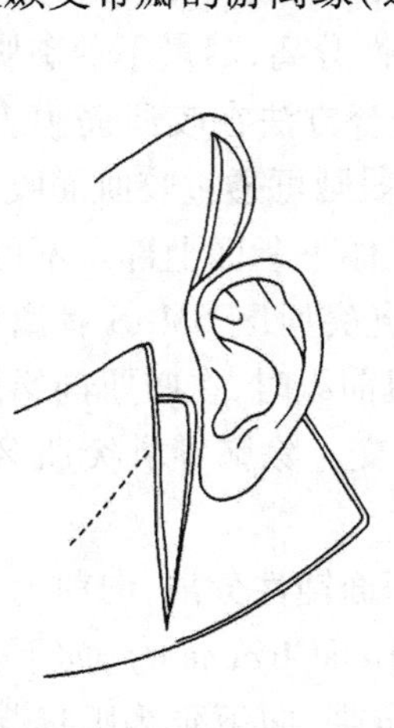

图 18-18 SMAS-颈阔肌瓣剪成前后两叶(图中虚线部分)

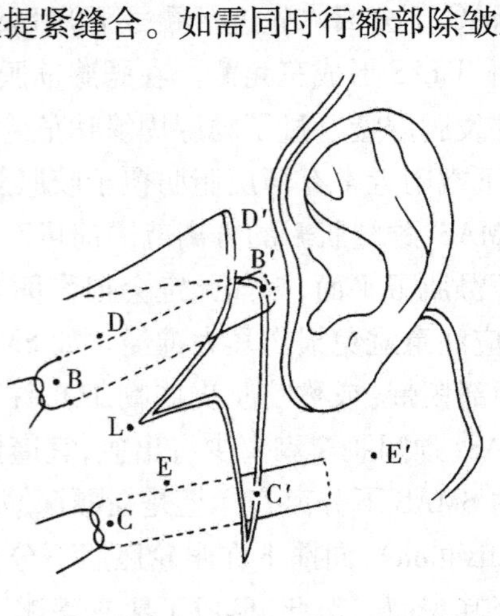

图 18-19 前叶远点(BB')、近点(DD')提紧固定,后叶远点(CC')、近点(EE')提紧固定

额部切开、分离，确切切断或切除皱眉肌、降眉肌和额肌。止血后，先提紧固定颞支蒂瓣游离缘，以最大的张力将该瓣向后上提紧，固定于颞深筋膜上 2～3 针。最后冠状切口提紧缝合。

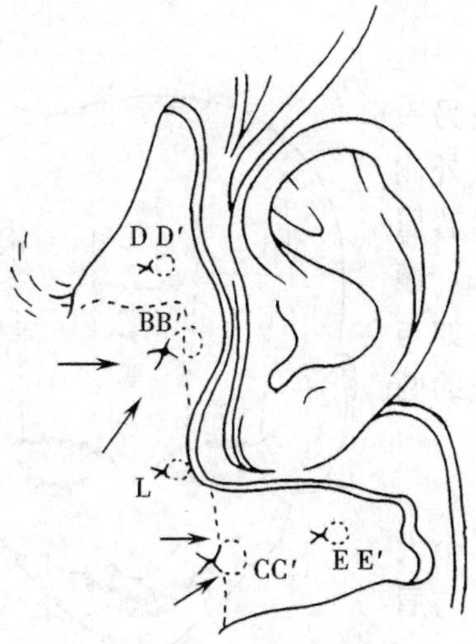

图 18-20　示两级提紧固定后的情况

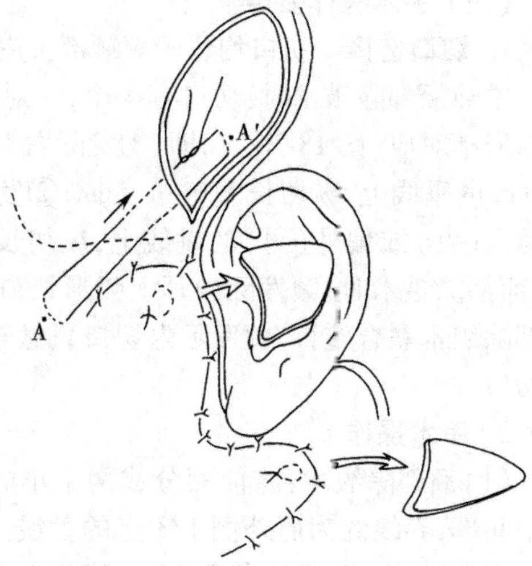

图 18-21　颞支蒂瓣远点（即颧脂肪垫外缘 A 点处）提紧固定（AA'）

最后剪除 SMAS-颈阔肌瓣的多余部分，两切缘对合缝合。应避免重叠缝合，以防产生局部膨隆。缝合后的 SMAS-颈阔肌瓣的前端和下端，时常产生"狗耳朵"，应注意修平。

7. 皮肤瓣提紧，闭合切口　将皮肤瓣向后上方轻微张力提紧，行 3 点剪开固定：

（1）外眦水平相对处，此点决定外眦的上斜高度（根据患者的要求而定）。

（2）耳后乳突区，此点的张力最大，要充分展平颈部、耳垂等处的多余皮肤。

（3）耳垂部位，此点的适当处理决定了术后新形成的耳垂形态。

切除多余皮肤，分皮下、皮内和皮肤的多层细致缝合（图 18-22）。

在耳下后分离区可留置负压引流管一根。如无异常，术后 2～3 天拔除。切口用 6-0 尼龙线在皮内和皮肤全层分层缝合，采用间断缝合法。

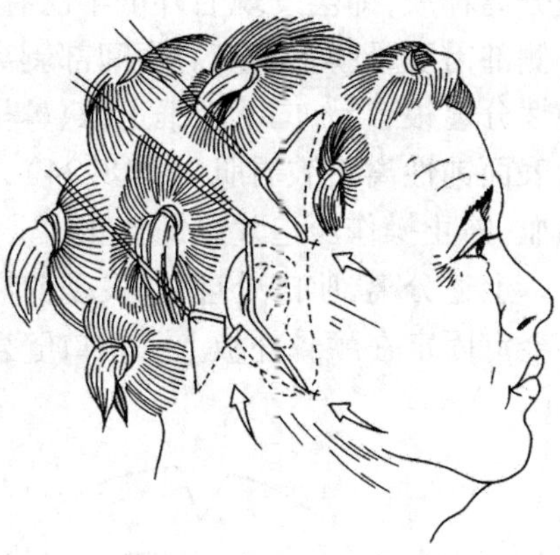

图 18-22　皮肤瓣提紧，闭合切口先行外眦水平对应处、耳后乳突区及耳垂部位的 3 点剪开固定

五　内窥镜除皱术

1992 年 9 月，Vasconez 等在华盛顿举行的美国整形外科学会年会上放映了额部内窥镜除皱术 30 例的录像带。此后，国内外许多医生陆续开始使用内窥镜进行额部、面部除皱。

（一）适应证

动力性皱纹较轻、皮肤与 SMAS 松垂严重且较消瘦者。

（二）禁忌证

额横纹深重、面型深圆较胖者。

（三）手术操作要点

1. 切口选择 切口均位于额颞部头皮内。

单纯额部除皱术时：切口有 4 个，一对与眉头对应；另一对与眉梢对应（图 18-23）。即：①发际内 1cm，对着眉头外侧 0.5cm 的垂线上，纵切长 1.0～1.5cm；②发际内 1cm，对着眉梢偏内（女）或偏外（男）的垂线上，纵切长 1.0～1.5cm。颞部、面部除皱术时：颞发际内耳上弧形切口，长约 4cm。如与额部除皱术联合施行，额发际内切口只做与眉头相对应的两个切口。

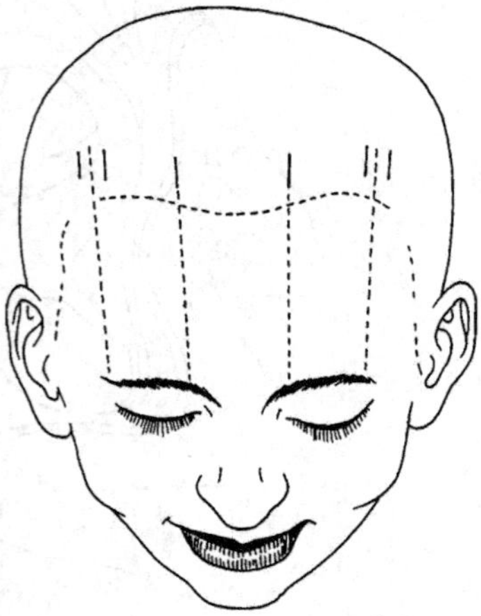

图 18-23 额发际内切口位置示意

2. 手术操作

（1）额部除皱术：将前额分成两个小的外侧部和一个大的中间部，界线约为眉外侧 1/3 点的垂线。做一侧眉头与眉梢对应的切口。先分离外侧部，在颞窝前界-固定带（zone of fixation），向下延为眶韧带（orbital ligament）部位，需做骨膜下剥离。此处骨膜下剥离的宽度是包括固定带-眶韧带等结构在内的 1～2cm 纵行带状区。内窥镜下见固定带是附着在颞窝前界骨表面呈亮白色的致密结缔组织；眶韧带是连接眉外侧真皮与眶上缘外侧的结缔组织束带。一旦固定带与眶韧带结构被分离释放，即会发现眉外侧半已有大幅度的移动性。因有固定带及眶韧带的存在，所以前额外侧部需要骨膜下剥离。中间部剥离，最好是在帽状腱膜下平面。在内窥镜指引下，中间部的钝性分离很容易，向下至眶上缘、鼻根部。眶上神经血管束与皱眉肌一般均能清楚地看到。从骨表面钝性离断皱眉肌（图 18-24），用内窥镜剪刀剪断或剪除降眉肌（图 18-25）。这时如有出血，停止操作压迫片刻即会止血。最后剪除额肌（图 18-26）。

上述分离、肌肉处理后，发现前额已自动上移，甚至睑裂闭合不全。最后切口缘挂线，以钛合金钉固定在颅骨外板上。切口缝合，一般不需置引流。

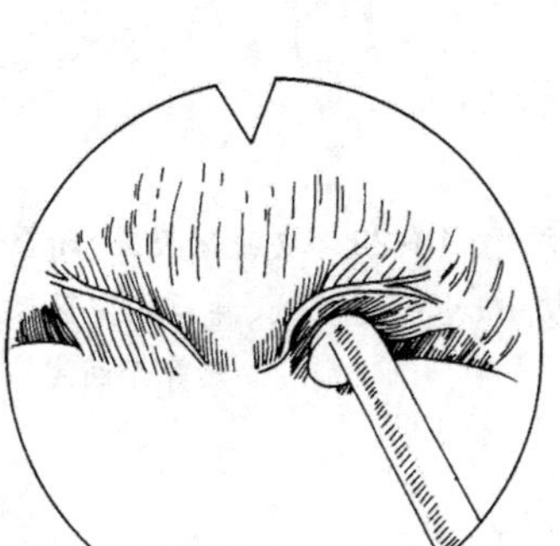

图18-24 钝性离断皱眉肌示意

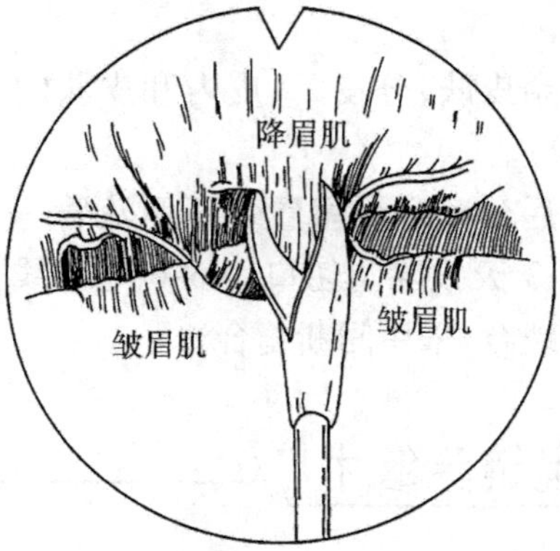

图 18-25 剪断降眉肌示意

（2）颞部除皱术：颞发际内耳轮上弧形切口，向外眦上下、固定带方向分离。颞部分离分浅层和深层。浅层分离平面是颞浅筋膜浅面，不用内窥镜。深层分离平面是在颞深筋膜浅面，需用内窥镜，均为钝性分离。向前至颞窝前界的固定带时改为骨膜下剥离，直至眶韧带；向下至颧弓浅面行颞中筋膜下剥离，由后向前剥离颧弓浅面（图 20-36）。如辅以睑袋切口或口内颊龈沟切口，上颌骨、颧突表面骨膜下剥离，则与颞部深层分离平面相通，效果会更好。深、浅层分离毕，形成有颞浅筋膜、颞中筋膜组成的含有面神经颞支的“颞支蒂瓣”。将此颞支蒂瓣强力向后方提紧，固定在颞深筋膜上（3-0 涤纶线）。切除多余头皮，缝合切口，酌情定是否置引流。

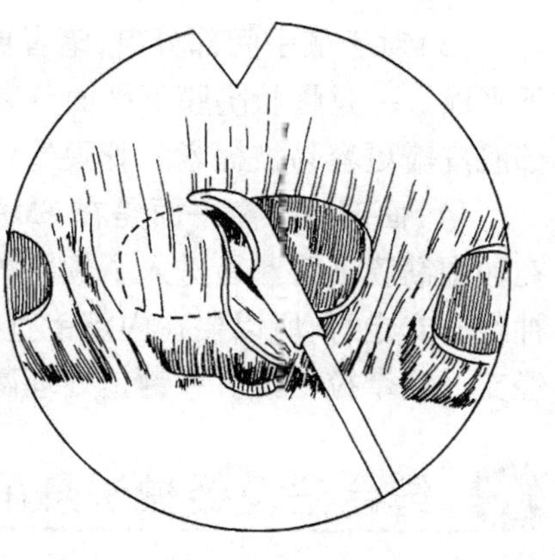

图 18-26 剪除额肌示意

（3）（颞）面部除皱术：绝大部分的面部除皱术需与颞部同时施行，况且其切口位于颞部头皮内，所以面部除皱术实为颞面部除皱术。切口与颞部的浅深面分离同前述。过颧弓浅面向下小心钝性分离，沿着腮腺咬肌筋膜浅面，腮腺区以纵向分离为主，咬肌区以横向分离为主。钝性离断颧弓韧带，但要十分注意面神经颧支，在内窥镜下清晰可见（图 18-27）。分离毕，做悬吊提紧固定：①鬓角下 0.5～0.8cm 和鬓角内各做纵形切口，长 0.5～0.8cm，只切至真皮浅层，两切口距离约 1.0cm；②通过前述两个小切口，用真皮埋入法缝合 SMAS 层（3-0 涤纶线），用力向后上提紧，固定在颞深筋膜上。最后按颞部除皱法，提紧固定“颞支蒂瓣”，缝合切口，置引流。

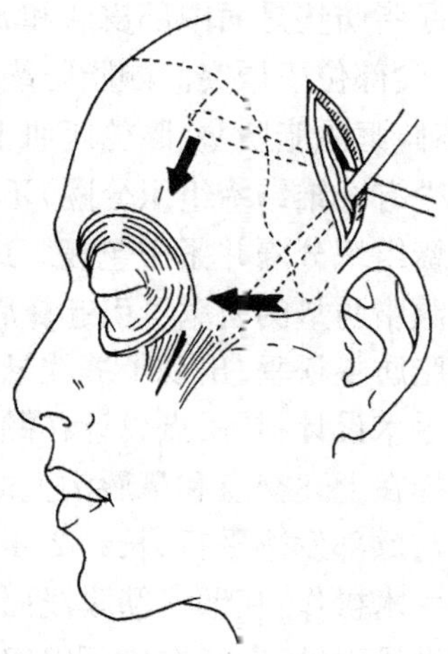

图 18-27 颞部深层内窥镜下剥离 由上至下分离固定带和眶韧带；由后向前分离颧弓浅面的颞中筋膜

（四）内窥镜除皱手术特点及注意事项

1. 内窥镜除皱术是否适用于黄种人 因为黄种人皮肤较厚的原因，过去一般认为不适合于内窥镜除皱技术。事实上，由于下述差异，笔者对这种观点持否定意见。①黄种人的切口瘢痕要重于白种人，而内窥镜手术的切口短小，特别是面部除皱时的切口位于颞发际内，这对于恐惧切口瘢痕的部分患者是十分有利的。②白种人的颈部老化征象明显重于黄种人，多是由于双侧颈阔肌不交叉的原因，所以更需要传统标准的面颈部除皱术。而对于多数黄种人来说，颈部除皱不是必须的，利用内窥镜做到面部就足够了。③白种人的皮肤较薄，松弛皱纹更明显，手术时更需要分离皮肤瓣及切除多余皮肤。比较而言，黄种人的除皱术，以提紧解决松垂为主。因此认为黄种人也适合内窥镜除皱术。

2. 解剖学特点及分离平面

（1）颞部因面神经颞支的存在，故分离有浅深两个平面。对于鱼尾纹明显并松垂的人，浅深面均做分离，形成了颞浅、颞中筋膜瓣，该瓣内含有重要的面神经颞支及颞浅动、静脉，笔者称其为“颞支蒂瓣”。该瓣为 SMAS 的一部分，被提紧时可连带 SMAS 的其他部分，如眼轮匝肌、颧肌、额肌等。这对于改善鱼尾纹、鼻唇沟（结合眶下区分离时）是有益的。

（2）颞窝的前界有固定带，向下延为眶韧带，它们将浅面的软组织和眉外侧 1/3 紧紧固定在骨上。只有分离松解，才有可能除皱提紧并提眉。固定带下段的浅面，恰对应着面神经颞支进入额肌处，为安全起见，剥离固定带要选择在骨膜下平面。

（3）对于额中间部分离，笔者更愿意选择在帽状腱膜下平面，而非如其他作者所说的骨膜下平面。一是帽状腱膜下平面分离后更容易处理皱眉肌、降眉肌与额肌等；二是没有骨膜的额部肌皮瓣更容易被提紧。骨膜的延展性是极差的。

（4）面部的分离平面是在 SMAS 下。这是由于从颞部过颧弓时未经过骨膜下平面，而是在颞中筋膜下跨颧弓进入了颊部的腮腺咬肌筋膜下平面，或 SMAS 下平面。因此平面中有面神经分支走行，所以要在内窥镜直视下小心钝性分离，而且横向剥离的幅度不可过大，以免神经支过度牵拉受损。关键是处理颧弓韧带，须看清面神经颧支的情况下钝性离断。

六 缝合法及器械法悬吊除皱术

（一）缝合法悬吊除皱术

颧脂肪垫是面中部皮肤和 SMAS 层之间的一层增厚的脂肪组织，呈三角形，其底部位于鼻唇沟，尖部位于颧突。颧脂肪垫位于面中部 SMAS 的浅面，在皮下层和表情肌之间。与颊脂肪垫、下睑眶隔脂肪垫、眼轮匝肌下脂肪垫（由较大的脂肪小叶组成，呈脂肪团由被膜所包裹，并且很少有纤维结缔组织分隔）不同，颧脂肪垫由小的脂肪小叶组成，被连接 SMAS 与真皮的纤维结缔组织分隔并紧密包裹。这使得颧脂肪垫悬吊术成为可能。

颧脂肪垫的松垂可引起鼻唇沟皱褶加深，颧部扁平，眶下凹陷等面中部老化的征象。为对抗颧脂肪垫松垂，出现了缝线悬吊颧脂肪垫的技术。

手术设计：悬吊点设计在颧脂肪垫外侧部，即鼻翼上缘水平线与外眦垂直线的交点，锚定点选择在上述交点和鼻唇沟上的垂线与耳垂线在颞区交点处，该处也是本术式的入路，在此处做一与颞部发迹平行，长约 2cm 的切口。

手术操作：在颞浅筋膜浅面仔细剥离，范围在眶外侧区，颧部，耳前区。置入 2 枚直型尖后孔埋没导引针，走行在皮下组织层，颞浅筋膜上，直达颧脂肪垫处，在悬吊部位用配套弯型角针带 1-0 丝线进行埋没导引缝合，穿过直型尖后孔埋没导引针。通过导引针把 1-0 丝线头端和尾端导出，最后，将悬吊线向后上方向提紧，锚定在切口处的颞深筋膜（图 18-28，图 18-29）。

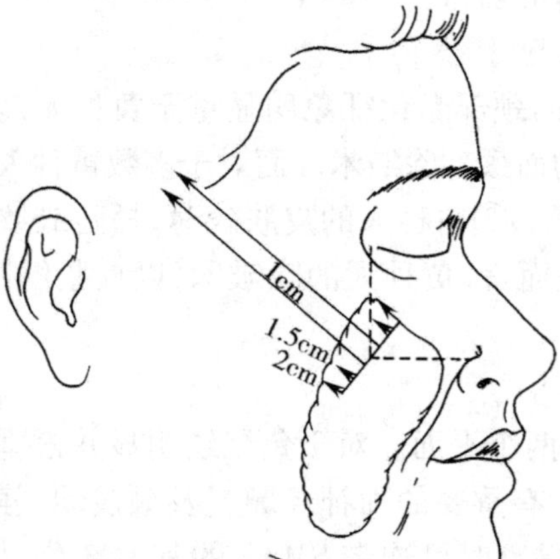

图 18-28　悬吊点示意

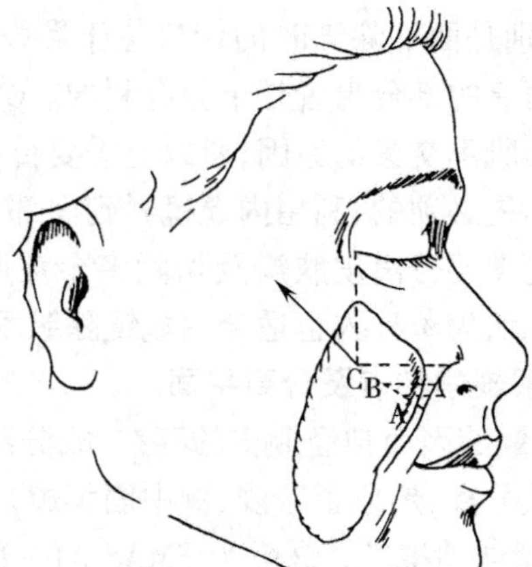

图 18-29　悬吊线走行及锚定点

（二）器械法悬吊除皱术

面部提升术特别是内窥镜辅助下的面部提升术后如何固定悬吊提升的面部皮肤软组织始终是困扰美容外科医生的一个难题。进入2000年随着材料科学的不断发展，由聚乳酸（poly lactic acid）、聚乙醇酸（polyglycolic acid）按照一定的比例制成的五爪钩应运而生（图18-30）。这种器械具有足够的硬度用来固定悬吊提升的面部皮肤软组织。由于其可吸收性，在植入3个月后这种材料会逐渐降解。而此时除皱术分离面间的附着层所形成的瘢痕则足以替代器械的起到进一步的悬吊固定功能。

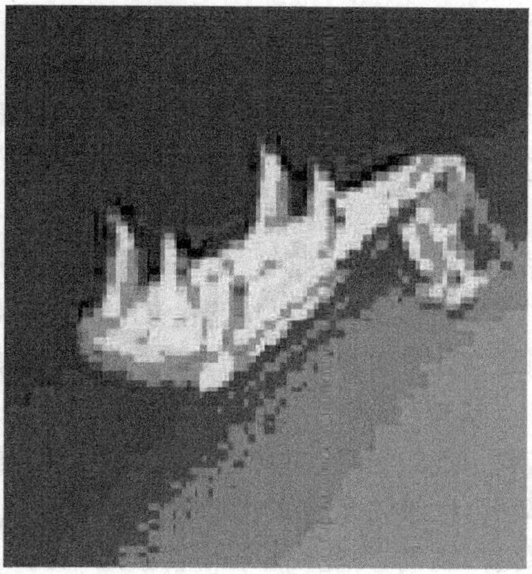

图18-30 五爪钩示意图

适应证：额横纹、眉下垂、明显的鼻唇沟，颧部高点下移，下睑外翻。

手术操作：切口设计及分离平面同内窥镜辅助的前额及中面部除皱手术。待分离完成后，植入五爪钩，调整至合适的位置后通过其自带的固定装置将其固定于颅骨或眶骨上（图18-31）。

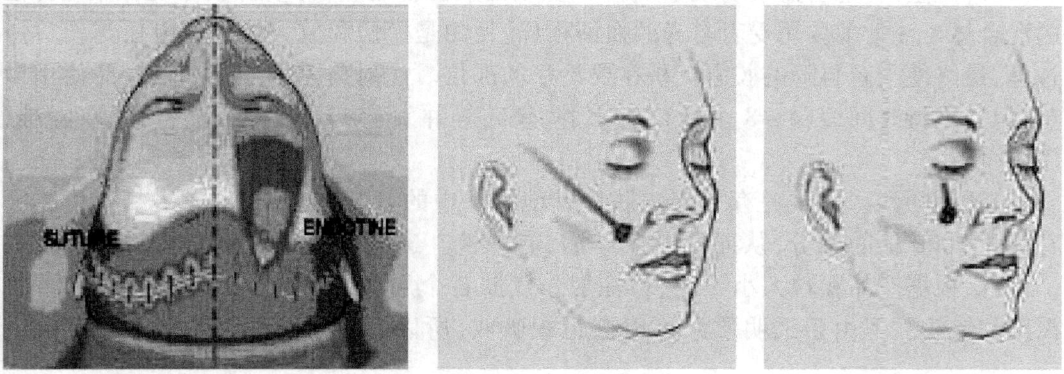

A　　B　　C

图18-31 五爪钩在前额部除皱术（A）、鼻唇沟过深（B）及中面部下垂（C）中的应用

七 其他方法除皱术

（一）肉毒毒素注射

临床应用的肉毒毒素是A型肉毒素。它由A型肉毒梭菌产生，通过基因工程技术提取出的生物毒素类肌肉松弛剂。其作用机制是通过作用于突触前膜，抑制乙酰胆碱的释放，导致肌肉松弛性麻痹，从而抑制肌肉的收缩，以达到去除皱纹的目的。所以，肉毒毒素注射法针对的是动力性皱纹，它是一种安全、简单、有效的除皱技术。但肉毒毒素作用的持续时间约3～6个月，需反复注射。该技术的关键在于熟练的掌握面部肌肉的解剖位置及对应的动力性皱纹的特点；正确选择注射部位及注射剂量。

适应证：额横纹，眉间纹，眉形欠佳，鼻根横纹，鱼尾纹，鼻唇沟，口周纵向皱纹，颈部老化。

（二）注射填充法

注射填充法除皱技术是应用各种材料，填充于面部不同的部位的微创除皱技术。有以下几种材料：

（1）自体颗粒脂肪：自体组织无抗原性，质地适宜，安全性好，可用于充填上睑凹陷、鼻唇沟、面部凹陷形皱纹等，美容效果好。可抽吸腹部、大腿等处的自体脂肪，处理后，回植到面部。自体脂肪移植后易出现钙化，还会有20%～50%的移植物会被吸收，常需2～3次手术才能达到最终效果。尽管如此，自体材料有无法比拟的优越性，是很好的选择材料之一。

（2）胶原蛋白：胶原蛋白是真皮的主要结构成分，也是人体含量最丰富的蛋白质，它赋予皮肤一定的强度，并且有支撑作用。根据产品特点，将其制剂注射于皮肤不同深度，可矫正面部动力性皱纹及重力性皱纹。早期产品为牛胶原蛋白提取物，需皮试，现在的产品为人源性胶原蛋白制剂，无免疫原性，应用较广泛。

适应证：额纹、鱼尾纹、眉间皱纹、鼻唇沟、痤疮疤痕、疾病、外伤或手术引起的皮肤萎缩和凹陷等。

禁忌证：①患有自身免疫性疾病；②过敏体质或对利多卡因等过敏者；③孕妇及18岁以下未成年者或患有严重疾病者。

（3）纤维蛋白：是由血浆明胶基质和ε-氨基乙酸混合而成，为生物性物质与非生物性物质的混合体。注射前要用受者自身的血清稀释，目的是模仿和放大体内的凝血与伤口愈合的过程，最终使受者自身的胶原沉积在要治疗的部位。注射前需做皮试。该产品使用操作简单，但其维持时间短（4～8个月），有水肿、硬结等并发症。不能永久塑型，提取困难，故应用较少。

（4）透明质酸（HA）：是存在于皮肤和其他组织中的氨基聚糖，又称黏多糖。可以吸取自身体积1000倍的水分，从而使肌肤丰满、有弹性。透明质酸无免疫原性，操作简单，安全，有效。根据产品颗粒大小不同，可注射于皮肤各个层次，常与肉毒素同时使用，矫正不同深度的皱纹。但由于透明质酸可以被组织吸收，所以需要反复注射。该产品目前应用很广。

适应证：额横纹，眉间纹，鱼尾纹，鼻唇沟，口周皱纹，颈部老化。

（三）激光除皱

激光除皱术就是通过电脑控制低能量的二氧化碳激光照射于面部的除皱护肤技术。该技术准确地控制气化皮肤表层的深度，去除组织中多余的水分，消除表皮老化的角质层，使真皮内的胶原纤维修复再生，从而恢复皮肤组织弹性，达到消除皱纹的目的。

激光除皱的优点为操作简单、安全，效果明显，表面无痕，恢复期短，无痛苦等。激光除皱的缺点是极少数人术后有色素沉着。

激光面部除皱手术仅适用于消除细小、较浅皱纹，对于皱纹深而宽者不适合。

第五节　除皱术后的治疗与护理

（一）全麻术后常规治疗与护理

如选择全麻插管的术后患者，术后与所有全麻患者同样对待：禁食水6小时，心电监护，血氧检测，持续低流量吸氧，意识完全清醒前可留置导尿。

（二）镇痛

除皱术后一般疼痛不明显，仅有因包扎而带来的不适感。但对于疼痛敏感的患者可根据需要选择持续镇痛或术后当夜给予布桂嗪（强痛定）等口服镇痛药物。

（三）冷敷

一般术后肿胀的高峰在24～48小时，因此在这一阶段可以通过冷敷来减轻肿胀。但要保持包扎部位敷料的清洁，否则可能引起感染。可让患者清醒后保持头部抬高位，以减轻肿胀。

（四）饮食

患者全麻清醒后，可先进半流食，如有恶心、呕吐等症状的患者应查明原因后，肌注维生素B_6、艾莫尔等药物以缓解症状。鼓励患者尽快恢复正常饮食。除皱术后禁烟、酒、辛辣刺激性食物1个月。

（五）包扎

除皱术后的包扎十分重要。术区均予纱布及棉垫平整覆盖后，用弹力绷带适当加压包扎，因眼部组织疏松，易肿胀，术后三天可将眼部同时适当加压包扎，以减轻肿胀。术后要注意观察患者额部、耳周、颏下等处是否有明显疼痛。因上述部位易因包扎过紧造成局部皮肤缺血坏死。故如疼痛明显，需立即打开包扎，查明原因后重新包扎。此外，弹力绷带应着力于颏部，如包扎不正确而着力于颈部时，可造成呼吸困难，应注意避免。

（六）预防感染

除皱术后常规应用广谱抗生素5天以预防感染。如有感染迹象查明感染部位后，进行菌培养，选择敏感抗生素，同时加强局部换药。

（七）换药

如无局部明显疼痛、血肿、感染等情况，术后3天换药，并拔除引流。打开包扎后，用1∶5000苯扎溴铵温水清洗头发，无菌敷料沾干头发后，碘附彻底消毒切口及术区，同时查找有无局部小血肿，如发现，则可在彻底消毒后用无菌注射器抽吸血肿，并每天检查，依上法处置，直至完全没有血肿。术后3天换药后的包扎可适当减少敷料，减小加压包扎的压力，以利于静脉回流，促进术区肿胀的消退。耳前耳后切口可在术后6天拆除缝线。个别张力较大处可延迟拆线。发际内张力较大处可于术后10天左右拆除缝线。

（八）用药

术后可服用帮助肿胀消退的药物，如消脱脂等。禁用任何类型的可能加速血液循环，降低凝血机制、影响伤口愈合的补品、药品，如人参、阿司匹林、活血药、减肥药、调经药等，如需要应向手术医生咨询。

（九）休息

原则上除皱术后鼓励患者及早下床活动，以促进身体的恢复和伤口的愈合。

（十）心理安慰

绝大多数患者因术后的不适、局部包扎、面部肿胀等会有不良情绪。这除了需要术前的充分告知外，术后的安慰与指导也很重要。要与患者解释上述生理现象，让患者认同并接受。

（十一）恢复期

告知患者除皱术是创伤性较大的手术，特别是SMAS技术等深部平面较大范围分离者。

在术后的几个月内可能会感觉到皮肤发紧,部分区域麻木、瘙痒,偶尔有刺痛。这是手术造成部分感觉神经末梢损伤所引起的,一般会在1~3个月左右随着损伤神经的恢复而消失。个别患者局部皮肤麻木可能会持续半年以上。还要告知患者在术后数周内,可能会有局部少量脱发。这是暂时的,不用担心。

第六节　除皱手术并发症的防治

除皱手术因分离层次多而复杂,分离平面广泛,故而在理论上难免发生各种并发症。在实践中应积极预防并发症的发生,及早并认真处理已发生的并发症。除皱术的常见并发症包括如下。

一　出血与血肿

1. 表现　出血与其后形成的血肿是除皱术后最常见的并发症。发生率1%~10%不等,男性患者的发生率更高。血肿多于术后24小时内出现,临床表现为术区疼痛加重、饱满、肿胀及青紫。常见眼睑、口唇肿胀,颊黏膜瘀斑。血肿区可触及波动感。

2. 原因

(1)血压升高:术中和术后血压升高是并发血肿的最可能原因。紧张、疼痛、恶心、呕吐等均可导致血压升高。

(2)术中止血不彻底、术后包扎不妥:除皱术中应熟悉易出血的部位,如额颞部除皱术的颞浅血管额、顶支,颧弓韧带附近的面横动脉分支,下颌角后下部位的颈外静脉属支,等等,均需确切止血。

(3)术前患者曾服用某些药物:某些消炎药,如阿司匹林、保泰松、激素类等;血管扩张药和抗凝药,如双嘧达莫、氯贝丁酯、维生素E等。服用上述药物者,须术前停用2周方可手术。术后1周再继续服用。

3. 预防　术前2周停用阿司匹林等非甾体类抗炎药(NSAIDs);减轻术中疼痛;缓解患者紧张情绪;控制血压;应用止血药;术中细心操作,确切止血;术区留置皮条或负压引流;术后于术区放置纱布、棉垫等敷料适当均匀加压包扎。

4. 治疗　血肿加重表现为疼痛、肿胀及紫斑的逐渐加剧。此时应即刻打开包扎,检查皮瓣。术后早期的血肿如为活动性出血所致,仅用抽吸和加压包扎难以解决时,应立即拆开缝线,掀开皮瓣,彻底止血。术后1天血肿,在48小时内会液化,可选择穿刺抽吸后加压包扎来处理,但务必注意无菌操作。如血肿处理不彻底,将导致较严重的色素沉着,须数周或数月才能消退,还会引起皮瓣皱缩,严重者机化形成结节和条块,严重影响术后效果。

二　血清肿

1. 原因　继发于全身炎症或腮腺损伤。

2. **预防** 正确的分离平面;处理 SMAS 筋膜时或折叠缝合时,避免损伤腮腺。

3. **治疗** 如因腮腺损伤所致,需放置负压引流持续抽吸,常历时数周。

三 神经损伤

1. **感觉神经损伤** 除皱术最常损伤的感觉神经是耳大神经,偶有眶上神经、眶下神经受损。表现为相应区域的感觉异常。耳大神经损伤的发生率较高,但上述损伤多为暂时性的,终能代偿或恢复。

除皱术后,于耳大神经分布区如颊部、耳垂附近、耳廓后面下部等区域的皮肤有感觉迟钝或麻木,可持续数天至数周。如感觉丧失,长达数月无恢复趋向,提示有耳大神经断离,若再有断端痛性神经瘤症,即可确诊。应手术切除神经瘤,吻合断离的神经。

额部冠状切口后,多有头皮感觉迟钝、麻木、瘙痒等感觉异常。是由于眶上神经分支在切口区被断离所致。个别有切口后顽固性麻木、奇痒的报道。这些是冠状切口.帽状腱膜下分离的缺点之一,需进一步研究解决。

2. **运动神经损伤** 面神经是除皱术最易伤及的神经,但发生率较低。多数面神经分支的损伤可以代偿而恢复,但也有永久性损伤致相应部位面瘫者,后果严重,故应十分重视。

关于面神经损伤问题,依面神经的分支、走行、吻合及分布特点,考虑关于面神经学的安全性,包括两方面内容:一是区域问题,面神经通过逐级反复分支,数量逐级增多,支配范围增大,所以受损代偿作用增强。从这个意义上讲,如以腮腺浅出部位算作中心,由此越向外周,面神经支的安全性越大。二是走行平面问题,越向中心,走行平面越深,起保护作用的组织、结构越多而安全性也越大(详见"相关解剖学"一节)。外科医生若能熟悉关于面神经的解剖学知识,掌握除皱手术的各种技术,永久性面神经损伤的发生几乎罕见。

面神经损伤的范畴至少应包括如下 3 个概念:

(1)暂时性麻痹:由于术中局部麻醉药对某一神经支的异常阻滞作用造成。可于数小时后完全恢复。

(2)神经力弱(nerve weakness):是由于表情肌附近的少数小分支离断造成。前已述及,在 SMAS 下分离至额肌、眼轮匝肌和颧肌外缘时,需钝性分离,或者分离平面转浅进入皮下脂肪层中。神经力弱一般只有主观感觉并无客观表现,常在临床上漏诊。

(3)永久性面瘫:这是由于某神经支(干)断离造成。越是靠近腮腺浅出部位,损伤后的累及范围越大、麻痹程度越深。

3. **原因** 吸脂管用力过重、神经鞘水肿、过度的电凝止血、缝合结扎、分离时的切断等。

4. **预防** 熟练掌握面部解剖,熟知面神经分支、耳大神经的走行层次和部位。术中仔细操作。

5. **治疗** 如术中确认有神经支(干)被断离,即行神经吻合术;如术后发现面瘫,一经确诊并辨明损伤部位后,尽早行探查,行神经修复术。这是治疗该严重并发症的最有效措施。

四 感染

因面部血运丰富,感染发生率很低。如有感染,一般在术后4~5天出现,表现为局部的红、肿、热、痛,可有局部波动感,有脓液形成。术前患者体内如有感染灶,应停止手术,术中严格无菌操作。术后常规应用广谱抗生素5天。如出现感染,应密切观察,及时处理,防止蜂窝织炎的发生。

五 皮肤结痂与坏死

1. 除皱术并发较大面积全层皮肤坏死少见,但小面积和表浅坏死时有发生。原因如下:

(1)皮肤张力过大,血运受损。

(2)血肿未得到及时处理,导致感染、坏死。

(3)皮肤瓣分离过薄,损伤血供,除可引起皮肤坏死外,还易发生真皮粘连的畸形改变。

(4)吸烟。

(5)电刀误烧局部可致点状坏死等。

(6)包扎不当,压迫局部造成坏死。

2. 预防 避免皮瓣张力过大;积极预防和及时处理血肿;术中正确分离皮肤瓣厚度,根据要求和不同部位,宜带适量皮下脂肪;术中避免电刀损伤皮肤。注意包扎时防止局部过厚过紧情况,如发生局部剧痛,立即打开包扎检查。

3. 治疗 皮肤的表浅坏死仅遗留色素异常;全层坏死面积较大者,积极处理控制后,于3~4周可行皮片移植术。

六 秃发

1. 除皱术后明显秃发的发生率为1%~8%。秃发可以是暂时性的,也可以是长久的。常见原因如下:

(1)头皮瓣分离过薄,损伤毛囊;或使用电刀分离,损伤毛囊。

(2)张力过大,缝缘瘢痕形成、毛囊变性。即使无明显张力,若边距过宽、针距过密也能引起缝缘秃发带。

2. 预防 头皮瓣分离时不宜用电刀;掌握正确的平面,保留一定量的皮下脂肪(内有毛囊)等均属必要。缝合帽状腱膜减张,缝头皮时边距仅涉及两排毛发,针距以6~7mm为宜。

3. 治疗 暂时性脱发以安慰患者为主。永久性秃发可后期行毛发移植术。

七 疼痛

除皱术后少有明显的术区疼痛甚至剧痛。

1. 原因 如发生术后短期疼痛,提示有发生血肿的可能。颏部、耳廓和额区的火辣样疼痛，提示有包扎压迫的可能。如发生长期疼痛，可能是断端神经瘤或神经被缝扎。还可能是心理问题。

2. 预防 短期疼痛应及早检查是否有血肿，敷料包扎是否妥帖。长期疼痛者视原因而解决。

八 不对称与复发

不对称可能的原因有两侧切除组织量不等；缝合牵拉力量不等；吸脂量不等。过早松垂可能因缝合固定不确切；缝合张力过大，组织被切割而失去上提作用。所以，术中牵拉固定组织时必须是对称、安全、有效。缝合固定在牢靠结构上，如骨膜或筋膜等。

九 增生性瘢痕

除皱手术切口瘢痕增生，常位于耳垂周缘和乳突区。原因之一是张力过大，另可能为特殊部位的未明原因（如扎耳眼有少数瘢痕增生者）。上述两部位是面颈部除皱术的关键固定点，是张力集中部位。缝合时可做深层褥式上提缝合减张，切口分层缝合减张。深层以深部打结的缝合方法，以减轻缝线反应引起的瘢痕增生。

如有缝缘瘢痕增生的迹象时，采用曲安奈德（去炎舒松 A）0.2～0.4mg，做瘢痕内注射，每周 1～2 次，连续 3～4 周，对一些病例有减轻瘢痕的作用。

十 色素沉着

发生在血肿、瘀斑部位，是由于含铁血黄素积淀造成。多数情况需 1～3 个月消退，个别病例可持续更长时间。治疗无显效，故应积极预防能招致皮肤瘀斑、血肿形成的各种因素。

十一 接触性皮炎

发生率很低。发生在头皮，可出现红斑、瘙痒和鳞屑。

1. 原因 低敏性纸胶带，局部抗生素药膏的使用。

2. 预防 敏感体质禁用胶布，局部慎用抗生素药膏。

3. 治疗 祛除致敏物，应用弱效皮质醇类药物。

十二 外形不规则

1. 原因 大孔径吸脂管吸脂，或未在皮下保留薄层脂肪，缝线线结表浅，张力不均的缝合，未经处理的血肿和血清肿导致过度纤维化和机化后持续很长时间的硬结。

2. 防治 防治其他并发症是最好的方法。

十三 皮肤穿孔

很少见。分离老年性或薄皮肤时要格外小心。如发生穿孔,可用可吸收缝线做皮下缝合。少数穿孔造成大缺口时,考虑行皮片移植。

十四 耳移位

耳移位可因面部皮瓣提紧时张力分布不均匀所致。耳垂前移多见。在双侧耳垂重新定位时要注意位置的自然,对称。

(王 娜 张 晨 王志军)

第十九章 乳房美容外科

第一节 乳房的应用解剖及美学标准

一 胚胎发育学

乳腺起源于外胚层(Vorherr,1974),同皮肤的附属腺一样,一部分形成毛发,一部分形成皮脂腺。其中一部分皮脂腺选择性地转化为乳腺。该理论提示乳房腺体与表面皮肤之间的密切关系,在临床上减少腺体与皮肤间的广泛剥离可保证腺体和皮肤间的血供良好。

二 解剖学

(一) 乳房的血液供应(Goldwyn RM. 和 Vorherr,1974)

乳房的血液供应主要有三个手术来源,即:乳房内动脉,胸外侧动脉和肋间肋间动脉的穿支(图 19-1)。

1. 乳房内动脉(mammary artery),在胸骨旁上6 肋肋间隙下分出前穿支,深度在皮下组织脂肪层10~15mm,供应乳房内侧部分,占乳房供血60%。

2. 胸外侧动脉,起于腋动脉,越过乳房腋部,在皮下脂肪层10~25mm 并与其他动脉吻合,供应乳房外上部,占乳房供血量30%。

3. 后肋间动脉的前、外侧分支(3~5 肋间)。供应乳腺外下部分。占乳房供血量的很少部分(腋动脉分支,胸肩峰动脉,肩胛下动脉分支也提供很少部分的血供)。

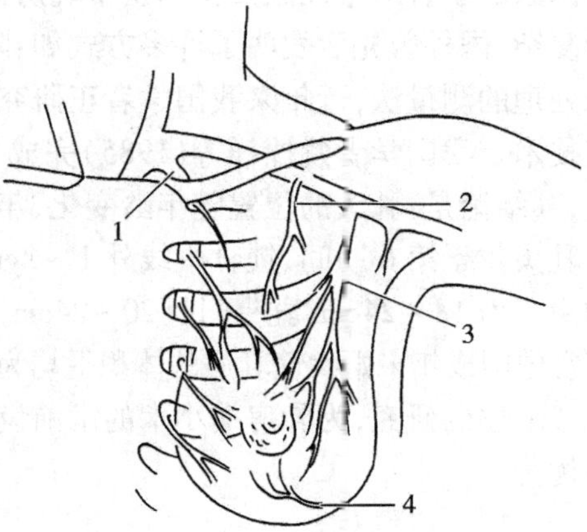

图 19-1 乳房的血液供应

1. 胸廓内动脉;2. 胸肩峰动脉;3. 胸外侧动脉;4. 后肋间动脉

上述血管在腺体周围有丰富的吻合,在腺体前后形成深浅两层血管网,并在乳头乳晕周围形成血管网。Lalardrie(1982)认为:乳房的动脉网有皮肤真皮血管网、腺体前血管网和腺体后血管网三种,皮肤真皮血管网占主要部分。

乳头乳晕血供:由胸内、外侧动脉肋间动脉在乳头乳晕深面形成血管网,也有三种形式,即:乳头乳晕真皮下血管网、乳晕周围动脉环上的轮辐状分支和乳腺导管周围和乳头下方的毛细血管网。也有人认为有一些乳房内动脉在此进入乳头。

(二) 乳房的感觉神经分布(sensory nerve innervation of breast)

分布到乳头乳晕的是第四肋间神经的外侧皮神经前支,司乳头的感觉(Edward,1974)。其解剖标志点是在第4肋间隙与胸大肌内侧缘交点。该点是神经向上穿出越过腺体的部位,该神经越过腺体到乳头乳晕浅部,分出3束。一束到乳晕,一束到乳头,一束到乳头上实质。这些神经进入乳晕的体表投影位置点,右乳头相当于7点,左乳头相当于5点(图19-2)。

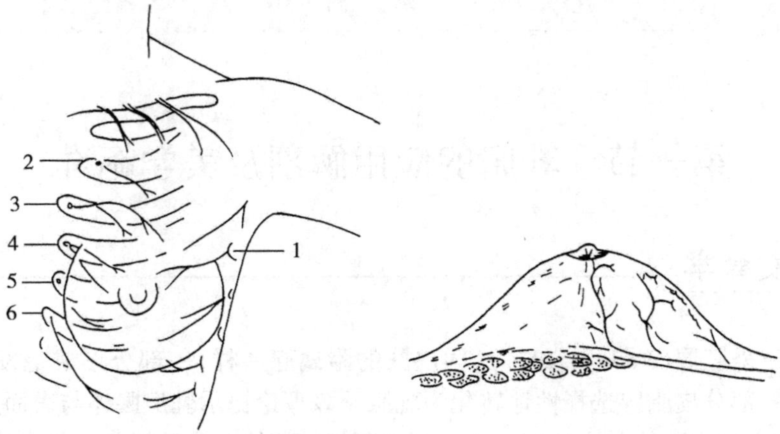

图19-2 乳房及乳头、乳晕的感觉神经分布

1. 第四肋间神经的外侧皮神经前支;2. T2神经;3. T3神经;4. T4神经;5. T5神经;6. T6神经

三 乳房的美学标准(standard of breast beauty)

包括乳房的特点、位置、乳房高度,以及乳房病理、生理改变后的体表解剖变化。这方面许多国家的学者对本民族妇女的正常乳房做了许多项指标的定量测量,其中乳房体积的测量较为复杂,国外曾先后发明了许多方式如:阿基米德定律测量法、石膏模型法、乳房法、计算机国家处理的测量法,近年来我国学者正研究用莫尔等高条纹测量法,进行乳房各项指标的精确测定技术。我国学者姚榛祥等(1985)完成了对国内210名16~40岁女性乳房多项形态学的测量,其结论是:乳头的位置随年龄变化,年轻妇女乳头位于第5肋间、锁骨中线外1cm;中年妇女乳头位于第6肋间、锁骨中线外1~2cm。许多研究认为:乳头的位置在胸骨上切迹至乳头的距离为18~24cm,乳头间距20~24cm,乳房下皱襞至乳头的距离为5.0~7.5cm,平均6.5cm。正常中国成年未婚女性乳房的体积平均为325ml左右。评价乳房的大小与身高和体重有关。

上述的研究,为乳房缩小术的术前设计提供了定量的标准,使术后乳房对称性更好,外形更优美。

第二节 隆 乳 术

一 隆乳术的手术适应证和禁忌证

(一) 手术适应证(indication)

小乳症及单纯为美容目的要求做隆乳手术(augmentation mammoplasty)者;乳房不对称;单

侧乳房发育不全；轻度乳房下垂，乳房缺损。

（二）手术禁忌证（contraindication）

乳房有炎症、肿瘤；受术者心理不正常；精神病患者；其他同常规手术禁忌证。

二 麻醉（anesthesia）

一般采用硬膜外麻醉，也可选用全身麻醉。隆乳术如选用乳晕或乳房下皱襞切口可应用局部麻醉。

三 术前准备（preoperative preparation）

乳房假体植入的定位设计。站立位与平卧位时乳房有明显的移动，且乳房内、外侧皮肤的弹性差异较大，因此乳房假体植入的定位设计要考虑到这些变化因素。具体设计方法：首先于立位时标记出两侧乳房下皱襞连线相交于胸骨中线的 A 点（该点在站立位与平卧位时相对不变）。麻醉后受术者仰卧、双臂外展 90°，再自 A 点垂直于胸骨中线向两侧画一水平线，以此线作为乳房假体植入的下界，胸骨中线旁开 2cm 为其内界标记出一大于乳房假体直径 3～4cm 的圆形乳房假体植入区（图 19-3）。

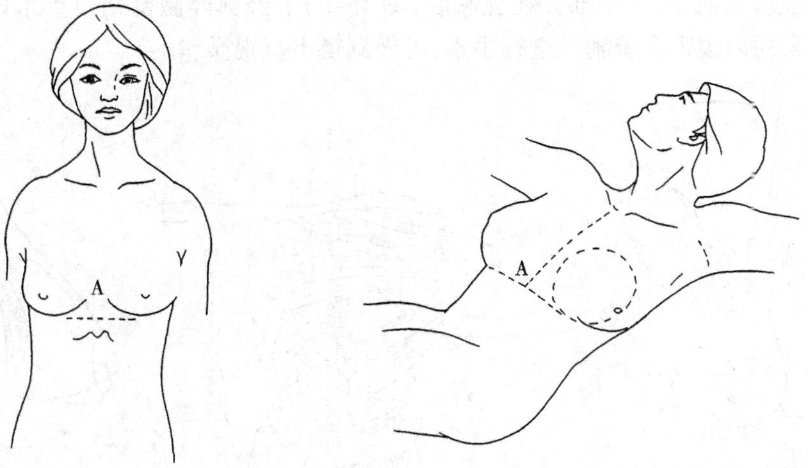

图 19-3 乳房假体植入的定位设计

四 隆乳材料（material of augmentation mammoplasty）

1. **自体组织移植**（autograft）

（1）带蒂真皮脂肪瓣移植：Maliniac（1950）、Marino（1952）和 Longrace（1953）采用局部带蒂真皮脂肪瓣进行隆乳术。近年来通常月于乳癌根治术后以及乳腺腺病行乳腺单纯切除的患者。

（2）Berson（1945）、Bames（1950）和 Waston（1956）采用游离真皮脂肪瓣移植隆乳术。因其吸收率可达 30%～50%，且易发生脂肪液化，组织坏死的诸多并发症，故近年来很少有人使用。

(3)颗粒脂肪注射移植隆乳术(augmentation mammoplasty by particle fat injection)。

2. 医用硅凝胶乳房假体(Cronin 和 Gerow,1962)　是一种有机硅化合物聚合体,为黏度极高的聚二甲基硅氧(dimethylpoly silicone),依其化学支架不同,它同成为液态、凝胶、树脂、或橡胶状。硅橡胶是柔性的线型分子,通过有机过氧化物或铂等催化交联后成为一种网状结构,具有橡胶的弹性。具有良好的化学稳定性和组织相容性,而且易于加工成形,使用方便,是理想的内用组织代用品,也是较理想的人工植入材料,它具有以下性质:①不受软组织干扰;②无化学活性;③不产生炎症反应或异物反应;④无致癌性;⑤无变态反应或过敏反应;⑥能形成理想的形状;⑦可消毒,耐高温高压。医用硅凝胶乳房假体的外面为一完整的硅橡胶囊,按其内囊内容物不同可分为硅凝胶(silicone gel)充填型和盐水充填型等;依照使用方法可分为注入型和植入型(一般硅凝胶充填型称植入型,盐水充填型称注入型);按照硅凝胶囊表面特性分为:光滑型、网状型;按照硅橡胶囊囊腔多少分为:单囊型、双囊型、多囊型。

五　不同入路的手术方法

常用的手术切口有:经腋窝入路、经乳晕切口入路、经乳房下皱襞切口入路或经脐部切口入路(一般用于盐水充填型假体,图 19-4)。常用的假体植入层次有:胸大肌下、乳腺后及双平面(上半大部在胸大肌下、下半部分在乳腺后,图 19-5)。经典经腋窝切口手术以盲视下剥离为主,近年有采用内窥镜系统辅助进行手术,可做到镜下直视操作。

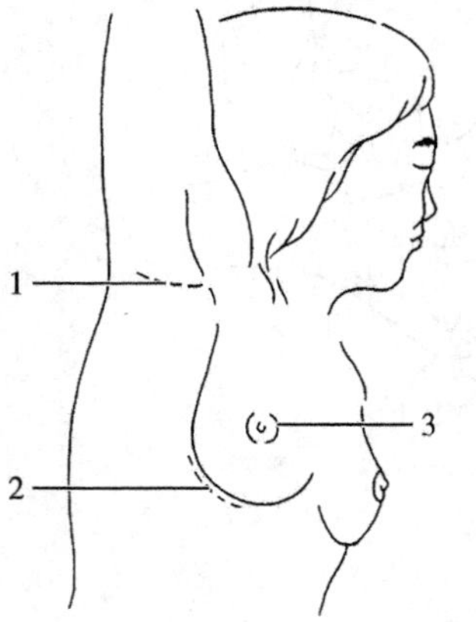

图 19-4　隆乳术手术切口示意图

1. 腋窝切口;2. 乳房下皱襞切口;3. 乳晕切口

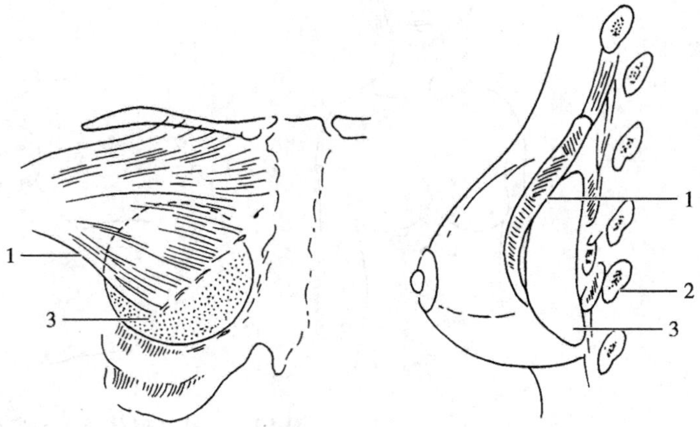

图 19-5　乳房假体的置入位置

1. 胸大肌;2. 肋骨;3. 乳房假体

(一) 经腋窝入路(approach axillary fossa,夏威廉法)

切口位于腋窝顶部,平行于腋窝皮肤皱纹。切口的长度根据不同种类的乳房假体而定,一般为 3 ~5cm。

沿切口切开皮肤及皮下组织,顺乳头方向剥离深面的结缔组织至胸大肌后间隙。此时可用隆乳术剥离器按设计的乳房假体植入范围在胸大肌后间隙处分离出一腔隙。如剥离到胸大肌在第 5、6、7、8 肋的起点处受阻,可将这部分胸大肌起点离断。

充分止血后，植入乳房假体于胸大肌下。

缝合切口时一定要在直视下确定不会扎破假体后逐层缝合切口。术后加压包扎。

（二）经乳晕切口（approach mammary areola，Rees 法）

切口最好设定在乳晕的内下方与皮肤的交界处以避免损伤乳头乳晕的感觉神经。切口长度为 3～4cm。

沿切口切开皮肤及皮下组织至乳腺表面。此时有两种选择：第一，放射状切开乳腺达胸大肌表面，切口长度需 4cm；第二，沿乳腺表面剥离，绕过乳腺到胸大肌表面。

后沿胸大肌肌纤维方向分开胸大肌至胸大肌后间隙，再用隆乳术剥离器按设计的乳房假体植入范围分离胸大肌后间隙。以后的操作同腋窝入路。

（三）经乳房下皱襞切口（approach submammary fold）

切口位于乳房下皱襞中央。切口长度可较其他切口略短，一般为 2～4cm。该切口入路手术操作比较简单，切开皮肤皮下组织后可直接胸大肌后间隙剥离。其他手术操作同腋窝入路。

六 脂肪颗粒注射移植隆乳术（mammary augmentation by particle fat injection）

脂肪颗粒注射移植隆乳术是用注射器或专用抽脂器从身体脂肪堆积处（如腹部、大腿部）抽取脂肪，所抽取的脂肪经过滤和分离后成为较纯的脂肪。再用等口径的注射器将脂肪颗粒注射到乳房腺体后间隙及（或）腺体表面。Chajchir 和 Benzaquen 经过临床观察认为脂肪颗粒注射移植术后 6～12 个月吸收率为 30%～60%，故过度矫正 50% 是必要的。但移植的脂肪颗粒过多，将会导致脂肪细胞液化，坏死，结节形成。所以通常每侧乳房每次脂肪颗粒注射的量为 100～150ml 左右，术后 3 个月可再次注射。

七 术后处理（postoperative treatment）

隆乳术后除切口用酒精纱布包扎外全部手术区域也需要加压包扎。包扎的压力方向可根据手术的具体情况加以调整。一般经腋窝入路的手术包扎的压力可偏重于乳房上部。其他的入路方法应均匀包扎。包扎的目的是压迫止血和防止假体移位，因此包扎可持续 3～5 天。隆乳术后可放置引流，术后 48 小时拔出引流。隆乳术后 4～5 天应做乳房按摩，手术后 7 天拆线。

八 隆乳术的并发症及其防治

（一）乳房假体包膜挛缩（breast implant capsule contracture）

1. 病因 ①剥离的腔隙不充分；②乳房假体纤维囊挛缩（包膜）。其中血肿、感染、异物刺激、患者的特异性体质、病毒或无临床症状的细菌感染、迟发性乳房假体周围小血管破裂也可能是潜在的乳房假体纤维囊挛缩的病因。乳腺后假体植入也是纤维囊挛缩的高危因素之一。

2. 诊断 1975 年 J. Baker 提出隆乳术后乳房假体包膜挛缩（硬化）的分级标准：I 级：不能

扪及植入后的乳房假体，手感接近正常乳房；Ⅱ级：略可扪及植入后的乳房假体，外形正常，受术者无不适感；Ⅲ级：乳房假体中等硬度，受术者有感觉，可能有乳房形态变化；Ⅳ级：乳房高度硬化，乳房外形明显异常，受术者有不适感。

术后乳房即刻有上述Ⅱ~Ⅲ级硬度变化，且症状逐渐加重，多为假体植入的剥离腔隙不充分所致。

如有感染，血肿等明显诱因，而乳房硬化在术后1~2个月后逐渐发生并加重。多为乳房假体纤维囊挛缩。

其他不明原因的乳房硬化，其病因诊断很困难，需要事先向受术者阐明。

3. 处理方法

(1)预防：严格执行无菌操作程序；严格按解剖层次剥离；剥离的腔隙必须充分；严格止血；术后常规进行抗感染治疗，给予1~2次止血药；均匀的加压包扎。必要时应用创面引流措施。术后进行乳房按摩对纤维囊挛缩有一定预防作用。

(2)治疗：乳房硬化一旦发生，手术治疗是唯一有效的方法。通常需要“井”字形切开挛缩的纤维囊，扩大假体植入腔隙，必要时切除纤维囊。术后常规放置引流。加压包扎需持续7天。如有明确的证据证明受术者对乳房假体有强烈反应则不宜行乳房假体植入术。

（二）乳房假体植入位置异常

常见乳房假体在乳房的上极、乳房外侧和乳房的下极。偶见在乳房的内上方。

1. 病因 乳房假体植入位置设计有误；剥离腔隙的范围有误；加压包扎方法有误；假体纤维囊挛缩。

2. 诊断 视诊即可作出诊断。病因诊断需结合病史具体分析。

3. 预防 正确设计乳房假体植入位置；严格按照设计剥离腔隙；均匀加压包扎；术后短期内(2周内)注意观察位置变化，此时假体移位可能通过手法进行调整，严格执行预防纤维囊挛缩的措施；限制上肢过度活动2周。

4. 治疗 通常需再次手术处理。根据情况可取出或不取出假体。手术的内容是要按正确的假体植入位置重新剥离腔隙。通常也需要“井”字形切开挛缩的纤维囊，按需要扩大假体植入腔隙，必要时切除纤维囊。术后常规放置引流。特别需要对那些异常的植入部位做限制性加压包扎，并需持续7天，以闭合创面。

（三）血肿：术后创面急性或慢性渗血

1. 病因 术中损伤较大的血管；创面止血不彻底；患者凝血系统有障碍；术后上肢过度活动；过早按摩乳房。

2. 诊断

(1)急性血肿：术后短时间出现患侧乳房迅速增大，患者常有明显跳痛，切口持续渗血，切口周围皮肤有瘀血瘀斑。

(2)手术后期血肿：术后1~2天内患侧乳房逐渐肿大，局部皮肤有明显青紫色瘀血瘀斑，患者有胀痛感或跳痛感，切口渗血。

3. 预防 避免月经期手术；严格检查受术者凝血系统状况；术中严格止血；术后加压包扎；术后给予止血药；限制受术者上肢活动；禁止早期按摩乳房。

4. 治疗 即刻清创止血，创面放置引流，加压包扎，术后应用止血药，应用抗菌素防止继发感染。

（四）感染

临床常见有急性感染，通常在术后几周内发生。偶见迟发性感染，可以在手术几个月后出现。

1. 病因 急性感染污染是常见的病因，它可以来自术前、术中和术后各种途径。迟发性感染的病因则比较复杂，可能与病毒或条件致病菌的存在有关。

2. 诊断 急性感染术后几周内手术区域出现红、肿、热、痛，即可明确诊断。急性感染可以伴有体温升高。迟发性感染一般在术后几个月后逐渐出现手术区域的红、肿、热、痛，通常不伴有体温升高，或仅有全身低热。

3. 预防 严格掌握手术适应证；一切与手术区域接触的物品、器械和乳房假体均应严格消毒灭菌；严格术前、术中和术后的无菌操作；术后使用抗生素预防感染。

4. 治疗 感染早期应立即应用大剂量广谱抗生素1～2周。如局部皮肤出现波动感则需立即切开引流。必要时取出乳房假体，清创引流。3个月后可再次行隆乳手术。

（五）假体外露

1. 病因 切口感染裂开是假体外露的常见病因。由于切口缝合层次少或其他原因引起的切口愈合质量差也可导致乳房假体外露。

2. 治疗 因感染造成的假体外露，应按抗感染措施治疗。因切口愈合质量导致的假体外露除对症治疗外，可试行重新缝合创口。如重新缝合创口失败，则需取出假体，待创口愈合后3个月，再次手术修复。

（六）假体渗漏

1. 病因 乳房假体的质量；各种原因导致假体损伤；假体渗漏的高危因素有假体充盈不足、假体囊内使用抗菌素或激素、假体的品牌等。因未分析其因果关系，故这些因素仅供临床参考。

2. 诊断 2～7天内患侧乳房体积迅速减小，多为盐水充注式乳房假体破裂。数周或数月患侧乳房体积逐渐减少，多为盐水充注式乳房假体有渗出。硅胶假体破裂临床上常有患侧乳房红、肿、热、痛等刺激症状，并可形成多个团块，可出现乳房硬化表现。B超或磁共振检查可确定诊断。

3. 预防 术前严格检查假体质量；避免术中任何尖锐器械刺破假体；适当的假体的充盈度；剥离腔隙要充分，使假体充分舒展。

4. 治疗 一旦发生假体渗漏应立即取出假体。盐水充注式乳房假体取出后可以即刻行乳房假体再植入手术。如是硅凝胶的漏出，需要尽可能地清除干净，创面引流，创口愈合后至少3～6个月后考虑再次行乳房假体植入手术。

第三节 巨乳缩小成形术

一 适应证

乳房肥大的确切病因目前还不十分清楚。乳房肥大常见于两种情况，一种是伴发于全身性肥胖，另一种是青春期乳房肥大。偶见于多次生产后继发的巨乳症。此外乳腺腺病也可导致乳房肥大。上述情况均为手术适应证。

二 麻醉选择

巨乳缩小成形术(reduction mammoplasty)通常选用硬膜外麻醉或全身麻醉。手术范围较小的可用局部麻醉。

三 术前准备

术区准备同一般外科原则。

(一) 新乳头乳晕的定位设计

标定新乳头位置主要有两种方法:第一种:乳房下皱襞水平位置参考法。患者于坐位或站立位,此时新乳头的水平位置应位于乳房下皱襞在乳房表面的投影上 2 ~ 3cm,并与锁骨中点与乳头的连线相交。第二种:锁乳线和胸乳线参考法。患者于坐位或站立位,从锁骨中点向下至乳头做一连线,再从胸骨上凹中点做一长约 20 ~ 24cm 的直线,此直线远端与锁乳线相交,相交点为新乳头位置。此外有学者认为新乳头的水平位置相当于患者上臂中点的位置。

(二) 切口设计

早期的乳房缩小术主要采用 Passot(1925)的乳房下皱襞切口,此切口因不能切除水平方向的多余皮肤,目前很少使用,仅用于轻、中度乳房肥大的乳房基底盘形切除术。

倒 T 形切口可切除水平和垂直方向多余的皮肤,是目前广泛采用的切口。

Wise 模板和 Duke 钢丝环的设计使按需切除多余的乳房组织与术后形成的倒 T 形切口更加和谐统一。Wise 模板有三种型号,分别适用于轻度、中度和重度乳房肥大。其优点是一次性设计出所需切除的乳房组织,确定缝合新乳晕的切口周长和弧度,确定新乳晕至乳房下皱襞的长度(图 19-6)。Duke 钢丝环的原理与 Wise 模板相似,而且更加灵活,其两臂的夹角可根据所需切除的乳房组织进行调节。

B 形切口(Regnault,1974),术后切口缝合形成 L 形。其优点是避免了倒 T 形切口胸骨侧的瘢痕,切口设计隐蔽。但因设计复杂,未被广泛采用。

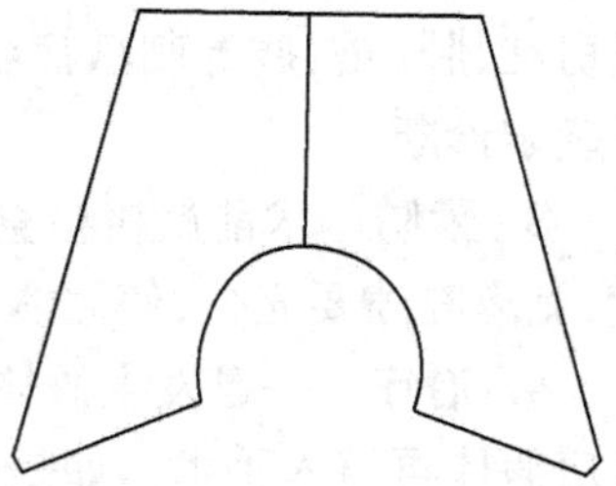

图 19-6 Wise 模板

乳晕周边加垂直切口乳房缩小术是近 10 余年来除倒 T 法乳房缩小术外最流行的方法之一。在欧洲受到广泛推荐,北美也成为此类缩乳术的主要代表之一。它对以往手术方法(尤其是倒 T 法)的改进,在于缩小手术瘢痕(仅有垂直瘢痕和环乳晕瘢痕)。

乳晕周边切口,也称环乳晕切口、双环法乳房缩小术,仅在乳晕边缘一周留有切口瘢痕,适合轻、中度乳房肥大。

四 手术方法

(一) Beisenberger 手术(1927,图 19-7)

1. 新乳头的定位 患者站立位,以胸骨上凹中点为中心,半径 19 ~ 24cm,向下方画弧。再以剑突为中心,半径 11 ~ 13cm 画弧,两弧相交点为新乳头位置。以原乳头为中心,直径 3 ~

5cm 画圆，作为新乳晕的界限。

2. 切口 自新乳头定点向下，绕过原乳头画线垂直向下至乳房下皱襞中点。切开皮肤至皮下组织，完全暴露乳房腺体，仅有乳房后壁与胸大肌相连。

3. 切除乳腺组织右侧乳腺的外侧做 S 形切除，左侧乳腺的外侧做反 S 形切除，将乳头乳晕保留在剩余的腺体上。

4. 将剩余的腺体向外上方旋转，腺体间相互缝合成一圆锥形。

5. 将乳房皮肤向下牵拉，自然覆盖新塑形的腺体，切除多余的皮肤，使垂直的切口位于乳晕的正下方，水平切口位于新的乳房下皱襞。

6. 将新乳头乳晕自垂直切口的顶端拉出，切除多余的皮肤，创缘与乳晕缝合。

7. 术后放置一橡皮片，引流 24～48 小时。加压包扎，术后 9～10 天拆线。

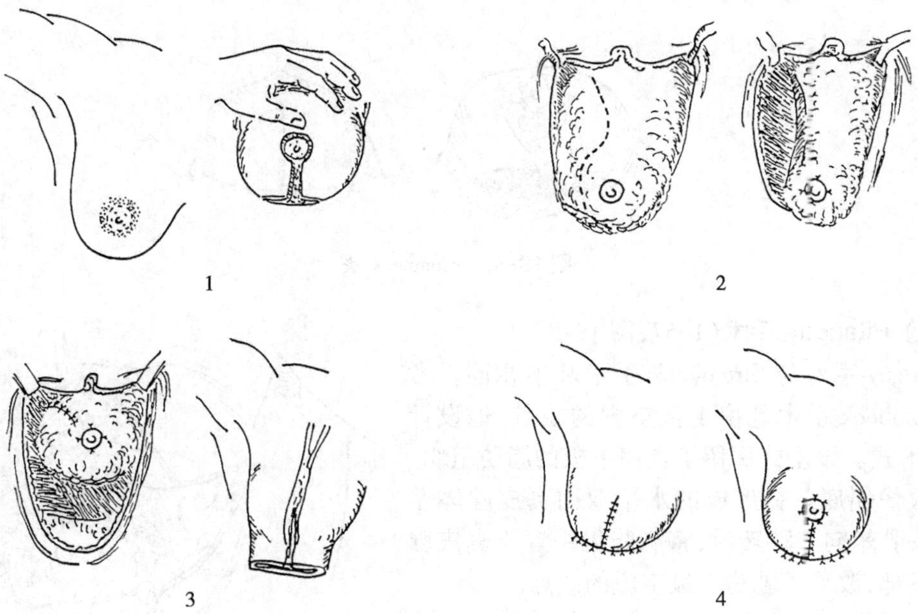

图 19-7　Beisenberger 法

1. 切口；2. 切除乳腺组织；3. 成形；4. 缝合

（二）Schwarzman 手术（1930）

Schwarzman 手术与 Beisanbeger 术式基本相同，所不同的是将乳头乳晕周围去表皮，使之成为乳房的真皮腺体蒂携带乳头乳晕移转，并且不广泛的剥离乳房皮肤。这样的改进最大限度地保证了乳头乳晕的血供。

（三）Strombeck 手术（1960，图 19-8）

1. 新乳头乳晕的定位 按锁乳线和胸乳线法确定新乳头乳晕的位置。

2. 切口设计 采用 Wise 模板设计切口，并将模板两臂的长度定为 5cm。

3. 将新乳头乳晕部位的皮肤、皮下组织和腺体切除。

4. 将新乳头乳晕下两臂至乳头乳晕间的皮肤去表皮。

5. 切除去表皮以下至乳房下皱襞间的全部皮肤、皮下组织和腺体。保留直径 4～4.5cm 的乳晕。

6. 将所形成的水平双向真皮腺体蒂携带乳头乳晕向上移转至新乳头乳晕位置。

7. 缝合切口。所形成的缝合口为倒 T 形。

8. 术后处理同前。

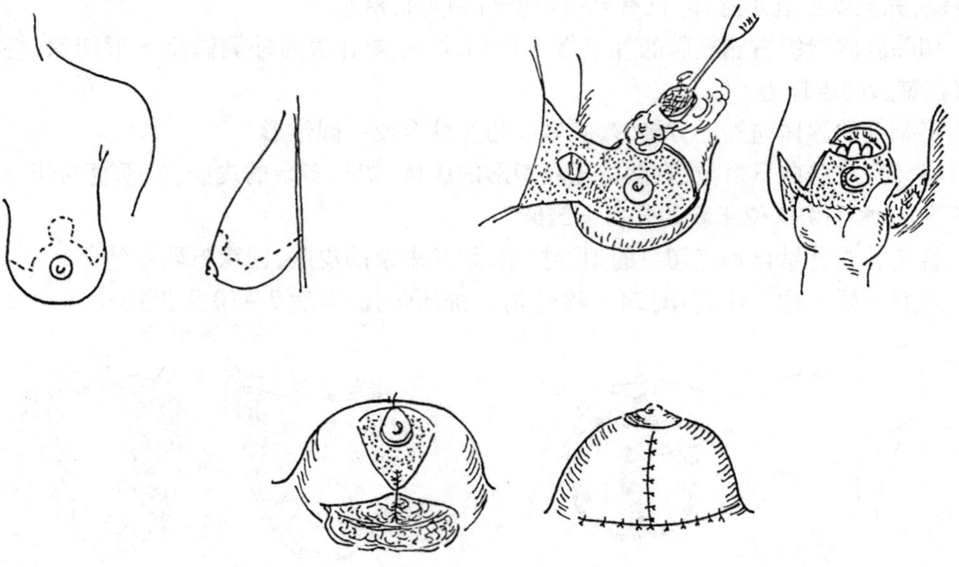

图 19-8　Strombeck 法

(四) Pitanguy 手术(1967,图 19-9)

Pitanguy 手术与 Strombeck 手术基本相同。考虑到 Strombeck 手术乳房上极空虚的缺点,他设计了 Keel 术式。该术式保留了乳房下极的脂肪组织,其形状很像船底。在形成的水平双向真皮腺体蒂携带乳头乳晕向上移转时,将脂肪组织置于真皮腺体蒂的下部,改善了乳房上极空虚的缺点。

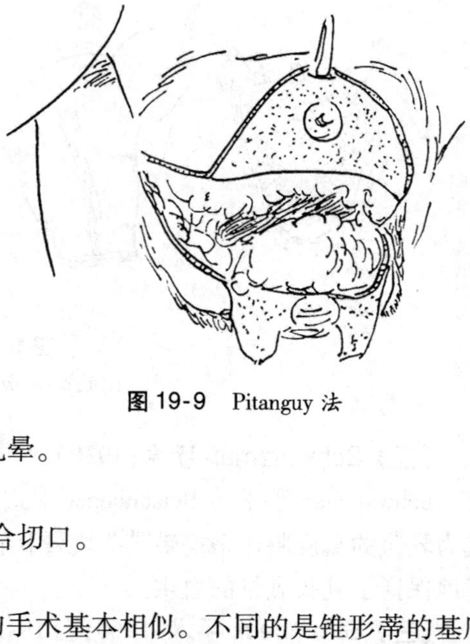

图 19-9　Pitanguy 法

(五) Ribeiro 手术(1969,图 19-10)

1. 新乳头乳晕的设计采用乳房下皱襞参考法,切口用 Wise 模板法。

2. 去除下部蒂范围的表皮,保留 4.5cm 直径的乳晕。

3. 按设计去除内、外和上三部分的乳房组织。

4. 将下部蒂携带乳头乳晕移转至新的位置。缝合切口。

(六) Robbins 手术(1975,图 19-11)

Robbins 的下部锥形真皮腺体蒂手术与 Ribeiro 的手术基本相似。不同的是锥形蒂的基底厚度为 10cm,乳头乳晕部位的腺体厚度为 5cm。这样的改进使乳头乳晕的血运更丰富,术后乳头乳晕的凸度更良好。

(七) Mckissock 手术(1972,图 19-12)

1. 新乳头乳晕的定位与切口设计同 Strombeck 手术。

2. 从新乳头乳晕两侧垂直向下至乳房下皱襞画两条线,作为垂直双向蒂瓣的界线。蒂的宽度不得小于 5cm。

3. 将垂直双向蒂瓣的部位去表皮,保留 4.5cm 直径的乳头乳晕。

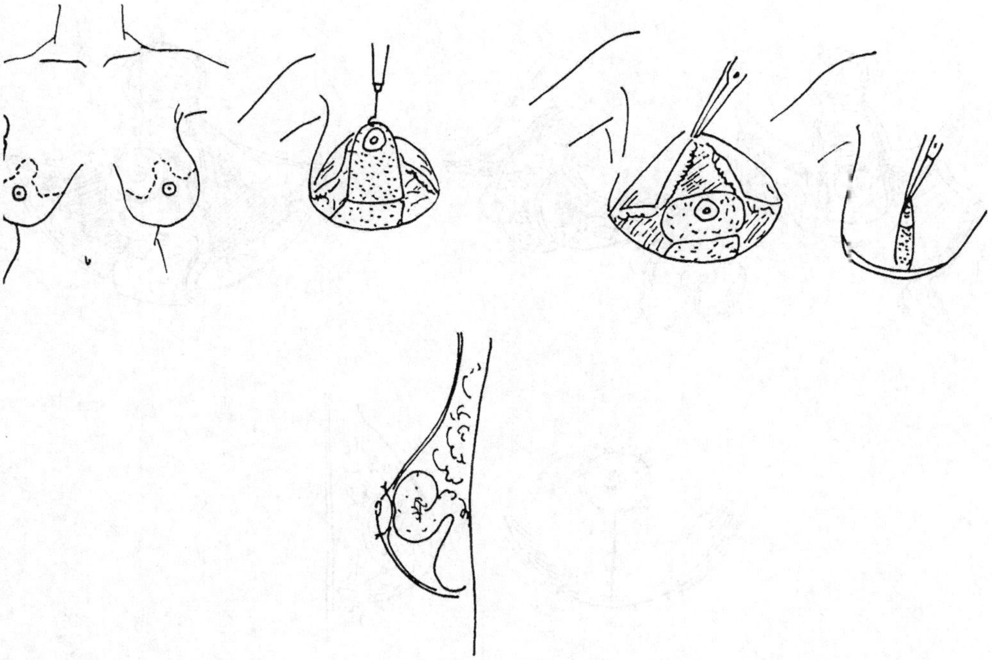

图 19-10　Ribeiro 法

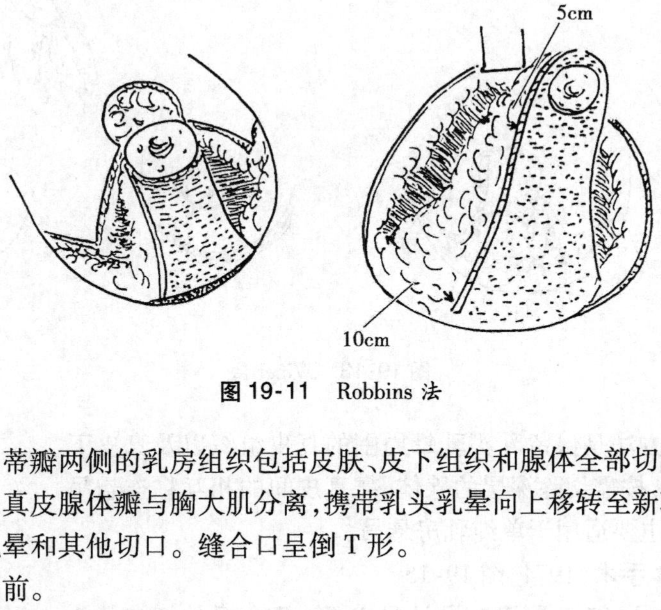

图 19-11　Robbins 法

4. 将垂直双向蒂瓣两侧的乳房组织包括皮肤、皮下组织和腺体全部切除。

5. 将垂直双向真皮腺体瓣与胸大肌分离，携带乳头乳晕向上移转至新乳头乳晕位置。

6. 缝合乳头乳晕和其他切口。缝合口呈倒 T 形。

7. 术后处理同前。

(八) Winer 手术(1973，图 19-13)

新乳头乳晕的定位与切口设计同 Strombeck 手术和 Mckissock 手术，同样采用了 Wise 模板技术。其他的手术方法也同 Strombeck 手术和 Mckissock 手术相似。所不同的是 Winer 切除了乳晕以下的腺体，仅保留了乳晕以上的真皮腺体蒂瓣，成为上部真皮腺体蒂。蒂瓣的长度限制在 6 ~ 7cm。Winer 的手术方法改善了 Mckissock 手术乳房下极臃肿的缺点。

(九) Ladardrie 手术(1974，图 19-14)

1974 年报道了“真皮帽”技术(dermal vault technique)，他的主要理论之一是：皮肤是悬吊乳房腺体唯一有效的组织结构，而 Cooper 韧带是联系皮肤与腺体的基本解剖结构。因此

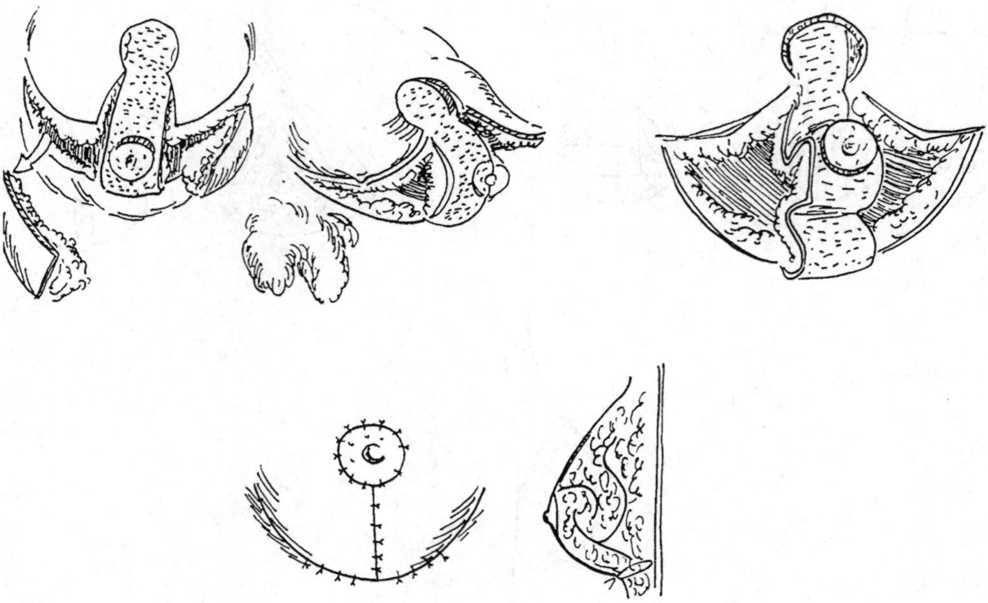

图 19-12　Mckissock 法

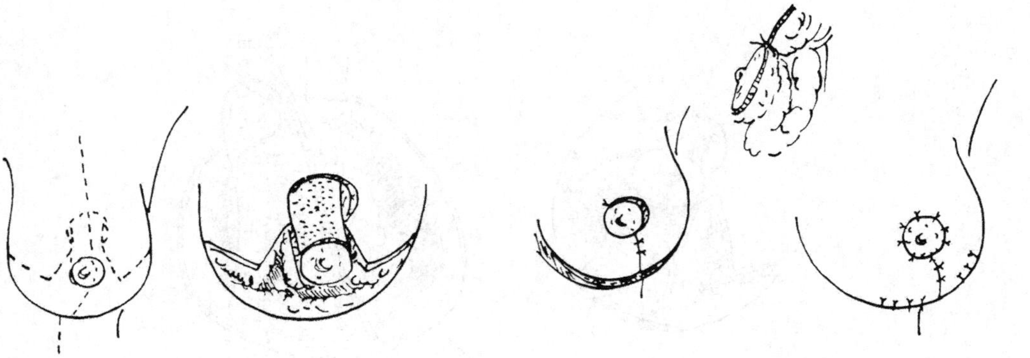

图 19-13　Winer 法

Ladardrie 手术主要方法是保留乳头乳晕周围的真皮组织以及真皮下至少 1cm 厚的腺体，按需切除深层的腺体，靠真皮间的相互粘连悬吊乳房腺体。该术式主要适用于单纯乳房悬吊。

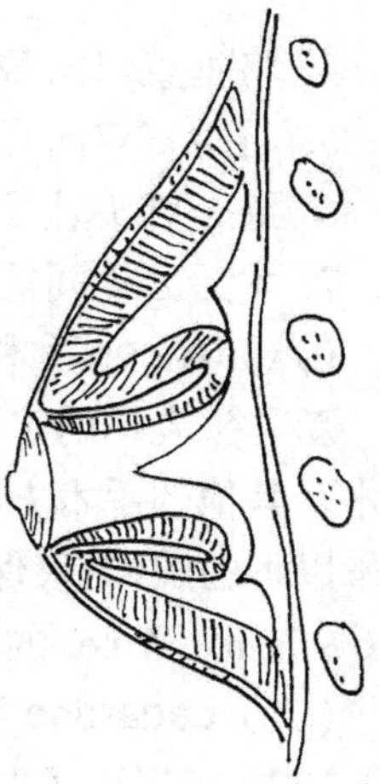

图 19-14　Ladardrie 法

（十）Regnault 手术（1974，图 19-15）

Regnault 手术主要特点是切口设计呈 B 形，缝合后的切口为 L 形。并且提出了预先估计乳房体积的“乳罩杯”的观点。

具体设计：半卧位，上肢外展，画一胸骨切迹到乳头的连线，新乳晕上界点在此线上，根据患者身高，一般距胸骨切迹 15 ~ 22cm。此点一般是在乳房下皱襞上 4cm。必须注意该点是在胸骨切迹至乳头线上而不是在锁骨中线上。保留 4. 5cm 的乳晕。以后的线可以卧位划。内侧切除线上极距胸骨中线 9 ~ 11cm，下极的切除线在原乳房下皱襞上 1cm。M 点距骨中线 8 ~ 12cm。垂直于 VS 线为

LM 线。以原乳头为点划平行于 LM 线 TT'，长度为 6cm。

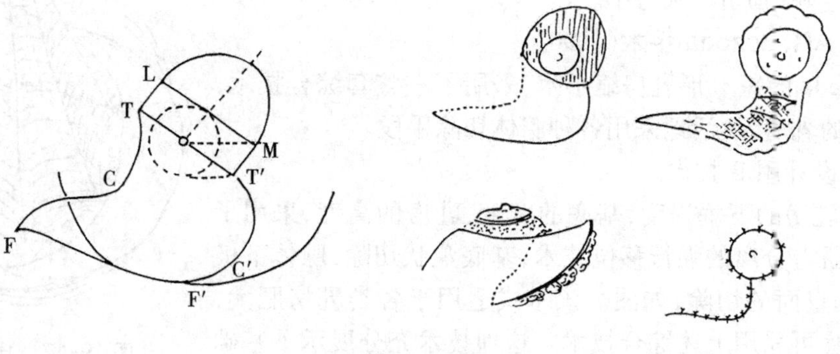

图 19-15　Regnault 法

（十一）Vogt 手术（1980）

Vogt 手术方法基本与 Winer 手术相同。为了使术后乳房上极更丰满，Vogt 将乳房腺体的后部切除后，将腺体的中部向上向后翻转，使乳头的凸出更明显。

（十二）Peixoto 手术（1980，图 19-16）

1. 乳晕下方的垂直切口设计如图。切除皮肤的宽度需根据乳房皮肤的松弛程度而定。

2. 自切口将乳房基底面与胸大肌分离。

3. 将乳房基底做整块的盘状切除，并且使切除后乳房新的基底面的弧度与胸廓一致，以使术后乳头的方向略偏向外侧。需要注意的是切除后剩余的乳腺的高度至少要有 6 ~ 7cm。

4. 将新的乳腺基底面与胸大肌缝合。缝合切口。

5. 加压包扎 2 周，术后 10 天拆线。

乳房基底部的多余的皮肤靠皮肤自然的弹性回缩塑形。该手术较适合轻度和中度乳房肥大的患者。

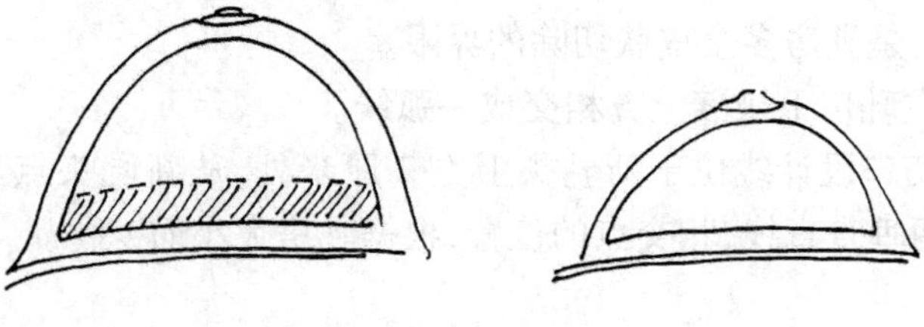

图 19-16　Peixoto 法

（十三）Hester 手术（1985，图 19-17）

Hester1985 年报道了中央蒂的乳房缩小术。他的基本方法是：

1. 在新的乳晕周围去表皮。

2. 自乳晕去表皮的部位将皮肤与腺体分离，皮瓣的厚度至少要有 2cm，并且在距胸壁 2cm 处停止剥离。

3. 自乳晕去表皮的部位开始在乳腺的周围切除多余的腺体，切除后的腺本类似"圣诞树"的外形。需注意的是，腺体切除应距胸壁 3 ~ 4cm 开始，目的保护进入乳腺的主要动脉。

4. 腺体切除后再根据实际需要切除内、外和下方多余的皮肤和皮下组织。

5. 乳头乳晕最后整形。

特点:①乳房大小不受限制;②蒂的长度不受限制;③乳头乳晕的前凸性好;④切口张力小。

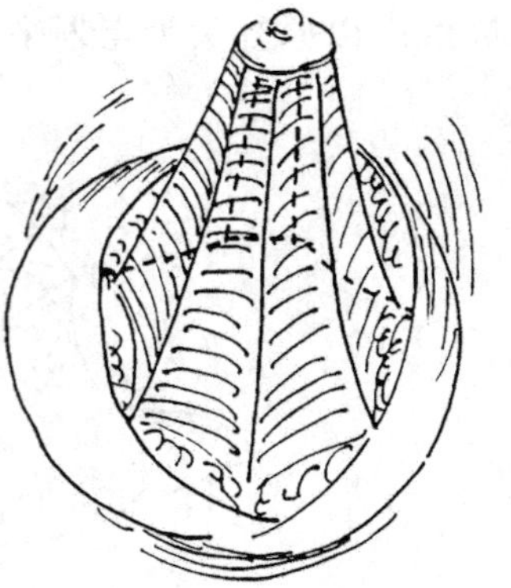
图 19-17　Hester 法

(十四) AR、Bozoda 手术(1990)

AR、Bozoda 的短 L 形乳房缩小术,采用了一整套综合技术,对不同类型的乳房,灵活地采用各种腺体切除手段。

1. 切口设计用 B 技术。

2. 根据乳房的下垂程度,基底的宽度、乳房的高度,采用了腺体自胸大肌上分离的强行移位技术,基底盘状切除,腺体下极切除,腺体垂直面的切除,如图。该术式适用于各类乳房肥大,特别是巨乳症可采用上述综合技术。这项技术充分展示了基础理论的研究成果与临床应用相结合。

(十五) 宋儒耀手术

采用乳房外下方斜切口,乳晕周围去上皮不作皮肤腺体的剥离,并将腺体与胸大肌分离,整块切除乳晕外下 1/4 的乳房组织,不用皮肤乳晕塑形,而是用腺体本身的包膜来塑形。术后切口缝合成 L 形,术后瘢痕可被乳罩掩盖。

(十六) 乳晕周边加垂直切口法乳房缩小术(Lejour,1994)

1. 适应证　轻至中度的乳房下垂和乳房肥大,很容易得到好的持久的效果。不适合重度肥大及下垂者。

2. 手术设计　患者取坐位。

(1)画出乳房中轴:距离胸骨中线外侧 10cm 处,通过乳头中点,画一垂线,上达乳房上方,向下超越乳房下皱襞中点到季肋缘。

(2)乳房上界的确定:将乳房上推,绘出乳房上皱襞的界限。

(3)乳房切除范围的预测将乳房推向外侧,在乳房内侧画出与季肋部乳房中轴相连的垂直连线,再将乳房推向内侧,在乳房外侧绘出与季肋部乳房中轴相连的垂直连线。乳房内侧及外侧的垂直连线之间,是乳房多余皮肤切除的界限。

(4)将两垂直线在乳房下皱襞上方相交成一弧线。

(5)乳晕上方的切口设计线位于新乳头上方 2 厘米处,从新乳头点出发,在乳房内、外侧各绘一弧线,相交于两垂直直线,相交点的位置,根据乳房大小而变化。

3. 手术方法

(1)采取乳房蘑菇形切口,以上真皮腺体为蒂。先做乳房上部、内侧及外侧的脂肪抽吸,然后切除乳房下中部的乳腺组织。

(2)乳腺组织悬吊缝合,缝合两侧及上部的乳腺组织再塑形。做较广泛的乳房下部皮肤及皮下组织分离,减小皮肤缝合张力。术后即刻效果显示乳房下方不平整,但术后远期外观效果良好、持久,瘢痕细小。

(十七) 乳晕周边切口法(Felicio 法)

1. 适应证　轻、中度乳房下垂及乳房肥大。

2. 手术设计　以乳头为中心设计双环形切口线,内环在乳晕边缘,直径 4cm,外环直径约 10cm,内外环之间距离根据去除量而定,大小增减为 5 ~ 10cm。

3. 手术方法

(1)以一弹性绷带束紧乳房的基部,使皮肤绷紧,做内环及外环切口,深达真皮层,在两环间去除表皮。

(2)在两环中间环形切入,斜向外方向切开腺体达深筋膜,使中央保留的腺体呈上小下大的圆锥形,其基底要与深筋膜相连。

(3)切除外环外皮下的腺体,去除量视需要而定,一般多切除外、下、内侧,上侧要少切除。

(4)将保留的下垂的乳腺组织适当上提,缝合固定于深筋膜。

(5)外环真皮腺体内连续荷包缝合,使外环缩小到与内环相等,然后分层缝合内、外环间切口。

4. 术后处理 术后不作引流,外加压包扎。术后乳罩穿3个月。皮肤皱褶头3~4周明显,2~3个月后消失。需术前交代。

(十八)吸脂乳房缩小术

20世纪80年代初随着吸脂减肥手术的广泛开展,许多学者尝试应用吸脂行乳房缩小术。Teimourian B(1985)、Toledo LS.(1989)、Abboud MA.(1995)以及Lawrence N. Gray等先后发表了他们的吸脂乳房缩小术的文章。

吸脂乳房缩小术适用于乳房肥大的患者,特别适用于术后欲生育的妇女及男性乳房肥大。吸脂乳房缩小术的手术方法一般是使用传统的负压吸脂器。手术切口通常选用乳房下皱襞或乳晕切口。有文献报道,从乳房吸出的脂肪量可达350~2250ml,乳头乳晕可上提3~11cm。术后没有乳房感觉障碍,术后瘢痕细小。乳房皮肤的弹性回缩在术后3个月基本稳定,其术后效果良好。

综上所述,尽管乳房缩小术有几十种术式,每种术式有其各自的特点,但是,直到目前还没有一种手术方法能够解决乳房肥大的所有问题。对乳房缩小术而言,重要的是需要整形外科医生领会每种术式的要领,尽可能熟练地掌握几种术式,并能够灵活运用于各种条件的乳房肥大患者。在此基础上才能不断发现新的问题,提出新的解决办法。

五 并发症的预防及处理

(一)乳头乳晕坏死

未能保留乳头乳晕足够的血供,乳晕环周缝合张力过大,真皮乳腺蒂牵拉过紧,血肿形成,局部包扎过紧等都可能导致坏死。对局部解剖的熟悉,良好的设计,以及术中正确而细心的操作、细致止血,术后适当的加压包扎、引流是最好的预防。术后应注意观察乳头乳晕颜色的变化,判断其血运情况。判断是动脉供血不足还是静脉回流障碍给予相应处理。一旦出现坏死情况,待与成活分界清晰后,可予以去除而后缝合或植皮,二期行乳头乳晕再造。

(二)皮肤坏死

由于皮肤的广泛潜行分离影响了皮肤血供,手术操作粗暴、损伤过大,缝合张力过大,皮下血肿的压力,皮下脂肪和腺体组织坏死等都可造成局部或较大面积皮肤坏死。预防在于皮瓣下保留足够厚度组织,避免广泛的皮下分离,皮肤缝合张力不大,严密止血及引流避免血肿发生。一旦出现坏死,面积小者可采取保守治疗,待痂下愈合,面积较大者,待界限清晰后,可予以切除坏死组织后缝合或植皮。

(三)血肿

术中止血不完善,较大血管结扎线松脱,加压包扎欠缺等可导致发生血肿。出现乳房异常增大,皮肤张力增加,皮下出现明显瘀青,患者疼痛明显应考虑血肿存在可能。预防在于术前排除有出血性疾患及因素，术中仔细止血，放置引流，适当加压包扎，术后1～2天可给予止血药。发现明显的血肿应立即打开切口进行清除，并检查有无活动出血点，以免引起皮瓣和乳头乳晕坏死。

（四）脂肪坏死液化

局限性血肿影响脂肪组织的血供，创伤过大、过度使用电刀可导致脂肪坏死液化，进一步可影响伤口愈合，使伤口裂开，皮肤坏死，或招致感染。小范围的脂肪坏死液化可通过冲洗引流后重新缝合或换药使自愈，大面积者则需要手术清除。

（五）瘢痕增生

切口缝合张力过大可导致瘢痕增生，下皱襞切口内外两端易出现瘢痕增生。应避免切除皮肤组织过多使缝合张力加大，进行浅筋膜层及真皮层的减张缝合，尽量缩短下皱襞的切口。出现瘢痕过度增生后，可先行保守治疗，如瘢痕注射等，待二期进行修复。

（六）不对称

不对称可能出现在乳头乳晕位置或大小或指向上，也可能出现在乳房大小及形态上。预防在于设计的两侧一致性及手术操作中的经常比较。术中切除组织量应考虑到术前的差异，在乳头乳晕最终定位及乳房塑形时应使患者取坐位进行两侧比较。明显不对称需要再手术修复。

（七）继发下垂

由于保留组织过多，腺体组织悬吊不完善，可出现术后乳房下垂。预防在于切除增大的组织量要适当，保留腺体组织可与深筋膜缝合固定，术后利用乳罩托起乳房要有足够时间。下垂明显影响外观者，需要再手术矫正。

（八）乳头乳晕逐渐扩大

环乳晕切口容易出现。明显者需要再手术修改。预防在于选择好适应证，尽量减小乳晕周围切口缝合张力。

（九）乳头乳晕低平，乳房凸出程度降低

多见于环乳晕切口手术，由于同心圆缝合引起的张力造成。预防在于选择好适应证，尽量减小乳晕周围切口缝合张力。

第四节　乳房下垂整复术

乳房下垂可分为乳头乳晕复合体位置、乳房位置（及下皱襞位置）、乳房体积性（下皱襞位置不变）、乳房皮肤性（松垂）四种基本类型。根据乳头乳晕与乳房最凸出点，与乳房下皱襞，与乳房下极边缘的关系可进行下垂的分级，如：1级——乳头位于乳房最凸出点；2级——乳头位于最凸出点与乳房下极之间；3级——乳头位于乳房下极。A级——乳头在下皱襞线以上；B级——乳头位于下皱襞线上；C级——乳头低于下皱襞线。

乳房下垂整复手术（mastoptosis plasty）的目的在于提升乳头乳晕在乳峰上的位置，改善皮肤包被多余外观，重新塑造乳房外形并固定。

患者对体积大小满意，采用单独的上提固定方法；而希望增大乳房体积可在上提固定的同时植入适当的假体。

手术采用乳晕周边切口，还可采用乳晕周边加垂直切口或倒T形切口。

手术设计：直立位，双臂自然下垂。捏住乳晕最上端（12点处）上提至使乳头乳晕恰位于

乳房最凸出点，标记此刻乳房皮肤点，连此点及原乳晕内、外、下边缘画出椭圆形外切口线。内切口线以乳头为圆心，4cm 直径画圆。乳晕下的垂直切口以乳房中线为中心，用手捏夹皮肤，估计范围画出垂直线（相交止点不超下皱襞，最终去除量术中决定）。倒 T 形切口采用 Wise 法进行画线。

1. 乳房悬吊（mastopexy） 自乳晕周边切口进入，在腺体表面分离，至乳腺上极，提升腺体缝合固定于胸大肌（筋膜）上的较高位置；也可在垂直切口的较低处切开腺体，在腺体后分离，至超过上极水平，然后将腺体上提固定于胸大肌（筋膜）上。

2. 真皮固定 类似乳晕周边切口的乳房缩小术的方法：乳晕周边内、外环切口间皮肤仅去除表皮；在外环处切开至腺体表面并向周围分离；将内、外环间的真皮层向周围牵拉缝合固定在腺体上，起到塑形固定作用。

3. 下垂整复（correction of mastoptosis） 在乳房上提固定过程中，还要通过适当的乳房塑形，改变乳房的外形。一般可在乳腺上半部分进行垂直方向的腺体折叠缝合，下半部分进行横向的折叠缝合。还可在做垂直切口时，在乳房下半正中形成宽 6～8cm 的以下皱襞处为蒂的腺体瓣，向上移植到腺体后间隙而进行悬吊塑形。

第五节 乳头内陷矫正术

一 病因（etiology）

乳头内陷（retracted or inverted nipple）的病因有先天性和获得性两种。先天性乳头内陷主要是因为乳头乳晕的平滑肌和乳腺导管发育不良，缺乏乳头勃起的动力和结构。临床上常表现为双侧乳头内陷，且程度较重。获得性乳头内陷常因感染，创伤等导致乳腺导管周围瘢痕形成而出现程度不同的乳头内陷。

二 分类（classification）

轻度乳头内陷在受到冷或触摸刺激时乳头可勃起突出于乳晕表面。中度乳头内陷：在向外牵拉乳头时乳头可短暂维持凸起状态。重度乳头内陷：向外牵拉乳头，松开后乳头立即回缩。

三 手术原则（principle of operation）

松解牵拉乳头的组织，乳头颈部紧缩，乳头基底支持组织重建。

四 手术方法（operative method）

（一）乳头基底部乳晕菱形切除（图 19-18）

在乳头至乳晕的中部对称地设计 4 个菱形切口。每个菱形切口最宽处应位于所设计乳头的基底处,4 个菱形切除缝合后所形成的乳头基底周长应等于或略大于乳头周长。在局部浸润麻醉下按设计切除乳晕皮肤、去除乳头内乳腺导管周围皮下组织。用 3-0 丝线缝合切口。该方法适用于轻度乳头凹陷。

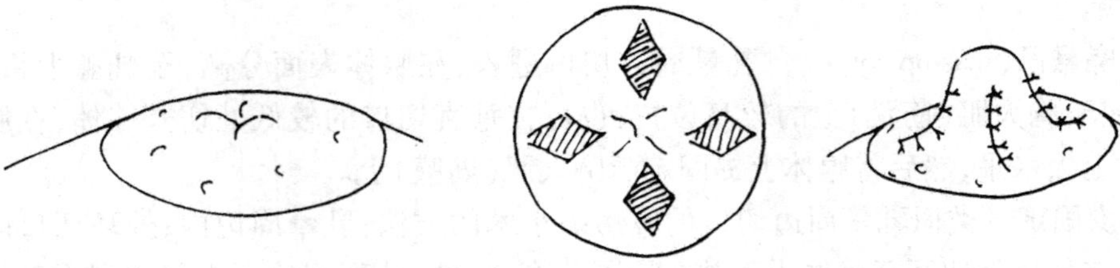

图 19-18 乳头基底部乳晕菱形切除

(二) Skoog 法

与乳头基底部乳晕菱形切除的原理相似,仅乳晕皮肤去除的形状不同。必要时乳晕外围的正常皮肤也需做三角形切除,意在避免产生皮肤皱褶。该方法适用于乳晕较大的轻、中度乳头凹陷。

(三) Wolfort 法(图 19-19)

其主要特点是需彻底地松解牵拉乳头的纤维结缔组织,切除乳头下乳腺导管外周的所有结缔组织,用乳晕皮瓣重塑乳头颈部。主要适用于中、重度的乳头凹陷。且也适用于乳晕较小者。

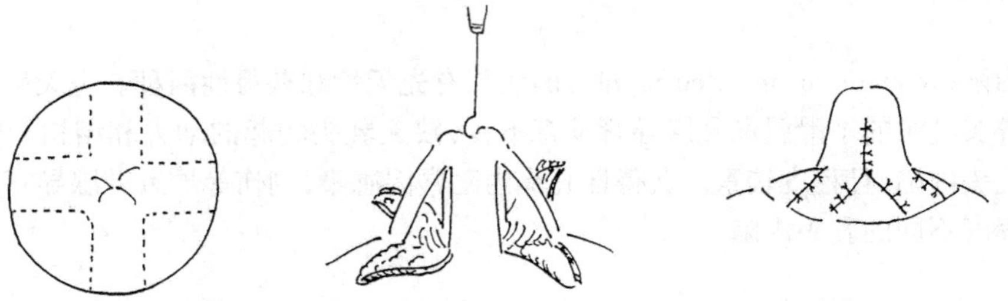

图 19-19 Wolfort 法

第六节 乳头乳晕重建

一 乳头再造

(一) 局部皮瓣法

1. 概述 局部三瓣法再造乳头(Berson,1946)。皮瓣的蒂在中央,供瓣区创面自行上皮化形成乳晕。三瓣法术后乳头凸度不足(图 19-20)。1970 年 Dipirro 创用局部四瓣法,远期效果依然不佳。Little 对四瓣法加以改良,环绕中央蒂垂直分离,使乳头柱得以尽量提高,术后抗回缩力亦随之大增。但缺点是皮瓣的血循环不如前者,时有乳头坏死现象发生。虽然如此,Little 的设计原则,奠定了现代乳头再造术的基础。

为了防止乳头回缩。Chen 利用:①曲线瘢痕较直线疤痕不易收缩现象,将四瓣法改为字

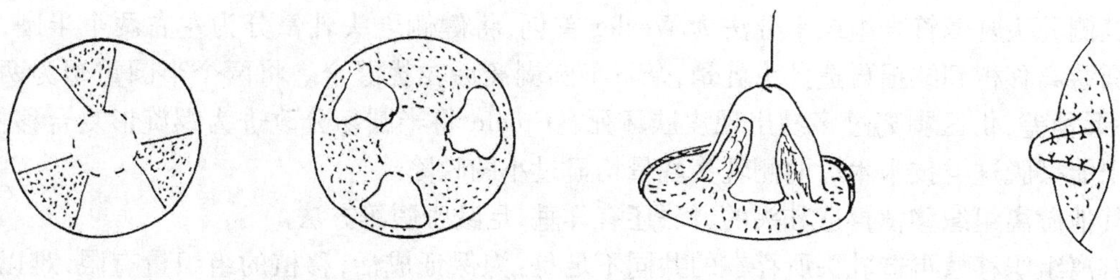

图 19-20　Berson 法(三瓣法乳头乳晕再造术)

形四瓣;②上皮屏障阻隔可以抗缩现象,将再造乳晕全厚皮片延伸到环绕乳头根部。

为了减少皮瓣形成乳头柱时的离心回缩,Bosch 设计了单蒂皮瓣再造乳头法。缺点是乳头细小且柱形不圆。

真皮脂肪瓣外覆皮片再造乳头法(Muruci,Chang,Smith Crouin)。这类方法的乳头回缩显著,故 Crouin 于 1989 年将 S 形真皮脂肪瓣改良为 S 形皮瓣。此外,Snyder 的 V-Y 推进瓣,Dubin的杯口形切开,核心持续牵引法,在乳头再造术的进展中也产生了良好的影响。

现代乳头再造的要求是:①足够的组织量,②能对抗回缩。这在 Little,Cheng,Cohen,Kou,Crouin,Kroll,Weiss 等作者的方法中不同程度地得到体现。尤以 Crouin 和 Weiss 的 S 形皮瓣和 Kroll 的 DOT 皮瓣将乳头再造术提高到了一个新的水平。

2. 手术方法(Kroll 对偶皮瓣乳头再造,图 19-21)

(1)手术设计:以新乳头中心 O 点为圆心,画直径 40mm 的圆,以 O 点为中心做一 2cm 长的直线(L 线)。在 L 线两端各做一舌形瓣为 C 瓣和 D 瓣,其底宽 1cm,高 1cm。再在舌形瓣外侧各做一长 2cm,宽 1cm 的矩形瓣为 A 瓣和 B 瓣。

(2)操作:按设计画线切开皮肤及皮下组织将两个皮瓣完全掀起,此时 L 线分成为 L 和 L'线。将两个皮瓣旋转对合,两瓣的基底缝合后形成乳头的基底。A 瓣与 L'线对接缝合;B 瓣与对位皮瓣的 L 线缝合固定形成乳头柱,C 瓣与 A 瓣顶端缝合,D 瓣与 B 瓣顶端缝合,形成圆锥形乳头的顶部。

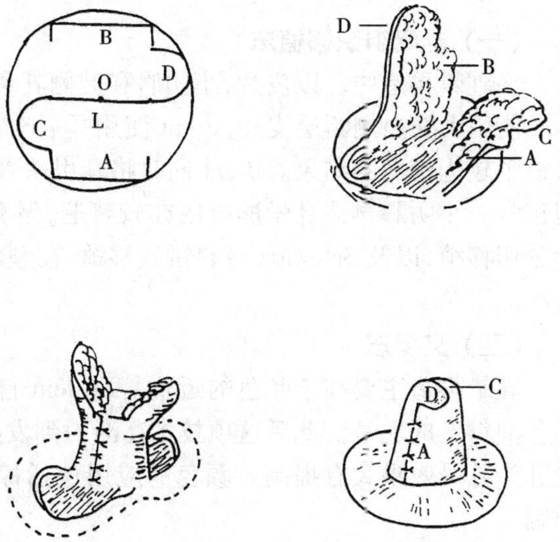

图 19-21　Kroll 法(对偶皮瓣乳头乳晕再造术)

在上述乳头柱形成过程中,原设计的圆已经变形,再以直径 40mm 重画新圆。将乳头基底与新圆周边之间的表皮全部切除,取阴股沟部全厚皮片移植修复创面,形成乳晕。

(二)游离移植法

1949 年 Adams 采用小阴唇游离移植再造乳头获得了成功。此后游离组织移植乳头乳晕再造术获得可较大发展。Adams 法成为经典之作。不足之处是小阴唇组织有限,乳头小而平坦。Millard 采用将切除的乳头乳晕暂时移植在腹股沟部储存,二期回植的方法,优点在于"废物利用",虽是原配,但存在如下问题:①因癌肿切下的乳头有将癌细胞播散的可能,确有实例报道;②回植后乳头乳晕回缩很大,质地硬化,因此,此法未能推广。

健侧乳头乳晕符合组织平分法为 Wexler 首创，将健侧乳头乳晕分为左右两个半圆，取一个半圆游离移植到缺损再造乳头乳晕，余下半圆剥离后拉拢缝合。将两个半圆重塑为两个全圆，外形稍差，供区剥离过多易出现皮肤坏死。Cronin 将半圆切分改进为螺旋形复合移植，然而并未能摆脱这类技术术后两侧乳头乳晕均显过小的缺陷。

其他游离组织移植再造乳头的方法还有耳垂，足趾趾腹等方法。

游离组织移植再造乳头所存在的共同不足是：为保证成活，移植的组织量有限，难以达到足够的高度和良好的外形。

（三）远位皮瓣法

采用远位皮瓣再造乳头主要为 Rapin 的腋下皮管法和 Gillis 的带脐的腹部皮瓣一期乳房乳头再造法。在某些特定情况下，这两种方法可以采用。

（四）充填物植入

作为一种辅助性措施，一些作者曾采用真皮、瘢痕组织、软骨植入、硅胶块置入等方法增加乳头的凸度。真皮和瘢痕组织植入后，后期收缩，质地硬韧，外形亦不佳。硅胶块置入，远期渐向基底深方陷入，较大的软骨块植入后也将发生相似的变化，凸度终难保持。

二 乳晕再造

（一）游离组织移植法

在乳晕再造中。以皮片，小阴唇和健侧乳晕游离移植三者应用最多，效果亦较好。Broadbent 使用大腿内侧断层皮片，Brent 使用耳后全层皮片以及 Klatsdy 使用腹股沟部全层皮片均获得了较为满意的结果。Brent 同时将耳甲软骨屑植入乳晕下再造蒙高结节，使乳晕外观更近似正常。小阴唇再造乳晕法应用亦较普遍，但有颜色过黑之嫌。Cronin 创用的健侧乳晕螺旋形分切移植，以及 Schwartz 薄卷饼式移植，在颜色和质地上与健侧相近。缺点是术后双侧均显过小。

（二）文身法

乳晕再造主要在于颜色的近似。Epstein 首先采用文身法。在再造乳头及其周围刺入棕褐色颜料形成乳晕。此后这项技术逐渐得到发展。Rubin，Rees 等将之与皮片移植相结合，再造乳头乳晕效果大有提高。颜色的应用包括棕褐、棕红等，以与健侧乳头乳晕颜色相匹配为原则。

（三）皮片结合紫外线照射

Gruber 发现大腿皮片移植后，再造的乳晕深度不够，经采用紫外线照射两周，皮片颜色明显加深，获得了预想的效果。

第七节　乳房再造术

一 适应证（indication）

乳房缺损常见于乳腺肿瘤行乳腺切除后，恶性肿瘤行根治术或改良根治术后可造成乳房完全缺失；乳房的烧伤、外伤、感染等以及乳腺先天发育不良也可造成乳房缺损或缺如。上述病因导致的乳房缺损均可为乳房再造术(breast reconstriction)适应证。

二 术前准备(preoperative preparation)

术区准备同常规外科手术。

三 手术方法

乳房再造的方法包括:自体组织乳房再造(分带蒂组织瓣移植,游离移植及两者的结合),人工假体乳房再造(直接假体置入及扩张后假体置入),以及两者的结合。根据乳房再造的时期分为即刻乳房再造和延期乳房再造。

(一)单纯乳房假体置入乳房再造(breast reconstruction with implant)

适合中小体积乳房患者,胸大肌完整,老年患者以及希望用假体行乳房重建的患者,希望用自体组织重建,但因肥胖、瘢痕、可利用的组织量不足以及其他健康问题不允许者,也可用假体进行重建。也适合双侧乳房再造。

即刻再造可利用乳腺切除切口,延期再造可经原乳房切除术遗留瘢痕外侧部分做切口进入或经乳房下皱襞的新切口进入。剥离的腔隙一般在胸大肌、腹直肌筋膜和前锯肌的深面,也可以部分在肌肉下,而下方在胸大肌的起点以下的皮下层次剥离。腔隙必须足够大。选择与对侧乳房基底的直径相同,高度相近,容积与对侧乳房测量体积相近的假体。对侧乳房无下垂可选用圆形假体,有轻度下垂可选用泪滴形假体。可在术中先置入预测用的盐水假体或圆形扩张器,注入一定生理盐水后使上身取坐位观察外形与对侧的对称性,然后置入假体。假体腔内置放引流。分层缝合切口,外加压包扎。

(二)组织扩张后乳房假体置入乳房再造(breast reconstruction with implant after skin expanding)

乳房切除后局部保留皮肤的量较少,与对侧乳房相差较大时,可先应用扩张器进行局部组织扩张,使达到足够的皮肤组织量,然后再置入乳房假体。

即刻再造可利用乳腺切除切口,延期再造可经原乳房切除术遗留瘢痕处做切口,剥离腔隙在胸大肌及前锯肌、腹外斜肌、腹直肌筋膜下,内侧达胸骨旁线外1cm处,外侧达腋前线及腋中线之间,上方超过第3肋间,下至第6肋,在乳房下皱襞下1~2cm处。置入直径与对侧基底直径相等或略大,标定容积与对侧乳房体积相似,可适当超大的扩张器,将前锯肌边缘与胸大肌边缘做缝合,使扩张器完全覆盖在肌肉下,扩张器注水壶埋置在同侧腋中线附近皮下组织中。如果前锯肌不完整可取背阔肌肌瓣移转覆盖。放置负压引流后分层缝合切口。在扩张器内注入生理盐水(一般为扩张器容量的10%),使扩张器基底展平,但不使表面皮瓣和切口有张力。外加压包扎。

一般在切口拆线后开始进行扩张器注水,一次量约10%左右,每周1~2次,注水期间注意扩张皮肤的血供状况,皮肤张力及患者疼痛情况,防止皮肤血供不良,张力过大,出现皮肤坏死、创口裂开等并发症。注射至与对侧乳房基本对称的体积后,应再超过容量注射10%~20%。

一般4~6个月可完成组织扩张,然后可行扩张器取出,置入乳房假体。选用与对侧相称基底直径、体积及形态的乳房假体。手术沿原乳房切除术的部分切口切开并切除部分或全部遗留的瘢痕，切开皮下和肌肉，暴露扩张器包膜，切开纤维囊，取出扩张器。必要的地方可行纤维囊切开或切除，也可行纤维囊折叠或内翻缝合以上提或形成更明显的乳房下皱襞。放置负压引流。置入假体。取坐位，观察乳房的对称性并作必要的调整，结果满意时分层关闭切口。乳房上极需以弹力束带包扎，防止假体上移。

（三）背阔肌肌皮瓣（latissimus dorsi musculocutaneous flap）

背阔肌肌皮瓣再造乳房的优点：它能提供足够的体积和厚度以维持植入的乳房假体的稳定。由于背阔肌肌皮瓣有丰富的血液供应，且背阔肌肌皮瓣本身容易形成，也不会遗留形态和机能方面的问题，所以背阔肌肌皮瓣特别适用于乳癌根治术后的患者的乳房再造，这些患者多数接受过放射治疗，常伴有深度的溃疡或肋骨坏死。某些乳癌根治术后的患者需要用乳房假体植入再造乳房，而背阔肌肌皮瓣能提供足够的体积和厚度以维持植入的乳房假体的稳定。但是利用背阔肌肌皮瓣时，尤其是对乳癌根治术后的患者，术前最好要检查是否保留了背阔肌的营养血管胸背动静脉。对乳癌根治术后立即进行乳房再造，或接受过大剂量放射治疗的病例，由于侧支循环不好，可能出现意外的失败。

1. 应用解剖　背阔肌起自胸腰筋膜浅叶，4～8 胸椎及全部腰骶椎的棘突、髂嵴，斜向外上方行走，最后止于肱骨结节间沟，血供为多源性，主要来自于肩胛下动脉的胸背动脉，该动脉向下越过大圆肌沿背阔肌前缘深面前锯肌浅层向下行走，于肩胛下角平面上方入肌，入肌后血管分为内、外两支，外侧支距该肌前缘 2～3cm 处下行，内侧支分出后横行与肌肉上缘平行向内行走，其他血供来自于相应的肋间动脉背侧支（图 19-22）。

背阔肌的神经支配主要为胸背神经，司肌肉运动，其皮肤感觉主要为胸背神经的背侧支。

2. 手术设计与操作

（1）体位：侧卧，上臂外展，肘关节屈曲。

（2）设计：可按设计要求设计成轴型肌皮瓣、岛状瓣，一般多以前支动脉为轴心，或按解剖标志点即：以胸肱联合下方 1.5cm 处为肩胛下动脉为上点，以背阔肌在髂嵴附着处为下点，两点之连线为该肌皮瓣的轴线；肌皮瓣的前缘应当于背阔肌前缘，后缘可按需确定，一般肌皮瓣的长度可达 10～12cm，宽度可达 18～20cm（图 19-23）。

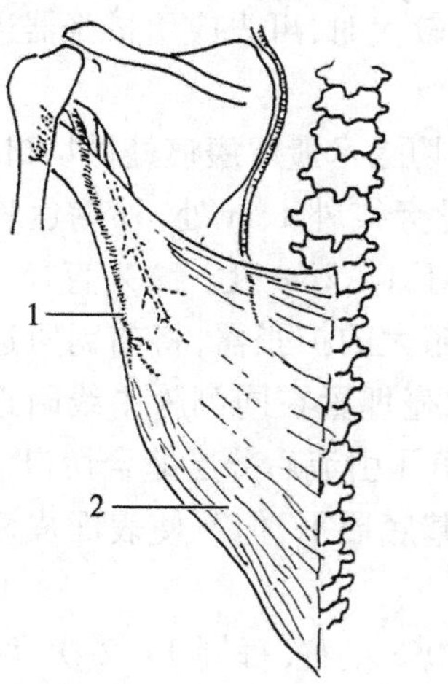

图 19-22　背阔肌解剖示意图

1. 胸背动脉浅支；2. 背阔肌

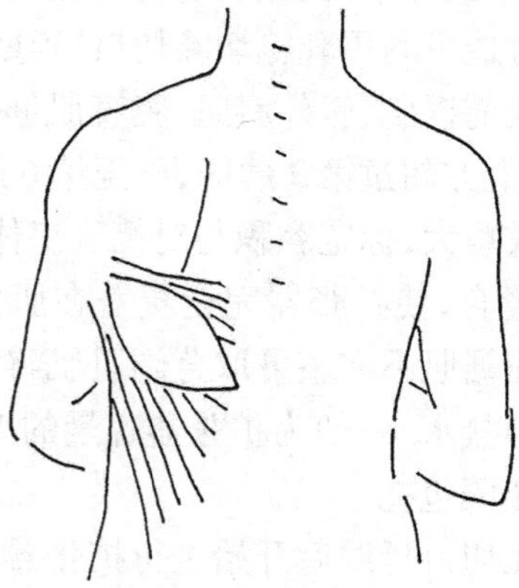

图 19-23　背阔肌肌皮瓣的手术设计

（3）操作：先自腋下沿背阔肌前缘切开皮肤、皮下组织，显露腋窝脂肪组织及背阔肌外缘。

用手指钝性分离出前锯肌的肌肉间隙，向上分离开脂肪组织，显露出位于血管神经门内的血管神经束。而后自背阔肌前缘后钝性分离背阔肌。按设计需要切取肌皮瓣。

按设计切除受区的瘢痕、分离皮肤，将背阔肌肌皮瓣移转到胸前，如移植的背阔肌肌皮瓣不够丰满，可在背阔肌肌皮瓣下植入乳房假体。受区创缘与背阔肌肌皮瓣缝合，供区缺损可直接拉拢缝合或游离植皮。

（四）腹直肌肌皮瓣（rectus abdominis musculocutaneous flap，TRAM，）

1. 腹直肌肌皮瓣的应用解剖 腹直肌起于剑突及第5～7肋软骨，止于耻骨联合及耻骨嵴。腹直肌有前后鞘包被，前后鞘在腹直肌正中融合形成白线，将腹直肌分成左右两部分。腹直肌前鞘完整，后鞘在脐下5.8cm处形成半环线，半环线以下无后鞘。腹直肌有3～4个腱划。

腹直肌的主要营养血管由腹壁上动静脉和腹壁下动静脉构成。腹壁上动脉为胸廓内动脉的乳房内动脉的分支在剑突与间自腹直肌后鞘进入腹直肌。腹壁下动脉为髂外动脉的分支，血管外径2.5～3.4mm，有同名静脉伴行。腹壁上动静脉和腹壁下动静脉发出肌皮穿支分布到腹直肌表面的皮肤。此外腹壁浅血管、旋髂浅血管、第一腰动脉的前支皮支等血管也供应腹直肌表面皮肤营养。腹壁上动静脉和腹壁下动静脉在腹直肌肌体的后方相互吻合。以其任意一方为蒂就能够营养腹直肌全体（图19-24）。

2. 腹直肌肌皮瓣的手术设计与操作 腹直肌肌皮瓣的手术适应证之一是下腹壁有充足的多余皮肤。腹直肌肌皮瓣可以单侧腹直肌为蒂或双侧腹直肌为蒂进行带蒂移植，还可以一侧腹壁下动、静脉为蒂进行游离移植。

（1）单侧单蒂腹直肌肌皮瓣：见图19-25。

1）设计：首先按健侧乳房的位置和皮肤表面积设计供瓣区皮肤的表面积和形状以及受区的移植部位。然后设计对侧腹直肌为蒂携带下腹壁皮肤脂肪瓣的腹直肌肌皮瓣。

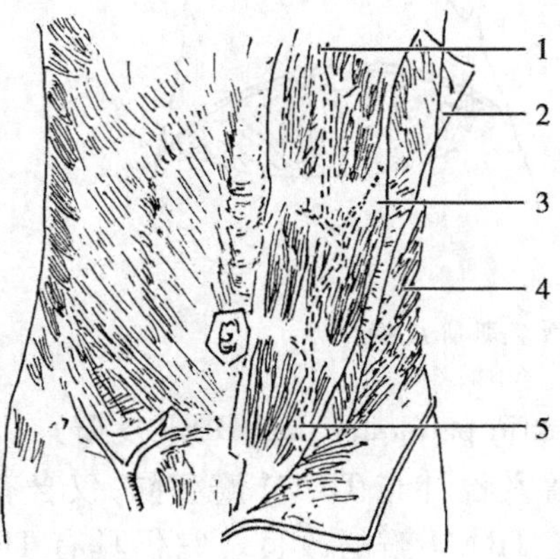

图19-24 腹直肌解剖示意图

1. 腹壁上动脉；2. 腹直肌前鞘；3. 腱划；4. 腹直肌；5. 腹壁下动脉

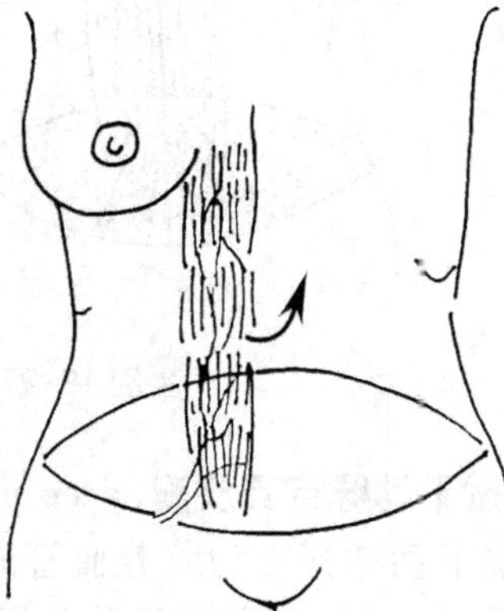

图19-25 单侧单蒂腹直肌肌皮瓣

2）操作：沿皮瓣设计线切开皮肤皮下组织显露腹直肌前鞘和腹外斜肌浅层，后自皮瓣上缘腹壁深筋膜层向上分离到剑突下5cm，显露双侧腹直肌前鞘和腹外斜肌浅层。在对侧腹直肌前鞘外缘和腹白线外侧1cm处平行与腹直肌长轴切开腹直肌前鞘，并保留部分腹直肌前鞘于腹直肌上。游离下腹部皮肤脂肪瓣，保持对侧腹直肌与皮瓣的接触。在半环线处试阻断腹壁下动脉，验证皮瓣血供良好后切断腹壁下动静脉，自腹直肌后鞘游离腹直肌蒂至剑突下5cm。形成完整的腹直肌肌皮瓣。

自剑突皮下做一隧道至对侧乳房缺损区。将腹直肌肌皮瓣自隧道穿出，将腹直肌固定在胸壁上，皮瓣与乳房缺损区周围皮肤缝合。用7号丝线缝合剩余的腹直肌前鞘，缝合腹壁切口，重建脐孔。

如有乳头乳晕的缺损，可同期行乳头乳晕再造。

3）术后术区应置引流条48小时，加压包扎，10天拆线。

（2）双侧双蒂腹直肌肌皮瓣：单侧腹直肌蒂携带的皮肤脂肪瓣的面积是有限的，特别是跨越腹壁中线的皮瓣常出现血液循环障碍。如在再造乳房的同时需修复大面积胸壁瘢痕，可选用双侧双蒂腹直肌肌皮瓣，以携带更大面积的皮瓣。手术方法基本同单侧单蒂腹直肌肌皮瓣的方法。但要特别注意腹壁成形，防止腹壁疝（图19-26）。

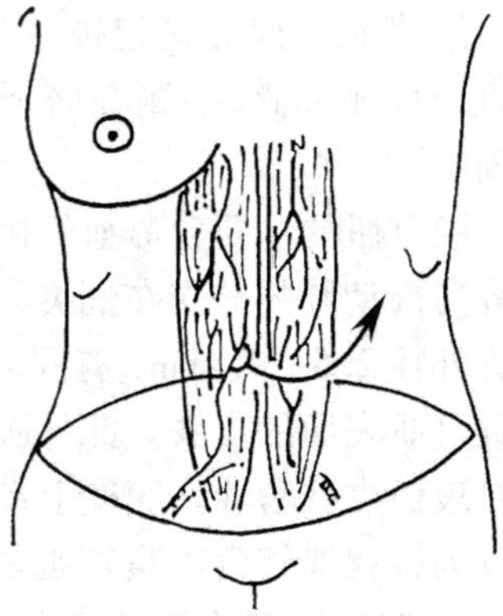

图19-26　双侧双蒂腹直肌肌皮瓣

（3）双侧单蒂腹直肌肌真皮脂肪瓣：双侧单蒂腹直肌肌真皮脂肪瓣主要用于同时填充因双侧乳腺腺病单纯切除乳腺后的腺体缺损。其手术方法基本同单侧单蒂腹直肌肌皮瓣的方法。所不同的是同侧的单蒂腹直肌肌皮瓣填充同侧的乳房，所携带的皮肤脂肪瓣需去表皮（图19-27）。

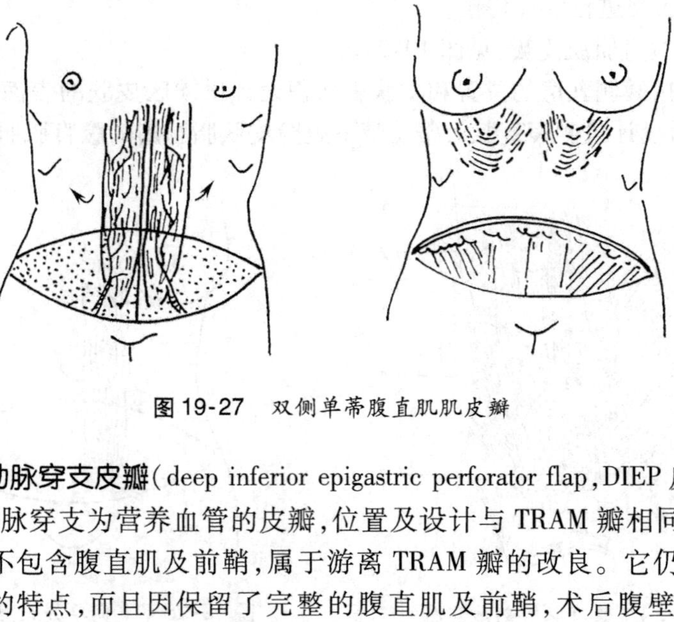

图19-27　双侧单蒂腹直肌肌皮瓣

（五）腹壁下动脉穿支皮瓣（deep inferior epigastric perforator flap，DIEP皮瓣）

利用腹壁下动脉穿支为营养血管的皮瓣，位置及设计与TRAM瓣相同，仅含有皮肤、皮下脂肪和血管蒂，不包含腹直肌及前鞘，属于游离TRAM瓣的改良。它仍具有TRAM瓣血运丰富，组织丰富的特点，而且因保留了完整的腹直肌及前鞘，术后腹壁疝的发生明显降低，是自体组织乳房再造的一重大进步。手术要求有较高的显微外科技术，手术时间较长。

1. 腹壁下动脉穿支的应用解剖　腹壁下动脉由髂外动脉发出后，经腹股沟韧带的内2/5与外3/5交界处斜向内上方走行，由腹直肌外侧进入其后方，有两条静脉伴行。在腹直肌深层，动脉分为内、外两支，外侧支较明显，其肌皮穿支穿过腹直肌及前鞘进入皮下，供应皮下脂肪及皮肤。有解剖发现在脐下外侧腹壁4cm的范围内每侧平均有4～5个大的穿支，有1～2支直径大于1mm。

2. 手术设计 同 TRAM 瓣。应用超声多普勒探测供区(腹壁下动脉及其下腹部主要穿支血管)、受区(胸背动脉或胸廓内动脉)血管并定位标记。

3. 手术方法 按设计线切开,在深筋膜浅面由外向内剥离掀起皮瓣,至腹直肌前鞘外缘后,仔细找到肌皮穿支,选择 1~2 支较粗大者保留,其余结扎。继续向内剥离至中线。然后沿保留的穿支纵形切开前鞘,小心沿穿支顺肌肉纤维方向分开腹直肌,追寻至腹壁下动脉主干,必要可追至髂外动脉。同法剥离对侧的皮瓣。保留足够长的腹壁下动脉蒂,将其离断,将血管蒂自腹直肌内抽出,将皮瓣游离。也可先找到腹壁下动脉主干,再追踪其肌皮穿支。为保护穿支血管,有时在血管周围保留少许肌袖。将皮瓣血管蒂的腹壁下动静脉与胸廓内动静脉或胸背动静脉进行吻合,成功后将皮瓣适当塑形,完成再造。腹壁成形及脐重建同前法。胸部及腹部置放引流。外适当加压包扎。

(六) 臀大肌肌皮瓣乳房再造(breast reconstruction by gluteal myocutaneous flap)

臀大肌的解剖:臀大肌位于臀部的后面,起于髂骨外面的后部及骶骨、尾骨、腰背筋膜等处,肌纤维斜向外下,至股骨大转子附近形成腱膜,部分止于大转子下方,部分借髂胫束移行于阔筋膜,再向下达胫骨上端。

臀大肌的血供主要来自臀上动脉和臀下动脉。臀上动脉是髂内动脉最大的分支,自梨状肌上缘穿出,分为两支:浅支直径 2.3mm,在臀大肌深面入肌,供给臀大肌及其表面的脂肪和臀上部的皮肤。深支在臀中肌深面走行,供应该肌。臀上动脉的浅支有两条伴行静脉,其血管外经约 2~3mm(图 19-28)。

臀大肌肌皮瓣再造乳房是以臀上动脉浅支为血管蒂,携带上部臀大肌及其皮肤皮下组织游离移植。手术需将臀大肌肌皮瓣的臀上动、静脉与受区的胸廓内动、静脉吻合(图 19-29)。

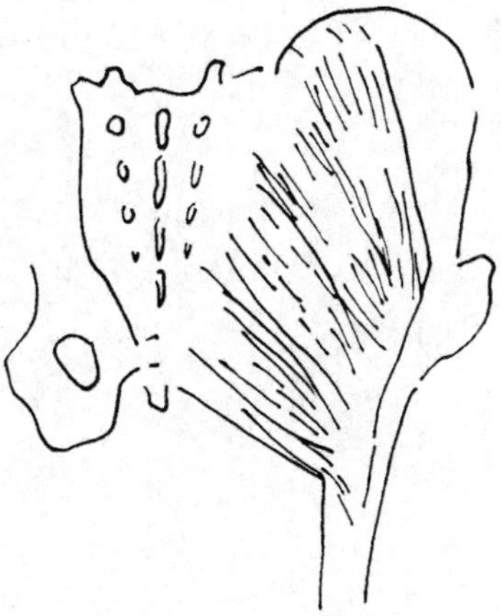

图 19-28 臀大肌的解剖

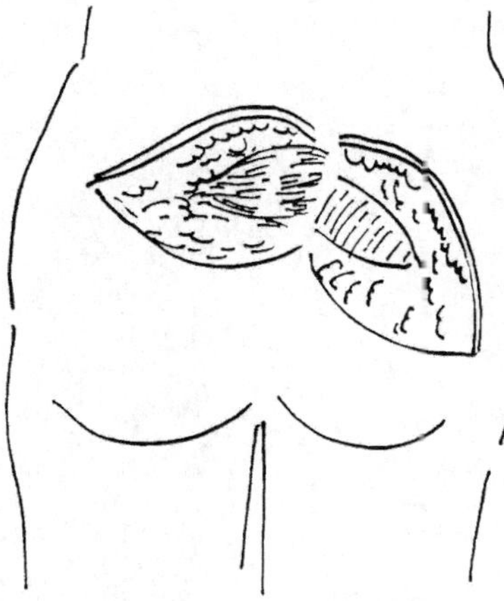

图 19-29 臀大肌肌皮瓣手术示意图

(七) 健侧部分乳房移位再造乳房

1. 该手术的适应证 一侧乳房缺失,健侧乳房有足够的体积和一定程度的下垂,乳头乳晕较大,且健侧乳房无器质性病变。

2. 手术设计与操作 以健侧乳房的内侧 1/2 为供瓣区,其主要的血供为胸廓内动脉。沿设计画线将健侧乳房切开成内外两部分,形成乳房腺体皮肤组织瓣。而后外侧瓣向内上旋转 180°,分层缝合腺体、皮下组织和皮肤形成缩小的乳房;内侧瓣以乳房上端皮肤和腺体基底为蒂向对侧乳房缺损区移转,逐层与制备好的缺损区创面缝合。术后 3 周断蒂,再次行乳房整形，乳头乳晕移转(图 19-30)。

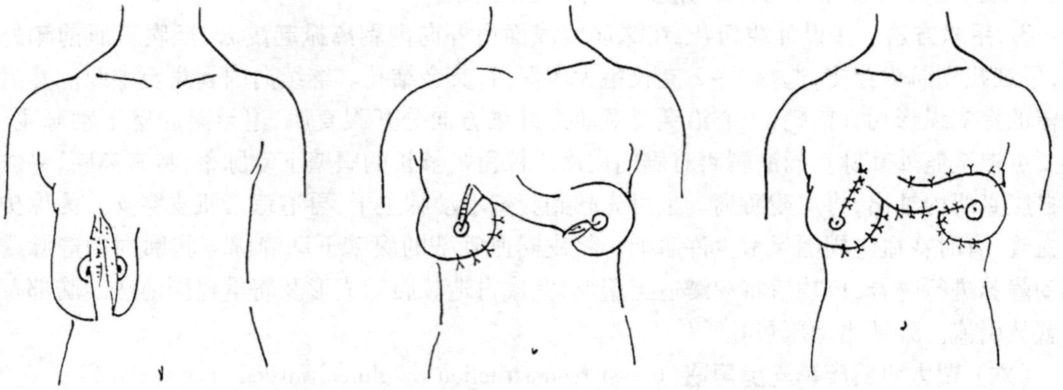

图 19-30 健侧乳房移位再造乳房

(李 东 李 比)

第二十章　去脂塑形美容外科

第一节　概　述

一　概念

去脂塑形术是利用外科技术或利用负压吸引等物理手段，将欲处理的人体局部沉积的皮下脂肪去除，以改善形体的外科手术。

二　命名

去脂塑形术的命名较多，根据历史的发展及演变过程，主要有减肥手术、脂肪减肥术、脂肪抽吸术、负压辅助脂肪去除术、脂肪吸取整形术、脂肪切除术等不同命名。目前，美容外科界趋向于将其命名为去脂塑形术，相对其他命名较科学、客观。

三　发展历史

去除机体沉积而多余的脂肪，塑造一个理想而完美的机体，是人们的普遍而美好的追求。体型美源于古代，但19世纪以前，人们既没有进行外科手术的条件，也没有应用手术切除脂肪进行体型美容的意识。人们对人体美的追求推动了美容整形外科的发展。1890年法国的Demars和Marx在修复腹部巨大脐疝时，楔形切除部分腹壁脂肪与皮肤，开始了应用外科手术进行去脂塑身的尝试。而后有很多术式被报道。20世纪20年代法国的Charles Dujarrier医师行下肢脂肪刮除却遭失败，20世纪70年代意大利的Fisoher两兄弟和瑞典人Kesselring开始用负压抽吸脂肪并取得成功，80年代Illouz等发明了湿性脂肪抽吸技术（wet technique of liposuction），美国的Klein发明了肿胀麻醉技术（tumescent technique），后者在脂肪抽吸术中具有失血少、组织损伤轻、麻醉时效长和安全性高等优点，该技术促进了脂肪抽吸技术的蓬勃发展。国内开展此项技术始于1987年。去脂塑形外科的发展历程大致可以分为3个阶段：第一阶段从19世纪90年代到20世纪60年代，主要是单纯的皮肤脂肪切除术，此间有人开始了脂肪抽吸术的尝试；第二阶段从20世纪70年代到90年代，以脂肪抽吸塑形术为主，并在肿胀麻醉技术的基础上得以快速发展，成为去脂塑形外科的主要方法；第三阶段自20世纪90年代开始，超声、电子、共振辅助吸脂等多种技术的产生，使去脂塑形手术得到进一步完善与发展。

四 解剖及生理概要

脂肪组织是机体结缔组织的一部分,广泛分布于皮下浅筋膜、组织间隙、腹腔脏器、纵隔及心包内等。正常情况下,脂肪组织的蓄积是生理性的能量储备,但当脂肪组织增多和堆积时,则造成肥胖及相应症状。

1989 年,Gasperoni 将皮下脂肪组织命名为浅筋膜系统(superficial fascial system,SFS)其脂肪结构分为两层:网状层(areolarfat layer)及板状层(lamellarfat layer),网状层又称晕层或蜂窝层(图 20-1)。

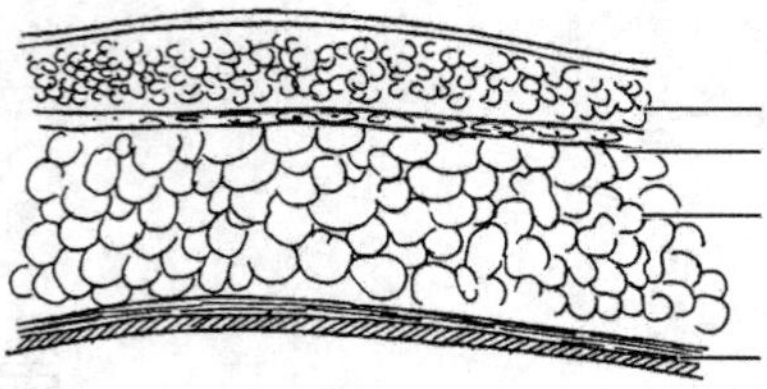

图 20-1 脂肪组织分层图

1. 晕层;2. 筋膜;3. 板层;4. 肌肉

晕层脂肪组织位于真皮下浅层,广泛分布全身,它由小脂肪球紧密的嵌在表浅筋膜纤维隔内构成,肥胖时此层会增厚。板状层脂肪组织位于深层,在浅筋膜层和肌肉筋膜之间。它由大的脂肪球松散地嵌在广泛的筋膜间隔内,因此,它比晕层脂肪疏松。它仅出现在某些区域如腹部、髂窝、大转子区、大腿上1/3内侧、上臂后面等。肥胖时板状层增厚比晕层明显,可达正常人的 8 ~ 10 倍,晕层增厚至正常人的 2 倍,因此,肥胖者呈现畸形体型。有些区仅有晕层,没有板状层,如大腿的前面和后面、大腿下 1/3、小腿后部、踝部等(图 20-2)。

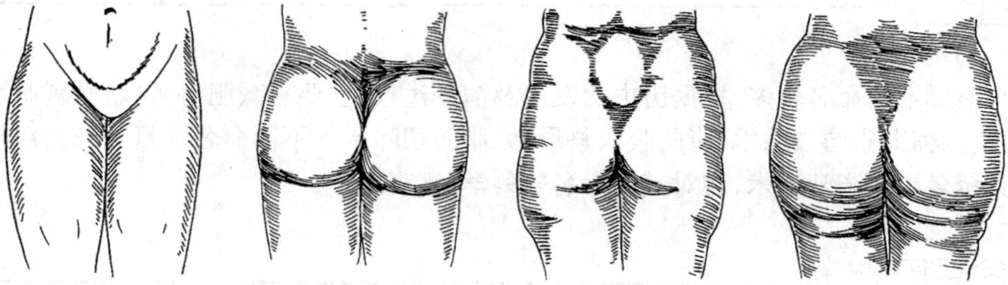

图 20-2 臀及股脂肪堆积类型

A. 股内侧、外侧和髋脂肪堆积;B. 马裤腿;C. 肥胖型;D. 肥胖松弛

肥胖的种类很多,根据肥胖的原因,临床上将其分为两大类:单纯性肥胖和神经内分泌性或代谢性肥胖,后者也称病态肥胖或症状性肥胖。

单纯性肥胖又分为体质性肥胖和过食性肥胖。导致单纯性肥胖的原因有遗传因素、生活习惯、衰老等。

病态性肥胖根据病因可分为垂体性肥胖、间脑性肥胖、皮质醇性肥胖、甲状腺肥胖、性腺功能不足性肥胖、胰腺性肥胖及药物性肥胖等。因此,对肥胖者应首先查找肥胖原因。病态性肥胖应先治疗原发病。

五 美学标准

体型美是指人的整体指数合理和人体各部位之间的比例关系协调,形成优美和谐的外观特征。构成体型的生物学基础是骨骼、肌肉的形态和脂肪的积累程度等三大因素。人的体型是现代人类体质学研究的重要内容。对人的体型分类,有的以身体各部位比例来划分,有的根据皮下脂肪的多少分类,有的则根据体质类型归类。分类方法虽多,但至今没有一个科学的标准。基本的观点是体型匀称是人体体型美的基本特征,匀称的体型其身高与体重之间比例协调,这种比例关系符合黄金比例。所以,常用身高与体重的比例关系及4种与体型相关的指数来判定一个人的体型是否匀称。即体重(kg)=身高×(1-0.618),或体重(kg)=(身高-105)±10。当实际体重超出计算出的体重10kg时即为肥胖;体重超过标准体重10~20kg为轻度肥胖;超过标准体重20~30kg为中度肥胖;体重超过标准体重30kg以上为重度肥胖。体型可通过体型指数进行分类。

体型是否匀称可通过下列4种指数进行推断。

1. 皮-弗(Pignet-Vervaeck)指数

$$\text{皮-弗氏指数} = \frac{\text{体重(kg)} + \text{胸围(cm)}}{\text{身高(cm)}} \times 100$$

2. 罗(Rohrer)氏指数

$$\text{罗氏指数} = \frac{\text{体重(kg)}}{\text{身高}^3\text{(cm)}} \times 100$$

3. 达(Davenport)氏指数

$$\text{达氏指数} = \frac{\text{体重(g)}}{\text{身高(cm)}} \times 100$$

4. 皮(Pignet)氏指数

$$\text{皮氏指数} = \text{身高(cm)} - [\text{胸围(cm)} + \text{体重(kg)}]$$

根据上述指数,可将体型分为以下几类,见表20-1:

表20-1 指数体型分类表

指数	性别	瘦长型	中间型	短胖型
皮-弗指数	男	≤81.9	82.0~94.2	≥94.3
	女	≤81.4	81.5~94.7	≥94.8
罗氏指数	男	≤1.28	1.29~1.49	≥1.50
	女	≤1.29	1.30~1.50	≥1.51
达氏指数	男、女	≤20	21~25	≥26
皮氏指数	男、女	≤50	51~55	≥56

六 手术分类

去脂塑形手术发展至今,根据历史的发展及演变过程,目前可分为如下术式:脂肪抽吸术式、开放去脂术式和联合术式。

(一)脂肪抽吸术式

脂肪抽吸术又称闭式去脂术。它的发展过程是从单纯脂肪刮除术发展为刮除及负压吸引,再发展为快速吸引。该项技术的基本原理是用负压吸引装置,将金属吸管经皮肤小切口

(1.0～1.5cm)置入皮下脂肪层，通过负压吸引将皮下脂肪抽出。近年来由于肿胀麻醉技术的发明和发展，对负压抽吸所造成的损伤大大减轻，出血量明显减少；而超声震荡和电子技术的引入，使得该项术式进一步完善。目前，脂肪抽吸术已成为一项比较安全而有效的流行术式。

（二）开放式去脂术式

这是一项古老的术式。该项技术医源性创伤大，并发症发生率亦较高，少数可出现严重并发症甚至死亡。目前临床上可分为如下术式：①全腹壁成形术；②下腹壁成形术；③倒状上腹壁成形；④单纯皮肤脂肪浅筋膜切除术。

（三）联合术式

联合术式即开放术式与脂肪抽吸术联合进行。它主要适用于皮肤老化、松垂的肥胖受术者，对于这类受术者，单纯脂肪抽吸效果不好，在肿胀吸脂的基础上，采用开放式去脂并切除多余的皮肤，才能达到最佳塑形效果。

第二节 脂肪抽吸术

脂肪抽吸术是利用负压吸引装置及与之相连的抽吸管，通过微小的皮肤切口，将预处理的皮下脂肪组织去除。

适应证：

1. 局部脂肪增多或沉积，影响体型曲线；
2. 中、重度全身性肥胖，身体健康，无重要脏器疾病者；
3. 某些部位的脂肪瘤，臃肿皮瓣的修薄、腋臭等。

禁忌证：

1. 有心脑血管疾病、糖尿病、凝血功能异常、重要脏器功能受损者；
2. 长期或正在服用抗凝药物、扩血管药、皮质类激素等药物者；
3. 局部皮肤有感染灶者；
4. 有心理障碍、期望值过高以及对自身形体要求过于苛刻者；
5. 病态性肥胖者在原发病治愈或控制后方可视情况决定可否手术。

一 手术器械及设备

负压脂肪抽吸系统由3个基本部分组成，即真空泵负压装置、连接导管和各种型号的金属吸管。近年来，多数脂肪抽吸系统配备有电动注射泵等。

1. 真空泵 真空即无空气。通过电动机将封闭瓶内的空气抽空，使之达到真空。当真空达到99.1kPa(1个大气负压)即可将脂肪吸出。最简单的真空负压器械是20～50ml的注射器。早期的真空负压泵采用普通的电动吸引器，因其负压低，一般在50kPa左右，效果不理想。而专业的吸脂机负压一般在101.33kPa，可达到快速吸脂的目的。

2. 连接导管 通过导管将吸引器与吸管连接。导管常用质地较硬的透明硅胶管或塑胶管。硬质可承受管腔内负压的压力，管道不能被吸瘪，可持续真空负压。管壁也应具有一定的弹性，以适应管道弯曲而不打折。透明以便观察管内流动物的质和量。

3. 脂肪抽吸器（管） 脂肪抽吸器由手柄和吸管组成。吸管多为金属管，也有透明硬塑料管，吸管应具一定强度及韧性，能适度弯曲而不致折断。吸管管径从 1.8mm 到 5mm 不等，管端有吸孔，分单孔、双孔及三孔。手柄包括手持部分和导管连接部。手持部分又分为有气孔和无气孔两种，气孔便于调节压力(图 20-3)。

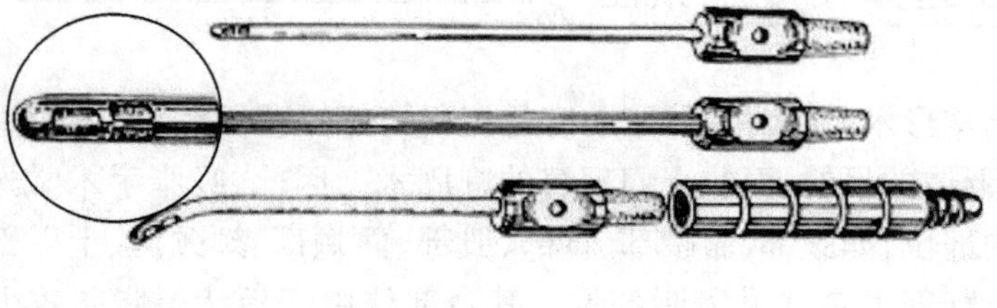

图 20-3 负压脂肪抽吸管

4. 电动注射泵 注射泵的功能是通过蠕动加压，将肿胀麻醉液以每分钟 200～500ml 的速度注入预吸脂部位。自从肿胀局部麻醉技术应用以来，抽吸区需注入大量肿胀液，常规注射器已不能满足需要，采用电动注射泵具有速度快、省力、受术者痛苦小等优点。

二 肿胀麻醉

肿胀麻醉又称超量灌注，或称湿性吸脂，简称肿胀技术。此项技术由 Klein 在 1987 年首先报道，1993 年后得以完善并广泛应用。实践证明这是一种有效、简单、安全的麻醉技术，是脂肪抽吸术首选的麻醉方法。其常用的主要配方是：

生理盐水 1000ml；

2% 利多卡因 20～40ml；

肾上腺素 0.5～1mg(ml)；

5% 碳酸氢钠 5～20ml。

如辅以静脉复合或硬膜外麻醉，利多卡因用量可减至 200mg/100ml 以内，以减少利多卡因用量过大的毒副作用。肿胀麻醉液一次注入量在 3000～5000ml 内较安全。

美国食品和药物管理局(FDA)及中华人民共和国药典规定利多卡因最大用量为 7mg/kg 体重，一次用量不超过 400mg。但肿胀麻醉液中利多卡因用量远远超过规定量，其安全应用的可能机制为：

1. 肿胀麻醉液是注射在局部吸收相对缓慢的脂肪组织内，脂肪组织内血管较少。
2. 肿胀压迫，血管外压力增大，吸收相对减少。
3. 肾上腺素使局部血管收缩，药物吸收减慢。
4. 利多卡因为脂溶性药物，与脂肪有亲和性，可阻止其扩散，延缓吸收。
5. 大部分(50%～70%)的肿胀麻醉液随脂肪被同时吸出。
6. 碳酸氢钠使游离碱基增多，碱化药物使离子型利多卡因减少，吸收减慢。
7. 组织创伤后局部的反应是渗出大于吸收，肿胀时效也是利多卡因吸收减慢的因素。

利多卡因的吸收在个体间有差异，应考虑到受术者的具体情况，术中应随时观察受术者的主观症状及表现。利多卡因的毒性作用轻者表现为头晕、头痛、恶心、呕吐、听力损伤等；中度中毒受术者出现癫痫、惊厥和昏迷等中枢神经症状；严重者则呼吸抑制、心搏骤停。因此，对于年龄大于 50 岁者，或既往有糖尿病、高血压的受术者，应减少用量。对多部位吸脂者应分开连续进行,不要同时手术。每个灌注部位,乳化、抽吸时间应控制在1小时内,以尽量减少药物的用量和吸收。

三 手术部位选择及手术禁区

脂肪抽吸去脂塑形术是针对人体脂肪容易沉积的部位进行手术。通过去除这些部位沉积的脂肪,达到改善形体的目的,而非人们理解的减肥术。因此,吸脂手术常选择具有板状层脂肪及脂肪易沉积的部位,如腹部、髂腰部、臂部、股部、面颊部、颏颈区、上臂部、后背部、胸部和乳房,膝部、小腿及踝部也是常见吸脂部位。其余部位由于板状层脂肪较少或没有板状层脂肪,所以,不是吸脂塑形的选择部位。国内有学者提出相对禁区概念,即在腹、下肢、臀3个部位将各主要皮支血管的穿出点及周围区域划为相对禁区。它位于腹正中两侧,相当于腹直肌前鞘的纵行区域,腹股沟韧带内、中1/3交点及该韧带斜向上方的腹壁,股内侧沿大隐静脉走向的区域和臀上、下缘中部。在上述相对禁区内抽吸时,应注意勿损伤该区的神经、血管和淋巴管(图20-4)。

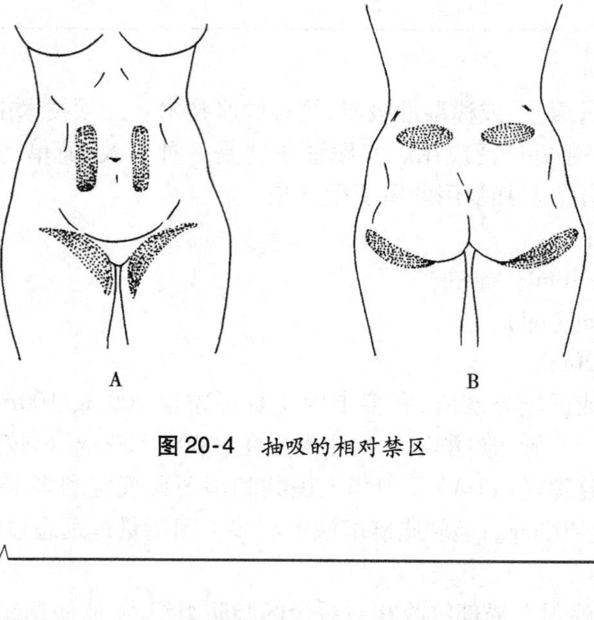

图20-4 抽吸的相对禁区

四 手术方法

在吸脂手术各部位中,腹部吸脂最常见。据统计资料显示,占吸脂患者的50%~75%。因此,本节以腹部吸脂为代表重点叙述。而其他部位吸脂方法和原则基本相同,本节不赘述。

(一)腹部相关解剖结构

腹部近似菱形。腹壁的下界是耻骨联合,沿腹股沟韧带向外延长到髂前上棘及髂嵴;外界为腋前线;上界为剑突,沿肋缘两侧延伸。腹部皮下脂肪分为晕层(浅层)和板状层(深层),以板状层较多。脂肪深面为腹直肌前鞘和腹外斜肌及其腱膜。腹部皮肤血管主要来源于腹壁上、下动脉及伴行静脉和穿支,其次是肋间、肋下和腰血管。其神经是髂腹下神经和肋间神经。

（二）定位，划定抽吸范围

受术者站立位画线，划定并标记抽吸范围。脂肪沉积明显处应重点标记，以免术中局部肿胀麻醉后分辨不清。

（三）手术入路

取仰卧位，切口可采用阴阜或脐孔周围切口。也可采用脐上两侧切口或脐下两侧切口。脐两侧切口也是常采用的手术入路，该切口的优点是可抽吸腰部脂肪。

（四）麻醉

由进针点向四周放射状均匀注入肿胀麻醉液。注射量以形成局部张力、皮肤呈“橘皮样”为度；或注射部位出现“涌泉征”，即注射针孔出现喷泉样肿胀液溢出。对吸脂范围较大者，可采用椎管内麻醉。对那些术前恐惧，但仍要求去脂塑形的受术者，可采用全身麻醉。无论采用何种麻醉，抽吸局部均应采用肿胀局麻技术。

（五）抽吸步骤

抽吸管经皮肤小切口缓慢进入皮下脂肪层，呈放射状进行脂肪抽吸，抽吸隧道呈扇形交叉，切不可“横扫”抽吸，以免损伤筋膜血管网而导致皮肤缺血坏死。抽吸时术者左手应平放或掐持皮肤以感知抽吸的层次，由深至浅层抽吸，先抽吸深层（板状层）脂肪，在大部分脂肪抽出后，可更换细吸管，仔细抽吸皮下脂肪，但至少应保留1cm厚度的皮下脂肪，以维持真皮下血管网的完好，避免术后皮肤血运障碍。

（六）仔细观察

术中应观察受术者反应，包括对肿胀液的中毒反应和对手术的反应，并随时做出处理。再则应观察抽吸量和抽吸物，当抽吸物中脂肪颗粒含量减少，大多为肿胀液及血性液体时，说明脂肪大部分已被吸出。检查皮肤表面是否平滑完整，如有不平应仔细修整，修整完毕即可结束抽吸。

（七）术后处理

脂肪抽吸结束后，术者双手环形轻柔挤压抽吸部位，尽量排空皮下肿胀液，可酌情放置或不放置引流，缝合切口。局部覆盖纱布及棉垫后加压包扎。术后24～48小时拔除引流，术后4天去除敷料，继续穿弹力服3～6个月。

（八）抽吸量的观察及处理

脂肪抽吸的一次安全量为2000ml以下。一次抽吸量在1000ml以下对人体影响较小，可在门诊进行，受术者在手术当天可返家，但应休息24小时。抽吸量在1000～1500ml则应静脉补充晶体液，并留院观察24～48小时；一次抽吸量在1500ml以上，需住院抽吸。脂肪抽吸对人体是损伤，抽吸量越多，抽吸面积越大，对人体的损伤亦越大，它的病理生理过程类似于烧伤或挤压伤。根据术中脂肪抽吸量的多少，术后应按损伤的处理原则进行术后处理，以确保受术者的安全。

（九）并发症预防及处理

脂肪抽吸术的并发症有常见并发症和严重并发症。常见并发症分为手术伴随症状和美容并发症两类，前者为脂肪抽吸的必然并发症，如皮下淤血、硬结、疼痛、麻木等，由外科手术损伤所致，程度有所不同，术后短期内这些并发症多能消失。后者是由于操作水平或选择受术者不当所致，仅造成医源性美容缺陷，如皮肤凹凸不平，不对称，皮肤松弛等，此类并发症是外科医生应力争避免的。严重并发症较为少见，有关统计资料显示，脂肪抽吸术的并发症发生率是0.1%～9.3%，平均为0.3%。平均死亡率为0.018%。严重并发症有肺栓塞、肠穿孔、皮肤坏死、感染、坏死性肌筋膜炎、死亡等。发生这些并发症的原因有：①过度大容量抽吸；②术前未严格检查患者，一些患者的基础疾病或原发病在术中诱发；③注入大容量湿性液体；④操作者未经严格培训，有的甚至是非医务人员；⑤肿胀液中高剂量利多卡因和（或）肾上腺素的心脏毒性作用；⑥术后患者未适当休息，对患者的术后处理措施不到位等。

1. 肺栓塞及脂肪栓塞综合征 成因较多，目前尚未完全明了，是吸脂手术最危险最严重的并发症。肺栓塞轻者症状不明显，X线片上见肺小叶性不张；重者可有呼吸窘迫、胸痛、昏迷等。脂肪栓塞综合征病情危重，表现为发病突然，多发生在术后72小时内，进展快，急性呼吸窘迫综合征表现即缺氧、意识模糊和皮下瘀斑三联征。X线片上见肺部广泛瘀斑，尿中可见脂肪颗粒，患者神志谵妄、昏迷甚至死亡。

预防措施包括术中保持有效循环血容量，避免低血容量休克。乙醇可以抑制脂肪酶的活性，有学者用5%乙醇葡萄糖液预防。治疗措施主要是呼吸系统支持即吸氧、呼气末正压通气、松解腹部包扎以利腹式呼吸，明确肺栓塞者可紧急手术取出栓子，大剂量糖皮质醇以及球蛋白输入等。

2. 腹腔脏器损伤 以肠管损伤多见，也有肝、脾损伤。可因负压造成，也可因超声波损伤引起。表现为腹痛、腹膜炎、休克、手术区域感染等。统计资料显示，内脏穿孔所致的死亡占脂肪抽吸死亡率的第二位。

预防措施主要是应熟悉和注意吸脂部位的解剖层次；负压不可过大；深层抽吸时吸孔应向上；超声探头不应朝向腹腔方向等。在腹壁薄的区域是否有疝气存在，有腹部手术史应警惕腹腔脏器与原手术切口粘连。处理原则按腹部脏器损伤的情况分别处理。

3. 坏死性筋膜炎 为广泛的软组织感染并以快速进行性浅筋膜坏死伴随大量周围组织的逐渐损害为特征，还可出现大疱和坏疽。是吸脂术后一种少见但死亡率极高的并发症，据报道死亡率为34%。临床表现为弥散性皮肤瘀斑，血性大疱和进行性皮肤坏死。诊断通常根据症状确定。确诊后应及时进行清创，切除坏死筋膜，多处切开引流，抗生素局部滴注冲洗，全身应用大量抗生素，支持治疗，定时翻身等。避免这一并发症的关键是预防，术前应充分准备，术中严格无菌操作，避免大面积多部位吸脂，术后使用抗生素预防感染，患者应适当休息等。

4. 皮肤坏死 资料显示发生率国外为0.2%，国内为1.77%。皮肤坏死主要发生在手术范围较大，或几项手术同时进行；吸脂过浅损伤了真皮下血管网；皮下血肿继发皮肤感染坏死；超声吸脂时局部温度过高也易产生皮肤坏死。预防措施是针对其发生原因，预防为主。治疗则根据皮肤坏死面积，可通过换药，皮片移植，皮瓣转移等治疗。

5. 血肿与血清肿 为常见并发症，发生率为2.4%。多因手术中血管损伤、凝血功能障碍、术后加压包扎不当及引流不畅所致。小的血肿或血清肿可自行吸收，或使用止血、活血化瘀药物辅助治疗。大的血肿应予及时引流清除，并应注意预防感染。

6. 瘀血瘀斑和色素沉着 较常见，一般在术后24小时内出现。小范围的瘀血瘀斑不需处理，1~2周可自行消退，但较大面积的瘀血瘀斑应警惕有出血或血肿。色素沉着是由于皮下瘀血后红细胞破坏、分解，含铁血黄素沉积或表皮细胞内黑色素增加所致。色素沉着多在半年左右消失，其间可辅以超声、按摩、理疗等措施治疗，也可用脱色药物如氢醌霜、曲酸乳膏等治疗。

7. 皮肤凹凸不平和不对称 属常见并发症。引起原因为抽吸时隧道深浅不一或大直径抽吸管所造成。不对称则为两侧抽吸量不相等。因此,在操作时应掌握抽吸层次,大直径管抽吸后应换小直径抽吸管仔细抽吸,并随时注意两侧对比。

五 几种常见的吸脂辅助系统

脂肪抽吸术的基本设备是负压脂肪抽吸系统。由于单一的负压抽吸系统在使用时抽吸速度较慢,费时费力;在吸除脂肪的同时,还破坏了较多的小血管及神经末梢。为了克服这些不足,人们在负压吸脂系统的基础上,相继发明了超声吸脂辅助系统,电子吸脂辅助系统和共振吸脂辅助系统等。这些设备各有特点。

(一) 超声吸脂辅助系统

该系统于 1992 年由意大利 Zocchi 首先应用。一般由超声发生器、微电脑控制系统、频率自动跟踪器、换能器及治疗探头等部分组成。根据探头在脂肪抽吸时置于皮下和皮外不同而分体内超声系统和体外超声系统。其工作原理为:①超声波在液体中传导有膨胀和收缩周期;②人体脂肪组织与液体有相似的低密度特征。低密度组织结构比较疏松,分子间内聚力较弱,一定强度的超声波作用下将产生物理学上的“空穴”效应,导致细胞膜破裂,细胞间连接松散、分离;而结构致密的结缔组织如血管、神经、淋巴管等分子间内聚力高,超声波不易使之变形。因此,超声波具有选择性破坏脂肪细胞,对血管和神经等组织则损伤较轻。所以,超声吸脂辅助系统较单一的负压吸脂系统具有一定的优越性。但超声吸脂需先将脂肪乳化,再予负压吸出,比较费时,且碎脂过程中产热,热损伤周围组织也是其不足之处。

(二) 电子脂肪抽吸辅助系统

该系统由意大利专家研究发明,于 1994 年推出。这项技术的原理是在两个电极之间产生一个高频电场,脂肪细胞在高频电场作用下去极化,脂肪组织团块破碎,液化成乳糜样,便于负压吸出。它的优点是可根据需要设置不同强度,对不同韧度或密度的脂肪组织选用不同程序进行处理,适用于全身各部位的去脂手术。再则由于高频电场的局部热凝效应,故术中出血少。但是,由于该系统抽吸速度较慢,加之吸出的脂肪已液化破坏,不能用于脂肪移植。这些缺点使该系统在临床上不够普及。

(三) 共振吸脂辅助系统

超声吸脂和电子吸脂辅助系统虽然注重了低创伤但却存在吸脂量少、吸脂速度太慢等缺陷。传统的吸脂机费时费力,医生的劳动强度极大。共振吸脂系统具有吸脂速度快、吸脂量大、减轻医生劳动强度等优点。它是 20 世纪 90 年代末发展起来的一种新的脂肪抽吸方法。该系统的工作原理是利用高压气泵使吸管头部产生每分钟 600 次的往复运动,往复幅度为 5mm。高频振动可将肿胀麻醉后已肿胀的脂肪组织震碎。而 5mm 的振幅不会切割损伤非脂肪组织,对血管、神经等组织损伤很小。

第三节 皮肤脂肪切除

皮肤脂肪切除是较原始的针对身体某些部位的肥胖所进行的外科去脂方法。由于肿胀麻醉技术的应用,大大提高了闭式脂肪抽吸术的安全性,因而开放式去脂术的适应证已大为缩小。但对于皮肤老化、松垂的受术者，单纯脂肪抽吸的效果不好，最好在肿胀负压吸脂的基础上，采用开放式去脂并切除多余的皮肤，则塑形效果较佳。由于皮肤切除后遗留明显手术瘢痕，影响美观，因此，这种手术目前主要应用于腹部、臀部等非暴露部位的去脂塑形。

一 概述

（一）腹壁的应用解剖

腹壁由浅至深分为6层：皮肤、皮下组织（浅筋膜）、肌层、腹横筋膜、腹膜外脂肪及腹膜壁层。与腹壁去脂塑形术关系密切主要是浅三层。

1. 皮肤层 腹壁皮肤面积宽阔且薄而富弹性，与浅筋膜的联系疏松，易于分离，除腹股沟区外，活动度大。其解剖特点便于腹部手术后直接缝合及提供皮肤及皮瓣。

2. 皮下组织（浅筋膜） 主要由疏松结缔组织和脂肪构成。脐部以下的皮下组织分为两层，浅层Campen筋膜，含有脂肪组织，向下与股部的脂肪层相延续，厚薄因人而异；深层Scarpa筋膜，为富有弹性的纤维模样组织，中线处附着于白线，向下止于大腿的阔筋膜。

3. 肌肉层 ①腹直肌：位于腹白线两侧，上端起于第5、6、7肋间及剑突，下端止于耻骨联合及耻骨结节之间。②腹外斜肌：起于5～12肋骨外侧，肌纤维由外上方斜向内下方走行，在髂前上棘与脐的连线附近移行为腱膜，参与组成腹直肌前鞘。③腹内斜肌：位于腹外斜肌深面，起于腹股沟韧带外侧、髂嵴。走行为外下斜向内上，大部分肌纤维移行为腱膜，参与组成腹直肌鞘的前后层，最后止于腹白线。④腹横肌：位于腹内斜肌深面，起于下6个肋软骨后面、胸腰筋膜、髂嵴及腹股沟韧带的外侧1/3，肌纤维呈横向走行，在腹直肌外缘处移行为腱膜，参与腹直肌后鞘的组成。⑤腹直肌鞘：分为前后两层。前鞘由腹外斜肌腱膜和腹内斜肌腱膜的前层组成。后鞘由腹内斜肌腱膜的后层和腹横肌腱膜组成。两侧腹直肌鞘的纤维相互交织构成腹白线。

4. 血管与神经 腹壁血管分为浅、深两组。浅组血管为腹壁浅动脉、旋髂浅动脉和胸腹壁动静脉。深组血管包括腹壁上下血管、旋髂深血管、下5对肋间后血管和4对腰动脉。腹壁的神经来自下6对胸神经和第一腰神经的前支。这些神经属于混合神经，既司感觉又含运动支，并呈节段性分布，走行于腹内斜肌与腹横肌之间，沿途分布到肌肉与皮肤。

（二）臀及大腿的应用解剖

臀部及大腿上外部皮肤较厚，皮下脂肪易堆积；股内侧皮肤较薄，筋膜分浅深二层，浅层与腹壁浅筋膜浅层连接，深层与腹壁浅筋膜的深层紧密连接。股上部前内侧有股动脉发出腹壁浅动脉、旋髂浅动脉和阴部外动脉，伴行静脉汇入大隐静脉或股静脉。血管及淋巴管走行于浅筋膜深层即深浅筋膜之间。

（三）适应证

1. 腹部脂肪堆积，伴腹壁皮肤松垂，且感牵坠不适、行动不方便者。

2. 腹部原有手术切口或其他原因造成局限性瘢痕的肥胖患者，既要求去脂，又要求去除瘢痕者。

3. 在腹部外科其他手术的同时，要求切除多余皮肤和脂肪者。

4. 臀部脂肪堆积并皮肤松弛下垂者。

5. 大腿上外侧、前侧及内侧脂肪堆积并皮肤松弛者。

（四）禁忌证

1. 心血管、肝脏、肾脏、肺部、内分泌系统有疾病者。

2. 瘢痕体质者。

3. 仍有妊娠愿望者。

二 开放式腹壁去脂塑形术

开放式腹壁去脂塑形术又称腹壁成形术，是通过外科整形手术，解决腹壁皮肤松垂和脂肪堆积问题。是一项开展较早的去脂塑形手术，该手术创伤大，并发症发生率相对较高，少数并发症很严重，所以，应严格掌握适应证和禁忌证。并应做好术前准备及各项检查，确保受术者围术期的安全。

（一）术前准备与手术方法

1. 术前准备 术前应了解受术者腹部的外形、腹部脂肪堆积和皮肤松垂的程度，腹肌的紧张度、有无腹壁疝等，并做出相应标记。让受术者分别呈仰卧位和直立状态，在腹壁完全松弛的情况下，估计出切除皮肤及皮下组织的量，确定切口的位置、长度及宽度，并做出标记。皮肤捏起试验是了解受术者腹部多余皮肤脂肪的一种简易检查方法，即术者纵向或横向用手指捏起受术者的皮肤和脂肪，当拇指和其他手指尖对合，即可确定所捏起的组织为“多余”的皮肤脂肪组织。术前其他准备工作与一般外科手术相同。应注意肥胖受术者常有心血管系统、内分泌及呼吸系统疾病，术前应有充分认识，并进行相应的检查和治疗。

2. 麻醉选择 硬膜外麻醉或静脉复合麻醉，小面积的皮肤脂肪切除也可采用肿胀麻醉。

3. 体位及切口设计 腹壁皮肤脂肪切除术一般取仰卧位，两膝垫高，以减少缝合时的张力。

腹壁成形或塑形术切口有多种，根据在躯干的位置和方向不同，大致可分为四类：横切口、垂直切口、纵横联合切口及T形切口。

(1)横切口：即横向梭形切除腹部皮肤与脂肪的方法。临床上常用低位横切口，其优点是切口较隐蔽，切口与皮横纹一致，减轻了瘢痕的增生因素。它可以切除脐以下的大块腹壁松弛的皮肤和皮下组织，缺点是对腰部曲线和骨盆外形改善不理想，但可以通过提紧加以弥补。常用的横切口有：低位水平切口、低位弧形切口、低位曲线切口、低位W形切口(图20-5)。

(2)垂直切口：适用于腹壁皮肤有大量横行方向的过剩和肌腹膜松弛者。它是在腹部做垂直方向的梭形切除，由于切除腹中线及两侧的皮肤和皮下组织，术后腰部及骨盆的塑形较理想，但瘢痕不隐蔽(图20-6)。

(3)纵横联合切口：适用于腹壁纵横方向均有皮肤过剩和脂肪堆积者。此切口可将围绕脐周和低位中线区松弛的皮肤、皮下脂肪组织切除。缺点是皮瓣尖端易坏死。切口瘢痕不隐蔽(图20-7)。

(4)倒T形切口：主要适用于腹壁下垂者，按T形设计，横切口线位于脐下，两端可延伸到腋后线，纵切口环绕脐周，切开后沿腹正中线向下做适当延长(图20-8)。

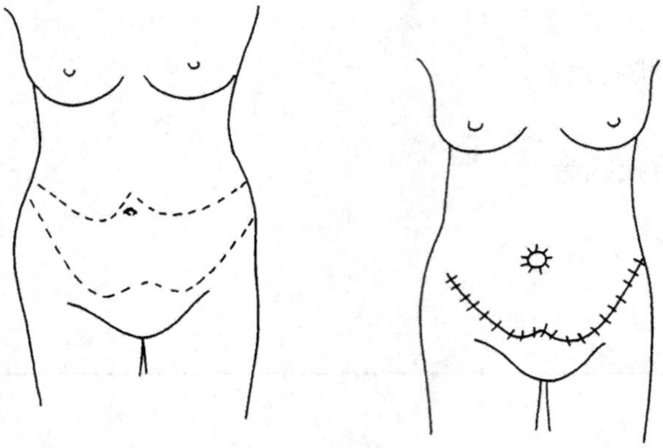

图 20-5　W 形切口(横行切口)

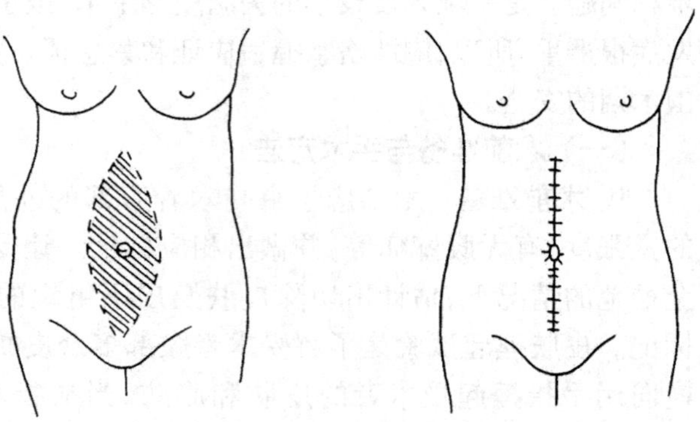

图 20-6　垂直切口

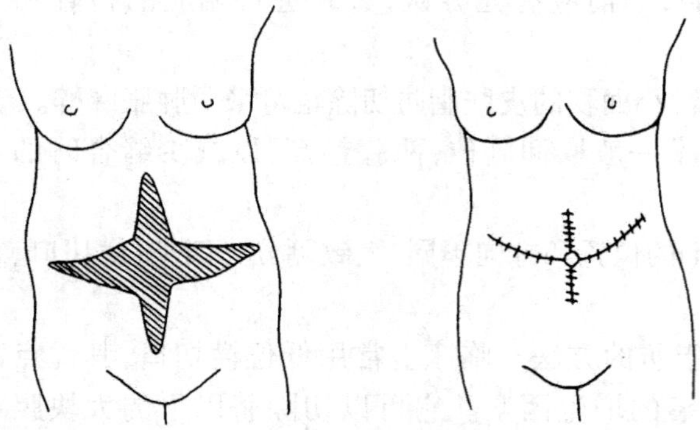

图 20-7　纵横联合切口

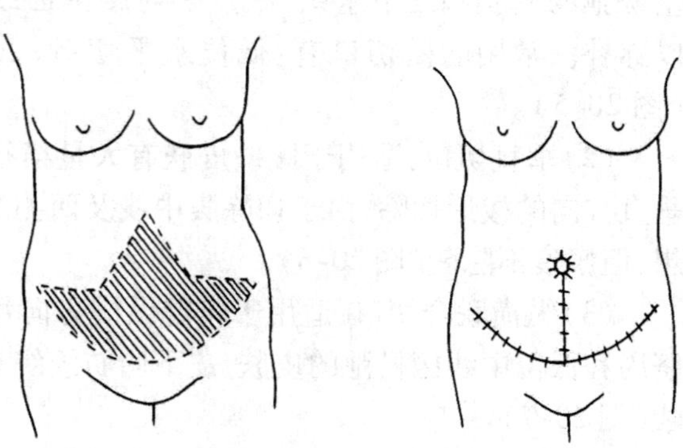

图 20-8　倒 T 形切口

4. **手术步骤**

(1)切开剥离:沿标记的切口线切开皮肤及皮下组织达深筋膜,剥离深筋膜浅层达两侧切口,切除切口线与去皮线之间的皮肤及皮下脂肪组织。切开剥离时应注意结扎脐旁动脉及腹直肌穿出的皮动脉,防止出血。在腹股沟部应特别注意股部的大血管。剥离至脐部时,环绕脐周做全层切开,将脐保留在腹壁原位,脐周应保留适当脂肪及较多血管,以保证脐部皮肤的血运。

(2)加强腹壁:检查腹部的肌肉及筋膜是否松弛。如有腹壁松弛,则将腹直肌前鞘做紧缩缝合。对有腹直肌分离的受术者,可采用间断缝合或水平褥式缝合以加强腹壁正中部;无腹直肌分离者,可在腹壁两侧对称位置,顺腹外斜肌腱膜方向,将松弛的腹壁加强缝合。对于腹壁肌力较弱者,可行褥式折叠缝合,使腹壁收紧并得到加强。

(3)切除多余皮肤:在腹壁紧缩后,将受术者置于屈腹位,保持腹壁松弛 向下拉紧分离的腹部皮肤瓣,确定并切除多余的皮肤。

(4)脐重建:皮肤切除后,脐多有移位。应于脐孔相应腹部皮肤即新脐部做一个十字交叉的穿透性小切口,将脐从切口拉出,缝合固定,形成新的肚脐。

(5)缝合包扎:缝合创缘,必要时加减张缝合,放置引流,最好采用闭式负压引流,既可观察引流量,又能保持术后敷料干洁。包扎伤口,为防止局部出血或形成血肿,应在腹部放置较厚敷料并用弹力绷带适度加压包扎。

(二) 注意事项

切除及削薄皮下层时应保留1~2cm正常皮下脂肪,以保证皮肤的血管、神经支配和皮肤的弹性,防止皮肤坏死和穿孔。皮肤切除和紧缩腹壁肌层均应适当,以防术后因腹部张力过大,皮缘坏死,腹部张力过大也限制了受术者的腹式呼吸。术后还应严防呼吸道感染、咳嗽或肠胀气,这些因素均可影响伤口愈合或导致切口裂开。

三 臀及大腿部皮肤脂肪切除术

(一) 术前准备与手术方法

1. **术前准备** 术前2~3天清洗双侧大腿、腹部、会阴部及臀部。术前1天可剃毛。

2. **麻醉选择** 硬膜外麻醉或静脉复合麻醉。

3. **切口设计** 站立位根据受术者脂肪堆积和皮肤松弛情况标记出需切除的范围及程度。设计需切除部分一般呈梭形,主要切除大腿外侧及后部,保留前部及内侧部皮肤。臀切除部分包括臀皱襞(臀沟),缝合后切口形成新的臀皱襞(图20-9)。

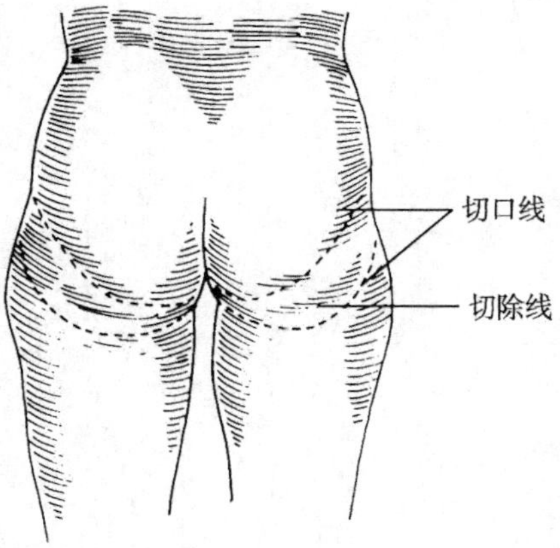

图20-9 臀部皮肤筋膜切除术切口

4. **切开和剥离** 沿手术前设计的切口切开皮肤及浅筋膜,不要深及深筋膜,以防损伤血管及淋巴管,特别是做大腿内侧皮肤切除时,应保留大隐静脉周边脂肪或筋膜。切除切口线和去皮线之间的皮肤和浅筋膜,切除时先应留有余地,待缝合时加以调整,经确认无缝和困难时再切除多余的皮肤及皮下组织,以防切口张力过大导致皮缘坏死。切口逐层间断缝合,皮下置引流管(根据切除范围置皮片引流或负压引流),加压包扎。

(二) 术后处理

1. 卧床休息 5 天,吃少渣饮食,推迟排便时间,保持术区清洁,必要时置导尿管。
2. 常规静脉用抗生素 5～7 天。
3. 加压包扎 14 天,术后 12～14 天拆线。
4. 1 个月内禁止剧烈运动;穿束身弹力裤 2～3 个月。

(三) 并发症的预防和处理

据统计资料显示,去脂塑形 3 种术式并发症发生率是:脂肪抽吸 0.1%,皮肤脂肪切除 0.9%,腹壁成形 2.0%。3 种术式的共同的并发症已在上一节中叙述,本节仅对皮肤脂肪切除及腹壁成形术相关的并发症予以叙述。

1. 皮瓣坏死 常见皮瓣局部坏死,原因与皮瓣血供有关。应以预防为主,即手术剥离范围不要过大,切除皮肤及脂肪组织不宜过多,以防切口缝合张力过大。一旦发生皮瓣坏死,应及时清除坏死组织、积极换药,待新鲜肉芽组织长出后予植皮。

2. 切口裂开 原因与切口缝合张力过大有关。预防措施为术中切除皮肤组织不应过多,术后应避免加重腹壁张力的因素,如咳嗽、腹胀、过早下床活动等。

3. 腹壁不对称 由于脐定位偏离中线,或两侧组织切除不一致,或腹壁折叠缝合不一致,导致术后腹壁两侧不对称。术前合理设计标记,术中对比切除,可避免此并发症。

4. 淋巴漏 主要表现为腹壁引流管持续引出多量淡黄色液体,每日引流量基本恒定,不减少。与手术中损伤腹股沟淋巴管有关。因此,手术前设计去皮线时要留有余地,不要因切口缝合张力过大而向腹股沟侧游离皮瓣。一旦发生淋巴漏,应保持引流通畅,尽量让腹壁大部分创面先愈合,使淋巴漏成为窦道后再拔引流管。

(咼连胜)

第二十一章　四肢美容手术

随着人们生活水平的提高和社交活动的日益广泛，人们对美容的范围也日趋扩大，美容的要求也不再局限于面部和躯干。人们开始对身体其他显露部位，例如手的美观有了更高的要求。传统的外科手术对四肢的功能修复极为关注，认为手是人的劳动器官，是人们赖以生存的重要工具。而患者除了要求医生能恢复四肢的良好功能外，尽可能拥有和健康四肢一样的外观。这就对外科医生有了更高的要求和挑战，四肢的整形美容手术也就成为一类较为热门的治疗项目。

第一节　先天性多指(趾)畸形

正常手指以外的手指赘生，或手指的骨、软组织成分的孪生称之为多指畸形。多指畸形是手先天性畸形中最常见的，约占上肢畸形的39.9%，其发病率为1‰左右。

一　临床表现

多指畸形的外形与结构变化很大，可以仅是一个球形的小肉赘，有一细小的蒂与正常手指相连；也可以是形似正常手指，具有骨关节、肌腱、神经、血管和指甲，以致造成留舍困难。多指常常是涉及单个手指，也可以是多个手指多指；可以单独出现，也可以与其他畸形如并指、三节指骨拇指、多趾唇裂等同时出现(图21-1)。

多指畸形分为桡侧多指、尺侧多指和中央型多指，其中以桡侧多指最常见。

桡侧多指通常也称为复拇指畸形，表现为拇指孪生，或拇指桡侧或尺侧多指。复拇指畸形的两个拇指常常是不等大的，其中较大的拇指由于发育较好，形态和功能接近正常，称为主干拇指，需要存留；而另一指较细小，称为赘生拇指，需切除。两个孪生拇指形态相似，称为镜影拇指。

多指畸形术前应行X线摄片检查，以明确多指的近端骨骼与主指的关系，为手术方法提供依据。

二　治疗

多指畸形的矫正包括多指切除，关节、骨畸形的矫正，韧带修复，肌肉止点重建以及皮肤整形等。

1. 单纯多指切除　如多指中没有骨、肌腱等组织，仅表现为肉赘，可单纯切除赘生多指。

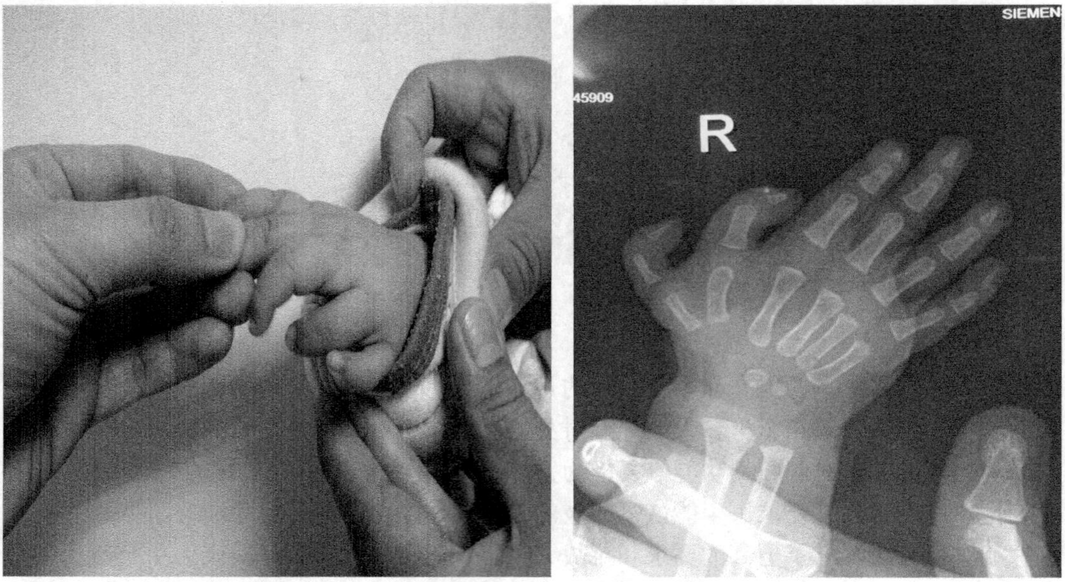

图 21-1　多指畸形

如多指中含指骨、肌腱等组织，应完全切除多指的指骨和关节面，以免其继续生长，形成突起。多指上的关节囊和肌腱应尽量保留，修复主指的关节囊和肌肉的附着（图 21-2）。

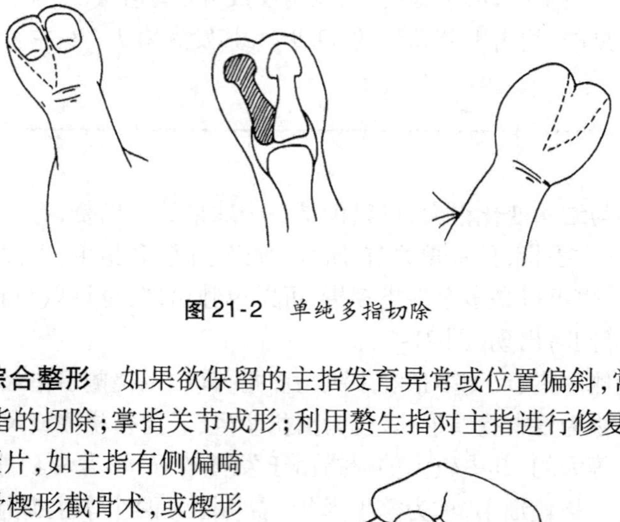

图 21-2　单纯多指切除

2. 多指畸形的综合整形　如果欲保留的主指发育异常或位置偏斜，常常需要对主指进行综合整形，包括赘生指的切除；掌指关节成形；利用赘生指对主指进行修复等。

根据术前 X 线摄片，如主指有侧偏畸形时，需作指骨或掌骨楔形截骨术，或楔形植骨术矫正之，并用克氏针及石膏固定。

复拇指畸形多伴有拇伸、屈肌腱位置、结构、方向及止点的异常，术中应予以矫正。赘生指的肌腱应尽量保留用作加强主拇指的肌力，矫正关节畸形，或用于加强关节韧带等。大鱼际肌止点应重建，缝合在拇指掌指关节外侧关节囊，以免影响拇指外展功能（图 21-3）。

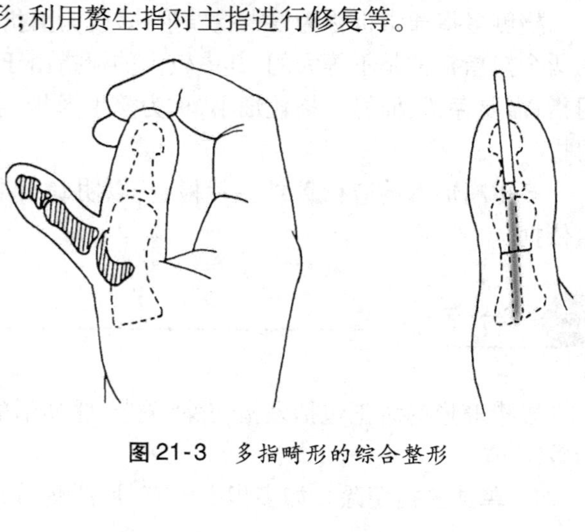

图 21-3　多指畸形的综合整形

第二节　先天性并指(趾)畸形

两个或两个以上的手指或其有关组织成分先天性病理相连称为并指畸形。并指是上肢先天性畸形中最多见的病种之一,其发生率为0.33‰~0.5‰,男性比女性高3倍。

(一)临床表现

并指畸形的临床表现多种多样,常为两指并连在一起,也有三个或四个手指并连在一起(图21-4)。其中以中环指并连者最多,而涉及拇指的并指较少见。并指可以单独出现,也可能其他畸形的症状之一,如Apert综合征。

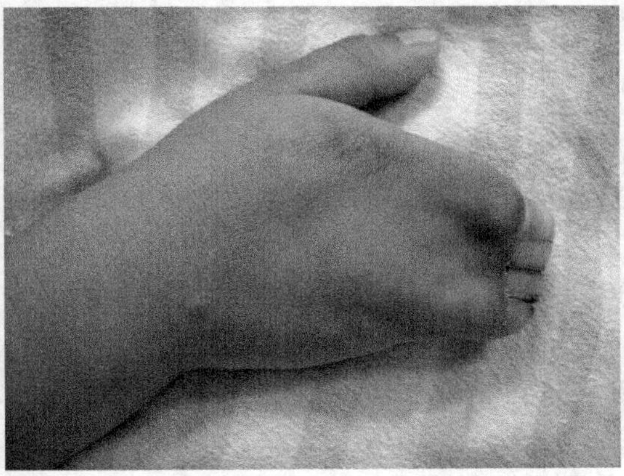

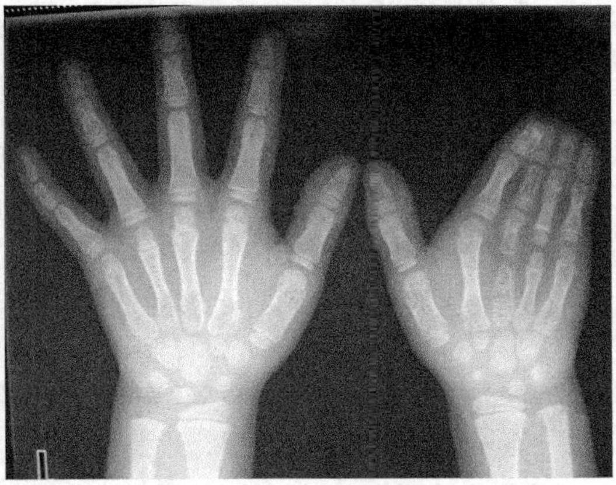

图21-4　并指畸形

根据手指并连的程度不同,可以将并指畸形分为两大类:软组织并指和骨性并指。软组织并指可仅由松弛的皮肤相连;而骨性并指两指连接紧密,末端指骨及指甲连在一起,甚至两指共有一条肌腱或血管神经束。

并指的症状除了外形上的畸形外,主要是妨碍手指的外展及内收,影响患指的发育。

(二)治疗

矫正并指的目的在于重建满意的指蹼形态和避免手指继发屈曲挛缩。

1. 手术适应证

(1)并指关节在同一水平,功能良好,且无发育障碍,可待患手发育成熟后手术。因为儿童生长发育快,过早的手术,术后瘢痕赶不上手的发育,逐渐发生挛缩,常需再次手术修复。因此,尽量推迟手术效果会更好。

(2)如果并连指关节不在同一水平,手指彼此影响屈曲活动和手指发育时,可适当早做手术。

2. 手术方法　常见的手术方法有矩形皮瓣法和三角形皮瓣法。矩形皮瓣法是在并连手指基底背侧设计蒂位于两掌骨头之间,长为近节指骨的1/2,宽约1cm的矩形皮瓣。在掌侧手指根部横纹处做宽约1cm的横切口,将背侧皮瓣与掌侧皮瓣缝合,形成指蹼;三角形皮瓣法是在并指基底掌侧和背侧各设计一个等腰三角形皮瓣,掌侧皮瓣基底位于近节手指长度的1/2处,背侧位于靠近掌指关节处,将两皮瓣交叉缝合后形成指蹼(图21-5)。两种方法手指间相连皮肤均做Z形切口,其掌背侧Z形切口方向相反,分别对位缝合覆盖指间创面。如不能完全覆盖创面,应该植皮修复,不应强行拉拢缝合,以免皮瓣坏死。

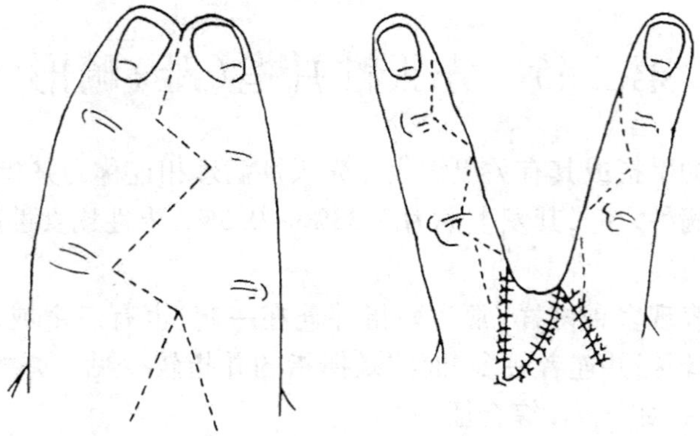

图 21-5　并指畸形三角形皮瓣法

3. 注意事项

(1)多个手指并连,要分次手术矫正,以免造成中间手指缺血坏死。

(2)并指分离时,皮瓣一般无法将指间创面全部覆盖,创面需植皮修复。尽量将植皮创面设计在手指末梢的桡侧。

(3)重建的指蹼必须有足够的宽度和深度,分离并指时要完全分开,直达指蹼基底。

第三节　手部瘢痕挛缩整复

手是劳动器官,结构精细。手部由于创伤、感染等原因形成瘢痕,轻者影响美观,重则发生皮肤瘢痕挛缩、肌腱粘连、关节僵直等一系列功能障碍,有的甚至可以造成残废。

(一) 病因

1. 烧伤后瘢痕　各种类型的烧伤(包括热力、化学、电烧伤等)是手部瘢痕形成最常见的原因。浅度烧伤愈合后一般不遗留瘢痕。深度烧伤可能造成包括皮肤、血管、神经、肌肉、肌腱、骨、关节以及韧带在内的所有结构的损伤,形成瘢痕愈合,造成挛缩畸形。

2. 锐器切割伤　刀和玻璃等锐器切割一般形成条索状瘢痕,如果伤口的方向垂直跨越掌横纹、掌指关节和指间关节或平行指蹼,清创时未予矫正,愈合后会形成条索状瘢痕挛缩畸形。

3. 感染　化脓性感染形成的瘢痕一般深部比表浅范围广泛,从外表上看容易忽视病情的严重程度。

4. 医源性损伤　手术选择不正确的切口,不注意无创技术操作,大张力下缝合,组织错位愈合等都有可能增加瘢痕形成。

5. 掌腱膜挛缩症　掌腱膜挛缩症是手部掌腱膜增殖性纤维变性,病变处的掌腱膜呈条索状或结节样改变,并累及表层皮肤,导致掌指关节和指间关节屈曲挛缩的疾病。目前发病原因尚不清楚。

(二) 临床表现

一般表现为条索状瘢痕挛缩和片状瘢痕挛缩畸形。

条索状瘢痕挛缩常常由于锐器切割引起的跨越关节或平行于指蹼的直线切口愈合后形成,可以累及指间关节、掌指关节甚至腕关节。跨越关节的条索样瘢痕挛缩,在条索状瘢痕两侧多为正常组织并常形成皱襞状,形似鸭蹼,故也称为蹼状瘢痕。

片状瘢痕多发生在烧伤或化脓性感染等后。在瘢痕愈合过程中，逐渐收缩，以瘢痕为中心，将周围正常组织牵拉移位，形成挛缩，以致外观变形，关节活动受限。当片状瘢痕挛缩发生在手背时，由于瘢痕缺乏弹性和收缩，并与皮下筋膜层及肌腱粘连，手的屈曲功能受限。手指和掌指关节过度背伸，关节囊侧副韧带挛缩，掌指关节呈半脱位或全脱位，手形如“爪”样，故命名为爪形手畸形。当片状瘢痕挛缩发生在手掌时，手指常被牵拉而无法伸直，掌指关节折向掌心，严重者甚至手指“埋入”掌心，呈握拳状（图 21-6）。

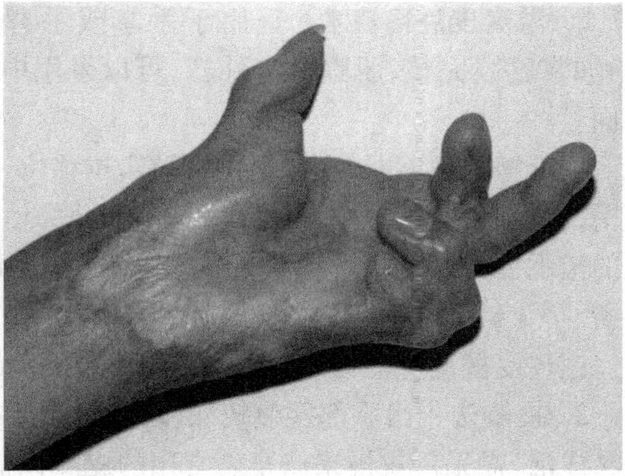

图 21-6　手指瘢痕挛缩

掌腱膜挛缩症多发于 40 岁以上，男女比例约 15∶1；手指发生屈曲挛缩者以环指最多。掌腱膜挛缩症病程较长，少者数年，多则十余年。发病早期表现为掌侧皮下小结节，以后结节逐渐变大，皮肤变厚、变硬，在结节表面皮肤出现横形皱褶。最后皮下结节消失，被坚韧的皮下纤维条索取代，表现为掌指关节、指间关节发生屈曲挛缩，不能伸直。

（三）治疗

手部挛缩瘢痕影响手的功能，并会限定和压迫瘢痕周围的神经、血管及肌腱，使关节变形。因此，手部瘢痕挛缩应该积极予以治疗。手术治疗是解除瘢痕挛缩畸形的最有效措施。

手术时间一般在瘢痕形成 3 ~6 个月以后。瘢痕形成早期质地较硬，缺乏弹性，充血，与周边界限不清。过早手术出血多，术后易出现瘢痕增生。手术的目的是尽可能地改善患手的功能，兼顾美观。常用的手术方法有：

1. Z 成形术　适用于跨越掌指关节或平行于指蹼的蹼状瘢痕。以条索状瘢痕为轴，在瘢痕两端做方向相反的两个切口，与瘢痕纵轴形成 60°夹角，在瘢痕轴线两侧各形成一个三角瓣，经交错旋转易位后，可以达到延长轴线方向的长度，改变瘢痕收缩的方向，解除瘢痕挛缩的目的。在蹼状瘢痕较长、一对 Z 成形术矫正挛缩畸形较困难时，可以设计连续多个 Z 成形术。当单纯依靠 Z 成形术无法完全覆盖创面时，可以结合植皮或其他皮瓣来矫正挛缩畸形（图 21-7）。

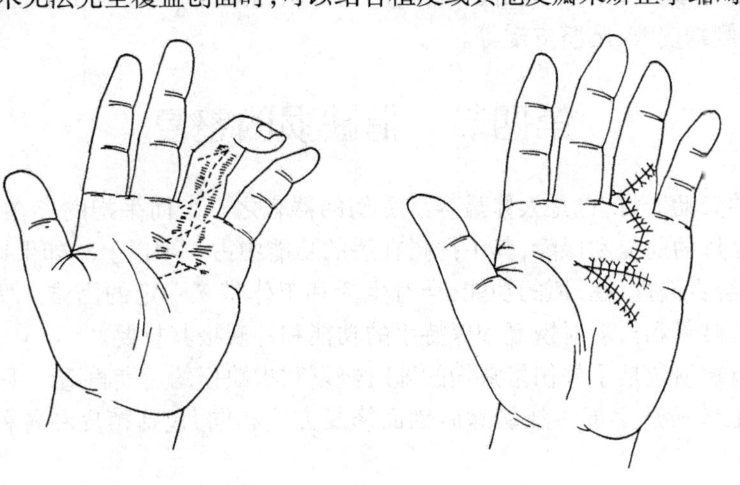

图 21-7　手指瘢痕挛缩 Z 成形术

2. 游离皮片移植术 适用于手掌或手背部浅层片状瘢痕挛缩。瘢痕完全松解、切除后，如掌腱膜完整、肌腱没有外露，可以采用中厚皮片或全厚皮片移植来修复瘢痕松解后的创面。

手部瘢痕挛缩时，正常组织常被牵拉移位，容易对缺损的范围估计不足。术前应对瘢痕的范围、深度、创面的大小以及预后作出充分的估计和预判。皮肤缺损的范围往往较直接看到瘢痕的范围要大好几倍。瘢痕的深度可以通过神经和肌腱的功能、瘢痕与基底的粘连情况来判断。

植皮受区应止血彻底，皮片移植后应给予适当的压力，保证皮片的顺利成活。

3. 皮瓣法 当手部瘢痕较深，切除瘢痕后有大的血管、神经、肌腱、骨及关节外露时，植皮不易成活，需采用皮瓣来修复。常用的皮瓣包括：

(1)局部皮瓣：当手部缺损较小时，可以采用局部皮瓣如滑行皮瓣、V-Y推进皮瓣、旋转皮瓣等。

(2)邻位皮瓣：邻位皮瓣是在靠近皮肤缺损区不远的正常皮肤上形成皮瓣，用以覆盖创面的方法。与局部皮瓣不同，邻位皮瓣与创面有一定距离，而且常需要制动和二期断蒂手术。邻位皮瓣也常常用以较小创面的修复，常用的邻位皮瓣有邻指皮瓣、鱼际皮瓣等。

(3)轴型皮瓣：以直接皮动脉或深部动脉干为轴心血管形成的皮瓣为轴型皮瓣。轴型皮瓣内含有知名动、静脉，皮瓣的长宽没有严格固定的比例，所以皮瓣旋转比普通皮瓣角度更大、更灵活。轴型皮瓣可以用于手部较大缺损的修复。手部常用的轴型皮瓣有以第一掌骨背动脉为蒂的示指背侧皮瓣、以桡动脉为蒂的前臂逆行岛状皮瓣和以尺动脉为蒂的前臂背侧逆行岛状皮瓣等。轴型皮瓣的缺点是供区需要植皮，瘢痕较明显。

(4)远位皮瓣：手部缺损面积较大时，可以选择距离创面较远的部位作为供区，形成皮瓣修复创面，称为远位皮瓣。常用的远位皮瓣有臂交叉皮瓣、胸壁皮瓣、腹部皮瓣和袋状皮瓣等。该类皮瓣的优点是供区丰富、隐蔽；缺点是皮瓣一般较臃肿，需多次手术修薄。近年来有许多学者研究设计出带真皮下血管网薄皮瓣，具有皮瓣较薄、断蒂时间缩短、长宽比例较一般皮瓣大等优点。

(5)游离皮瓣：当手部创面伴有神经、肌腱或骨缺损时，可以考虑吻合血管、神经的游离皮瓣移植。游离皮瓣移植技术要求较高，风险相对较高，因此应严格掌握适应证。常用的游离皮瓣有肩胛皮瓣、侧胸皮瓣、胸脐皮瓣等。

第四节 指缺损的整复

手是人类的劳动器官，也是人体最容易受伤的器官之一。而手指的存在和功能的完好是人类完成精细操作的前提和保障，其中拇指在手的功能中占一半以上。如果拇指缺失，哪怕是部分缺失，手都会丧失捏、握、抓的功能，会对生活和工作带来一定的困难。所以手指缺损，特别是拇指缺损的修复和再造对恢复和保持手的功能和外观极其重要。

广义上的指缺损包括手外伤指缺损的即时修复和指缺损的后期再造。手外伤指缺损的即时修复方法与上节所述手部瘢痕切除后创面修复方法相同，包括植皮和各种皮瓣，在此不再赘述。

本节重点讲述指缺损，特别是拇指的再造。

一 拇指重建的要求

拇指对掌活动是完成精细捏持和强有力抓握必不可少的运动，是一个多关节、多肌肉参与的复杂协同运动，由拇指的外展、旋前和屈曲三部分组成。拇指重建就是重建拇指的对掌活动。理想的拇指再造应尽量达到以下几点要求：

1. 要有足够的长度 再造拇指应略短于正常拇指的长度，约需长5～6cm。其他指需长7～8cm，相当于原来手指近侧两节的长度即可。当然，再造拇指的长度要结合伤手的实际情况决定。

2. 再造拇指的位置 再造拇指的位置，应尽量接近对掌位或能做对掌动作，必须有1～2指与再造拇指的指腹有对掌功能。

3. 感觉良好 再造拇指必须要有良好的感觉，尤其是在掌侧末梢。否则不但影响捏握功能，还容易遭受烧伤、冻伤等创伤。再造拇指如果没有感觉时，可用手部带神经血管的岛状皮瓣转移，或吻合神经血管的游离皮瓣移植来改善再造拇指的感觉。

4. 外形美观 手不仅是劳动器官，也是社交活动中的重要工具，良好的外观是手术医生必须考虑的。再造拇指的长度、粗细、位置、活动度及指甲是良好外观的重要因素。

二 拇指缺损的分类

根据拇指缺损的严重程度，传统上将拇指缺损大致分为四度：

Ⅰ度：掌指关节远端的缺损，残指有足够的长度。这类患指一般功能尚可，可不做任何治疗。对手指长度和外形有特殊要求的，可考虑做末节拇甲皮瓣移植。

Ⅱ度：残指断端位于掌指关节，残指长度不足，应施行功能重建术。由于附着在第一掌骨的肌肉尚存在，腕掌关节活动自如，只要延长拇指残端到一定长度，重建拇指就能有较好的功能。可以选用第二足趾游离移植或游离拇甲皮瓣法再造拇指。

Ⅲ度：断指末端位于掌骨水平。可采用示指拇化或其他残指拇化再造拇指，也可做带趾关节的第二足趾移植再造拇指。

Ⅳ度：断端位于或超过掌腕关节。这类拇指缺损，受区缺乏可以附着的骨性残端，而且再造拇指的长度和活动度不够。一般需将示指拇化再造拇指或采用带足背皮瓣及趾关节的第二足趾移植再造拇指。

三 拇指功能重建的手术方法

1. 拇指残端脱套加长术 这种方法简单易行。手术适应于掌指关节远端的拇指缺损，近节指骨有一定长度，掌指关节活动接近正常，残端皮肤质地良好者。

手术方法：在拇指根部做一环形切口，将切口远端的皮肤、皮下组织、神经、血管束一起从骨残端及肌腱、肌腹表面完全分离形成帽状脱套的皮瓣。切取带骨膜的适当长度的髂骨块插入指骨以延长拇指。再用帽状皮瓣覆盖移植的骨块。皮瓣近端所遗留的环形创面以游离皮片移植修复（图21-8）。

2. 示指背侧皮瓣加残端翻转皮瓣瓦合法 本方法适用于掌指关节远端的拇指缺损者，要

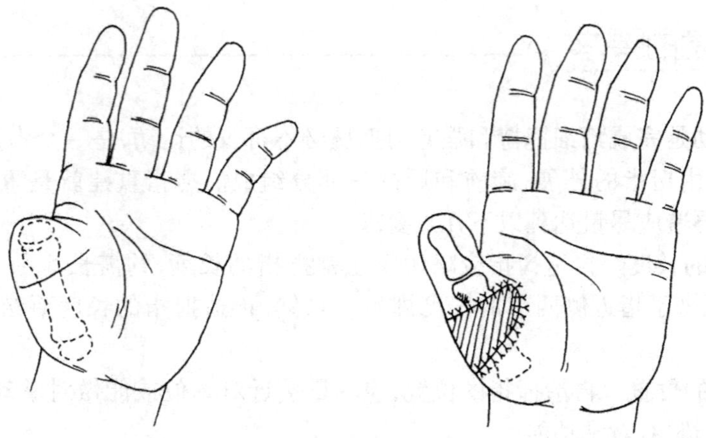

图 21-8 拇指残端脱套加长术

求残留手背及示指背侧皮肤完好。

手术方法:利用残存拇指背侧的正常皮肤做舌形皮瓣翻转作为再造拇指的掌侧;以示指背侧皮瓣为再造拇指的背侧;取一定长度和粗细的髂骨块插入第一掌骨骨髓腔内,并将上述两个皮瓣瓦合缝合,包裹移植的骨块(图 21-9)。

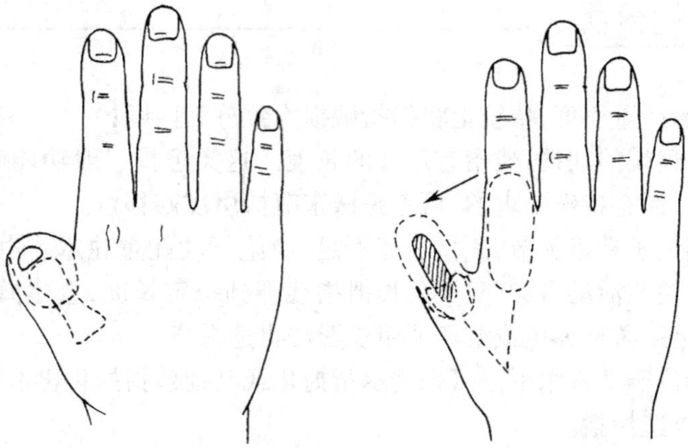

图 21-9 示指背侧皮瓣加残端翻转皮瓣瓦合法

3. 㱊趾甲皮瓣法 Morrison 于 1980 年首先报道用该法再造拇指。由于术后外形接近正常拇指,功能恢复满意,且供足不减少足趾数,受到医生和患者的欢迎。手术适应于拇指近节指骨部分缺损。

手术方法:㱊趾甲皮瓣应包含足背动脉所供血的㱊趾跖趾关节以末端的背侧、腓侧及跖侧全层皮肤,连同趾甲、甲床、大隐静脉以及㱊趾腓侧的跖底神经和背侧的腓深神经皮支。自体髂骨移植延长拇指后,㱊趾甲皮瓣包裹骨块,将大隐静脉与受区的头静脉、足背动脉与桡动脉、腓深神经与桡神经浅支吻合。骨组织用克氏针固定。

4. 游离足趾移植 该方法是将患者的足趾(通常是第二趾)与患指的血管、神经、肌腱及骨组织吻接,达到再造拇指的目的。再造拇指具有良好的血供、感觉、功能以及外观,效果令人满意。该方法适用于拇指全缺甚至有掌骨缺失者。

手术方法:手术切取包括一定长度的足背动脉、大隐静脉、趾屈伸肌腱、趾神经在内的完整的第二趾(有时根据拇指残缺情况需做第二跖骨截骨),分别与患指残端的桡动脉、头静脉、伸屈肌腱及指神经吻合(图 21-10)。

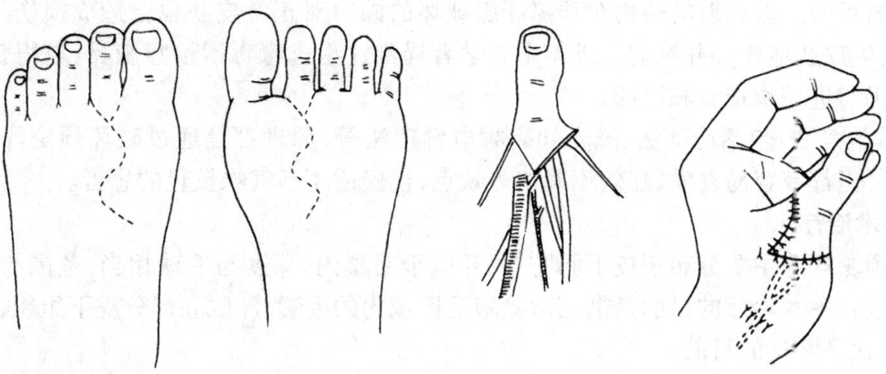

图21-10　游离足趾移植拇指再造术

5. 指移位术　指移位术是将受伤的或正常的手指,连同它的神经、血管、肌腱等转移到拇指位置,以代替拇指。该方法再造的拇指功能良好,但手指数目未增加,所以外形不够美观。适用于拇指全缺和(或)其掌骨部分缺失者。

第五节　腋　　臭

腋臭俗称狐臭,是由于腋窝顶泌汗腺分泌物中的有机物被细菌分解,产生不饱和脂肪酸所散发出的一种特殊难闻的气味。以青春期、特别是女性多见,到中老年时随着腋窝顶泌汗腺功能的减退,分泌减少,臭味会逐渐减轻甚至消失。

腋臭常有家族遗传史。腋臭的发生还与人种、民族和饮食习惯等密切相关。据统计,汉族人腋臭发生率较低,约为 6%,而在西方人种腋臭较普遍,约达 90% 以上。以肉食为主的人群腋臭较以素食为主的人群多见,随着我国居民饮食结构的改变,腋臭的发生率有逐年增高的趋势。

腋臭对人体健康并不构成危害,也不影响美观。但腋臭产生的难闻的、刺激性的气味常常令他人甚至自己不快,影响社会交往和家庭生活。腋臭常常给患者带来严重的精神压力和心理问题。

治疗:目前治疗腋臭的方法包括非手术治疗和手术治疗两大类。

1. 非手术治疗

(1)加强个人卫生:轻度腋臭可以通过勤洗和勤换衣物来减轻腋臭对工作和生活的影响,在夏天多汗季节、气味较重时可以配合外用药物治疗。

(2)外用药物:外用药物的目的是减少汗液的排放、抗菌和具有掩饰功能。通过药物的止汗和抗菌作用,使腋窝局部保持干燥、清洁,不利于细菌生长,切断腋臭产生过程中的重要环节,减少刺激性气味的产生,同时配合药物芳香的气味可以达到除臭的目的。常用的有乌洛托品溶液等。但目前的药物无法彻底清除顶泌汗腺和杀灭细菌,所以无法根治腋臭,只能起到暂时掩饰的作用。患者往往抱怨在用药的时候没有气味,而当停药几天后复发,无法根除。另外,现有的外用药物对皮肤会有不同程度的刺激或过敏反应,局部容易产生皮肤瘙痒、粗糙、湿疹等不适。

(3)局部注射药物:常用的药物有无水乙醇等。注射治疗的原理是通过药物破坏顶泌汗腺,使皮下组织产生无菌性炎症和纤维化,导致顶泌汗腺萎缩和导管闭塞,从而达到抑制顶泌汗腺分泌的目的。但注射的药物对顶泌汗腺破坏的同时对正常皮肤也会造成损伤,副作用较大,容易发生皮肤坏死等并发症。近年来有学者局部注射肉毒毒素治疗腋臭,取得良好效果,但其疗效仍需进一步观察和论证。

(4)其他疗法:包括冷冻法、激光和高频电针疗法等,原理都是通过破坏顶泌汗腺达到除臭的目的。但都有容易复发、疗效不确切等缺点,仅仅适用于气味较轻的患者。

2. 手术治疗

腋窝顶泌汗腺主要分布于皮下脂肪层,开口于毛囊内,深度与毛球相当,范围与腋毛分布的范围一致。手术治疗的目的是彻底清除腋毛区域内的毛囊、汗腺和部分皮下组织,使其无法分泌汗腺,达到除臭的目的。

(1)皮肤切除法:即切除所有腋毛范围内的皮肤、皮下组织,伤口直接拉拢缝合。该方法具有治疗彻底、不易复发的优点,但也有瘢痕范围大,影响美观甚至功能等明显的缺点。为减少切口的张力,避免瘢痕增生和挛缩,许多学者做了各种改良方法,比如Z成形缝合、皮肤部分切除结合毛囊清除法等。

(2)横切口毛囊清除法:为避免腋窝直线瘢痕挛缩,使瘢痕更隐蔽,选择与腋窝皱襞一致的切口,剪除腋毛区域内的毛囊和汗腺,缝合切口后加压包扎。该方法具有瘢痕较小、较隐蔽等优点。但该方法要求患者肩关节制动时间较长,而且容易发生皮下血肿、伤口愈合不良等并发症。

(3)微创搔刮法:为进一步减少腋窝瘢痕,有学者采用小于1cm的切口,运用刮匙刮除腋窝毛囊和汗腺。该方法的缺点是无法在直视下清除汗腺和止血。但术后几乎不留瘢痕,易被爱美女性患者接受。

(孙家明　郭能强)

第二十二章 外生殖器美容外科

随着人们生活水平的提高和思想的解放，人们对生活质量的要求也日益提高。人们对自身不仅有美的追求，对其功能也有了更趋完善的要求，既往作为最隐私的外生殖器在外形、美感及功能，人们已不再难以启齿，不仅要求形象符合常人或受术者本人的要求，而且也追求功能上的尽善尽美。

第一节 概 述

会阴部呈菱形，前端点为耻骨联合，后端点为尾骨尖，两顶点为坐骨结节。在两顶点间做一连线，可将会阴部分为两部分，前为尿生殖三角，后为肛门三角。肛门三角男女相同，尿生殖三角则男女各异。

一、男性生殖器的解剖及美学标准

（一）男性生殖器包括阴茎和阴囊两部分

阴茎既是男性的排尿器官，也是性交接器官；阴囊的功能是贮存保护睾丸和调节温度。

1. 阴茎 阴茎呈圆柱状，可分为根部、体部和头部三部分。阴茎根部藏于阴囊及会阴部皮肤深面，固定于耻骨弓及尿生殖膈。阴茎前端膨大部分为阴茎头即龟头 尿道外口呈矢状位开口于龟头尖端。阴茎根部与阴茎头之间则为阴茎体。阴茎头与阴茎体交界处颈状狭窄部称为冠状沟，阴茎皮肤延续于冠状沟处形成反折游离或包裹龟头，这部分皮肤为双层皱襞称为阴茎包皮。在尿道口下端与阴茎包皮之间有一相连的矢状皮肤皱襞，称为包皮系带。阴茎主要由两个阴茎海绵体和一个尿道海绵体构成。阴茎海绵体位于背侧，尿道海绵体位于阴茎海绵体的下方，内有尿道通过。

阴茎的血供源于髂内动脉发出的阴部内动脉；神经支配主要由骶丛发出的阴部神经的会阴神经支及阴茎神经支支配。

2. 阴囊 是腹壁的延续部。由皮肤和肉膜组成。阴囊皮肤薄而柔软，色素较深，富有汗腺、皮脂腺及少量阴毛。肉膜由平滑肌纤维和致密结缔组织构成，附着于皮肤，使阴囊形成皱襞，其舒缩运动可调节睾丸的温度和活动度。肉膜在阴囊中线处参与构成阴囊隔，将阴囊分为左右两个腔隙，睾丸、附睾及精索下端位于腔隙内。阴囊的血供丰富，动脉主要来自股动脉的分支阴部外动脉，会阴动脉的分支阴囊后动脉和腹壁下动脉的分支精索动脉。这些分支彼此吻合形成丰富的血管网。阴囊的静脉与动脉伴行，分别流入大隐静脉和会阴内静脉。

（二）男性外生殖器的美学标准

1. 阴毛呈菱形分布。

2. 阴茎的长短、粗细与阴囊的大小、外观相协调。

3. 成人阴茎龟头外露，可见冠状沟及包皮系带。

4. 阴茎对性刺激敏感，勃起后有足够硬度并能持续一定时间，能满足配偶的性要求。

5. 阴茎的美学参数：阴茎在常态下长度约为 4.5～11cm、周径 5.5～11cm；勃起状态下长度可达 10.7～16.5cm、周径 8.5～13.5cm。

二 女性生殖器的解剖及美学标准

（一）女性生殖器分外生殖器和内生殖器

内生殖器由卵巢、输卵管、子宫及阴道构成，外生殖器包括阴阜、大阴唇、小阴唇、阴蒂、阴道前庭和处女膜。

阴阜为耻骨联合前方的隆起，皮下有丰厚的脂肪垫，成年女性表面富有呈倒三角形的阴毛，大阴唇为阴阜两侧向下延伸的丰满皮肤皱襞。小阴唇为位于大阴唇内侧的深褐色皮肤皱襞，皮肤富含皮脂腺及汗腺，大阴唇和小阴唇共同掩盖前庭。

阴蒂类似男性的阴茎，其结构与阴茎结构类似，也分头、体、脚 3 部分。阴蒂头富含神经，是女性生殖器最敏感部位，性兴奋时具勃起功能。阴道前庭位于两侧小阴唇之间，此处的两个开口即为前方的尿道口和后方的阴道口。

处女膜为薄层黏膜皱襞，环形附于阴道入口的边缘、呈圆形或半月形，中央可容纳 1 小指尖。婚后或外伤处女膜则破裂，破裂后的浅迹称处女膜痕。

阴道是连接子宫和外生殖器的肌性管腔，属内生殖器，分为前后两壁和上下两端。阴道前壁较短，约 6～7cm；后壁较长，约为 7～9cm，上端包绕子宫颈，形成阴道穹隆，下端开口于阴道前庭。阴道的收缩性较强，是性交、排经和分娩的通道。

女性外生殖器的血供主要源于阴部内动脉；神经主要由会阴神经及阴蒂背神经支配。

（二）女性生殖器的美学标准

1. 阴毛呈倒三角形分布。

2. 站立位时，两侧大阴唇自然对合；截石位时，两侧大阴唇分开，可见阴蒂和两侧小阴唇以及阴道前庭的尿道口和阴道口。

3. 女性生殖器的美学参数：阴蒂头长约 6～8mm，宽约 3～5mm，阴蒂体长约 2～2.5cm。阴蒂敏感，兴奋时可勃起。成年女性的阴道长约 10～12cm，宽度可容二指。

第二节　男性外生殖器美容

一 包皮环切术

青春期后，男性的龟头完全外露。如果包皮覆盖阴茎头和尿道外口，但能翻转露出龟头，称为包皮过长。当包皮狭小或包皮与阴茎头粘连，致包皮不能上翻露出龟头则称为包茎。包皮过长和包茎影响阴茎头的清洗及清洁，易积聚包皮垢，引起阴茎头部炎症和湿疹。已婚男性包皮过长或包茎在性生活时降低龟头的敏感性，包茎也可造成性交时阴茎头部嵌顿，因此，包茎和包皮过长应行手术治疗。

（一）手术方法

1. 受术者取平卧位。成年人应剃除阴毛。

2. 于阴茎背部两侧行阴茎背神经阻滞麻醉，或阴茎根部环形浸润麻醉。

3. 用两把血管钳分别夹住阴茎背侧包皮内、外板交界处，将包皮提紧，用组织剪在两血管钳之间剪开包皮至距冠状沟 0.3～0.5cm 处，用 3-0 丝线在该点处缝合内、外板。再用另一把止血钳提起包皮系带处，用剪刀剪除一侧多余的包皮。剪除过程中，应边剪边缝，有血管处应结扎止血，注意保留距冠状沟至少 0.3cm 宽的包皮内板。同法完成另一侧多余的包皮切除。缝线线头可保留一定长度，以备固定油纱或纱条用。应强调注意的是不要剪断包皮系带，系带处可适当保留皮肤。以防阴茎勃起受限或阴茎勃起疼痛。创缘用油纱条覆盖，用缝线打结固定。

（二）术后处理

1. 术后休息 24 小时。

2. 注意切口缘渗血，特别是系带处易渗血。

3. 术后 3～7 天内每天服用己烯雌酚 10mg，以防阴茎充血勃起，引起切口渗血及血肿。

4. 服用抗生素 1～3 天。

5. 为保持阴茎清洁，每天可用 1/5000 高锰酸钾液浸泡清洁阴茎 2～3 次。

6. 术后一周拆线。

二 阴茎延长术

成年男性常态下阴茎长度约为 4.5～11cm，勃起状态下长度可达 10.7～16.5cm。若阴茎勃起时长度不足 10cm，则称为短小阴茎。阴茎延长术的性生理基础是：女性的性快感除了阴蒂、阴道壁受刺激兴奋外，还来自于阴茎对阴道穹隆处的刺激作用，短小阴茎不能达到阴道穹隆，因此，不能满足女性的性要求，影响性生活的质量。阴茎延长术是通过手术人为地减少阴茎的生理弯曲，使阴茎得到延长的一种手术方式，术后对阴茎的正常感觉和勃起功能无影响。

（一）手术方法

术前常规备皮。患者取仰卧位，一般采用局部浸润麻醉。于阴茎根部设计 M 形切口。切开皮肤及浅筋膜，游离皮瓣，可见阴茎根部有 2～3 条皮下浅静脉，尽量予以保护，若影响手术，该静脉切断后不会影响阴茎的血液回流。向耻骨方向分离，显露阴茎浅悬韧带，分离韧带两侧的疏松结缔组织和浅筋膜，紧贴耻骨联合将韧带完全切断。再向深部分离至深悬韧带，切断部分悬韧带以达阴茎深静脉为限，切勿损伤该静脉。若阴茎深浅两组静脉均损伤，将造成静脉回流严重受阻，导致阴茎坏死。切断阴茎浅悬韧带后可使阴茎延长 3～5cm，切断 1/3 深悬韧带可使阴茎再延长 0.8～1.2cm。延长满意后，将皮肤切口交错缝合，从而使切断的韧带不会再粘连，远期疗效良好。即将皮肤切口的 A 三角瓣向远离阴茎的方向推进缝成 Y 形，将 B、C 两三角瓣交错缝合成 Z 形（图 22-1）。

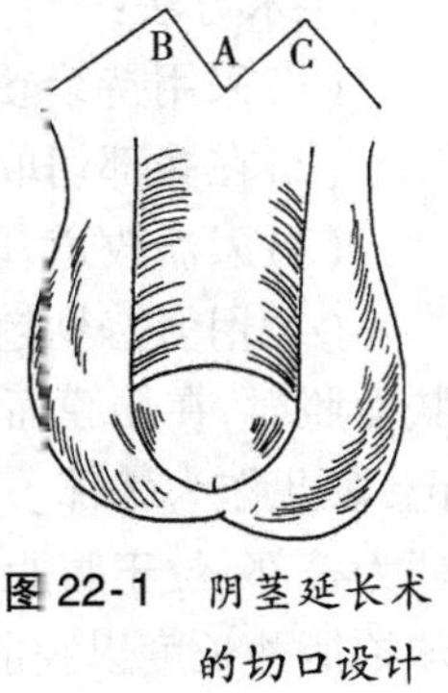

图 22-1　阴茎延长术的切口设计

（二）术后处理

1. 术后 24 小时内，应注意观察阴茎血运。

2. 血肿是最常见并发症，与术中止血不彻底或术后患者性兴奋有关。预防措施：手术中仔细止血，手术后每日口服己烯雌酚10mg，以防止阴茎勃起。

3. 由于手术中切断了部分阴茎背浅静脉和淋巴管，术后易出现包皮水肿，可用弹力绷带包扎阴茎，以减轻阴茎水肿。

三 阴茎再造术

阴茎再造术是利用患者自体组织移植，重建一个大小和外形相似于正常阴茎，并具尿道及一定硬度，以满足患者一定的功能和外形需求的外科手术。

自1936年Bargoras首创腹部皮管再造阴茎术成功以来，阴茎再造术的手术方法较多，大致可分为传统阴茎再造术和现代显微外科阴茎再造术。各种手术方法各有其优缺点和适应证，至今，仍无一种在感觉和勃起功能上均较满意的手术方法。所以，对阴茎再造的适应证应严格掌握，手术者应根据患者的条件和自身的经验，合理地选择手术方法，以达到最佳的手术效果。

适应证：

1. 先天性阴茎发育不良，阴茎勃起时长度和周径均小于4cm。
2. 外伤性阴茎缺损。
3. 阴茎病变致阴茎手术切除者，如阴茎癌患者。
4. 男性假两性畸形。
5. 女性变男性的易性癖病患者。
6. 先天性阴茎缺如。

（一）理想的阴茎再造术的条件

随着外科技术的发展和进步，一个理想的阴茎再造术应具备如下条件：

1. 能一次完成再造手术。
2. 再造阴茎具有感觉功能。
3. 再造阴茎大小合适并具备勃起即性交功能。
4. 再造阴茎的尿道通畅，术后患者能站立排尿。
5. 再造阴茎的外形能被患者满意接受。

（二）手术方式

阴茎再造（reconstruction of penis）。方法颇多，这里介绍带蒂岛状皮瓣移植阴茎再造术，因其手术过程中不需要吻合血管，有利于推广应用（图22-2）。

手术方法：

（1）采用持续硬膜外麻醉。

（2）在胸部切取肋骨及肋软骨，长9.0～10.5cm、宽1.5cm，作为阴茎支撑体备用。

（3）尿流改道，耻骨上膀胱造瘘。

（4）用多普勒超声血流仪测量腹壁动脉及旋髂浅动脉的走向，也可用无影灯作光源从皮肤面照射，在筋膜面可清楚见到腹壁浅血管和旋髂浅血管，按血管走行在皮瓣蒂部皮肤面做标记，以此作为蒂部。皮瓣设计包括4部分：①皮瓣蒂部设计：于左下腹设计一球拍样皮瓣，球拍柄为蒂部，位于腹股沟韧带下方的股动脉搏动区，作为皮瓣旋转移植的蒂部，内含轴型血管。球拍柄蒂长度以腹股沟韧带股动脉区到会阴部的距离为准，并比该长度距离长2～3cm，约长

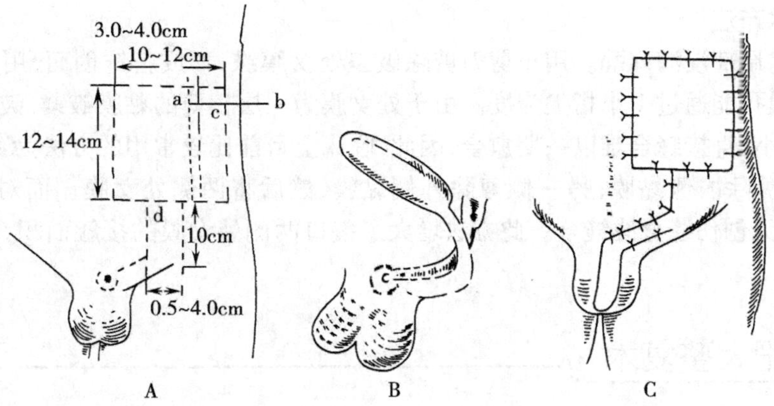

图22-2　带蒂岛状皮瓣移植阴茎再造术

A. 设计；B. 成形；C. 转移缝合

10cm、宽3.5～4.0cm；②尿道部皮瓣设计：长12～14cm.，宽3.0～4.0cm；③阴茎体部皮瓣设计：长12～14cm，宽10～12cm；④去上皮部：在尿道部皮瓣与阴茎体部皮瓣间为1cm宽的去上皮区域。

(5)先在皮瓣设计线内侧切开皮肤，直达腹外斜肌表面。按皮瓣设计线切取皮瓣。将尿道部皮瓣皮面内翻间断缝合形成尿道。将阴茎体皮瓣皮面朝外包绕尿道一周，间断缝合形成阴茎体。在其间置入支撑体，再将尿道远端长出部分向外反折与阴茎体远端缝合形成龟头。

(6)阴茎转移：距残留尿道口0.5cm处，环形切开皮肤，形成新鲜创面，然后切开尿道口与皮瓣蒂部之间的皮肤，将预制阴茎体转移至原阴茎根部。通过再造的尿道将尿道支架管置入膀胱内，将再造尿道与残端尿道吻合。将阴茎支撑体近端与海绵体残端在耻骨联合前筋膜缝合固定后，缝合皮肤，完成阴茎再造。

(7)供区创面修复：将能缝合的创面缝合后，根据腹壁创面的大小，切取中厚皮片，行皮肤移植，修复创面。

(三) 术后处理

1. 术后卧床休息，置离被架，以防再造阴茎受压。
2. 严密观察再造阴茎血运，有血运障碍时应及时处理。
3. 术后进食高能量低渣饮食，延缓排便时间。
4. 术后12～14天行膀胱造瘘管夹管实验，无异常可拔除。
5. 术后12～14天拆线。

第三节　女性外生殖器美容

一　处女膜修补术

处女膜在未婚女性多保持完整，性交后则破裂出血，外伤或剧烈运动也可导致处女膜破裂。性交引起的处女膜破裂口多在4点和8点，外伤导致的处女膜破裂多不规则。

(一) 术前准备

避开月经期。术前3日开始口服甲硝唑，每日三次，每次0.4g。术前3日每晚清洗外阴。

（二）手术方法

取截石位，局部浸润麻醉。用小剪刀剪除破裂处女膜缘，形成新鲜创面，用无创缝合线进行缝合，处女膜孔能通过 1 小指尖为度。由于处女膜为一层较薄的黏膜皱襞，破裂缘的新鲜创面对合面积较小，直接缝合难以一期愈合，因此，临床上目前比较常用的方法为瓦合法，即将处女膜裂口一侧剪除内侧黏膜，另一侧剪除外侧黏膜，然后将两侧处女膜创面对创面瓦合（重合）在一起，用无创伤缝合线缝合。此方法增大了裂口两侧处女膜的接触面积，因而具有较高的成功率。

二 阴蒂肥大整复术

阴蒂肥大常与遗传基因有关，由胚胎发育期在遗传基因控制下生殖结节发育异常所致，也可为后天获得性，与内分泌紊乱雄激素增高有关。阴蒂肥大应与假两性畸形相鉴别。经确诊为女性阴蒂肥大或男性性腺或性器官发育不良且愿以女性性别生活者，可行阴蒂肥大整复术。

手术方法：取截石位，局麻下进行。于阴蒂背侧皮肤做“工”字形切口，将皮瓣向两侧剥离，显露阴蒂背神经和血管，分离至阴蒂头部，切除阴蒂体部，形成带神经血管蒂的阴蒂头，将肥大的阴蒂头部于 3 点及 9 点处分别做楔形切除以缩小阴蒂。然后将其缝合固定于阴蒂根部，阴蒂皮肤作自身折叠缝合，形成部分小阴唇。这样既形成了正常形态的阴蒂，同时保留了阴蒂头的性敏感度（图 22-3）。

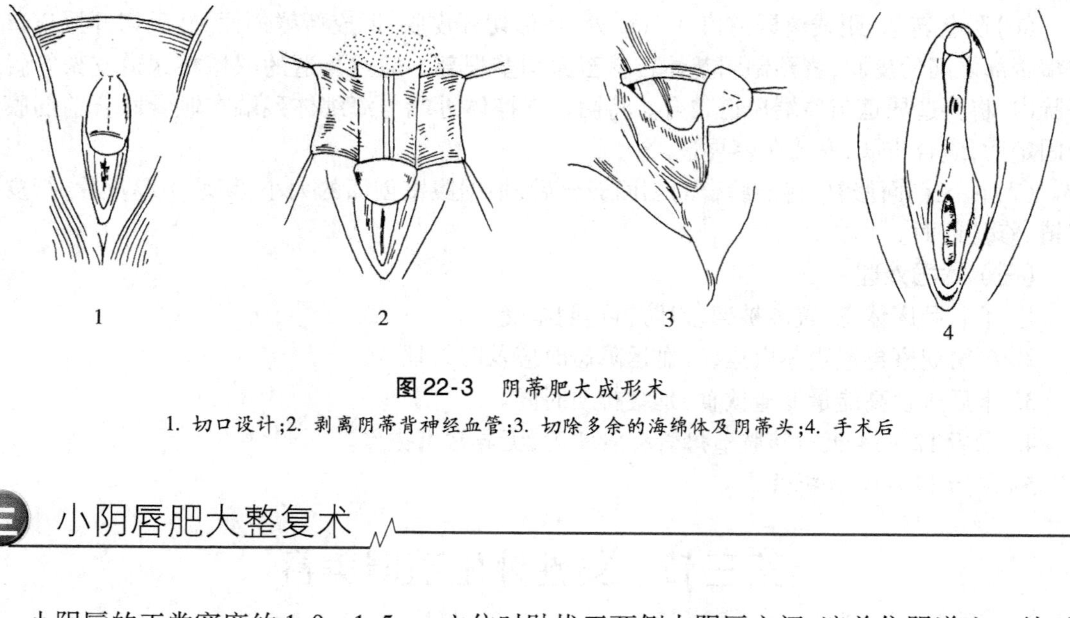

图 22-3　阴蒂肥大成形术

1. 切口设计；2. 剥离阴蒂背神经血管；3. 切除多余的海绵体及阴蒂头；4. 手术后

三 小阴唇肥大整复术

小阴唇的正常宽度约 1.0～1.5cm，立位时贴拢于两侧大阴唇之间，遮盖住阴道入口处，具有保持阴道湿润，防止外来污染的作用。截石位时，小阴唇分开，可暴露出阴道口，若此时小阴唇仍遮住阴道、或小阴唇的宽度超过 2.0cm，称为小阴唇肥大。小阴唇肥大或肥厚者多外露甚显，影响尿流及尿流方向，也会影响性生活，需手术矫治。

手术方法：取截石位，局部浸润麻醉。以两侧大阴唇并拢两缘接近的高度为基线，于小阴唇上标定出高于此基线约 0.5cm 的平行切口线，内侧切口线高于外侧切口线 0.5～1.0cm，使切口线位于小阴唇外侧或大小阴唇间。沿标定线切除线外的小阴唇组织，止血。间断缝合。

术后切口可暴露，外涂抗生素软膏，保持外阴清洁，术后7天拆线。

四 阴道缩紧术

阴道是女性的性交器官，其性刺激在很大程度上依赖于阴茎对阴道壁的摩擦刺激和阴道对阴茎的包裹作用。阴道松弛，前述作用降低，导致男女双方的性快感减弱，影响性生活的和谐。

阴道和肛门有肛门括约肌，肛提肌及球海绵体肌呈“8”字形环绕，维持阴道和肛门的收缩作用。阴道由内向外分为3层，依次为黏膜层、平滑肌层及弹力纤维层，其中与阴道松弛有关的结构主要是肌层。分娩、外伤、体弱及内分泌异常等因素，均可致以上诸肌损伤、变薄、肌肉肌力减弱，影响阴道的收缩力。因此，阴道松弛主要通过紧缩肌肉来治疗。

1. 术前准备 手术应避开月经期，术前3天每日冲洗阴道。告知患者于术后2个月内避免性生活，让患者及配偶有充分的思想准备。

2. 手术方法 切口一般选择在截石位阴道6点处，因为在直肠与阴道之间，有较厚的肛门括约肌，可避免损伤重要结构。

根据阴道松弛程度标记阴道后壁梭形切口的宽度和长度，以术后阴道内容2指为度。局部浸润麻醉，注射时在黏膜下浸润，以增大黏膜层与肌层的间隙，便于剥离。梭形切除黏膜后，将切口两侧的黏膜层向两边略做剥离，用4号丝线将肌层折叠缝合3～5针，紧缩阴道，以阴道内可通过2指为度，止血后，将黏膜间断缝合。黏膜层用可吸收线缝合较好，术后不用拆线。缝合完毕后，阴道内填塞碘仿纱布，3天后取出纱布。保持会阴部清洁，禁止性生活2个月(图22-4)。

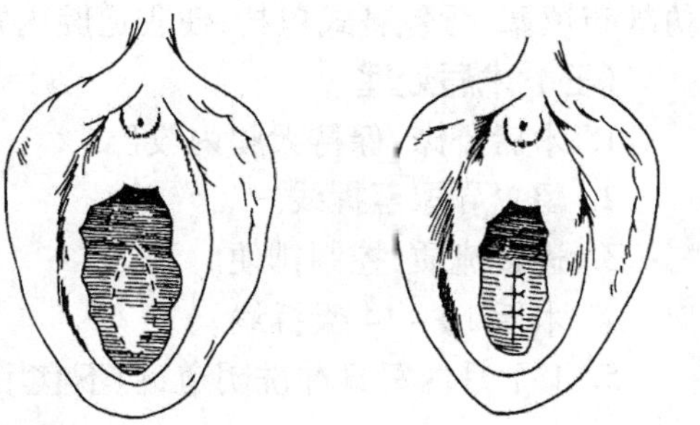

图22-4 阴道松弛缩紧术(黏膜入路)

五 阴道再造术

阴道再造术适用于先天性无阴道或阴道发育不良、完全性阴道闭锁、性别畸形及变性手术等。目前，临床上阴道再造的方法很多，各有其优缺点，比较而言，阴股沟皮瓣阴道再造术操作方法较为简便，组织量充足，皮瓣血供可靠，术后切口较隐蔽，再造的阴道弹性良好，且具有一定感觉，是目前阴道再造的较好方法。

阴股沟区主要血供来自阴部外浅动脉的降支、阴唇后动脉和会阴横动脉、神经支配来自于髂腹股沟神经、生殖股神经的生殖支及股后皮神经的会阴支。这些血管、神经相互吻合成网，是阴股沟皮瓣良好的解剖学基础。

(一) 术前准备

术前按肠道手术准备。手术前1日进流质饮食并备皮，手术前晚和术晨清洁灌肠，术前1天清洁皮肤并口服广谱抗生素。

(二) 手术方法

1. 皮瓣设计 在阴股沟区用多普勒超声血流仪探测阴唇后动脉皮支浅出点，以阴股沟为纵轴于两侧阴股沟区各设计一个宽 5~6cm，长 11~12cm 的皮瓣，皮瓣近宽远窄。

2. 阴道外口设计 在尿道和肛门之间拟形成阴道口的位置设计并标记出 X 形切口线，切口长 4~5cm。

3. 液压造穴 麻醉后，截石位。经尿道外口插入 12~14 号导尿管作为尿道及膀胱的标志。术者以左手示指通过肛门插入直肠作导向，可扪清直肠前方尿道内的导尿管，在尿道和直肠之间用腰穿针插入，回抽无血液、尿液及气体后，注入生理盐水 200~300ml。按手术前设计的阴道口切口线切开皮肤，锐性剪开皮下组织后，钝性在尿道膀胱与直肠之间分离，形成深约 12cm、直径 4~5cm 的人工阴道腔穴。分离阴道腔穴深处以腹膜反折为界，切不可过深，以防止进入腹腔。

4. 皮瓣制备及转移 按术前设计线切开皮肤、皮下组织。在皮瓣近端皮下向远侧分离形成 3~4cm 皮下蒂，连同深筋膜层一起掀起，形成以阴唇后动脉及其分支为蒂的阴股沟皮瓣。将两侧皮瓣向内旋转 70°~80°，通过阴唇下隧道牵引出至阴道腔穴口，将形成的阴股沟皮瓣皮面朝里对合缝合，形成阴道皮筒，将皮筒底部向阴道腔穴深部置入，使皮筒转移至阴道腔穴中形成阴道衬里，皮面为阴道腔，外口与阴道口 X 形切口形成的 4 个三角瓣交叉嵌插缝合，形成阴道口。阴道固定后，游离皮瓣供区两侧的皮瓣，将皮瓣供区直接拉拢缝合。阴道腔内置碘仿纱布填塞，行包裹式包扎，使阴道腔内置敷料不脱出。

（三）术后处理

1. 术后卧床，保持大腿内收位。
2. 留置导尿至拆线。
3. 进食流质，控制排便。
4. 术后 10~14 天拆线。
5. 1 个月内每日冲洗阴道，但不宜用窥阴器检查阴道，亦无需行阴道扩张。

第四节 性分化异常的美容

性别是指性的差别，即男女两性的区别。这种差别体现在遗传、解剖、生理、代谢、心理、社会等生物学及社会学的各个方面，因此，性别又分为遗传性别（染色体性别或核性别），解剖及生理性别，心理性别，社会性别（公民性别、抚养性别、自认性别），这些性别概念既有区别，也互相关联。正常性别应以染色体、外生殖器、生殖道、性腺这四个方面的表现协调一致为基础，其中核性别为决定因素，而社会因素及心理因素亦有影响。如果核性别，外生殖器，生殖道及性腺等出现矛盾现象，即出现性别畸形。

一 性别的判断标准

性别的判定在正常情况下是件易事，但当性分化异常，外生殖器性别混淆，生理性别与性腺性别、核性别不相符合，抚养性别已发生错误时，性别的判定与甄别则非常复杂。目前，主要从以下几方面来研究与理解性别：

1. 染色体性别 正常人体细胞中含 23 对染色体，其中 22 对是常染色体，1 对是性染色体，男性为 XY，女性为 XX。对性别起决定作用的是性染色体，它决定性腺性别，而性腺性别又决定表型性别，三者互相依存，协调统一，其中任何一个环节异常，均可导致性分化异常。

2. **性腺性别** 性腺性别是指在性水平上表现的性的差别。女性性腺是卵巢,男性性腺是睾丸。性腺是人体的主要生殖器官,它既产生生殖细胞,又分泌相应激素,并通过其产生的激素对人体性别的分化发育以及与性有关的结构和功能发挥重要调节作用。

3. **生殖器性别** 生殖器包括内生殖器和外生殖器。人们一般通过外生殖器来判定性别。性分化异常的患者往往存在不同程度的内外生殖器畸形,外生殖器的畸形容易被发现,但是,在胚胎发育过程中,男女两种性别的生殖器都源于共同始基,使畸形生殖器常常介于男女之间,因而,容易造成性别混淆和抚养性别错误。

4. **激素性别** 体内的激素水平,特别是性激素水平,表现着明显的性别特征。性别的分化与发育受性激素及相关激素(皮质类固醇激素)的调节与影响。

男性的性腺是睾丸,主要分泌雄激素,而女性的性腺是卵巢,主要分泌雌激素。雄激素和雌激素除来源于性腺外,还可来源于肾上腺皮质,因此,男女两性体内均有雌雄两种激素,男性体内以雄激素占主导,女性则相反。

雌激素、雄激素在生物合成时与肾上腺皮质产生的皮质激素均来源于共同的原料——胆固醇,因此,他们三者又被统称为甾体类激素。参与其合成的酶系统也基本一致,除11-羟化酶和21-羟化酶是肾上腺皮质所特有之外,其余的酶系统均为睾丸、卵巢和肾上腺皮质所共有。他们在生成过程中既相互联系,又互为中间产物,任何一种酶存在缺陷或代谢障碍时,都可直接或间接地影响另外两个腺体的功能和另外两种激素的生物合成或作用。

5. **脑性别** 脑性别是指中枢神经系统某些部位男女性别上的差异。女性丘脑下部存在着促性腺素释放激素的两个中枢,一个是持续中枢,一个是周期中枢。周期中枢为女性特有,它控制着卵巢周期及月经周期。男性则只有持续中枢。

6. **社会性别** 社会性别包括公民性别、抚养性别和自认性别。婴儿出生后在公安户籍管理部门登记的性别为公民性别。小孩在成长过程中,父母按认定的性别进行抚养,这种性别称抚养性别。从懂事起,对自我确认的性别为自认性别。公民性别、抚养性别和自认性别正常情况下三者一致。

二 性别畸形

性别畸形主要体现在染色体、性腺和内外生殖器几方面的异常。临床上习惯按性别进行分类。

1. **男性假两性畸形** 男性假两性畸形共同特征是:性染色体为XY,性染色质阴性,具有睾丸组织。畸形主要表现为发育程度不等的女性内、外生殖器,有的完全近似女性,有的表现为尿道下裂或隐睾。

2. **女性假两性畸形** 女性假两性畸形的共同特征是:性染色体为XX,性染色质阳性,具有卵巢组织和内生殖器。畸形主要表现为外阴部程度不等的男性化。其发生原因与先天性肾上腺皮质增生、肾上腺皮质功能亢进、雄激素分泌过多有关。胎儿期受母体激素的影响亦可使女性胚胎男性化。

3. **真两性畸形** 真两性畸形是两性畸形中最少见的一种类型。在同一体内有睾丸及卵巢两种组织并存。这两种组织可分别分布在两侧,或在同一个性腺内含有两种性腺组织称为卵睾。对于真两性畸形，仅根据临床表现与染色体检查仍难以进行判断。因两侧性腺结构不同，需要行性腺探查及活检才能诊断。

4. Klinefelter 综合征 该病由 Klinefelter 于 1942 年首次发现而得名，又称先天性睾丸发育不全或小睾丸症，为曲细精管发育不全所致。患者儿童期无任何表现，青春期后才出现临床症状，外观表现为男性。但男性特征发育不良，体型瘦高，手距大于身高，体力较一般男性差，睾丸小而硬，阴茎短小，不育，部分患者乳房发育。核型最常见者为 47，XXY，可有智力迟缓及甲状腺功能异常或糖尿病，仍有男子性心理及性能力。

5. Turner 综合征 本病由 Turner 于 1938 年发现而得名，又称先天性性腺发育不全或先天性卵巢发育不全。其染色体组型为 45，XO 或 45，XO/46，XX 嵌合体。这是由于父母性细胞减数分裂时，性染色体 X 或 Y 遗失，或是受精后有丝分裂缺陷产生的结果。

畸形发生于女性，青春期前难以发现。临床表现为身材矮小，第二性征不发育，女性内、外生殖器呈幼稚状态，患者可有肥胖、糖尿病、智力低下、脏器畸形等。

三 性别畸形的诊断

性别畸形的类型繁多，临床表现也千变万化。目前，国内外仍无一种既科学又统一的分类方法，因此，诊断相对较困难。在实际工作中，应从以下几方面考虑，慎重诊断。

1. 病史 患者一般以外生殖器畸形或性腺异常表现而就诊。性别畸形多属遗传性疾病，因此，必须详细询问家族史以及母亲妊娠期间的用药史。

2. 体格检查 体格检查中应注意外生殖器及第二性征情况。乳晕、阴唇、阴囊皱襞色素沉着过多，提示先天性肾上腺皮质增生。性腺的触诊亦重要，在阴囊、阴唇内触及性腺时，则可基本除外女性假两性畸形，因卵巢罕见降至阴囊内。

3. 性染色质检查 性染色质实验室检查操作简单。正常女性细胞核的性染色质可在口腔黏膜细胞、阴道细胞、尿沉淀细胞、皮肤组织等处查到，称为性染色质阳性。而男性则不能查到，称染色质阴性。但这种方法的假阳性与假阴性率均较高。

4. 染色体检查 利用荧光显微检测 Y 染色体是较为准确、快速的方法。检查内容为：总数，性染色体、异常染色体等。常用材料为周围血液的白细胞，或取骨髓进行培养，也可用睾丸及皮肤组织。检验组织一般在两种以上，以避免遗漏嵌合体。该方法也有假阴性。

5. 生化检查 生化检查有助于先天性肾上腺皮质增生症的诊断。通常采用血、尿标本检查。尿内激素测定包括 17-酮类固醇，17-羟皮质类固醇、孕三醇及促性腺激素等。

6. H-Y 抗原的血清免疫学检查 这是确定有无 Y 染色体或含男性决定基因的 Y 碎片的一种敏感试验。正常男性的染色体和生殖细胞均含有 H-Y 抗原，而女性则不含这种物质。

7. 内窥镜和影像学检查 利用内窥镜和放射学造影检查，可了解尿生殖窦、内生殖管、肾上腺和腹内性腺等情况。有子宫和输卵管存在，可除外因雄激素合成或作用障碍导致的男性假两性畸形。也可通过超声波、CT、MRI 等探查肾上腺、性腺、子宫和输卵管等。

8. 剖腹探查 在经过一系列检查及化验仍不能确定性别畸形的类型时，可行剖腹探查术与性腺活组织检查，以便确诊。探查时应作性腺及可疑组织的快速冰冻切片检查。

9. 心理性别 性别畸形除了从遗传性别、性腺性别和外生殖器性别考虑外，还要注意社会心理性别，对于某些病例，社会心理性别有时比生理性别重要。

四 性别畸形的治疗

治疗性别畸形，主要包括性别选择，内外生殖器的改建以及第二性征的维持等，是一个涉及社会、家庭和个人多重因素的问题。在确定治疗原则时应注意以下问题：

1. 性别的再认定是所有性别畸形患者首先应选择的问题，即选择归宿于男性或女性。性别的选择除了要参考患者有关性别的遗传、解剖、生理等生物学检查结果外，还必须结合患者的年龄、社会性别、外生殖器形态及本人和家人的意愿来决定。

2. 要尽量考虑已经存在的生殖器外观来选择性别的归宿。对于多数患者来说，成为女性比较容易，但手术的难易程度不应成为性别选择的依据。

3. 既定的社会性别并非绝对不能改变，在选择性别时，对患者本人的意愿应充分予以重视。

4. 性别的选择或再认定涉及复杂的社会伦理学问题。对于性别再认定患者应提供长期的医疗和心理监测、咨询。

5. 性别的改建手术是在患者的性别选择确定以后实施的系列手术。具体手术分为两类，即选择男性归宿的手术和选择女性归宿的手术。选择男性归宿的手术包括：①乳房缩小或乳腺组织切除术；②卵巢、子宫及附件切除术；③外阴成形或阴茎再造术。选择归宿女性的手术包括：①乳房增大术；②睾丸切除术；③阴唇成形、阴蒂缩小术；④阴道再造术。在性腺切除后，当表现有既定性别相应的性激素产生不足时，应给予适当的内分泌治疗。

（尚连胜）